G. Breuch, W. Servos

Dialyse für Einsteiger

Gerd Breuch und Will Servos

Dialyse für Einsteiger

6. Auflage

Mit Beiträgen von: Kerstin Gerpheide, München; Ruth Kauer, Bernkastel-Kues; und Dr. med. Stefan Haack, Wiesbaden

ELSEVIER

Elsevier GmbH, Bernhard-Wicki-Str. 5, 80636 München, Deutschland
Wir freuen uns über Ihr Feedback und Ihre Anregungen an kundendienst@elsevier.com

ISBN 978-3-437-25257-0 eISBN 978-3-437-06492-0

Aus Gründen der Barrierefreiheit sind die Bilder in elektronischen Ausgaben dieses Buches mit Alt-Text-Beschreibungen (Alternativ-Text) versehen, die von Elsevier bereitgestellt werden. Mehr Informationen erhalten Sie unter https://www.elsevier.com/about/accessibility.

Bücher und Zeitschriften, die von Elsevier veröffentlicht werden, entsprechen den geltenden Produktsicherheitsanforderungen. Für etwaige Bedenken oder Fragen zur Produktsicherheit wenden Sie sich bitte an unseren autorisierten Vertreter, Elsevier B.V., productsafety@elsevier.com.

Elsevier nimmt eine neutrale Position in Bezug auf territoriale Meinungsverschiedenheiten oder Zuständigkeitsansprüche in seinen veröffentlichten Inhalten ein, einschließlich Landkarten und institutionellen Zugehörigkeiten.

6. Auflage 2026

Wichtiger Hinweis: Die medizinischen Wissenschaften unterliegen einem sehr schnellen Wissenszuwachs. Der stetige Wandel von Methoden, Wirkstoffen und Erkenntnissen ist allen an diesem Werk Beteiligten bewusst. Sowohl der Verlag als auch die Autorinnen und Autoren und alle, die an der Entstehung dieses Werkes beteiligt waren, haben große Sorgfalt darauf verwandt, dass die Angaben zu Methoden, Anweisungen, Produkten, Anwendungen oder Konzepten dem aktuellen Wissensstand zum Zeitpunkt der Fertigstellung des Werkes entsprechen.
Der Verlag kann jedoch keine Gewähr für Angaben zu Dosierung und Applikationsformen übernehmen. Es sollte stets eine unabhängige und sorgfältige Überprüfung von Diagnosen und Arzneimitteldosierungen sowie möglicher Kontraindikationen erfolgen. Jede Dosierung oder Applikation liegt in der Verantwortung der Anwenderin oder des Anwenders. Die Elsevier GmbH, die Autorinnen und Autoren und alle, die an der Entstehung des Werkes mitgewirkt haben, können keinerlei Haftung in Bezug auf jegliche Verletzung und/oder Schäden an Personen oder Eigentum, im Rahmen von Produkthaftung, Fahrlässigkeit oder anderweitig übernehmen.

Obwohl alle Werbemittel mit ethischen (medizinischen) Standards übereinstimmen, stellt die Erwähnung in dieser Publikation keine Garantie oder Anerkennung der Qualität oder des Wertes dieses Produkts oder der Aussagen der Herstellerfirmen dar.

Für die Vollständigkeit und Auswahl der aufgeführten Medikamente übernimmt der Verlag keine Gewähr.
Geschützte Warennamen (Warenzeichen) werden in der Regel besonders kenntlich gemacht (®). Aus dem Fehlen eines solchen Hinweises kann jedoch nicht automatisch geschlossen werden, dass es sich um einen freien Warennamen handelt.

Bibliografische Information der Deutschen Nationalbibliothek
Die Deutsche Nationalbibliothek verzeichnet diese Publikation in der Deutschen Nationalbibliografie; detaillierte bibliografische Daten sind im Internet über https://www.dnb.de abrufbar.

25 26 27 28 29 5 4 3 2 1

In ihren Veröffentlichungen verfolgt die Elsevier GmbH das Ziel, genderneutrale Formulierungen für Personengruppen zu verwenden. Um jedoch den Textfluss nicht zu stören sowie die gestalterische Freiheit nicht einzuschränken, wurden bisweilen Kompromisse eingegangen. Selbstverständlich sind **immer alle Geschlechter** gemeint.

Planung: Linda Seidl; Projektmanagement und Herstellung: Julia Stängle
Redaktion: Esther Kinateder, Waldkirchen
Bildredaktion und Rechteklärung: Katja Sieger-Schauer
Satz: Thomson Digital, Noida/Indien
Druck und Bindung: Drukarnia Dimograf Sp. z o. o., Bielsko-Biała/Polen
Umschlaggestaltung: SpieszDesign, Neu-Ulm
Titelfotografie: Pflegerin © JustLife - stock.adobe.com / Gerät © und Grafik © colourbox.de

Aktuelle Informationen finden Sie im Internet unter **www.elsevier.de**

Vorwort

Liebe Leserinnen und Leser,

Der Titel „Dialyse für Einsteiger“ stammt aus den gleichnamigen Dialyse-Seminaren der ersten 2000er Jahre sowie aus unserer Kolumne in der Fachzeitschrift „Spektrum der nephrologischen Pflege“. Daraus entstand 2006 das Buch „Dialyse für Einsteiger“, welches Sie heute in der 6. Auflage in Ihren Händen halten.

Mit Erscheinen der neuen Auflage wird „Dialyse für Einsteiger“ 19 Jahre alt, ist damit sozusagen erwachsen und hat mittlerweile im deutschsprachigen Raum seinen festen Platz in der Nephrologie und Dialyse gefunden. Wir haben all dies zum Anlass genommen, in der 6. Auflage eine neue, übersichtliche und an die sich erweiternden Zielgruppen angepasste Struktur zu implementieren. In sechs Wissensbereiche aufgeteilt warten nunmehr 22 spannende Kapitel darauf, von Ihnen gelesen zu werden. Fünf Kapitel sind neu, zwei Kapitel wurden zu einem zusammengefasst und zwei weitere Themenbereiche haben wir aus bestehenden Kapiteln entnommen und in jeweils eigenen Kapiteln abgebildet. Alles Weitere wurde inhaltlich komplett überarbeitet. Wie gewohnt folgen wir den aktuellen wissenschaftlichen Erkenntnissen und überall dort, wo Studien oder evidenzbasierte Aussagen vorliegen, haben wir deren Inhalte übernommen.

Neben den beiden primären Zielgruppen Pflegefachkräfte und Medizinische Fachangestellte hat sich, zu unserer Freude, die Leserschaft um junge Ärztinnen und Ärzte, um Betroffene und deren Angehörige und um Kollegen kooperierender Bereiche erweitert.

Zur Sprachform sei gesagt, dass die bislang überaus positive Resonanz uns in unserem ursprünglichen Gedanken bestärkt hat, Ihnen auch mit dieser 6. Auflage wieder ein leicht verständliches Fachbuch in einer unverstellten, ja, für medizinische Literatur manchmal auch außergewöhnlichen Sprache zu präsentieren.

Mit diesem Buch möchten die Herausgeber und Autoren Sie, liebe Leserinnen und Leser, bei der Einarbeitung in der Dialyse maximal unterstützen. Wir wünschen Ihnen viel Freude beim Selbststudium! „Wissen entspannt!“ Diesem Motto wollen wir auch dieses Mal treu bleiben, denn wer sein Wissen regelmäßig erweitert, kann neuen Anforderungen gelassen entgegensehen und schwierige Situationen professionell meistern.

Und hier noch kurz in eigener Sache: Da auch an den Herausgebern von „Dialyse für Einsteiger“ die Zeit nicht spurlos vorbeigegangen ist, freuen wir uns sehr, Ihnen Herrn Dr. Stefan Haack als neues, festes Mitglied des Autorenteams vorstellen zu dürfen. Mit Stefan Haack gewinnen wir einen sehr kompetenten und erfahrenen Autorenkollegen. In dieser 6. Auflage hat er vier Kapitel geschrieben und am Gesamtkonzept mitgewirkt.

Im Herbst 2025
Gerd Breuch und Willi Servos

Fehler gefunden?

An unsere Inhalte haben wir sehr hohe Ansprüche. Trotz aller Sorgfalt kann es jedoch passieren, dass sich ein Fehler einschleicht oder fachlich-inhaltliche Aktualisierungen notwendig geworden sind.

Sobald ein relevanter Fehler entdeckt wird, stellen wir eine Korrektur zur Verfügung. Mit diesem QR-Code gelingt der schnelle Zugriff.

https://else4.de/9783437252570

Wir sind dankbar für jeden Hinweis, der uns hilft, dieses Werk zu verbessern. Bitte richten Sie Ihre Anregungen, Lob und Kritik an folgende E-Mail-Adresse: kundendienst@elsevier.com

Die Herausgeber

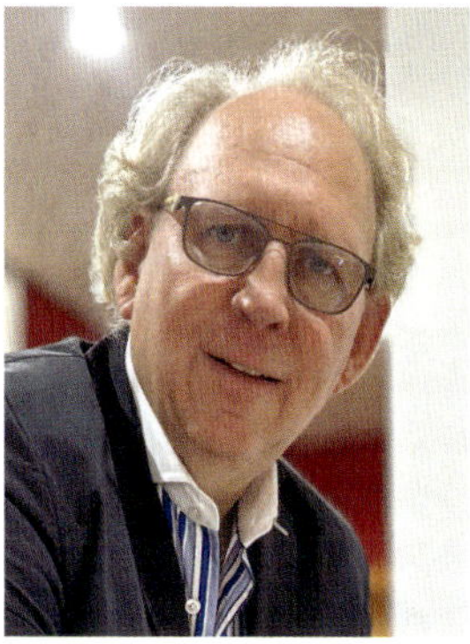

Willi Servos
53804 Much
E-Mail: willi.servos@web.de
Fachkrankenpfleger für Nephrologie und Dialyse
B. A. Management für Gesundheits- und Pflegeberufe; HNU – Hochschule Neu-Ulm University of Applied Sciences
40 Jahre Berufserfahrung in der Dialyse in unterschiedlichen Bereichen und Ebenen. Tätig als:

- **Krankenpfleger** im KfH Kuratorium für Dialyse und Nierentransplantation e. V.
- **Mentor** im Bereich der Dialyse
- **Pflegereferent** im KfH-Pflegemanagement
- **Leitender Pflegereferent** im KfH-Bildungszentrum
- **Verwaltungsleiter** im KfH-Bereich Köln-Aachen
- **Kaufmännischer Leiter** im KfH, Region Nord-West

Heute: Inhaber von servos-personaler.de

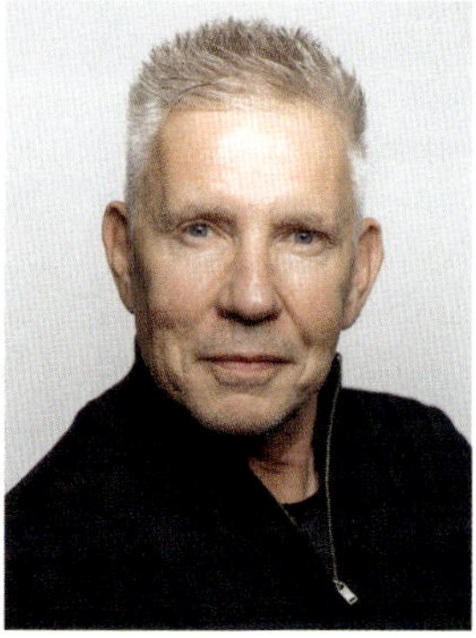

Gerd Breuch
20249 Hamburg
E-Mail: gerd.breuch@dmed-consulting.de
Fachkrankenpfleger für Nephrologie und Dialyse
Certified Product Manager FH Oberösterreich
Certified Usability Engineer (FH)
Langjährige Berufserfahrung in den Bereichen Dialyse und Medizintechnik-Entwicklung. Herausgeber *der Fachpflege Nephrologie und Dialyse* (Elsevier).

- **Mentor** in der Krankenpflege, Fortbildungsakademie für Gesundheitspflege, Köln-Hohenlind
- **Fortbildung zur pflegerischen Leitung** eines Dialysezentrums, DBfK Neuwied
- **Geschäftsführende Heimleitung** DSK Bildungsinstitut Freiburg
- **Pflegedienstleitung** Qualitätsrichtlinien § 80 SGB XI DSK Akademie für Management und Pflege, Freiburg

Heute: Geschäftsführer einer internationalen Unternehmensgruppe im Bereich Forschung und Entwicklung (F&E) von Medizintechnik

Die Autoren und Autorinnen

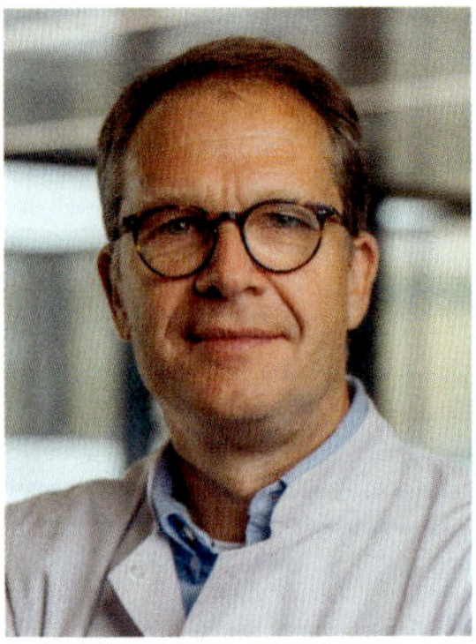

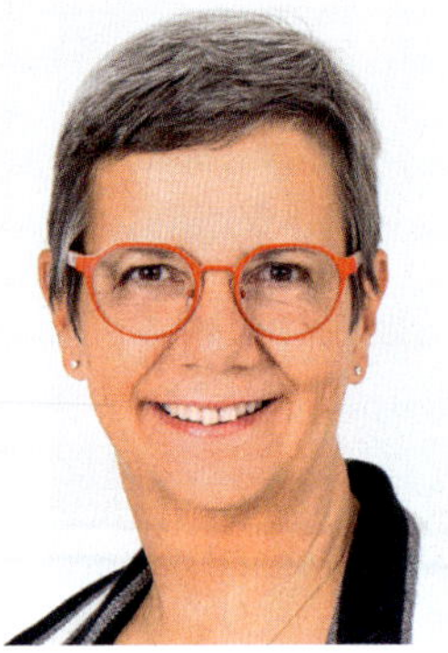

Dr. med. Stefan Haack
Wiesbaden
Facharzt für Innere Medizin und Nephrologie

- Leitender Arzt der Nephrologie an den Standorten Helios Dr. Horst Schmidt Kliniken und der Deutschen Klinik für Diagnostik, Wiesbaden
- Mitglied der nephrologischen Gemeinschaftspraxis Nierenzentrum Wiesbaden
- Leitender Arzt des KfH-Nierenzentrums Wiesbaden
- Referent im KfH-Bildungszentrum

Kerstin Gerpheide
München

- Fachkrankenschwester für Nephrologie und Intensiv/Anästhesie
- Lehrerin und Mentorin in der Krankenpflegeschule Dritter Orden München
- Fortbildung zur pflegerischen Leitung eines Dialysezentrums, ANB Traunstein
- Abgeschlossene Ausbildung zur TÜV-Auditorin DIN EN ISO 9001:2015
- Qualitätsmanagerin für die DIN EN ISO 9001:2015

Ruth Kauer
Bernkastel-Kues

- Staatlich geprüfte Diabetesberaterin, Bachelor of Science, Angewandte Gesundheitswissenschaften
- Autorin von Kapitel 20 „Ernährung für Menschen mit Niereninsuffizienz“

Abkürzungen

ABEDL	Aktivitäten, Beziehungen und existenzielle Erfahrungen des Lebens
ACR	Albumin-Kreatinin-Ratio
ACT	Aktivierte Gerinnungszeit (Activated Coagulation/Clotting Time)
AGE	Advanced Glycosylation End Products
AKI	Akutes Nierenversagen (Acute Kidney Injury)
ANV	Akutes Nierenversagen
APD	Automatisierte Peritonealdialyse (Automatic Peritoneal Dialysis)
AT	Antithrombin
ATL	Aktivität des täglichen Lebens
AV-Shunt	Arteriovenöser Shunt
BE	Basenabweichung (Base Excess)
BF	Blutfluss
BGR	Berufsgenossenschaftliche Regeln für Sicherheit und Gesundheit bei der Arbeit
BIA	Bioelektrische Impedanzanalyse
BioStoffV	Biostoffverordnung
BMI	Body-Mass-Index
BP	Blutpumpe
BSS	Blutschlauchsystem
BVM	Blutvolumenmonitor
CaCl	Calciumchlorid
CAPD	Kontinuierliche ambulante Peritonealdialyse (Continuous Ambulant Peritoneal Dialysis)
CCPD	Kontinuierliche cyclervermittelte Peritonealdialyse (Continuous Cycling Peritoneal Dialysis)
C-DRM	Chronische dialysespezifische Mangelernährung (Chronic Dialysis-Related Malnutrition)
CERA	Continuous Erythopoiesis Receptor Activator
CKD	Chronische Nierenerkrankung (Chronic Kidney Disease)
COVID-19	Coronavirus Disease 2019
CRS	Kardiorenales Syndrom
CVVH	Kontinuierliche veno-venöse Hämofiltration (Continuous Veno-Venous Hemodiafiltration/Hemodialysis)
CVVHD	Kontinuierliche veno-venöse Hämodialyse
CVVHDF	Kontinuierliche veno-venöse Hämodiafiltration
Da	Dalton
DP	Double Pool
DeQS-RL	Richtlinie des G-BA zur datengestützten einrichtungsübergreifenden Qualitätssicherung
DGAHD	Deutsche Gesellschaft für angewandte Hygiene in der Dialyse e. V.
DGfN	Deutsche Gesellschaft für Nephrologie
DGHM	Deutsche Gesellschaft für Hygiene und Mikrobiologie
dH	Grad deutscher Härte
DIAL	Dialyse
DNQP	Deutsches Netzwerk zur Qualitätsentwicklung in der Pflege
DPS	Dialyse-Pflege-Standard
DSGVO	Datenschutzgrundverordnung
EHEC	Enterohämorrhagischer *Escherichia coli*
EPO	Erythropoetin
ePTFE	Expandiertes Polytetrafluorethylen
ESA	Erythropoese-stimulierende Agenzien
ETO	Ethylenoxid
G	Gauge
G-BA	Gemeinsamer Bundesausschuss
GDP	Glucosedegradationsprodukt
GFR	Glomeruläre Filtrationsrate
HACCP	Hazard Analysis Critical Control Points
HBV	Hepatitis-B-Virus
HCV	Hepatitis-C-Virus
HD	Hämodialyse
HDF	Hämodiafiltration
HDx	Erweiterte Hämodialyse
HF	Hämofiltration
HHD	Heimhämodialyse
HIT	Heparininduzierte Thrombozytopenie
HIV	Humanes Immundefizienz-Virus
HPT	Hyperparathyreoidismus
HUS	Hämolytisch-urämisches Syndrom
IfSG	Infektionsschutzgesetz

IPD	Intermittierende Peritonealdialyse (Intermittent Peritoneal Dialysis)
IQTIG	Institut für Qualitätssicherung und Transparenz im Gesundheitswesen
Iso-UF	Isolierte Ultrafiltration
IU	Internationale Einheit (International Unit)
K	(Harnstoff-)Clearance
K^+	Kalium
KAST	Katheteraustrittsstelle
KBE	Koloniebildende Einheiten
kcal	Kilokalorien
KDIGO	Kidney Disease: Improving Global Outcomes
KDOQI	Kidney Disease Outcomes Quality Initiative
KG	Körpergewicht
Ko	Massentransferkoeffizient
KoA	Massentransfer-Flächen-Koeffizient
KOF	Körperoberfläche
KPI	Key Performance Indicator
KRINKO	Kommission für Krankenhaushygiene und Infektionsprävention
KTQ®	Kooperation für Transparenz und Qualität im Krankenhaus
LA	Lebensaktivität
LAGA	Bund/Länder-Arbeitsgemeinschaft Abfall
LF	Leitfähigkeit
MCO	Medium-Cut-Off-Membranen
MDR	Medical Device Regulation
MERS	Middle East Respiratory Syndrome
MFAD	Medizinischer Fachangestellter mit Zusatzausbildung Dialyse
MG	Molekulargewicht
MgCl	Magnesiumchlorid
MIS	Malnutrition Inflammation Score
MNS	Mund-Nasen-Schutz
MP	Medizinprodukte
MRE	Multiresistente Erreger
MRGN	Multiresistente gramnegative Stäbchenbakterien
MRSA	Methicillin-resistenter *Staphylococcus aureus*
mS	Millisiemens
NaCl	Natriumchlorid
NIPD	Nächtliche intermittierende Peritonealdialyse (Nocturnal Intermittent Peritoneal Dialysis)
NMH	Niedermolekulares Heparin
NTX	Nierentransplantation
PCR	Protein-Katabolie-Rate
PD	Peritonealdialyse
PEM	Protein- und Energie-Mangelernährung
PET	Peritonealer Äquilibrationstest
PF	Plättchenfaktor
PNTX	Nieren- und Pankreas-(Nieren-)transplantation
PNTXFU	Follow-up Nierentransplantation und Pankreas-(Nieren-)transplantation
PSA	Persönliche Schutzausrüstung
PTFE	Polytetrafluorethylen
PTH	Parathormon
PTT	Partielle Thromboplastinzeit
QB	Blut(wasser)fluss
QD	Dialysatfluss
QEP®	Qualität und Entwicklung in Praxen
QM	Qualitätsmanagement
QMM	Qualitätsmanagement-Manager
QM-RL	Qualitätsmanagement-Richtlinie
QMS	Qualitätsmanagementsystem
QS	Qualitätssicherung
QS NET	Nierenersatztherapie bei chronischem Nierenversagen einschließlich Pankreastransplantationen
RAAS	Renin-Angiotensin-Aldosteron-System
RBV	Relatives Blutvolumen
RES	Retikuloendotheliales System
RKI	Robert Koch-Institut
SARS	Severe Acute Respiratory Syndrome
SARS-CoV-2	Severe Acute Respiratory Syndrome Coronavirus Type 2
SCUF	Langsame kontinuierliche Ultrafiltration
SGA	Subjective Global Assessment
SGB	Sozialgesetzbuch
SLEDD	Verlängerte intermittierende Dialyse (Slow Low-Efficient Daily Dialysis)
SN-BSS	Single-Needle-Blutschlauchsystem
SN-Dialyse	Single-Needle-Dialyse
SOP	Standard Operating Procedure
SP	Single Pool
SU	Sammelurin
t	(Dialyse-)Zeit
TMP	Transmembrandruck
TPD	Tidal-Verfahren (Tidal Peritoneal Dialysis)

TRBA Technische Regeln für Biologische Arbeitsstoffe
TZ Thrombinzeit
UF Ultrafiltration
URR Harnstoffreduktionsrate (Urea Reduction Rate)
UV Ultraviolett
V Verteilungsvolumen
VAH Verbund für Angewandte Hygiene e. V.
VRE Vancomycin-resistente Enterokokken
WHO Weltgesundheitsorganisation (World Health Organization)
ZVK Zentraler Venenkatheter

Abbildungs- und Tabellen-nachweis

Der Verweis auf die jeweilige Abbildungs- und Tabellenquelle befindet sich bei allen Abbildungen und Tabellen im Werk am Ende des Legendentextes in eckigen Klammern. Alle nicht besonders gekennzeichneten Grafiken und Abbildungen © Elsevier GmbH, München.

E656	Kumar et al. Robbins and Cotran Pathologic Basis of Disease, 7. Aufl., Philadelphia: Elsevier-Saunders, 2005
E720	Bostwick & Cheng. Urologic Surgical Pathology, 2. Aufl., Maryland Heights, Missouri: Elsevier- Mosby, 2007
E885	Vardaxis A. Textbook of Pathology, 2. Aufl., Maryland Heights, Missouri: Elsevier-Mosby, 2010
J748–236	AdobeStock/weerasak
J787	Colourbox.com
L106	Henriette Rintelen, Velbert
L138	Martha Kosthorst, Borken
L143	Heike Hübner, Berlin
L157	Susanne Adler, Lübeck
L190	Gerda Raichle
L217	Esther Schenk-Panic, München
L227	Hans Werner Spieß, Neu-Ulm
L231	Stefan Dangl, München
M226	Gerd Breuch, Hamburg
M227	Willi Servos, Much
M297	Matthias Deschner, Berlin
M1632	Ruth Kauer, Bernkastel-Kues
O1132	Fam. Lehn, Ingelheim
S700	Sobotta-Archiv aus Paulsen/Waschke. Sobotta Atlas der Anatomie. 25. A. 2022 © Elsevier GmbH
U222-1	Fresenius Medical Care, Bad Homburg
U243	B. Braun Avitum AG, Melsungen
V111-001	Gambro Kathetertechnik GmbH, Hechingen
V413	Bionic Medizintechnik GmbH, Friedrichsdorf
V452	Phoenix Pure Water GmbH, Bruchsal
V540	Nipro Europe, Zaventem (BE)
V548	Intermedt Medizin und Technik GmbH, Ostrhauderfehn

Inhaltsverzeichnis

WISSENSBEREICH 1: GRUNDLAGEN DER DIALYSE

Liebe Leserinnen und Leser,
Sie sind neu in der Dialyse, gehören zum medizinischen Personal, kommen aus administrativen Bereichen oder Sie sind Patient oder Angehöriger?
In all diesen Fällen sind Sie bei uns richtig. Wir empfehlen Ihnen: Verschaffen Sie sich zunächst einen ersten Überblick. Lesen Sie dazu Kapitel 1. Das Ziel ist es, eine Dialysebehandlung zunächst im Groben zu verstehen. Dafür haben wir eigens die komplexen Zusammenhänge in einer stark vereinfachten Form dargestellt. *»Ich habe es an den Nieren und muss demnächst an die Dialyse«*, berichtet ein älterer Herr seinem Nachbarn. Warum er dort hin muss, warum ein Shunt und was es mit dem Blutschlauchsystem mit seinen zahlreichen Komponenten auf sich hat, sind erste Fragen, die in **Kapitel 1** beantwortet werden.

Und nun zur Physik: Unser heutiges Wissen geht auf die Beobachtung des schottischen Botanikers Robert Brown zurück, der im Jahr 1827 einen Wassertropfen mikroskopierte und rein zufällig die Bewegungen von Pollenkörnern beobachtete. Brown brachte damit den ersten Nachweis der Wärmebewegung von Molekülen in Flüssigkeiten. Nach ihm benannt wurde die Brownsche Molekularbewegung. Albert Einstein befasste sich rund 80 Jahre später mit der Bestimmung der Größe von Molekülen und schrieb darüber 1905 seine Doktorarbeit »Eine neue Bestimmung der Moleküldimensionen«. Hier wurden die Grundsteine der physikalischen Gesetze Diffusion, Konvektion, Osmose gelegt. Und was die Dialyse am Menschen macht, wird mit der Fässchentheorie und den physikalischen Grundlagen erklärt, wie immer, in einer stark vereinfachten Darstellung. **Lesen Sie hierzu Kapitel 2.**

Zu den Grundlagen zählt jetzt nur noch der Dialysator, die Schnittstelle zwischen Menschen und Maschine. Dieser leistet Enormes. Pro Behandlung fließen bis zu 100 Liter Blut durch den Dialysator. Das entspricht ungefähr dem 16-Fachen des kompletten Körperbluts. Er ist in der Lage, pro Behandlung dem Blut bis zu 100 Liter Plasmawasser zu entziehen, bei zeitgleicher bilanzierter Substitution einer frischen Lösung. Der Dialysator ist ein echtes Hightech-Produkt. In seinem Inneren befinden sich tausende Hohlfasermembranen als Blut-Wasser-Schranke, welche durch jahrzehntelange Weiterentwicklung so gute biokompatible Eigenschaften besitzen, dass sie vom menschlichen Immunsystem kaum noch als ein Fremdkörper erkannt werden. **Lesen Sie hierzu Kapitel 3.**

KAPITEL

1

Willi Servos

Dialyse verstehen – ein erster theoretischer und praktischer Exkurs

Lesen Sie zu Beginn Ihrer Einarbeitung in der Dialyse dieses Kapitel 1. Mit dem Durchlaufen des theoretischen und praktischen Exkurses erhalten Sie einen ersten 360°-Rundumblick zu den einzelnen Themen (➤ Abb. 1.1). Zu diesem Zeitpunkt Ihrer Einarbeitung ist das vorrangige Ziel, dass Sie eine Dialysebehandlung **im Groben** verstehen und dass Sie bereits Ihre Kollegen unterstützen können. Daher beschränken wir uns in diesem Kapitel auf eine jeweils stark vereinfachte Darstellung der teils hochkomplexen Zusammenhänge. Die anschließende tiefe inhaltliche Auseinandersetzung der hier vorgestellten Themen, mit dem für Sie unerlässlichen Wissen, erfolgt in den nachfolgenden Kapiteln.

1.1 Theoretischer Exkurs

Im theoretischen Exkurs erfahren Sie zunächst die Basics der Hämodialyse, dem Klassiker der Dialyseverfahren.

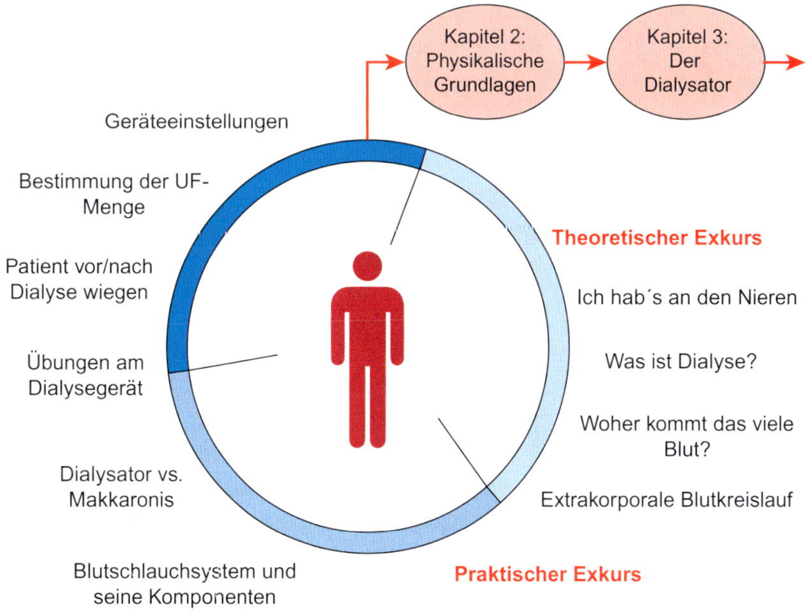

Abb. 1.1 Der 360°-Rundumblick. [M227/L143]

1.1.1 Ich hab's an den Nieren

Um den Körper mit Nahrung und Flüssigkeit zu versorgen, isst und trinkt der Mensch, andernfalls würde er verhungern und verdursten. Die aufgenommene Nahrung wird im Verdauungstrakt aufgespalten. Der größte Teil der Nährstoffe Eiweiß, Kohlenhydrate und Fett, aber auch Salze, Vitamine, Spurenelemente sowie ein Großteil der getrunkenen Flüssigkeit, werden im Darm resorbiert und gelangen ins Blut. Über die Blutbahn verteilen sich diese im gesamten Körper. Die Leber hat die Aufgabe, die Stoffwechselendprodukte und schädliche Substanzen für den Körper unschädlich zu machen. Die Nieren haben nun die Aufgabe, aus dem zirkulierenden Blut die harnpflichtigen Substanzen zu filtern und diese mit dem Urin über die Nieren auszuscheiden.

Versagen die Nieren als Filterorgan durch eine Erkrankung, so scheiden diese weniger bis keine harnpflichtigen Substanzen, Wasser und Salze mehr aus. Folglich kommt es im Körper zur Anreicherung dieser Produkte, was unbehandelt zum Tod führen kann.

1.1.2 Dialyse – was ist das?

Die Hämodialyse, im allgemeinen Sprachgebrauch auch „Blutwäsche" genannt, kann die Funktionen der menschlichen Nieren zum Teil ersetzen (➤ Abb. 1.2). Dies erfolgt im Dialysator, der künstlichen Niere. Beim Verfahren der Hämodialyse fließen durch diesen ca. 200 bis 350 ml Blut pro Minute, welches dort von den harnpflichtigen Substanzen mehr oder weniger befreit wird (vgl. ➤ Kap. 3). Die Dialysebehandlung erfolgt in der Regel dreimal wöchentlich über mindestens 4 Stunden effektiv (vgl. ➤ Kap. 13).

1.1.3 Woher kommt das viele Blut?

Für die Hämodialyse werden bis zu 350 ml Blut pro Minute benötigt. Um diese Menge einem Blutgefäß pro Minute zu entnehmen, sollte dieses ≥ 600 ml/min fördern.

Nur die tief im Körper liegenden großen Arterien und Venen sowie das Herz selbst würden diesen Bedarf erfüllen. In eine Arterie zu stechen, wäre zwar prinzipiell möglich und wurde früher auch teils gemacht, gilt aber heute als viel zu gefährlich. Daher kom-

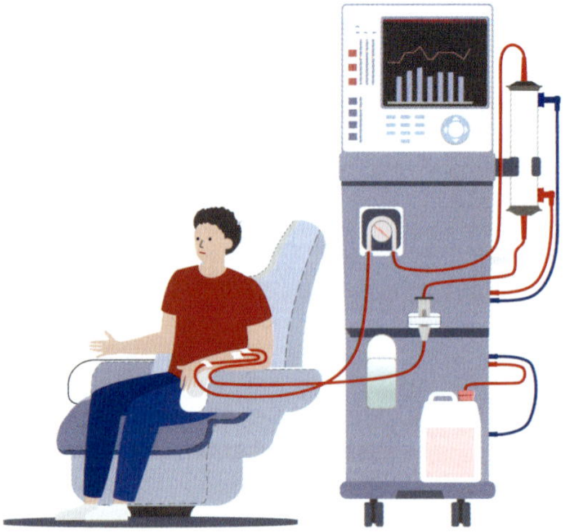

Abb. 1.2 Die Hämodialyse. [J748-236/L227]

men die Arterien nicht in Betracht. Bei den Venen eignet sich der Bereich der oberen Hohlvene und der Vorhof des rechten Herzens. Hier gibt es zwei Möglichkeiten:

1. Der Zugang dorthin erfolgt durch das Einbringen eines speziellen Dialysekatheters, der bevorzugt durch die Punktion der rechten Halsvene (V. jugularis interna) bis in die obere Hohlvene vorgeschoben wird. Die Anwendung erfolgt nur bei stationärem Krankenhausaufenthalt und ist zeitlich eng begrenzt.
2. Eine weitere Alternative ist der getunnelte Vorhofkatheter, im allgemeinen Sprachgebrauch auch Demers-Katheter genannt. Dieser wird operativ in den Körper eingebracht. Auch hier erfolgt der Zugang über die Halsvene und obere Hohlvene bis in den rechten Herzvorhof.

Der Shunt

Der Klassiker der Gefäßzugänge ist jedoch der Shunt (➤ Abb. 1.3, ➤ Kap 10.1). Er gilt als Gefäßzugang der ersten Wahl. Dabei bedient man sich seit vielen Jahrzehnten eines Tricks. Ist die erste Dialysebehandlung absehbar, wird dem Patienten ein Shunt angelegt, eine, meist am Arm, operativ angelegte Verbindung zwischen einer Arterie und einer Vene.

Bis zur ersten Punktion nach der Shunt-OP sollten noch ein paar Wochen vergehen. In dieser Zeit erfolgt die sogenannte **„Shuntreifung“.** Die Arterie fördert mehr Blut, weil dieses über den Shunt in die Vene abfließt. Das Innenlumen der Gefäße wird größer, der Blutfluss im Shuntgefäß steigert sich und sollte im Optimalfall jetzt 600–800 ml pro Minute betragen.

Dieses Shuntgefäß, auch umgangssprachlich einfach nur Shunt genannt, wird mit zwei relativ großkalibrigen Kanülen mit einem Durchmesser von 1,5 bis 1,8 mm punktiert. (das sind bereits die dünnsten Kanülen). Über diese Kanülen werden während der Hämodialyse kontinuierlich 200 bis 350 ml Blut entnommen, durch den Dialysator geschickt, dort gereinigt und über das venöse Blutschlauchsystem (BSS) und eine zweite Kanüle wieder dem Körper zurückgegeben.

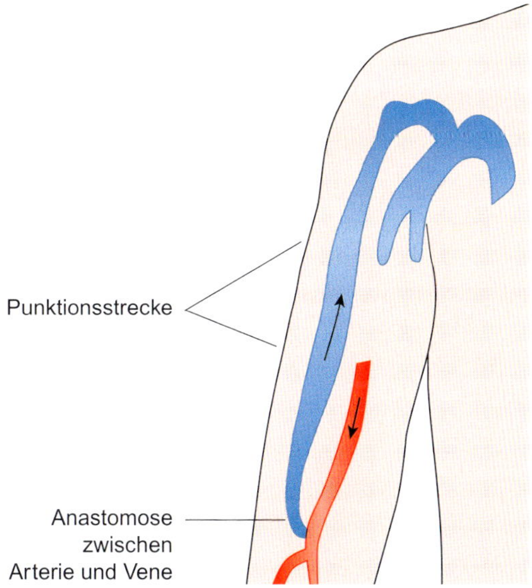

Abb. 1.3 Der Shunt. [M227/L143]

MERKE

Ein Shunt ist ein Kurzschluss zwischen einer Arterie und einer Vene (lesen Sie hierzu auch ➤ Kap. 10).

ACHTUNG

Die **ersten Punktionen** in ein noch zartes Shuntgefäß sollten immer mit dünnen Kanülen mit einem Durchmesser von **1,5 mm** punktiert werden. Maximaler Blutfluss zu Beginn: 150 ml/min. Eine spätere langsame Steigerung auf 200 ml/min. ist möglich.

1.1.4 Blutkreislauf außerhalb des Körpers

Nachdem Sie sich im ➤ Kap. 1.1.3 über die Funktion von Punktionskanülen belesen haben, ist es jetzt nicht mehr allzu schwer, die Frage zu beantworten, wo das extrakorporale System beginnt und endet. Ja, wie Sie richtig vermuten, beginnt es an der arteriellen Kanüle und endet mit der venösen Kanüle.

Im Folgenden betrachten wir das extrakorporale System. Dieses besteht aus drei Komponenten: einem arteriellen und einem venösen Blutschlauchsystem sowie einem Dialysator, der zwischen den beiden Blutschlauchsystemen mit diesen verbunden wird.

Die farbliche Einteilung in Rot und Blau wurde dem menschlichen Körper nachgeahmt. Die Nierenarterien, *„in der Literatur immer in* **Rot** *dargestellt"*, transportieren kontinuierlich Blut zu den Nieren. Dort erfolgen Blutreinigung und Wasserentzug. Über die Nierenvenen, *„in der Literatur immer in* **Blau** *abgebildet"*, fließt das Blut von den Nieren zurück in den venösen Körperkreislauf.

Diese farbliche Kennung ist man auch bei der Entwicklung von extrakorporalen Blutschlauchsystemen nachgekommen und hat alles Arterielle, also vom Shunt bis zum Dialysator, mit roten Markierungen versehen und alles Venöse, also vom Dialysator bis zum Shunt, mit blauen Markierungen. Diese finden sich an Schlauchklemmen, Schraubverschlusskronen, Dialysatoranschlüsse oder Zuspritzstellen.

Das arterielle und venöse Blutschlauchsystem (BSS) dient also lediglich dazu, die für die Dialyse benötigte Blutmenge dem Blutkreislauf des Patienten zu entnehmen, dem Dialysator zuzuführen und hinter dem Dialysator wieder dem Blutkreislauf des Patienten zurückzugeben. Dies muss jedoch kontrolliert, kontinuierlich, hygienisch einwandfrei, luft- und blasenfrei sein und wird von diversen Sicherheitssystemen überwacht.

Im Dialysator, dem Kernstück der Dialyse wird „gearbeitet", werden harnpflichtige Substanzen aus dem Blut entfernt, wird überschüssiges Wasser entzogen und werden Salz-, und Säure-Basenhaushalt reguliert. Im Dialysator findet also die Dialyse statt. Wie das genau funktioniert, lesen Sie in ➤ Kap. 2 und ➤ Kap. 3. Aber eines schon mal vorweg: Sie kennen doch Makkaroni-Nudeln... In etwa so darf man sich das im Dialysator vorstellen. In einem dicken und starren Plastikgehäuse befinden sich bis zu mehreren Tausend (hauchdünne) Makkaroni-Nudeln. Durch diese fließt das Blut und außen herum in gegensätzlicher Richtung die Dialysierlösung. Die harnpflichtigen Substanzen und alles Weitere, was man bei der Dialyse entfernen möchte, wandert durch die „Makkaroniwand" von der Blut- auf die Wasserseite, da die Wand kleine Löcher hat. Die notwendigen Substanzen werden so dem Körper entzogen.

HINWEIS

Haben wir Sie ein bisschen neugierig gemacht, wie ein Dialysator genau funktioniert? Die Erklärung ist ebenso genial wie einfach. Lesen Sie aufbauend zu diesen Themen zunächst ➤ Kap. 2 und danach ➤ Kap. 3.

Grundsätzlich verfügt jedes BSS über die gleichen Komponenten, da ja auch jedes BSS die gleichen Anforderungen sicherstellen muss. Da aber jeder Hersteller sein Dialysegerät individuell konzipiert, ist auch der Aufbau seiner Blutschlauchsysteme firmenspezifisch. Zum Teil sind einzelne Elemente der Schlauchsysteme mit Firmenpatenten geschützt, sodass ein Nachbau nicht möglich ist. Im Ergebnis gibt es also eine Vielzahl von unterschiedlichen Systemen, deren Komponenten sich im Aussehen und Aufbau zwar voneinander unterscheiden, aber im Wesentlichen die gleichen Funktionen erfüllen.

Als extrakorporale Systeme oder Blutschlauchsysteme werden auch nur jene Schläuche bezeichnet, durch die Blut fließt und die damit den Blutkreislauf extrakorporal (außerhalb des Körpers) fortführen. Das Blutvolumen, welches sich im extrakorporalen System einschließlich Dialysator befindet, beträgt ca. 200–250 ml.

Je nach Behandlungsverfahren oder Geräteausstattung wird am Dialysegerät ein zusätzlicher Schlauch angebracht, durch den kein Blut fließt, sondern eine Substitutionslösung. Dies findet bei einem bestimmten Dialyseverfahren statt, dessen Bedeutung in ➤ Kap. 7 und ➤ Kap. 8 erklärt wird. Dieser Schlauch wird meistens nach seiner Funktion bezeichnet, wie hier am Beispiel **„Substitutionsschlauch“** (vgl. ➤ Kap. 7).

MERKE

Das Blutschlauchsystem wird abgekürzt auch **BSS** oder im Fachjargon auch **„extrakorporales System“** genannt. Gemeint ist immer das Gleiche.

1.2 Praktischer Exkurs

Nachdem Sie jetzt die theoretischen Basics verinnerlicht haben, wird es praktisch. Allerdings können wir auch hier nicht auf das benötigte theoretische Wissen verzichten. Im Gegenteil: Für uns Autoren ist es der Startschuss, ab jetzt mit Ihnen zusammen tiefer in die jeweilige Materie einzudringen und Ihnen auch das Warum und Wieso zu erklären.

Und eines noch vorweg:

Wir setzen voraus, dass Sie in allen bislang relevanten Hygienerichtlinien am ersten Arbeitstag eingewiesen wurden. Dies betrifft insbesondere die Maßnahmen der Händehygiene, das Tragen von Mund-Nasen-Schutz, Handschuhen und auch leider das Thema vom unerlaubten Tragen von Schmuck, Ringen oder künstlichen Fingernägeln.

1.2.1 Blutschlauchsysteme

Wenn Sie zum ersten Mal ein Dialysegerät aufrüsten, so tun Sie das am besten in einer Trockenübung und benutzen dieses System danach **NICHT** zur echten Behandlung am Patienten. Hier in der Simulation dürfen Sie Fehler machen, auch Hygienefehler. Hier dürfen Sie üben, alle Vorgänge wiederholen, bis die Handgriffe sicher und hygienisch einwandfrei sitzen. Danach dürfen Sie vielleicht schon in kurzer Zeit (und nach Freigabe durch Ihren Mentor) auch Dialysegeräte zur echten Behandlung vorbereiten. Wir empfehlen Ihnen, ein BSS auszupacken, jede Komponente zu inspizieren und mit dem Standard-Blutschlauchsystem in ➤ Abb. 1.4 zu vergleichen.

Komponenten eines BSS und dessen Funktionen

In der ➤ Abb. 1.4 sehen Sie die schematische Darstellung eines arteriellen und venösen Blutschlauchsystems. Für den Standardbetrieb sind diese beiden BSS meist als Set verpackt. Hier sind die Komponenten mit Bezeichnungen und Funktionen:

① Luer-Lock-Anschluss zur sicheren Verbindung des Blutschlauchsystems an die

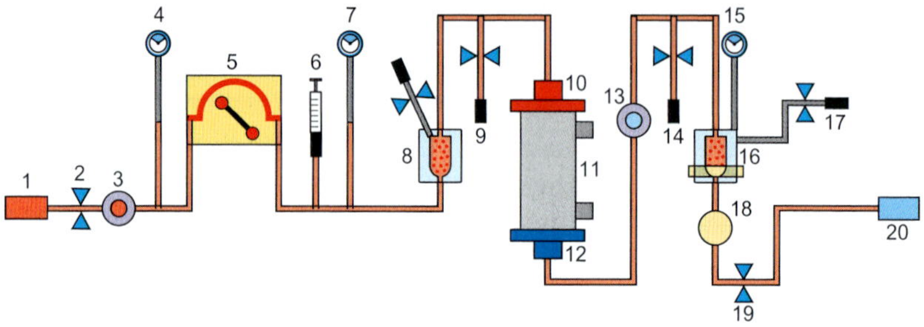

Abb. 1.4 Komponenten eines Blutschlauchsystems. [M227/L143]

arterielle und venöse Kanüle. Der männliche Teil befindet sich am BSS. Bei der Verbindung mit der Kanüle mit dem BSS wird zunächst der männliche Kegel in die Öffnung des Kanülenschlauchs gesteckt. Die bereits dabei entstehende Dichtung wird durch das Drehen des Schraubverschlusses im Uhrzeigersinn fest fixiert. Beim Diskonnektieren wird demnach zuerst die Schraubverbindung durch Drehen entgegen dem Uhrzeigersinn gelöst. Danach wird die Steckverbindung durch leichtes Hin- und Herbiegen gelöst.

② Schlauchklemme, die den Blutschlauch beim Diskonnektieren sicher verschließt. Schlauchklemmen dieser Art befinden sich an allen Öffnungen des Systems (➤ Abb. 1.4). Die Komponenten ⑧⑨⑭⑰.

ACHTUNG

Aus Sicherheitsgründen sind alle Zugänge zum BSS immer doppelt zu verschließen. Diese Kombination aus „Schlauchklemme und Schraubverschlusskrone" finden Sie im BSS an bis zu vier Stellen. Das Offenlassen einer Schlauchklemme oder einer Schraubverschlusskrone kann zu großem Blutverlust führen und darf daher nicht vorkommen.

③ Blutentnahmestelle am BSS. Hier kann mit einer Spritze und einer 1er Kanüle (oder kleiner) durch das wiederverschließbare Material Blut während der Dialyse entnommen werden. Aber Vorsicht: Rezirkulationseffekte im Blut oder die bereits begonnene Blutreinigung könnten die Werte verfälschen. Generell sind Blutabnahmen vor Beginn der Dialyse vorzunehmen, mit Ausnahme jener Werte, die gezielt während oder zum Ende der Behandlung von Interesse sind.

④ Arterieller Druckableiter. Er misst den Druck im BSS von der arteriellen Kanüle bis zur Blutpumpe. Dieser Druck ist i. d. R. negativ.

⑤ Blutpumpe oder auch Rollenpumpe genannt. Schauen Sie sich die Blutpumpe am Dialysegerät an. Sie besteht aus einem starren Gehäuse und einem Rotor mit, je nach Hersteller und Gerätetyp, zwei oder drei Rollen. Im BSS befindet sich ein spezielles Blutpumpensegment, das in die Blutpumpe zwischen starrem Gehäuse und Rollen eingelegt wird. Durch das Drehen des Rotors schieben die Rollen das Blut im Blutpumpensegment weiter nach vorne. Je schneller die Pumpe sich dreht, desto höher ist der Blutfluss im BSS.

⑥ Dialyse funktioniert in der Regel nur mit Antikoagulation, deshalb gibt es eine Anschlussstelle für eine Heparinspritze. Sollte die Antikoagulation nur initial als Bolus erfolgen, wird dieser Schlauch nicht benötigt (lesen Sie dazu ➤ Kap. 9). Verschlussschraube fest nachdrehen und Heparinschlauch mit einer leichten Klemme aus Kunststoff zusätzlich abklemmen.

⑦ Druckableiter für den Dialysatoreingangsdruck. Dieser überwacht den Druck von der Blutpumpe bis zum Dialysatoreingang. Dieser ist immer positiv und sollte während der Dialyse konstant bleiben. Ein kontinuierlicher Anstieg deutet auf eine Blutgerinnung (Clotting) im Dialysator hin.

⑧ Arterielle Luftfalle. Dieser schützt den Dialysator vor dem Eindringen kleinster Lufteinschlüsse. Luftblasen im Dialysator verstopfen einzelne Kapillaren, reduzieren die Effektivität, steigern die Blutgerinnung im BSS und führen so auch zum Clotting.

⑨ Anschlussstelle für den Substituatschlauch bei den Behandlungsverfahren HF, HDF, CVVH, CVVHDF (siehe ➤ Kap. 8) Auch hier befindet sich eine Schlauchklemme ②.

⑩ Blutseitiger Dialysatoreingang. Dort wird der in Rot markierte Schlauch mit dem Dialysator im Uhrzeigersinn fest verschraubt

⑪ Der Dialysator. Während der Dialyse sollte der blutseitige Eingang nach oben zeigen. Dann fließt das Blut von oben nach unten und beim Gegenstromprinzip die Dialysierlösung von unten nach oben. Dies ist günstig, da in dieser Position Luftblasen entnommen werden, die sich eventuell noch auf der Wasserseite im Dialysator befinden.

⑫ Blutseitiger Ausgang. Auch hier wird das BSS fest am Dialysator verschraubt. Während der Dialyse sollten die blauen Markierungen des BSS nach unten zeigen.

HINWEIS

Es wird empfohlen, die beiden Verbindungen am Dialysator nach dem Warmwerden nochmals fest nachzudrehen.

⑬ Zuspritzstelle für die i. V.-Injektion von Medikamenten. Achtung: Intravenöse Injektionen unterliegen dem Arztvorbehalt.

⑭ Anschlussstelle für Substituatschlauch beim Behandlungsverfahren HDF

⑮ Venöser Druckableiter. Dieser befindet sich an der venösen Luftfalle. Er überwacht den Bereich ab der venösen Luftfalle bis zur venösen Kanüle und ist positiv.

⑯ Venöse Luftfalle mit Luftdetektor. Dieser stellt mit Ultraschall sicher, dass **keine** Luft oder Mikroblasen über das BSS in den Blutkreislauf des Patienten gelangen können.

⑰ Zuspritzstelle für Medikamente oder Anschluss für einen Perfusorschlauch

⑱ Farberkennung. Hier wird die Farbe im BSS kontinuierlich überwacht. Je nachdem, ob Kochsalz oder Blut erkannt wird, werden darüber einige Modi gesteuert.

⑲ Geräteseitig angebrachte venöse Quetschklemme. Diese schließt bei einem blutseitigen Gerätealarm und verhindert den Blutweitertransport zum Patienten.

⑳ Luer-Lock-Anschluss zur sicheren Verbindung des Blutschlauchsystems an die venöse Kanüle.

Single-Needle-Blutschlauchsystem

Einige Ihrer Patienten werden eventuell über einen Einlumen-Vorhofkatheter, wie den Demers-Katheter, oder mit nur einer einzigen Kanüle (eher selten) dialysiert. Bei Komplikationen am Shunt kann das manchmal notwendig sein. Für das Single-Needle-Verfahren wird ein spezielles „SN-System" benötigt.

Diese SN-BSS haben, trotz vorhandener Produktvielfalt, immer eine Gemeinsamkeit: Sie besitzen anstelle von nur einem Blutpumpensegment immer **zwei** (lesen Sie hierzu ➤ Kap. 7).

1.2.2 Übungen am Dialysegerät

Wie aus Fehlern gelernt werden kann, wie Fehler künftig vermieden werden können, wie Risiken beherrschbarer werden und wie systematisches Training dabei helfen kann, sowohl im alltäglichen Geschehen als auch in besonders schwierigen Situationen routiniert und professionell vorzugehen, haben wir im Wesentlichen aus der

Luftfahrt gelernt. Daher verbringen junge Pilotenanwärter während ihrer Ausbildung viele Stunden im Flugsimulator, bevor sie in das Cockpit einer echten Passagiermaschine steigen.

Folgen wir diesen Grundsätzen und übertragen die gewonnenen Kenntnisse aus der Luftfahrt auf das Schulungsprogramm eines Dialyseeinsteigers, so lässt sich daraus ableiten, dass auch der Dialyseeinsteiger zunächst an einem Dialysegerät im simulierten Behandlungsbetrieb trainieren sollte, bevor er Handlungen am Dialysegerät und/oder am Blutschlauchsystem im Echtbetrieb vornimmt. Simulieren und trainieren Sie daher unter Anleitung und Kontrolle Ihres Mentors folgende Maßnahmen:

1. Anbringen der Versorgungsleitungen des Dialysegerätes an die Anschlüsse am Behandlungsplatz
2. Einschalten des Gerätes, Konzentrate anbringen und Selbsttest starten
3. Anbringen des extrakorporalen Systems
4. Verbinden des Dialysators mit den Schläuchen der Dialysierlösung
5. Extrakorporales System füllen
6. Eingabe der zunächst „wichtigsten" Behandlungsparameter Dialysezeit und Menge Wasserentzug
7. Abrüsten des extrakorporalen Systems und Desinfektion starten
8. Desinfizierende Reinigung des Gerätes von außen
9. Vor- und Nachbereitung des Patienten-Behandlungsplatzes
10. Anlegen der Blutdruckmanschette und Blutdruckmessung

1.2.3 Wiegen vor und nach der Dialyse

Fast alle Patienten verlieren im Laufe der Zeit nach Beginn der Dialysebehandlung die sogenannte renale Restfunktion, d. h. die Urinproduktion. Die eingenommene Flüssigkeitsmenge muss dann immer mehr an der Dialyse entfernt werden. Deshalb ist die genaue Gewichtsbestimmung beim Patienten für die anstehende Dialysebehandlung von größter Bedeutung und therapierelevant. Sie entscheidet, wieviel Flüssigkeit dem Patienten an der Dialyse entfernt wird. In den ambulanten Dialyseeinrichtungen ist es meist üblich, dass sich die Patienten selbstständig und ohne Hilfe wiegen. In diesen Fällen sollten die Patienten über die möglichen Folgen einer Falschmessung aufgeklärt sein. In anderen Fällen, wo der Patient das Wiegen selbstständig nicht mehr schafft, muss dies von der Pflege übernommen werden.

Jeder Patient hat ein Sollgewicht oder auch Trockengewicht oder Dialyseendgewicht genannt. Es definiert das optimale Gewicht, die optimal-niedrige Flüssigkeitsmenge im Körper nach Beendigung der Dialyse, mit der sich der Patient gut fühlt. Das Sollgewicht wird ärztlich festgelegt und wird anhand klinischer Parameter wie Blutdruck, mögliche Ödeme, Auskultationsbefund der Lunge und technisch unterstützt mittels Sonografie, Röntgen und Bioimpedanzmessung ermittelt. Aber letztlich bleibt das festgelegte Sollgewicht ein „Schätzwert" und unterliegt Schwankungen.

Beispiel aus der Praxis

Nennen wir unseren Patienten Herrn Maier.

Herr Maier hat ein ärztlich festgelegtes Sollgewicht von 83,0 kg.

Herr Maier trägt zur Dialyse in etwa immer die gleiche Kleidung: Jeans und Hemd. Seine Schuhe zieht Herr Maier beim Wiegen immer aus. Gleiches gilt für Pullover und Mantel, die er im Winter trägt. Zum Wiegen werden auch diese Kleidungsstücke ausgezogen. Somit gibt es kein Tara, welches vom gewogenen Wert abgezogen werden muss.

Herr Maier kommt an einem Montag-Mittag zur Dialyse.

Er wird 4,5 Stunden dialysieren. Herr Maier wiegt sich, wie zuvor beschrieben. Sein Gewicht beträgt jetzt **86,5 kg.** Seine letzte Dialyse war am Freitag zuvor. Da hat Herr Maier seine Dialyse mit genau **83,0 kg** beendet. Demnach hat Herr Maier von Freitag 18:00 Uhr bis Montag 13:00 Uhr 3,5 kg, also 3,5 Liter oder 3.500 ml Wasser im Körper eingelagert. Diese Flüssigkeitsmenge, zuzüglich jener Flüssigkeit, die während der Behandlung über die Dialyse zugeführt wird, oder die der Patient trinkt, werden den 3,5 Litern hinzugerechnet.

Damit Herr Maier beim Anschluss an das Dialysegerät und beim Abschluss vom Gerät kein Blut verliert, werden ungefähr **300 ml NaCl 0,9%-ig** benötigt, die Herr Maier während des An- und Ablegevorgangs über die venöse Kanüle erhält.

Herr Maier trinkt während der Dialyse eine kleine Tasse Kaffee (100 ml) und ein großes Glas Apfelsaftschorle mit vielen Eisklümpchen (200 ml).

Mit diesen Daten errechnen Sie nun die Ultrafiltrationsmenge für die anstehende Behandlung.

MERKE

Die Ultrafiltrationsmenge, auch abgekürzt UF-Menge genannt, entspricht dem Wasserentzug in ml während einer Dialysebehandlung.

Nun errechnen wir zusammen einmal die Ultrafiltrationsmenge bei Herrn Maier, bei dieser Dialyse (➤ Tab. 1.1). Rechnen Sie auch bei anderen Patienten in genau diesen Schritten.

Nun sind Sie in der Lage, bei jedem Patienten die Gesamt-UF-Menge zu berechnen. Diesen Wert geben Sie i. d. R. auch ins Dialysegerät ein. Aus Gesamt-UF und Dialysezeit berechnet Ihnen das Dialysegerät dann die UF-Rate pro Stunde. Bei Ihrem Patienten Herrn Maier würden nun 911 ml Wasser pro Stunde entzogen. Das ist viel! Schafft der Kreislauf von Herrn Maier das? Diese Fragen sollten Sie VOR dem Anschluss mit dem Arzt besprechen. Hier sind vier Möglichkeiten zum Vorgehen:

1. Herr Maier dialysiert heute nicht bis zu seinem Sollgewicht, sondern belässt noch 500 ml in seinem Körper. Nachteil: Dafür hat Herr Maier bei der nächsten Dialyse 500 ml mehr.
2. Herr Maier dialysiert heute ½ Stunde länger. Statt 4,5 Std. somit 5 Std. Dadurch reduziert er seine UF-Rate von 911 ml/Std. auf 820 ml/Std. und die Dialysebehandlung wird kreislaufschonender.
3. Es wird nichts verändert: Dialysezeit, UF-Ziel und UF-Rate pro Stunde

Tab. 1.1 UF-Menge berechnen

Festgestelltes **Brutto-Gewicht** beim Wiegen VOR der Dialyse	**86,5 kg**
Abzug von Tara für eventuell zusätzliche mitgewogene Kleidungstücke. Am Beispiel von Herrn Maier.	**0,0 kg**
Festgestelltes **Netto-Gewicht vor Dialyse**	**86,5 kg**
Ärztlich festgelegtes **Soll-gewicht**	**83,0 kg**
Abweichung zum Soll in kg	**3,5 kg**
Abweichung zum Soll in ml (kg x 100 = ml)	**3.500 ml**
Zurechnung für NaCl-Bolus beim An- und Abschluss	**300 ml**
Zurechnung für Trinkmenge während der HD	**300 ml**
Gesamt-UF-Menge (Summe aus Abweichung vom Soll plus Zurechnungen)	**4.100 ml**
UF-Menge pro Stunde = Gesamt-UF-Menge dividiert durch Dialysezeit in Stunden; 4.100 ml/4,5 Std. = 911 ml/Std.	**911 ml/Std.** (maximal festgelegte UF-Rate/Std. beachten)

bleiben wie berechnet. In diesem Fall ist erhöhte Aufmerksamkeit geboten und der Blutdruck sollte engmaschiger kontrolliert werden.

4. Das Sollgewicht von Herrn Maier wird angepasst. Bei der ärztlichen Visite hat Herr Maier berichtet, dass er in letzter Zeit wieder deutlich besseren Appetit habe und mehr esse. Der Arzt hat deshalb das Sollgewicht um 0,5 kg erhöht, sodass Herrn Maier heute anstatt 4,1 Litern nur 3,6 Liter Wasser entzogen werden muss. Das entspricht einer UF-Rate von 800 ml/Std. Die verträgt Herr Maier gut.

1.2.4 Geräteeinstellung

Vor Behandlungsbeginn werden alle Behandlungsparameter im Dialysegerät eingegeben (➤ Tab. 1.2). Einige Werte sind bei allen gleich und somit im Gerät fest programmiert. Andere Werte sind individuell und werden patientenspezifisch eingegeben. Sind bei Ihnen auf der Dialysestation alle Dialysegeräte in ein Netzwerksystem eingebunden, so kann es sein, dass Sie gar keine Werte mehr eintragen müssen, weil diese bei Anmeldung des Patienten im System automatisch übertragen werden und Sie diese nur noch bestätigen müssen.

Tab. 1.2 Geräteeinstellungen

Parameter	Üblicher Bereich
Behandlungszeit	4:10–5:00 h
UF-Menge	Bis max. 1.000 ml/h
Blutfluss	200–350 ml/min.
Temperatur der Dialysierlösung	Meist 36,5 °C
Flussrate der Dialysierlösung (fest eingestellt oder automatisch berechnet)	• 300–500 ml/min. • Automatisch auf 1,2 des Blutflusses eingestellt
Antikoagulation: Je nach Art erfolgt diese ggf. kontinuierlich mittels Perfusorspritze am Gerät.	Es kann pauschal keine Aussage dazu gemacht werden (zu diesem Thema siehe ➤ Kap. 9)

Geräteprogrammierung

Nachdem Sie nun schon einige Behandlungsparameter kennengelernt haben, sollten Sie im nächsten Schritt, unter fachkundiger Begleitung, lernen, wie Sie diese am Dialysegerät programmieren. Hier in ➤ Tab. 1.2 beispielhaft übliche Behandlungsparameter:

Zwischenstand

In diesem ersten theoretischen und praktischen Exkurs haben Sie sich einen 360°-Rundumblick verschafft und die Basics der Dialyse gelernt. Werfen Sie nochmals einen Blick auf ➤ Abb. 1.1 und ihren Start. Die Autoren empfehlen Ihnen jetzt im Anschluss die ➤ Kap. 2 – Physikalische Grundlagen und ➤ Kap. 3 – Der Dialysator. Mit diesem Wissen haben Sie die Möglichkeit, das bisher Gelernte zu vertiefen, zu vervollständigen und zu festigen. Mit den ➤ Kap. 2 und ➤ 3 haben Sie dann auch den Bereich „Wissen 1 – Grundlagen“ abgeschlossen und können fortan von sich behaupten: *„Ich habe die Dialyse verstanden!“*

VORSICHT: PRÜFUNG!

1. Was ist ein Shunt?
2. Wo beginnt und wo endet das extrakorporale Blutschlauchsystem bei der Hämodialyse?
3. Was bedeuten die roten und blauen Markierungen am Blutschlauchsystem?
4. Wie hoch ist der am Dialysegerät eingestellte Blutfluss üblicherweise bei der Hämodialyse?
5. Wo befinden sich Schlauchklemmen am BSS?

6. Welcher Teil vom BSS wird vom venösen Druckableiter überwacht?
7. Berechnen Sie die UF-Menge für diese Behandlung: Sollgewicht des Patienten: 68,5 kg, Gewicht vor Dialyse: 71,7 kg, Der Patient trägt heute ein Langzeit-EKG-Gerät. Gewicht 300 Gramm. Trinkmenge während der Dialyse: 400 ml. Hinweis: An- und Abschluss nicht vergessen! Wie viel Wasser in ml soll dem Patienten rein rechnerisch bei dieser Dialyse entzogen werden?
8. Der zu 7. genannte Patient dialysiert 4,5 Stunden pro Behandlung und hat eine ärztlich festgelegte maximale UF-Rate von 800 ml pro Stunde. Kommt der Patient mit einer UF-Rate von 800 ml/Std. hin, um sein Sollgewicht bei Behandlungsende zu erzielen?

KAPITEL

2 Physikalische Grundlagen der Dialyse

Willi Servos

Dieses Kapitel soll Ihnen helfen, die Hintergründe und Abläufe der Dialyse und eventuell auftretende Probleme während der Behandlung besser zu verstehen. Wir versprechen Ihnen: Wenn Sie diese wenigen Begriffe der Physik verinnerlicht haben, dann verstehen Sie auch die Dialyse und darüber hinaus vieles mehr. Wir wünschen viel Spaß beim Studium!

2.1 Diffusion

Bei der **Diffusion** wandern Teilchen in einer Flüssigkeit, besser gesagt Moleküle wie Harnstoff oder Kreatinin, vom Ort der hohen zum Ort der niedrigen Konzentration, auch dann, wenn sich zwischen den beiden Flüssigkeitsräumen eine Membran befindet. Vorausgesetzt, dass die Membran durchlässig für die entsprechenden Moleküle ist bzw. über Poren verfügt, deren Größe eine Membranpassage der Moleküle erlaubt. Dieses Phänomen ist das Grundprinzip der Hämodialyse. Im Dialysator fließen Blut und Dialysat durch eine Membran getrennt gegenläufig. Während der Behandlung passieren kontinuierlich die harnpflichtigen Substanzen die durchlässige Dialysemembran und treten somit vom Blut in die Dialyselösung über. Aber wie ist das Phänomen der Molekulardiffusion zu erklären?

2.1.1 Brownsche Molekularbewegung

Der englische Botaniker *Robert Brown* (1773–1858) machte im Jahre 1824 eine merkwürdige Entdeckung. Er beobachtete unter einem Mikroskop Blütenpollen in einer wässrigen Lösung, die sich auch nach einer langen Beobachtungszeit eigenständig unkoordiniert bewegten. Er glaubte zunächst, Lebewesen zu sehen. Als er jedoch den Versuch mit Ruß und feinsten Metallspänen wiederholte, bestätigte sich seine Entdeckung: Moleküle besitzen die Fähigkeit, sich eigenständig ohne fremde Krafteinwirkung zu bewegen. Erklären konnte Robert Brown dieses Phänomen jedoch nicht.

Erst *Albert Einstein* lieferte im Jahre 1905 in seiner nur 17-seitigen Doktorarbeit mit dem Titel „Eine neue Bestimmung der Moleküldimension" die theoretischen Erklärungen zur sogenannten **Brownschen Molekularbewegung.** Er erbrachte erstmals den richtigen Nachweis dafür, weshalb leblose Teilchen sich in einer wässrigen Lösung bewegen. Seine Erklärungen führten später zu Experimenten, die letztlich bewiesen, dass sich nicht die Teilchen bewegen, sondern die unsichtbaren Wassermoleküle nach der molekularkinetischen Wärmetheorie, die dann die sichtbaren Teilchen (Moleküle) in Bewegung versetzen.

Heute wissen wir, dass die Brownsche Molekularbewegung die Grundlage der Molekulardiffusion (➤ Abb. 2.1) darstellt. Die Diffusion wird beeinflusst von der Molekulargröße, der Flüssigkeitstemperatur und -dichte sowie den Konzentrationsgradienten zwischen Blut und Dialysierlösung.

2.1.2 Konzentrationsausgleich

Nach den Gesetzen der Brownschen Molekularbewegung bewegen sich die Moleküle

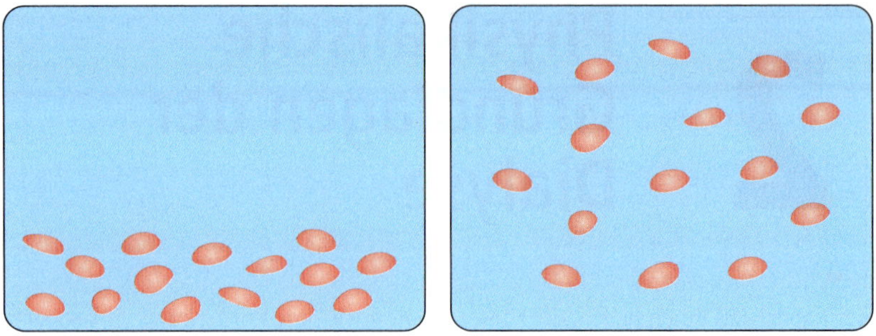

Abb. 2.1 Prinzip der Diffusion. [L143]

in der Flüssigkeit rein zufällig und in alle Richtungen. Diesen Vorgang nennen wir **Diffusion (Teilchenbewegung).** Nach einiger Zeit haben sich die Moleküle im Raum frei verteilt und einen Konzentrationsausgleich geschaffen. Danach geht die Molekularbewegung jedoch weiter. Auch im Zustand des Konzentrationsausgleichs stehen die Moleküle in einer Flüssigkeit nicht still, sondern bewegen sich weiter. Nach dem Zufallsprinzip wandern die Teilchen in der Flüssigkeit weiter frei im Raum. Wenn also in einem Glas Wasser ein Molekül zufällig von links unten nach rechts oben wandert, so wandert wiederum rein zufällig ein anderes Molekül von rechts oben nach links unten. Der Konzentrationsausgleich bleibt somit trotz bestehender Molekularbewegung bestehen.

VERSUCH

Füllen Sie ein Glas mit handwarmem Wasser und geben Sie, sobald der Flüssigkeitsspiegel glatt ist, ein paar Tropfen handelsübliche Füllertinte hinzu. Nach dem physikalischen Gesetz der Brownschen Molekularbewegung kommt es nun zum Konzentrationsausgleich in der Lösung und Sie können beobachten, wie sich die Tintenmoleküle von selbst frei im Raum verteilen (➤ Abb. 2.2).

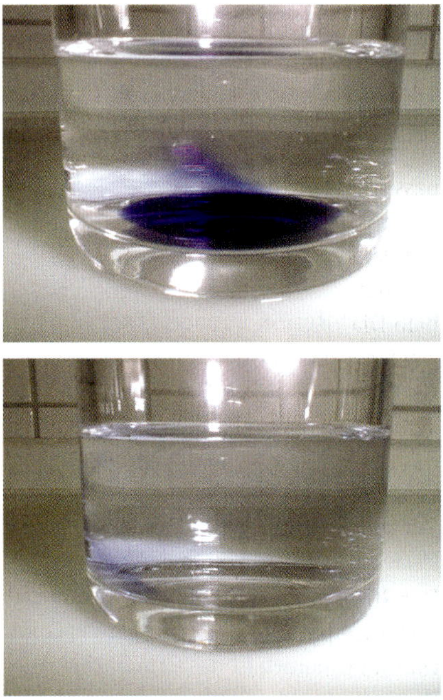

Abb. 2.2 Diffusionsversuch mit Tinte. [M227]

2.1.3 Selektive Diffusion

Die Moleküle wandern nach dem Diffusionsgesetz vom Ort der hohen Konzentration zum Ort der niedrigen Konzentration auch dann, wenn sich zwischen den beiden Flüssigkeitsräumen eine Membran befindet. Solche Membranen sind semipermeabel, also halbdurchlässig oder nur durchlässig für Moleküle bis zu einer bestimmten Größe oder eines bestimmten Molekulargewichts. Die Porengröße in der Membran entscheidet allein darüber, welches Molekül die Membran passieren kann und welches nicht. Es ist Zufall oder gut gemeintes Schicksal der Natur, dass die meisten harnpflichtigen Sub-

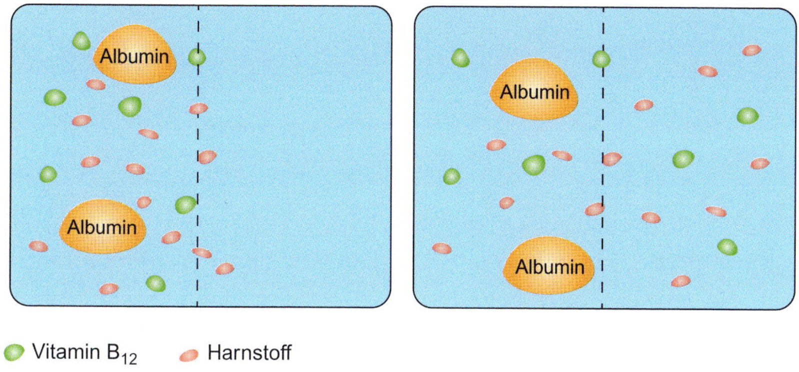

Abb. 2.3 Selektive Diffusion durch eine semipermeable Membran. [L143]

stanzen kleiner sind als jene Substanzen, die man nicht herausdialysieren möchte. Lediglich Vitamine sind z. T. so klein, dass sie die Poren der Dialysatormembran leider problemlos passieren und während der Hämodialyse vom Blut mit ins Dialysat übertreten (➤ Abb. 2.3). Ein Grund, weshalb Dialysepatienten oft täglich (an Dialysetagen immer nach der Behandlung) ein wasserlösliches Vitaminpräparat einnehmen.

2.1.4 Stoffaustausch

Der **Stoffaustausch** (in späteren Kapiteln auch Clearance genannt) wird maßgeblich vom Konzentrationsgradienten bestimmt. Dieser definiert den Konzentrationsunterschied einer Substanz zwischen Blut und Dialysierlösung. Je größer der Unterschied ist, desto größer wird auch die Molekülmenge sein, die vom Ort der hohen zum Ort der niedrigen Konzentration wandert bzw. – im Fall der harnpflichtigen Substanzen – vom Blut in die Dialysierlösung. Daher ist es unabdingbar, dass die Dialysierlösung im Dialysator nicht steht, sondern permanent, in der Regel mit 500 ml pro Minute, durch eine frische, unbelastete Lösung ersetzt wird.

MERKE

Je größer der Konzentrationsunterschied einer Substanz in zwei Lösungen ist, die von einer semipermeablen Membran getrennt werden, desto größer ist der Stoffaustausch.

2.2 Osmose

Bei der **Osmose** wandern nicht die Moleküle, sondern das Wasser. Es bewegt sich vom Ort der niedrigen zum Ort der hohen Konzentration, mit dem Ziel, einen Konzentrationsausgleich zwischen Lösungen zu schaffen, die durch eine semipermeable (halbdurchlässige) Membran voneinander getrennt sind.

Wie ist dieser Übertritt von Wasser durch eine Membran zu erklären? Hierzu starten wir wieder einen Modellversuch mit einem Wassergefäß, das durch eine semipermeable Membran in zwei Hälften unterteilt ist (➤ Abb. 2.4). Links befindet sich Wasser mit darin gelösten Zuckermolekülen, rechts reines destilliertes Wasser. Die Poren der semipermeablen Membran zwischen den beiden Flüssigkeitsräumen sind so klein, dass Zuckermoleküle diese nicht passieren können.

Die Zuckermoleküle bewegen sich nach der Brownschen Molekularbewegung frei im Raum, ohne aber dabei von der linken

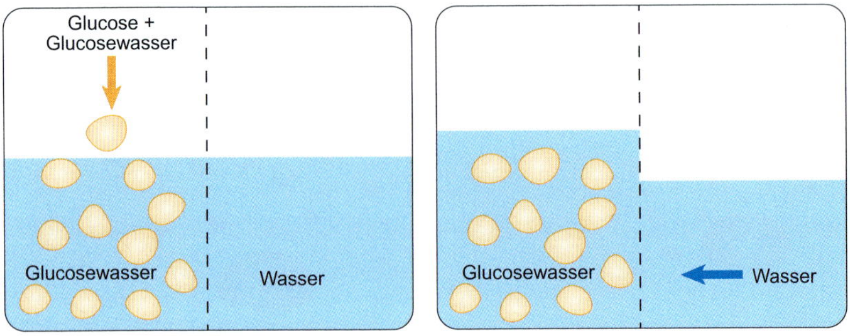

Abb. 2.4 Prinzip der Osmose. [L143]

in die rechte Gefäßhälfte zu gelangen. Da sich auch Wassermoleküle mit recht großer Geschwindigkeit frei im Raum bewegen und diese aufgrund ihrer Größe die Poren der Membran passieren können, gelangen Wassermoleküle auf die linke, zuckerhaltige Seite. Einige Wassermoleküle wandern auch von links nach rechts, aber in der Summe wandern mehr Wassermoleküle von rechts nach links, um einen Konzentrationsausgleich zwischen beiden Lösungen zu schaffen. Dadurch steigt der Flüssigkeitsspiegel in der linken, zuckerhaltigen Gefäßhälfte an.

Nach diesem Grundprinzip wird bei der Peritonealdialyse (Bauchfelldialyse) mit einer stark glucosehaltigen Lösung dem gut durchbluteten Peritoneum (Bauchfell) Flüssigkeit entzogen.

MERKE

Bei der Osmose wandert immer die Flüssigkeit **vom Ort der niedrigen zum Ort der hohen Konzentration,** mit dem Ziel, einen Konzentrationsausgleich zwischen den Lösungen zu schaffen.

Nach dem osmotischen Gesetz entstehen in der Natur Flüssigkeitsströme von einem Raum zum anderen, in Zellen hinein oder aus Zellen heraus. Osmotisch wirksame Substanzen sind z. B. Elektrolyte, Glucose, Eiweiße und harnpflichtige Substanzen wie Harnstoff. Flüssigkeitsräume, angereichert mit solchen Substanzen, haben die Fähigkeit, Wasser aus den umliegenden Räumen „anzusaugen", sofern die Lösungen der umliegenden Räume weniger osmotisch wirksame Substanzen enthalten. Nachfolgend einige Beispiele in der Natur.

2.2.1 Flüssigkeitseinstrom

Beispiel: Kirsche bei Regen

Vielleicht wohnen Sie auf dem Land und in Ihrem Garten steht ein Kirschbaum. Es ist Sommer, die Kirschen sind blutrot, knackig-prall und reif zum Pflücken. Aber nun regnet es in der Nacht und am nächsten Morgen sind viele Kirschen aufgeplatzt. Sie denken, der prasselnde Regen war schuld? Richtig, aber nicht so ganz. Folgendes ist passiert:

Regentropfen (destilliertes Wasser) haften auf der Außenhaut (Membran) der Kirsche. Nach dem osmotischen Prinzip wandern nun Wassermoleküle durch die Schale (semipermeable Membran) in das Fruchtfleisch der Kirsche, weil dort eine hohe Zuckerkonzentration herrscht, es dort zuckersüß ist (hohe Osmolarität). Das Flüssigkeitsvolumen in der Kirsche steigt so stark an, dass die Außenhaut nicht mehr standhält und platzt. Fazit: Die Kirschen sind wegen des Flüssigkeitseinstroms nach dem osmotischen Prinzip aufgeplatzt!

Beispiel: Ertrinkender im Süßwasser

Ein etwas traurigeres Beispiel für das Prinzip der Osmose liefert ein ertrinkender Mensch im Süßwasser: Sofern dieser nicht beim Eintauchen ins Wasser durch Schock einen akuten Herz-Atem-Stillstand erleidet, atmet er Wasser in seine Lunge. Das Süßwasser, das eine geringere Osmolarität als das umströmende Blut im Kapillarsystem hat, gelangt in die Alveolen (Lungenbläschen). Nach dem osmotischen Prinzip wandert das Wasser blitzschnell durch die Zellmembran ins Blut und erzeugt dort einen erheblichen Verdünnungseffekt, sodass wiederum nach dem osmotischen Prinzip Wasser in die Erythrozyten eindringen und diese, wie am Beispiel der Kirschen erklärt, zum Platzen bringen. Da sich in den Erythrozyten sehr viel Kalium befindet, wird dieses freigesetzt und der Mensch stirbt, noch bevor er erstickt, am akuten Herztod durch eine Hyperkaliämie.

2.2.2 Plasmolyse

Osmotisch bedingte Flüssigkeitsströme können immer in beide Richtungen entstehen. Wenn Zellen mit Flüssigkeit umgeben sind, die mehr osmotisch wirksame Substanzen beinhalten als sie selbst, dann ist die Fließ richtung umgekehrt als beim Flüssigkeitseinstrom. In diesen Fällen dringt Wasser aus den Zellen in die umströmende Flüssigkeit. Die Zellen verlieren dadurch ihr lebensnotwendiges Wasser, trocknen aus und sterben ab. Dieser Vorgang wird in der Natur auch als **Plasmolyse** bezeichnet.

VERSUCH

Nehmen Sie ein Päckchen frische Bäckerhefe. Dieses besteht aus zahllosen lebenden Zellen des einzelligen Hefepilzes *Saccharomyces cerevisiae.* Zerkrümeln Sie eine Portion Hefe (etwa 10 Gramm), geben Sie einen Esslöffel Puderzucker hinzu und kneten Sie sehr schnell, innerhalb von 20 Sekunden, aus dem Ganzen eine Kugel. Legen Sie diese Kugel auf einen Teller. Jetzt brauchen Sie nur noch ein wenig Geduld bei der Beobachtung. Wenn Bewegung in den Klumpen gerät, wissen Sie auch warum: Der Zucker hat sich in der geringen Feuchtigkeitsmenge der Hefe gelöst. Eine hoch konzentrierte Glucoselösung ist entstanden, die nach dem Prinzip der Osmose das Wasser aus den Hefezellen saugt. Zellwasser wurde freigesetzt, die Kugel ist zerlaufen und die Hefezellen sind zerstört. Es kam zur Plasmolyse.

2.3 Konvektion

Die **Konvektion** beschreibt die Teilchenbewegung unter Einwirkung einer äußeren Kraft. Im Vergleich zur Diffusion, wo Teilchen (Moleküle) nach dem Brownschen Gesetz in Bewegung sind, werden bei der Konvektion diese Teilchen von ihrer Trägersubstanz mitgerissen.

Die Konvektion ist ursprünglich ein Begriff aus der Meteorologie und definiert das Aufsteigen von erwärmter Luft bei gleichzeitigem Absinken kälterer Luft in der Umgebung. Konvektion bedeutet also vertikale Luftbewegung. Bei solch einer konvektiven Wetterlage entstehen in der aufsteigenden, abkühlenden Luft Wolken. Die eindrucksvollsten Konvektionswolken sind sicherlich die Gewitterwolken im Sommer. Sie weisen die höchsten Vertikalgeschwindigkeiten auf, die in der Atmosphäre vorkommen, und sind in der Lage, bis zu 10 Zentimeter große Hagelkörner in der Schwebe zu halten. Das Medium Luft reißt also im aufsteigenden Luftstrom die Hagelkörner mit und hält sie in der Schwebe. Dabei handelt es sich um eine konvektive Teilchenbewegung oder, anders gesagt, einen konvektiven Stofftransport.

2

Beispiel: Hochwasserkatastrophe

Auch eine solche Katastrophe verdeutlicht den konvektiven Stofftransport: Nachdem sich das Hochwasser aus den Straßen und Häusern der überfluteten Orte wieder zurückgezogen hat, bleiben Schlamm und Müll übrig. Alles „Teilchen", die das Wasser konvektiv mitgerissen hat.

Tab. 2.1 Rückhaltevermögen der Filtermembran

Filtrationsart	Partikel- oder Molekülgröße
Mikrofiltration	≥ 0,1 µm
Ultrafiltration	≥ 0,01 µm
Nanofiltration	≥ 0,001 µm
Rückhaltevermögen bei Umkehrosmoseanlagen	≥ 0,0001 µm

Beispiel: Hämofiltration

Die Entgiftung bei der Hämofiltration geschieht ebenfalls nach dem Prinzip der Konvektion. Blut durchströmt den Dialysator. Es findet kein Dialysatfluss statt, sondern dem Blut wird lediglich Wasser entzogen. Von diesem Wasser werden alle Teilchen in der gleichen Konzentration, wie sie im Blut vorkommen, mitgerissen. Doch natürlich nur jene Teilchen, die aufgrund ihrer Größe durch die Poren der Dialysatormembran passen. Parallel dazu wird dem Patienten die gleiche Flüssigkeitsmenge, abzüglich der zu ultrafiltrierenden Menge, in Form einer Substitutionslösung entweder vor dem Dialysator (Prädilution) oder direkt hinter dem Dialysator (Postdilution) wieder zurückgegeben.

2.4 Filtration

Bei der **Filtration** werden Flüssigkeiten durch poröse Filter geleitet. In der Flüssigkeit enthaltene Partikel oder Moleküle, die größer sind als die Poren der Membran, werden selektiv zurückgehalten. Ob es sich dabei um eine Mikro-, Ultra- oder Nanofiltration handelt, entscheidet allein die Porengröße der Filtermembran (➤ Tab. 2.1).

Ultrafiltration

Unter **Ultrafiltration** verstehen wir in der Dialyse den kontrollierten Flüssigkeitsentzug aus dem Blut des Patienten während der Behandlung. Durch Überdruck auf der Blutseite und Unterdruck auf der Dialysatseite der semipermeablen Dialysemembran tritt Plasmawasser im Dialysator vom Blut in die Dialysierlösung über. Die Filtermembran des Dialysators ist durchlässig für Wasser und Moleküle, je nach Membrantyp unterschiedlich bis zu einem Molekulargewicht von max. 66.000 Dalton (atomare Masseneinheit) und somit knapp unterhalb der Größe von Albumin (➤ Tab. 2.1). Nach dem Prinzip der Konvektion (➤ Kap. 2.3) enthält die entzogene Flüssigkeit somit auch alle gelösten Teilchen in gleicher Konzentration, wie sie im Blut vorkommen, die von ihrer Größe her durch die Poren der Filtermembran passen. Diese Flüssigkeit, die dem Patienten mittels Ultrafiltration entzogen wird, nennen wir Ultrafiltrat.

Umkehrosmoseanlage

Eine Umkehrosmoseanlage ist eine Wasseraufbereitungsanlage. Sie trägt ihren Namen daher, weil sie Wasser mit einer Pumpenkraft von 14 bis 20 bar durch eine Filtermembran entgegen dem osmotischen Prinzip, nämlich vom Ort der hohen zum Ort der niedrigen Konzentration presst. Dies ist auch eine Filtration von Wasser, jedoch mit einem Rückhaltevermögen für Partikel mit einer Größe von > 0,0001 µm.

2.5 Fässchentheorie nach Servos

Nachdem Sie jetzt mit den physikalischen Grundlagen vertraut sind, stellen Sie sich sicherlich die Frage: Wozu benötige ich eigentlich diese Kenntnisse? Wir glauben, Sie benötigen dieses Wissen täglich bei der Verrichtung Ihrer verantwortungsvollen Arbeit am Patienten. Anhand der **Fässchentheorie** möchten wir Ihnen die einzelnen physikalischen Abläufe am Beispiel eines Dialysepatienten während einer Hämodialysebehandlung aufzeigen.

In ➤ Abb. 2.5 sehen sie beispielhaft einen dialysepflichtigen Patienten. Stellen Sie sich einfach vor, dieser Mensch bestände aus drei Fässchen. Daher auch der Name Fässchentheorie. Das erste Fässchen von links symbolisiert den Intravasalraum (Gefäßsystem). Darin befinden sich nur etwa 8 % der gesamten Körperflüssigkeit. Das zweite Fässchen, der interstitielle Raum (Zwischenzellraum), enthält ca. 28 % der Köperflüssigkeit. In einem dritten Fässchen, dem intrazellulären Raum, befindet sich der größte Teil der Körperflüssigkeit, nämlich ca. 64 %.

Für die Hämodialyse stellen wir einen extrakorporalen Kreislauf mit dem ersten Fässchen her, das die zu reinigende Flüssigkeit „Blut“ enthält. Bei einer Dialyse mit einem effektiven Blutfluss von 280 ml/min wäre nach etwa 20 Minuten das gesamte

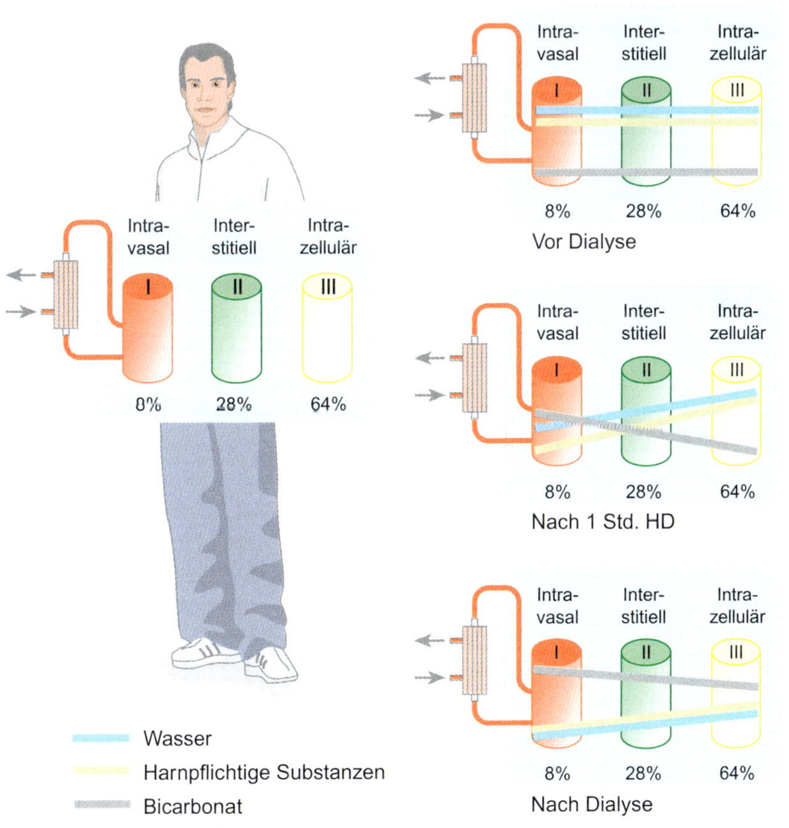

Abb. 2.5 Fässchentheorie nach Servos. [L138]

Körperblut des Patienten einmal durch den Dialysator geflossen. In dieser Zeit wird dem Blut bereits der größte Teil des Harnstoffs durch Diffusion entzogen.

Warum sind dann fünf Stunden Dialysezeit nötig, wenn das Blut schon nach 20 Minuten gut gereinigt ist? Auch diese Frage ist ganz einfach zu beantworten: Wir wollen ja nicht nur die 8 % Blut reinigen, sondern auch die andern zwei Fässchen mit den restlichen 92 % der Körperflüssigkeit. Das Blut benutzen wir dabei nur als Trägersubstanz für den Molekulartransport innerhalb des Körpers bis zum Dialysator. Das bedeutet, dass die Diffusion nicht nur im Dialysator stattfindet, sondern auch zwischen den einzelnen Flüssigkeitsräumen im Körper.

Im ersten oberen Kasten der ➤ Abb. 2.5 sehen Sie die Flüssigkeitsräume eines Patienten unmittelbar vor einer Dialysebehandlung. Sein Wässerungszustand (blaue Linie) ist am oberen Limit. Er hat deutlich Wasser eingelagert, das sich in allen Flüssigkeitsräumen verteilt hat. Auch die harnpflichtigen Substanzen wie Harnstoff oder Kreatinin (gelbe Linie) sind deutlich erhöht und haben sich in allen Fässchen etwa gleich verteilt. Natürlich nach dem Prinzip der Diffusion (➤ Kap. 2.1) – Sie erinnern sich? Die Ausnahme bildet hier das Standardbicarbonat (graue Linie). Aufgrund einer ausgeprägten metabolischen Azidose ist dieser Wert erniedrigt.

Nun wird der Patient an das Dialysegerät angeschlossen und sein Blut fließt durch den Dialysator. Die eingelagerte Flüssigkeit wird dem Blut im Dialysator mittels Ultrafiltration entzogen. Die harnpflichtigen Substanzen wandern nach dem Diffusionsprinzip vom Blut in die Dialysierlösung, Bicarbonat gelangt dagegen aus der Dialysierlösung ins Blut, weil die im Gerät programmierte Bicarbonatkonzentration in der Dialysierlösung (28–36 mmol/l) deutlich über dem Bicarbonatgehalt des Blutes liegt.

MERKE

Der Diffusionsweg findet immer vom Ort der hohen zum Ort der niedrigen Konzentration statt. Alle Moleküle, die man aus dem Blut entfernen möchte (z. B. Harnstoff oder Kalium), werden der Dialysierlösung nicht oder nur in reduzierter Form (Kalium) beigemischt. Moleküle, deren Konzentration man im Blut konstant halten möchte (z. B. Natrium), werden in der Dialysierlösung der Blutkonzentration angeglichen. Moleküle hingegen, die im Blut in einer zu niedrigen Konzentration vorkommen (z. B. Bicarbonat), werden der Dialysierlösung in erhöhter Konzentration beigemischt.

Im mittleren Beispiel (➤ Abb. 2.5) dialysiert unser Patient nun schon einige Zeit. Die harnpflichtigen Substanzen wie Harnstoff oder Kreatinin sind im Blut schon deutlich reduziert. Dieses gereinigte Blut fließt über das arterielle Gefäßsystem an allen Körperzellen vorbei und belädt sich neu mit harnpflichtigen Substanzen aus dem Gewebe, indem diese aus Fässchen II und III nach dem Prinzip der Diffusion in Fässchen I übertreten.

Die zu ultrafiltrierende Flüssigkeitsmenge wurde dem Blut entzogen. Infolgedessen dickt das Blut im Laufe der Behandlung ein und der Hämatokritwert steigt an. Nach dem Prinzip der Osmose fließt nun Wasser aus den Fässchen II und III in das erste Fässchen nach. Sie erinnern sich: Nach dem osmotischen Prinzip wandert Wasser vom Ort der niedrigen zum Ort der hohen Konzentration (➤ Kap. 2.2). Aber wehe dem Sie entziehen dem ersten Fässchen (Patientenblut) schneller Flüssigkeit, als diese aus Fässchen II und III nachfließen kann! Dann würde Folgendes passieren:

Das zirkulierende Blutvolumen im Gefäßsystem sinkt kontinuierlich ab. Der Druck im Gefäßsystem sinkt. Kompensationsmechanismen wie die Gefäßkontraktion reichen nicht mehr aus, den Blutdruck aufrecht zu erhalten und versagen. Folglich kommt es zum Blutdruckabfall mit Bewusstlosigkeit.

Die Bicarbonatkonzentration im Blut ist aufgrund des Transfers aus der Dialysierlösung ins Blut wieder angestiegen. Das dem Patienten so zugeführte Bicarbonat wird im Lauf der Behandlung nach dem Prinzip der Diffusion in die Fässchen II und III übertreten.

Im unteren Kasten der ➤ Abb. 2.5 ist die Dialysezeit unseres Patienten zu Ende. Das Bicarbonat ist von der Dialysierlösung über das Fässchen I in Fässchen II und III diffundiert. Die metabolische Azidose ist vollständig ausgeglichen. Die harnpflichtigen Substanzen sind in allen drei Fässchen stark reduziert. In den nächsten Stunden nach der Dialysebehandlung werden sich die Konzentrationen der einzelnen Fässchen nach dem Gesetz der Diffusion ausgleichen.

Kurz nach dem Ende der Hämodialyse ist die Viskosität des Blutes noch erhöht. Nach dem Gesetz der Osmose wird somit in den nächsten Minuten noch überschüssige Flüssigkeit aus Fässchen II und III ins erste Fässchen (Blut) übertreten und damit den Kreislauf und Blutdruck unseres Patienten stabilisieren.

Unser Patient geht nun mit leeren Fässchen nach Hause. Alles, was seine Nieren nicht mehr ausscheiden, wird sich in seinen Fässchen bis zur nächsten Dialyse anreichern, sodass der Vorgang wieder von vorne beginnen muss.

Bitte beachten Sie, dass diese Fässchentheorie nur eine stark vereinfachte Schilderung der physikalischen Abläufe bei einem Dialysepatienten außerhalb und während der Dialysebehandlung darstellt und nicht die Komplexität der gesamten physikalisch-biologischen Prozesse eines terminal niereninsuffizienten Menschen berücksichtigt.

Resümee

Die physikalischen Grundlagen sollen Ihnen helfen, die Hintergründe, Abläufe und eventuell auftretende Probleme während der Dialysebehandlung besser zu verstehen. Vieles von dem, was Sie gerade gelesen haben, benötigen Sie als Basiswissen, um Komplikationen während der Behandlung möglichst zügig Ihrer Ursache zuordnen und kompetent und routiniert handeln zu können.

VORSICHT: PRÜFUNG!

1. Von welchem Ort der Konzentration zu welchem Ort der Konzentration wandern Teilchen (Moleküle) in einer Flüssigkeit nach dem physikalischen Gesetz der Diffusion?
2. Nach wem ist die Molekularbewegung benannt?
3. Was bedeutet der Begriff semipermeabel im Zusammenhang mit der Durchlässigkeit einer Membran?
4. Von welchem Ort der Konzentration zu welchem Ort der Konzentration wandert Wasser nach dem physikalischen Gesetz der Osmose?
5. Was beschreibt das physikalische Gesetz der Konvektion?
6. Was versteht man in der Dialyse unter dem Begriff „Ultrafiltration"?
7. In welche drei Flüssigkeitsräume (Fässchen) wird der menschliche Körper grob unterteilt und wie sind darin in etwa die prozentualen Anteile der Körperflüssigkeit enthalten?

KAPITEL 3

Gerd Breuch

Der Dialysator – Schnittstelle zwischen Mensch und Maschine

Der **Dialysator** ist die Schnittstelle zwischen Mensch und Maschine und letztendlich der Ort, an dem sowohl die Entgiftung als auch der Wasserentzug stattfindet. Er gehört zu unserem täglichen Handwerkszeug und doch fällt es uns oft schwer, die sich in Form und Größe sehr ähnelnden Dialysatoren hinsichtlich ihrer Qualität und ihres Leistungsvermögens zu unterscheiden und zu beurteilen. Auch wenn in der Regel der Arzt über die Zusammenstellung des Dialysatorenportfolios im Zentrum und die spezifische Auswahl für jeden einzelnen Patienten befindet, sollten Sie als Pflegende in der Dialyse über die wesentlichen Merkmale Ihres Arbeitsmaterials Bescheid wissen. Die Zielsetzung des nun folgenden Kapitels ist es, Sie in die Lage zu versetzen, die Packungsbeilage eines Dialysators in Gänze zu interpretieren.

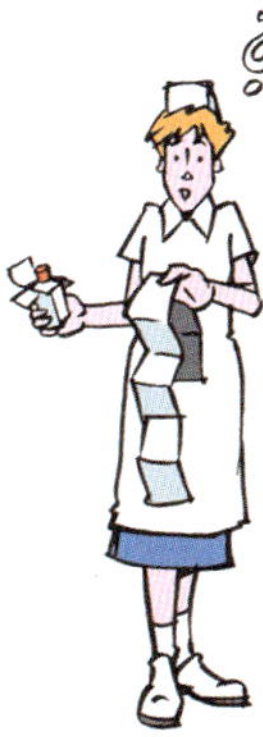

[M297]

3.1 Der Kapillar- oder Hohlfaserdialysator

Bezüglich der Bauweise von Dialysatoren unterscheidet man zwei Typen, den Kapillar- oder auch Hohlfaserdialysator und den Plattendialysator. Da in Deutschland nahezu ausschließlich Kapillardialysatoren zum Einsatz kommen, beschränken wir die nachfolgenden Ausführungen auf diesen Dialysatorentyp (➤ Abb. 3.1, ➤ Abb. 3.2).

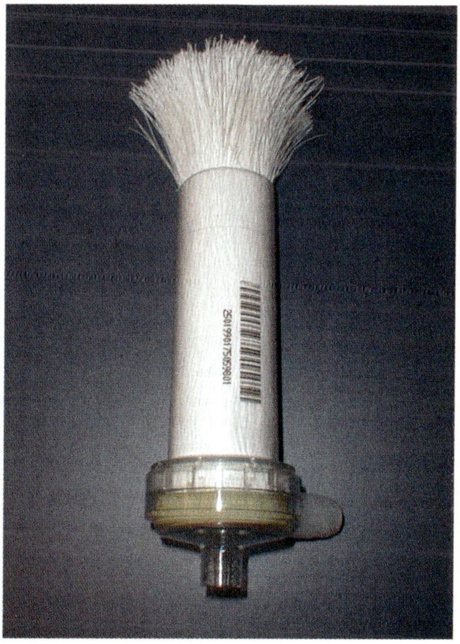

Abb. 3.1 Schnitt durch einen Kapillardialysator. Unglaublich, aber wahr: Durch die Borsten (Kapillaren oder Hohlfasern) dieses „Rasierpinsels" fließt das zu reinigende Blut. [U243]

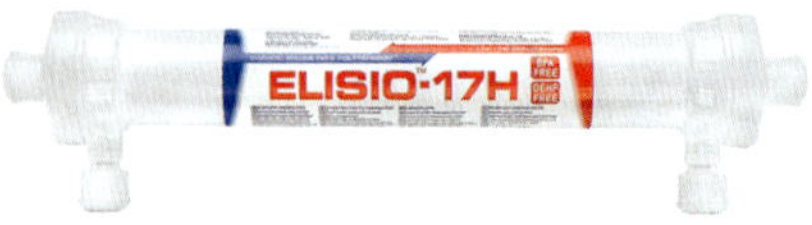

Abb. 3.2 Kapillardialysator. [V540]

Kapillar- oder Hohlfaserdialysatoren bestehen aus einem starren Kunststoffgehäuse, in dem sich dicht an dicht bis zu 16.000 Hohlfasern aneinanderreihen. In den Hohlfasern befindet sich je nach Dialysator während der Behandlung ein Blutvolumen zwischen 30 und 160 ml Blut (die Angabe des Blutvolumens ist in der Packungsbeilage des Dialysators nachzulesen). Die Hohlfasern (Blutkompartiment) werden während der Behandlung in dem vom Gehäuse begrenzten Raum von der **Dialysierlösung** nach dem **Gegenstromprinzip** (➤ Kap. 3.2.1) umspült. Im Blutkompartiment des Dialysators herrscht ein Überdruck, um die Hohlfasern herum (Dialysatseite) hingegen (bei der Verwendung von Lowflux-Dialysatoren (➤ Kap. 3.7) ein Unterdruck.

Die Wand jeder einzelnen Hohlfaser ist eine halbdurchlässige **(semipermeable)** Membran. Die Poren dieser Membran sind für Wasser sowie für kleine und mittelgroße Moleküle durchgängig, während Blutzellen und größere Moleküle wie Proteine die Membran nicht passieren können. Giftstoffe oder, professioneller ausgedrückt, harnpflichtige Substanzen, wandern nach dem Prinzip der **Diffusion** und durch **Konvektion** bei Ultrafiltration (➤ Kap. 2.4) aus dem Blut in die Dialysierlösung. In umgekehrter Richtung diffundieren all jene Substanzen, deren Konzentration in der Dialysierlösung höher ist als im Blut (z. B. Natriumbicarbonat zum Azidoseausgleich ➤ Kap. 5.2).

Die Entfernung der harnpflichtigen Substanzen aus dem Blut kann nur dann in ausreichender Quantität erfolgen, wenn die **Oberfläche** bzw. Diffusionsfläche zwischen Blut und Dialysierlösung möglichst groß ist. Als Oberfläche bezeichnet man die Membranfläche in Quadratmetern, die Blut und Dialysierlösung voneinander trennt. Sie wird berechnet, indem man die Oberfläche einer einzelnen Hohlfaser mit der Zahl aller im Dialysator befindlichen Hohlfasern multipliziert.

Auch wenn es schwer zu glauben ist: Die spezielle Konstruktion des Kapillardialysators erlaubt es, eine Diffusionsfläche (Oberfläche) von 1–2,3 m² innerhalb des eng begrenzten Gehäuses zu platzieren. Auch die exakte Angabe zur Größe der Oberfläche ist in der Packungsbeilage des Dialysators zu finden. In der Regel gilt die Formel: Je größer die Oberfläche, desto höher die Entgiftungs- und Entwässerungsleistung eines Dialysators. Doch das schauen wir uns später genauer an.

3.2 Die Strömung

3.2.1 Gegenstrom

Nach dem **Gegenstromprinzip** (➤ Abb. 3.3) fließen Blut und Dialysierlösung im Dialysator in entgegengesetzter Richtung. Das hat den Vorteil, dass die Konzentration an harnpflichtigen Substanzen im Blut (in den Hohlfasern) immer höher ist als in der Dialysierlösung (um die Hohlfasern herum). Dies wiederum bedeutet, dass auf dem gesamten Weg, den das Blut in den Hohlfasern des Dialysators zurücklegt, harnpflichtige Substanzen aus dem Blut in die Dialysierlösung diffundieren.

An der Stelle, an der das Blut aus dem Dialysator austritt (und die Dialysierlösung einströmt), ist die Konzentration harnpflichtiger Substanzen im Blut nur noch sehr gering, da die meisten Giftstoffe auf dem Weg durch den Dialysator aus dem Blut in die Dialysierlösung diffundiert sind. Dennoch findet auch an dieser Stelle noch ein diffusiver Stofftransport aus dem Blut in die Dialysierlösung statt, da die Konzentration

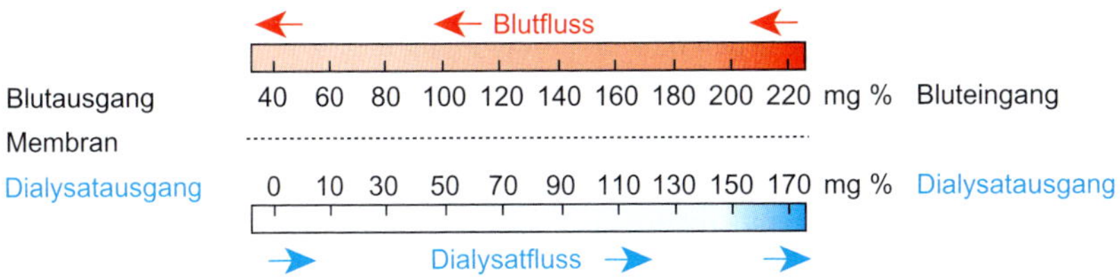

Abb. 3.3 Gegenstromprinzip. Harnstoffwerte in Blut und Dialysat beidseits der semipermeablen Membran. Das Konzentrationsgefälle bleibt beim Gegenstromprinzip über die gesamte Dialysatorpassage etwa gleich. [L143]

an harnpflichtigen Substanzen in der Dialysierlösung an dieser Stelle gleich null ist. Somit ist das für die Diffusion notwendige Konzentrationsgefälle zwischen Blut und Dialysierlösung gewährleistet.

Umgekehrt ist am Dialysatausgang (Bluteingang) die Konzentration harnpflichtiger Substanzen im Dialysat recht hoch, da die Dialysierlösung auf ihrem Weg durch den Dialysator schon viele Giftstoffe aus dem Blut aufgenommen hat. Doch auch an dieser Stelle ist die Konzentration harnpflichtiger Substanzen im Blut höher als in der Dialysierlösung. Das Blut fließt hier undialysiert, beladen mit einer hohen Konzentration an Giftstoffen in den Dialysator. Dadurch ist auch hier das für die Diffusion notwendige Konzentrationsgefälle zwischen Blut und Dialysierlösung gewährleistet.

An beiden Enden des Dialysators und auf der Wegstrecke dazwischen ist die Konzentration harnpflichtiger Substanzen im Blut also immer höher als in der Dialysierlösung. Dies bedingt, dass an jeder Stelle im Dialysator Giftstoffe aus dem Blut zum Konzentrationsausgleich in die Dialysierlösung diffundieren.

MERKE

Durch das Gegenstromprinzip ist auf dem gesamten Weg des Blutes durch die Hohlfasern des Dialysators die Konzentration harnpflichtiger Substanzen im Blut immer höher als in der Dialysierlösung. Dies ermöglicht einen diffusiven Stofftransport auf der gesamten Dialysatorstrecke aus dem Blut in die Dialysierlösung.

3.2.2 Gleichstrom

Was passiert nun, wenn Dialysierlösung und Blut im Dialysator in die gleiche Richtung fließen? Eine interessante Frage, der wir wieder mittels einer Abbildung auf den Grund gehen (➤ Abb. 3.4).

Wenn Blut und Dialysierlösung in der gleichen Richtung an der Dialysemembran

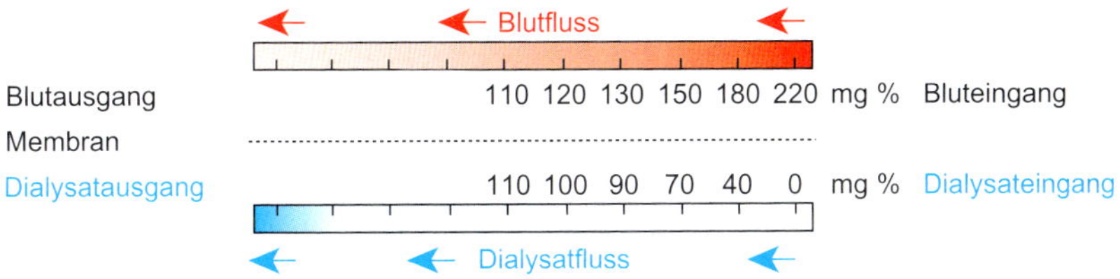

Abb. 3.4 Gleichstromprinzip. Harnstoffwerte im Blut und in der Dialysierlösung beidseits der semipermeablen Membran. Wenn Blut und Dialysierlösung im Dialysator in die gleiche Richtung fließen, ist nach ca. zwei Dritteln der Dialysatorpassage der Konzentrationsunterschied abgebaut. Im verbleibenden Drittel des Dialysators findet kein diffusiver Stofftransport mehr statt. [L143]

vorbeiströmen, spricht man von **Gleichstrom.** An der Eintrittsstelle in den Dialysator herrscht ein maximaler Konzentrationsunterschied für harnpflichtige Substanzen, da das Blut an dieser Stelle noch nicht dialysiert und somit stark mit Giftstoffen belastet ist und in der Dialysierlösung dagegen noch keine harnpflichtigen Substanzen vorhanden sind. Auf dem Weg durch den Dialysator wird dieser Konzentrationsunterschied abgebaut. Nach spätestens zwei Dritteln der Dialysatorpassage kommt es zu einem Konzentrationsausgleich zwischen Blut und Dialysat, d. h. die Konzentration harnpflichtiger Substanzen ist im Blut (in der Hohlfaser) genauso hoch wie in der Dialysierlösung (um die Hohlfasern herum). Im verbleibenden letzten Drittel des Dialysators findet kein diffusiver Stofftransport und somit auch keine Entgiftung mehr statt.

Das Gleichstromprinzip (➤ Abb. 3.4) wird nur dann angewendet, wenn man bewusst die Effektivität der Dialyse herabsetzen will, z. B. im Rahmen einer Komplikationsprophylaxe bei Erstdialysen.

MERKE

Beim Gleichstromverfahren ist spätestens nach zwei Dritteln der Wegstrecke durch den Dialysator die Konzentration harnpflichtiger Substanzen im Blut und in der Dialysierlösung identisch. Im verbleibenden Drittel findet kein diffusiver Stofftransport mehr statt.

3.3 Membranmaterial

Qualität und Leistungsvermögen eines Dialysators lassen sich an einigen Merkmalen und Parametern (Einflussgrößen) festmachen. Welche das sind, erfahren Sie in diesem und den folgenden Abschnitten. Zunächst sehen wir uns die verschiedenen **Membranmaterialien** an, aus denen die Hohlfasern im Dialysator hergestellt werden.

Membranen lassen sich grundsätzlich in zwei Kategorien einordnen, in zellulosebasierte Membranen und in synthetische Membranen.

Wenden wir uns zunächst den **zellulosebasierten Membranen** zu. Diese Membranen basieren auf dem natürlichen Grundstoff Baumwollzellulose.

Durch den Einsatz unterschiedlichster Herstellungsverfahren können verschiedene Derivate (Abkömmlinge) aus diesem Material gewonnen werden. Diese nennt man dann modifizierte Zellulosemembranen. Derartige Membranen spielen jedoch keine nennenswerte Rolle mehr. Eine Ausnahme bilden diesbezüglich Dialysatoren mit einer Zellulosetriacetat-Membran (Nipro Sureflux®). Diese werden insbesondere bei Unverträglichkeitsreaktionen auf synthetisches Membranmaterial eingesetzt (➤ Kap. 8.7).

Synthetische Membranen bestehen aus Kunststoff. Jeder Hersteller hat seine eigene, geheime Mixtur. Deshalb können wir Ihnen an dieser Stelle nicht die Bestandteile, sondern lediglich die Produktnamen mit den entsprechenden Herstellern verraten. Hier eine kleine Auswahl der wichtigsten synthetischen Membranen:

- Polysulfon: Helixone®– Fresenius Medical Care
- Polyethersulfon: Polynephron® – Nipro
- Polyamid: Baxter (Vantive)

Optisch unterscheiden sich synthetische Membranen von den zellulosebasierten vor allem durch die strahlend weiße Farbe der Hohlfasern. Membranen auf Zellulosebasis haben immer einen leicht gräulichen Ton.

Darüber hinaus gibt es weitere gravierende Unterschiede, die sich unter anderem auf die hydraulische Permeabilität (Wasserdurchlässigkeit) und die Permeabilität (Durchlässigkeit) für gelöste Substanzen auswirken. Man unterscheidet symmetrische und asymmetrische Membranen.

Bei der Betrachtung einer **symmetrischen Membran** unter dem Mikroskop würden Sie Folgendes beobachten: Die Poren dieser Membran sind zwar unterschiedlich groß, jedoch im gesamten Membranmaterial gleichmäßig verteilt. Man erkennt somit keinen Unterschied zwischen Innen- und Außenseite der Hohlfasermembran. Das gesamte Membranmaterial hat den gleichen Aufbau und ist durchlöchert mit Poren unterschiedlicher Größe und Form. Symmetrische Membranen sind in der Regel biologische Membranen (Baumwollzellulose), z. B. Cuprophan.

Asymmetrische Membranen besitzen zwar auch Poren unterschiedlicher Größe, dabei hat jedoch jede einzelne Pore die Form eines Trichters. Die kleine Öffnung des Trichters befindet sich auf der Innenseite (Blutseite) und die große Öffnung auf der Außenseite (Dialysatseite) der Hohlfasermembran. Die Herstellung einer asymmetrischen Membranstruktur ist produktionstechnisch einfach zu erklären. Im Herstellungsprozess wird das flüssige Membranmaterial über eine Spinndüse in ein Fällmittel gegeben. Dieses Fällmittel entzieht dem Membranmaterial im sogenannten Ausfällprozess das Lösungsmittel und härtet es so aus. Dieser Ausfällprozess ähnelt dem Aufgehen eines Hefeteigs. Dabei entstehen im Teig unterschiedlich große Blasen, die nach außen immer größer werden. Auch im Ausfällprozess von Dialysemembranen entstehen Poren, die innen kleiner sind und nach außen immer größer werden.

Die Vorteile einer asymmetrischen Membran liegen in der sehr dünnen Trennschicht zwischen Blut und Dialysierlösung (ca. 1 μm) und der daraus resultierenden besseren Permeabilität (Durchlässigkeit) für Wasser und Mittelmoleküle. Der Rest des Membrandurchmessers (bis zu 40 μm) dient zur Stabilisierung der Hohlfaser und adsorbiert darüber hinaus Endotoxine (Lipopolysaccharide). Asymmetrische Membranen sind in der Regel synthetische Membranen, z. B. Polysulfon.

Ein weiterer wichtiger Aspekt bezüglich der Beurteilung von Dialysemembranen ist die Biokompatibilität. Doch dazu später mehr (➤ Kap. 3.5).

Nun sind wir an der Stelle angelangt, an der wir Ihnen in einem Dialyse-für-Einsteiger-Seminar die Frage stellen würden: „Sind zellulosebasierte oder synthetische Membranen für die Dialysebehandlung zu bevorzugen?“ Um diese Frage beantworten zu können, müssen wir im nächsten Schritt die zwei wesentlichen Leistungskriterien für Dialysatoren etwas näher beleuchten.

3.4 Leistungskriterien für einen Dialysator

Für die **qualitative Beurteilung eines Dialysators** spielen zwei Leistungskriterien eine entscheidende Rolle: der Ultrafiltrationsfaktor und die Clearance/Dialysance.

Ultrafiltrationsfaktor

Ein Indikator für die Wasserdurchlässigkeit einer Membran ist der Ultrafiltrationsfaktor oder **UF-Faktor.** Auch diesen finden Sie auf jeder Packungsbeilage eines Dialysators angegeben. Er gibt uns – stark vereinfacht dargestellt – Auskunft darüber, ob wir mit einem Dialysator nur kleine oder auch größere Mengen Wasser pro Stunde aus dem Blut entziehen können.

Die genaue Definition lautet folgendermaßen: Der Ultrafiltrationsfaktor eines Dialysators gibt an, wie viele Milliliter Wasser bei einem **Transmembrandruck** (TMP) von 1 mmHg Druckdifferenz in einer Stunde entzogen werden können.

Das klingt kompliziert, ist aber ganz einfach und lässt sich am besten an einem Beispiel erläutern: Bei einer 5-stündigen Dialyse sollen 4.000 ml Wasser entzogen werden. Um dies zu erreichen, ist eine stündliche Ultrafiltration von 800 ml notwendig. Der eingesetzte Dialysator hat einen Ultrafiltrationsfaktor von 8. Dies bedeutet, dass er in der Lage ist, bei einem TMP von

1 mmHg Druckdifferenz 8 ml Wasser pro Stunde zu entziehen. Bei einem Ultrafiltrationsziel von 800 ml pro Stunde ist ein TMP von 100 mmHg notwendig, um dieses Ziel zu erreichen. Diesen TMP wird das Dialysegerät automatisch erreichen, nachdem Sie das Ultrafiltrationsziel von 4.000 ml und eine Behandlungszeit von 5 Stunden eingegeben haben. Wenn Sie die Richtigkeit dieses Beispiels anhand der angezeigten TMP-Werte an den Geräten in Ihrem Dialysezentrum überprüfen möchten, sollten Sie immer beachten, dass der angezeigte TMP-Wert im Display des Dialysegeräts lediglich ein kalkulierter und nicht gemessener Wert ist und somit in den seltensten Fällen der Realität entspricht.

FRAGE

Eine vorgezogene Verständnisfrage: Ihr Patient soll 2.000 ml Wasser innerhalb von 4 Stunden während der Dialyse abnehmen. Mit einem Blick auf den Dialysator stellen Sie fest, dass dieser einen UF-Faktor von 10 hat. Mit welchem TMP rechnen Sie?

Antwort: Mit einem TMP von 50 mmHg.

Synthetische Membranen zeichnen sich gegenüber Membranen auf Zellulosebasis durch eine erhöhte hydraulische Permeabilität (Wasserdurchlässigkeit) aus.

Clearance/Dialysance

Neben der Permeabilität für Wasser (Ultrafiltrationsfaktor) ist die Permeabilität der Dialysemembran für gelöste Stoffe aus dem Blut entscheidend für die qualitative Bewertung eines Dialysators. Das Maß der Durchlässigkeit bestimmt letztlich über die mögliche Entgiftungsleistung eines Dialysators.

Analog zur Clearance in der Nierenphysiologie (➤ Kap. 14.4) wird die Durchlässigkeit der Dialysemembran, sprich der Transport von gelösten Substanzen aus dem Blut über die Dialysemembran in die Dialysierlösung, auch durch die Clearance bestimmt.

Die Clearance eines Dialysators wird immer für einzelne Substanzen unterschiedlicher Molekulargröße **(Molekulargewicht in Dalton)** gemessen und in der Packungsbeilage aufgeführt. Man misst die Clearance für Harnstoff (Molekulargewicht 60 Dalton), Phosphat (96 Dalton, jedoch mit großer Hülle) und Kreatinin (113 Dalton), um zu überprüfen, wie durchlässig die Dialysemembran für kleine Moleküle ist. Vitamin B_{12} (1.355 Dalton), Inulin (5.200 Dalton) und in vielen Fällen auch β_2-Mikroglobulin (11.900 Dalton), Cytochrom C (12.230 Dalton) oder Myoglobin (17.800 Dalton) werden gemessen, um die Durchlässigkeit der Dialysemembran für mittelgroße Moleküle zu bestimmen.

Jetzt wissen Sie aber immer noch nicht, was hinter den einzelnen Clearancewerten in der Packungsbeilage genau steckt. Deshalb versuchen wir uns an einer **Definition des Begriffs Clearance:** Der Clearancewert eines Dialysators für eine bestimmte Substanz (z. B. Harnstoff) gibt das Blutvolumen an, welches bei definiertem Blutfluss nach einminütigem Durchströmen der Hohlfasern des Dialysators komplett von der betreffenden Substanz befreit ist.

Anhand von ➤ Abb. 3.5 und diesem Beispiel wird die Definition plausibel: Wenn 200 ml Blut in einer Minute durch den Dialysator fließen und anschließend 180 ml komplett von Harnstoff befreit sind, beträgt die Harnstoffclearance des eingesetzten Dialysators 180.

Die Clearancewerte für Dialysatoren werden standardisiert bei einem Blutfluss von 200 ml, 300 ml und immer häufiger auch bei 400 ml pro Minute, bei einem Dialysatfluss von 500 ml pro Minute und einer Ultrafiltration von 0 (da ansonsten der konvektive Stofftransport das Ergebnis verfälschen würde) unter Laborbedingungen (in vitro) gemessen. Die Clearance einer Substanz ist im Wesentlichen abhängig von den Trans-

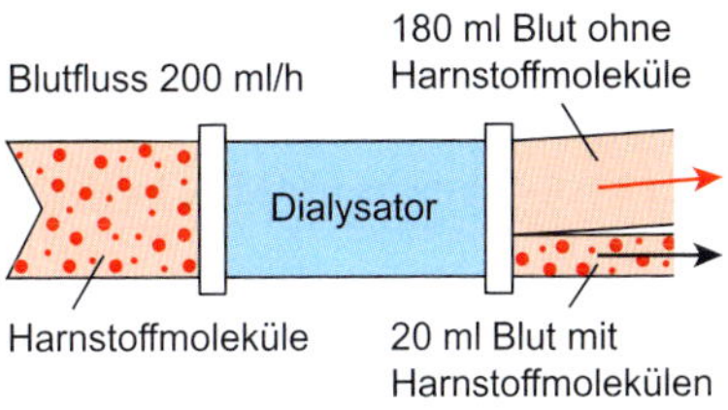

Abb. 3.5 Schematische Darstellung der Harnstoffclearance eines Dialysators. Es fließen 200 ml Blut in der Minute durch diesen Dialysator. Davon sind nach der Passage des Dialysators theoretisch 180 ml komplett befreit von Harnstoffmolekülen, 20 ml sind beladen wie vor der Dialysatorpassage. Die Harnstoffclearance dieses Dialysators beträgt 180 ml. [L143]

porteigenschaften der Dialysemembran, der Membranoberfläche des Dialysators und vom Blut- und Dialysatfluss.

Bei der Dialyse steigt die Clearance einer Substanz zunächst linear (geradlinig) mit der Erhöhung des Blutflusses und des Dialysatflusses. Je nach Dialysatortyp flacht dieser Anstieg ab einem bestimmten Blutfluss ab. Erkundigen Sie sich in der Packungsbeilage oder beim Hersteller, bei welchem Blutfluss der eingesetzte Dialysatortyp die höchstmöglichen Clearancewerte erreicht.

Synthetische Membranen verfügen gegenüber zellulosebasierten Membranen über eine bessere Permeabilität (Durchlässigkeit) für mittelgroße Moleküle (mittelmolekulare Substanzen). Man geht heute davon aus, dass insbesondere mittelgroße Moleküle für die Entwicklung der Urämie und die daraus resultierenden Langzeitkomplikationen der chronischen Niereninsuffizienz verantwortlich sind.

Die Entfernung einer gelösten Substanz aus dem Blut wird nur dann als Clearance bezeichnet, wenn diese Substanz nur im Blut, jedoch nicht in der Dialysierlösung vorhanden ist. Dies trifft für alle Giftstoffe (Urämietoxine) zu. Elektrolyte wie Kalium und Natrium sind sowohl im Blut als auch in Dialysierlösung enthalten. Deshalb bezeichnet man den gemessenen Stofftransport für diese Substanzen als **Dialysance.** Da es sich im Prinzip um den gleichen Vorgang handelt, wird in diesem Buch ausschließlich der Begriff Clearance verwendet.

MERKE

Die Clearance ist ein Maß für die Entgiftungsleistung eines Dialysators. Sie wird immer für einzelne Substanzen gemessen und gibt das Blutvolumen an, welches nach 1-minütigem Durchfluss durch den Dialysator komplett von der betreffenden Substanz befreit ist.

Massentransfer KoA

Der Massentransfer KoA ist ein weiterer Parameter, der die Leistungsfähigkeit eines Dialysators spiegelt. Eine Dialysemembran besitzt für jede Substanz individuell eine charakteristische Durchlässigkeit, die als Massentransferkoeffizient Ko dargestellt wird. Die Berechnung dieses Koeffizienten ist kompliziert und würde den Rahmen dieses Buches sprengen. Darüber hinaus hängt die im Dialysator entfernte Stoffmenge auch von der Membranoberfläche (A) ab. Somit lässt sich, vereinfacht dargestellt, der gesamte Massentransfer einer Substanz als Produkt KoA (ml/min) darstellen. Der KoA wird in der Beschreibung eines Dialysators immer für eine Substanz, zumeist Harnstoff, angegeben. Der KoA für Harnstoff liegt zwischen 200–1.600 ml/min. Innerhalb einer Dialysatorenserie gleichen Membrantyps ist der Massentransferkoeffizient Ko identisch. Mit größerer Oberfläche steigt der KoA-Wert jedoch an.

Siebkoeffizient

Last, but not least werden Sie insbesondere in der Leistungsbeschreibung von Highflux-Dialysatoren den Parameter Siebkoeffizient finden. Eine Definition dieses Parameters, der im direkten Zusammenhang mit der konvektiven Elimination (➤ Kap. 2.3) von Schadstoffen steht, finden Sie im ➤ Kap. 7.3.

Soweit zu den Leistungskriterien eines Dialysators. Noch fehlt aber ein entscheidendes Kriterium, um die Qualität eines Dialysators zu bewerten. Dieses Kriterium ist die Biokompatibilität oder, einfacher ausgedrückt, die biologische Verträglichkeit der verwendeten Materialien.

3.5 Biokompatibilität

Das Blut des Patienten kommt während der Dialyse im extrakorporalen Kreislauf, bestehend aus Schlauchsystem und Dialysator, mit einer großen Anzahl von natürlichen und künstlichen Materialien in Kontakt. Diese lösen je nach verwendetem Material eine mehr oder weniger intensive Aktivierung von humoralen (flüssigen) oder zellulären Blutbestandteilen aus. Die genannten Blutbestandteile haben während der Dialyse Kontakt zu ca. 3 m Blutschlauchsystem mit einer Oberfläche von ca. 0,05 m^2 und einer Membranoberfläche im Dialysator von 1–2,5 m^2. Diese Zahlen verdeutlichen, dass die Dialysemembran in Bezug auf die **Biokompatibilität** die entscheidende Rolle spielt.

Bei geringer oder gar fehlender Aktivierung von Blutbestandteilen wird ein Dialysesystem als gut verträglich oder biokompatibel bezeichnet. Die Biokompatibilität ist ein sehr komplexes Thema und kann in diesem Buch nicht abschließend behandelt werden. Es gibt eine Vielzahl von Parametern, die in Laborversuchen zum Test der Biokompatibilität von Dialysemembranen untersucht werden. Wir stellen Ihnen hier vier davon kurz dar:

- Im Vordergrund für Pflegende stehen die **nicht-messbaren, jedoch beobachtbaren Symptome** wie Kopfschmerzen, Juckreiz, Übelkeit, Kurzatmigkeit und Beklemmungsgefühle. Sie können vor allem bei den ersten Dialysen (First-Use-Syndrom) eines Patienten oder bei der Verwendung neuer Materialien auftreten.
- Unmittelbar, nachdem das Blut den Gefäßzugang verlassen hat und Kontakt zur Innenfläche der Punktionskanüle, zum Blutschlauchsystem und anschließend zum Dialysator hat, wird das **Gerinnungssystem** aktiviert (➤ Kap. 9.2). Das Ausmaß dieser Aktivierung ist messbar und ein Indikator für die biologische Verträglichkeit der verwendeten Materialien.
- Sobald das Blut mit einer Dialysemembran in Kontakt tritt, löst dies eine Aktivierung des Komplementsystems aus. Das Komplementsystem besteht aus Eiweißen, die mit der körpereigenen Abwehr befasst sind. Die Dialysemembran setzt, vereinfacht dargestellt, eine Entzündungsreaktion des Körpers in Gang. Die maximale **Komplementaktivierung** bei der Hämodialyse beginnt nach ca. 15 Minuten und ebbt nach ca. 90 Minuten wieder ab.
- Unmittelbar nach dem Blutkontakt kommt es bei manchen Dialysemembranen zu einer reversiblen Verminderung der Leukozytenzahlen **(Leukopenie).** Die Leukozyten wandern in die Lungenkapillaren, kehren aber nach einiger Zeit unbeschadet wieder in den Blutkreislauf zurück. Blutabnahmen, hier insbesondere die Leukozytenzählung, sollten aus diesem Grund nicht unmittelbar nach Dialysebeginn erfolgen.

Dialysemembranen aus synthetischem Material führen zu einer geringeren Aktivierung der beschriebenen Phänomene, deshalb sind sie auch hinsichtlich der Biokompatibilität den Membranen auf Zellulosebasis überlegen.

MERKE

Der Begriff Biokompatibilität bezieht sich auf die biologische Verträglichkeit der im extrakorporalen System verwendeten Materialien. Immer wenn Blut mit dem Blutschlauchsystem und insbesondere mit der Dialysemembran in Kontakt kommt, löst dies verschiedenste Reaktionen im menschlichen Körper aus. Je nach Intensität dieser Reaktionen werden die verwendeten Materialien als mehr oder weniger biokompatibel eingestuft.

Ein weiterer wichtiger Gesichtspunkt, vor allem im Hinblick auf die biologische Verträglichkeit eines Materials, ist die Sterilisation.

3.6 Sterilisation

Zur **Sterilisation** von Dialysatoren stehen mehrere Verfahren zur Auswahl. Eine Möglichkeit ist die **chemische Sterilisation mit ETO (Ethylenoxid).** ETO ist ein reaktionsfreudiges Gas, das mit Proteinen und Nukleinsäuren chemisch reagiert und Mikroorganismen dadurch abtötet. Die ETO-Sterilisation ist sehr kostengünstig und hat einige verfahrenstechnische Vorteile. Dank geringer Druck- und Temperaturbeanspruchung ist sie für viele Materialien geeignet. Die Produkte sind in der Endverpackung sterilisierbar. Aufgrund der hohen Toxizität und Reaktionsfreudigkeit von Ethylenoxid überwiegen jedoch die Nachteile für Patienten und Pflegepersonal. ETO-sterilisierte Produkte müssen kosten- und zeitaufwändig vorgespült werden. Die trotz des Vorspülens verbleibenden ETO-Restmengen können bei sensibilisierten Patienten zu allergischen Reaktionen bis hin zum lebensbedrohlichen anaphylaktischen Schock führen. Jede Dialysebehandlung mit ETO-sterilisierten Materialien erhöht das Risiko einer Sensibilisierung bei noch asymptomatischen Patienten. Aus diesen Gründen ist ein Einsatz ETO-sterilisierter Materialien abzulehnen. In Deutschland werden ETO-sterilisierte Materialien so gut wie gar nicht mehr eingesetzt.

Ein weiteres Verfahren ist die **Autoklavierung.** Darunter versteht man die Sterilisation mittels einer kombinierten Anwendung von Überdruck (2 bar), Hitze (121 °C) und Wasserdampf. Die Veränderungen an thermostabilen Materialien sind reversibel und es ist kein Einsatz von toxischen und radioaktiven Substanzen notwendig.

Im Zuge des Rückgangs der ETO-Sterilisation ist die weltweite Akzeptanz der **Strahlensterilisation** von Medizinprodukten aus Kunststoffen **mit Gammastrahlen** in den letzten Jahren rapide gestiegen. Sie gehört heute neben der Dampfsterilisation zu den Standardverfahren. Die Strahlensterilisation ist wie die ETO-Sterilisation ein Kaltsterilisationsverfahren und gilt hinsichtlich ihrer keimabtötenden Wirkung als sicherstes aller bekannten Verfahren. Bakterien werden durch die energiereichen Strahlen unmittelbar physikalisch zerstört, ohne dass ein chemischer Wirkstoff (wie ETO) benötigt wird. Aufgrund der Vielzahl der heute entwickelten Materialien ist der Einfluss der Gammastrahlung auf das sterilisierte Produktmaterial ebenso minimal wie beim Heißdesinfektionsverfahren mit Dampfsterilisation. Produktstabilität und Qualität sind bei beiden Verfahren vergleichbar.

MERKE

Für die Sterilisation von Dialysatoren sind die Autoklavierung und die Strahlensterilisation die zu bevorzugenden Verfahren.

Nachdem Sie nun auch über die verschiedenen Sterilisationsarten Bescheid wissen, kann die Auswahl des optimalen Dialysators noch etwas genauer stattfinden. Zu empfehlen sind dampf- oder gammastrahlensterilisierte Dialysatoren mit einer synthetischen Membran. Bei dieser Auswahl blieb ein Aspekt bisher unberück-

Tab. 3.1 Unterschiedliche Merkmale von Highflux- und Lowflux-Dialysatoren

Highflux-Dialysatoren	Lowflux-Dialysatoren
Hohe Membranstärke (dünne Innenschicht, dicke Außenschicht)	Hohe Permeabilität für kleinmolekulare Substanzen
Gute Permeabilität für Mittelmoleküle	Geringe Permeabilität für Mittelmoleküle
Hohe hydraulische Permeabilität (UF-Faktor zwischen 15 und 125)	Geringe hydraulische Permeabilität (UF-Faktor < 15)
Einsatz zur Hämodiafiltration, zur Highflux-Hämodialyse und zur Hämofiltration	Einsatz ausschließlich in der klassischen Hämodialyse
Highflux-Dialysatoren werden primär mit synthetischen Membranen hergestellt	Lowflux-Dialysatoren können sowohl mit synthetischen als auch mit Membranen auf Zellulosebasis hergestellt werden

sichtigt: Bevorzugen Sie Highflux- oder Lowflux-Dialysatoren? Diese Entscheidung können Sie jedoch erst treffen, wenn Sie die unterschiedlichen Merkmale beider Typen kennen (➤ Tab. 3.1).

3.7 Highflux-/Lowflux-Dialysatoren

Highflux- und Lowflux-Dialysatoren unterscheiden sich primär in Bezug auf die Wasserdurchlässigkeit (hydrostatische Permeabilität) und ihre Durchlässigkeit für gelöste Substanzen unterschiedlicher Molekulargröße (Molekulargewicht in Dalton).

Bei der glomerulären Filtration der Niere können alle gelösten Substanzen unterhalb der Größe des Albumins, dem kleinsten Eiweiß im Blut, die Gefäßmembran des Glomerulus passieren. Ähnliche Fähigkeiten besitzen Highflux-Dialysatoren. Sie lassen je nach Membrantyp alle Moleküle bis zu einer Grenze von max. 66.000 Dalton (Molekularmasse) und somit knapp unterhalb der Größe des Albumins passieren.

Lowflux-Dialysatoren hingegen lassen nur gelöste Substanzen bis zu einem Molekulargewicht von ca. 10.000 Dalton aus dem Blut in die Dialysierlösung übertreten.

Die Grenze, oberhalb derer Membranen keine Moleküle mehr passieren lassen, nennt man auch **Cut-off.** Wie schon erwähnt, liegt z. B. der Cut-off von Highflux-Membranen bei max. ca. 60.000 Dalton.

Darüber hinaus besitzen Highflux-Dialysatoren eine bessere hydraulische Permeabilität (Wasserdurchlässigkeit). Das Maß für die Wasserdurchlässigkeit eines Dialysators ist bekanntermaßen der Ultrafiltrationsfaktor. Erst ab einem UF-Faktor von 15 spricht man von einem Highflux-Dialysator.

In ➤ Tab. 3.1 haben wir Ihnen die unterschiedlichen Merkmale von Highflux- und Lowflux-Dialysatoren zusammengestellt.

Resümee

Die Hersteller von Dialysatoren sind ständig bemüht, die Qualität und Leistung ihrer Produkte zu optimieren. Sie sind bestrebt, die Wandstärke der Hohlfasern zu reduzieren und die Poren der Membran möglichst alle einheitlich groß zu gestalten, damit harnpflichtige Substanzen diese leichter passieren können. Seit geraumer Zeit ondulieren einige Hersteller Dialysemembranen während des Herstellungsprozesses, d. h., sie bekommen im wahrsten Sinn des Wortes eine Dauerwelle. Andere Hersteller erhöhen zusätzlich die Packungsdichte des Hohlfaserbündels oder/und entwickeln neuartige Dialysatorengehäuse. Diese Maßnahmen sollen zu einer besseren und gleichmäßigeren Umspülung der Hohlfasern mit Dialysierlösung führen und letztlich die Effektivität steigern.

Für die Highflux-Dialyse und Hämodiafiltration mit z. T. hochvolumigem Volumenersatz werden vermehrt Dialysatoren mit geringerem Innendurchmesser der Hohlfaser angeboten. Sie besitzen UF-Faktoren deutlich größer als 100. Die Dialysatoroberfläche dieser Dialysatoren liegt häufig über 2 m^2 Oberfläche.

Darüber hinaus gibt es ein zunehmendes Interesse an der erweiterten Hämodialyse (HDx), die auf der Verwendung von Dialysatoren mit mittlerer Ausschlussgrenze (Medium-Cut-Off-Membranen, MCO) basiert. Dank der internen Architektur dieser Membranen, einer größeren und genauer definierten Porengröße und einem kleinerem Faserinnendurchmesser, der zur Förderung der internen Filtrationsrate durch Druckerhöhung in der Hohlfaser des Dialysators beiträgt, kann dieser Dialysatortyp die Entfernung von größeren urämischen Toxinen in der konventionellen Hämodialyse signifikant erhöhen.

Gleichwohl wagen wir an dieser Stelle, eine Empfehlung für die Dialysatorenauswahl auszusprechen. Nach heutigem Erkenntnisstand empfiehlt es sich, die uns anvertrauten Patienten mit synthetischen Membranen zu dialysieren. Sollte in Ihrem Dialysezentrum steril aufbereitete Dialysierlösung verwendet werden, sind Highflux-Dialysatoren aufgrund ihres nierenähnlichen Entgiftungsspektrums gegenüber Lowflux-Dialysatoren zu bevorzugen. Eine wirklich entscheidende Verbesserung der Dialyseeffektivität ist nur über eine Verlängerung der Dialysezeit möglich.

VORSICHT: PRÜFUNG!

Versuchen Sie, alle angegebenen Werte und Bezeichnung der folgenden Produktbeschreibung (➤ Tab. 3.2) zu interpretieren! Die richtigen Antworten finden Sie analog zur Nummerierung auf der Produktbeschreibung bei den Lösungen im Anhang des Buches.

Tab. 3.2 Produktbeschreibung eines fiktiven Dialysators

		C1	C2	C3	C4	C5
1. QB = 200/300 ml/min	ml/min	200	200/300	200/300	200/300	200/300
QD = 500 ml/min						
UF = 0 (in vitro)						
2. Clearance	Harnstoff	170	189/250	193/261	195/276	197/284
	Kreatinin	144	170/210	182/230	189/250	195/260
	Phosphat	138	165/201	177/220	185/239	189/228
	Vitamin B_{12}	84	115/130	135/155	148/174	151/179
	Inulin	54	76/81	95/104	112/125	117/133

Tab. 3.2 Produktbeschreibung eines fiktiven Dialysators *(Forts.)*

		C1	C2	C3	C4	C5
3. UF-Faktor	ml/h x mmHg	20	33	59	74	103
4. V (Volumen – Blut)	ml/h x mmHg	32	53	74	95	130
5. P (Druck – Blut)	mmHg	136	82	58	45	41
6. Oberfläche	m^2	0,6	1,0	1,4	1,8	2,2
7. Membran	Polyneph-ron™					
8. Sterilisation		Gamma	Gamma	Gamma	Gamma	Gamma
9. KoA	Harnstoff	384	601	993	1.350	1.520
10. Siebkoeffizient	Vitamin B_{12}				0,989	
	Inulin				0,926	
	Myoglobin				0,223	
	Albumin				0,002	

KoA: Massentransfer-Flächen-Koeffizient; QB: Blutfluss; QD: Dialysatfluss; UF: Ultrafiltration.

WISSENSBEREICH 2: TECHNIK IN DER DIALYSE

Liebe Leserinnen und Leser,
hier wird es, wie der Titel schon sagt, technisch. Am besten vereinbaren Sie einen Termin mit der Technik, die mit Ihnen zusammen die Wasseraufbereitungsanlage und das Innenleben der Dialysegeräte unter die Lupe nimmt.

»Dialyse ist ein wässriges Geschäft«. Pro Minute fließt ½ Liter Wasser durch den Dialysator. Pro Stunde damit 30 Liter, das macht bei einer 4,5-Stunden-Dialyse 135 Liter, inkl. Vor- und Nachbereitung rd. 150 l/Dialyse. Bei einem kleinen Zentrum mit 20 Behandlungsplätzen und 80 Patienten beträgt der Wasserverbrauch ca. 2.000 Kubikmeter pro Jahr. Damit ließen sich rd. 120 Haushalte mit vier Personen ein ganzes Jahr lang mit Trinkwasser versorgen. Weil der Patient im Laufe seiner Dialysepflicht mit so viel Wasser in Berührung kommt, wird an dessen Qualität ein sehr hoher Anspruch gestellt. Zum Dialysegerät fließt reines Permeat, also reines H_2O. Das ist Wasser, dem in einer aufwändigen Procedur ALLES andere rausgefiltert wurde. Dieses Permeat ist so rein, dass wir es direkt, wie auch eine Infusionslösung, literweise ins Blut des Patienten leiten.

Die Herstellung von Permeat erfolgt in mehreren Schritten. Verfolgen Sie den Weg des Wassers in Kapitel 4 und 5 und vergleichen Sie in Ihrem Dialysezentrum. Beginnen Sie an der Wasseruhr und verfolgen Sie den Weg des Wassers bis zu den Behandlungsplätzen. **Lesen Sie hierzu Kapitel 4.**

Im nächsten Schritt folgen Sie dem Permeat über dem Permeatschlauch bis in das wasserführende System des Dialysegerätes. Dort wird es mit anderen Substanzen gemischt, erwärmt, gefiltert und verlässt erst dann das Dialysegerät, wenn alle Kontrolleinheiten »grünes Licht« geben. **Lesen Sie hierzu Kapitel 5.**

Das »grüne Licht« gilt natürlich für alle Überwachungsbereiche. Einige Gerätehersteller haben sogar eine Ampel am Dialysegerät angebracht, gut sichtbar an einer hohen Stange mit Grün, Gelb und Rot. Die Bedeutungen der Ampelfarben sind weitestgehend selbsterklärend.

Machen Sie den Dialyseführerschein! Der Bediener eines Dialysegerätes muss Probleme erkennen, diese der Ursache zuordnen und routiniert die Probleme beheben. Dabei spielt es keine Rolle, ob der Gerätebediener Pflegekraft, Arzt, Patient oder Angehöriger ist. Wer am Steuer eines Autos sitzt, muss einen Führerschein besitzen. So auch in der Dialyse. Wir wünschen Ihnen viel Freude bei Ihren ersten »Fahrstunden.« **Lesen Sie hierzu Kapitel 6.**

KAPITEL

4 Wasseraufbereitung für die Dialyse

Willi Servos

Zur Wasseraufbereitung in der Dialyse werden heute standardmäßig Umkehrosmosen eingesetzt. Nur mit einer solchen Anlage kann reinstes Wasser für die Herstellung von Dialysierlösung und Substitutionslösung produziert werden.

Eine Umkehrosmose ist in der Lage, alle im Wasser gelösten und ungelösten Substanzen zu entfernen. Die Poren der Filtermembranen der Umkehrosmose sind so klein, dass diese nur noch die Passage von Wassermolekülen erlauben. Sie besitzen ein Rückhaltevermögen für verschiedene Verunreinigungen aus dem Wasser, darunter alle Mineralien, Bakterien, Viren, Mikroplastik, Nanopartikel und auch gelöste Chemikalien. Die Umkehrosmose produziert reines H_2O.

Würde man einer solchen Anlage herkömmliches und unbehandeltes Trinkwasser zuführen, in einer Qualität, wie es bei Ihnen zu Hause aus dem Wasserhahn kommt, dann würden binnen kürzester Zeit die (normalen) Verunreinigungen aus dem Trinkwasser die feinen Poren der Filtermembranen der Umkehrosmose verstopfen (verblocken) und die Umkehrosmose wäre kaputt.

Aus diesem Grund muss das Trinkwasser vorbehandelt werden, bevor es in die Umkehrosmose fließt.

4.1 Wasservorbehandlung

Verfolgen Sie nun mit uns zusammen den Weg des Wassers – von der Wasseruhr bis zur Permeat-Entnahmestelle am Behandlungsplatz. Beginnen wir bei der Wasservorbehandlung. Diese dient einzig und allein dem Schutz der feinsten Filtermembranen der Umkehrosmose.

In ➤ Abb. 4.1 sehen Sie vereinfacht dargestellt die einzelnen Komponenten der Wasservorbehandlung. Vergleichen Sie diese mit der Anlage in Ihrer Dialyseeinrichtung. Sie werden vielleicht alle wiederfinden.

1. Sicherheitsabsperrventil
2. Druckminderer
3. Wasseruhr
4. Rückspülfilter 50 µm
5. Enthärter
6. Feinfilter 5 µm
7. Druckmanometer
8. Härtekontrollgerät
9. Aktivkohlefilter
10. Module der Umkehrosmose
11. Ringleitung zu den Behandlungsplätzen
12. Solebehälter
13. Natriumchlorid-Tabletten in 25-kg-Säcken

Beginnen wir beim Rohwasserzulauf an der Kellerwand. Direkt hinter dem Wasserzulauf befindet sich ein elektrisch gesteuertes **Sicherheitsabsperrventil (1),** das sich bei Wassereinbruch durch ein Leck im System sofort und sicher verschließt (so etwas ähnliches sollten sie auch an Ihrer Waschmaschine haben). Der nachfolgende **Druckminderer (2)** zeigt Ihnen den Wasserdruck auf der Hauptwasserleitung und reduziert diesen auf den anlagenüblichen Eingangsdruck. Danach folgt die **Wasseruhr (3),** an der Sie den Wasserverbrauch ablesen können. Nun kommen wir zur ersten Filterstufe, dem Rückspülfilter.

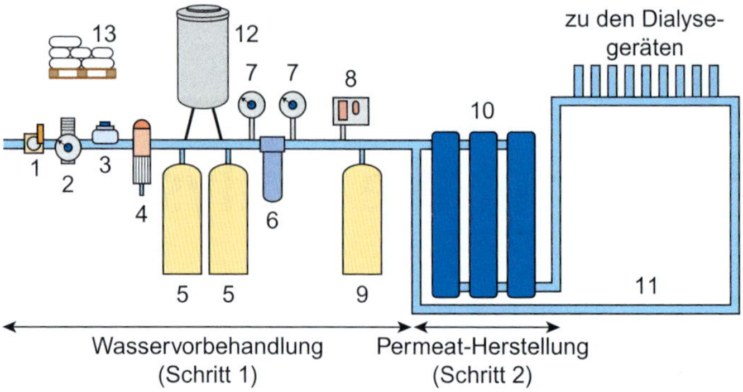

1. Sicherheitsabsperrventil
2. Druckminderer
3. Wasseruhr
4. Rückspülfilter 50 µm
5. Enthärter
6. Feinfilter 5 µm
7. Druckmanometer
8. Härtekontrollgerät
9. Aktivkohlefilter
10. Module der Umkehrosmose
11. Ringleitung
12. Solebehälter
13. Natriumchlorid-Tabletten in 25-kg-Säcken

Abb. 4.1 Komponenten der Wasservorbehandlung. Erklärung der Ziffern im nachfolgenden Text. [L143]

Rückspülfilter (4)

Dieser **Rückspülfilter (4)** filtert alle festen Substanzen wie Rost oder Sand ab einer Größe von ≥ 50 µm aus dem Wasser. Er heißt Rückspülfilter, weil man den Filter bei Verschmutzung rückspülen kann und der Filter so nicht mit der Zeit verstopft. Dabei wird Wasser mit Leitungsdruck in entgegengesetzter Fließrichtung durch den Wasserfilter in das Abwasser gespült. Die Häufigkeit des Rückspülens ist abhängig vom Verschmutzungsgrad des Filters, dieser wiederum von der Qualität des Leitungswassers und der Wasserleitung. Zu empfehlen ist eine wöchentliche Kontrolle und ggf. Reinigung des Rückspülfilters.

Enthärter (5)

Zunächst muss man wissen, dass Salze wie Calciumchlorid (CaCl), Magnesiumchlorid (MgCl) oder Natriumchlorid (NaCl) beim Lösen in Wasser in ihre positiv und negativ geladenen Bestandteile Ca^{++} Cl^{-}, Mg^{++}, Cl^{-} und Na^{+} Cl^{-} zerfallen. Auch Trinkwasser enthält alle genannten Ionen, je nach Region oder Stadt in mehr oder weniger hoher Konzentration. Deshalb sagen manche auch, das Wasser sei bei ihnen besonders hart.

Der Enthärter besteht aus zwei Säulen, gefüllt mit kleinen und negativ geladenen Kunstharzkugeln (➤ Abb. 4.2). Diese haben die Fähigkeit, die jeweils zweifach-positiv geladenen Ionen Calcium und Magnesium aus dem Wasser an sich zu binden und im Gegenzug das einfach-positiv geladene Natrium abzugeben. Das Wasser, das dann den Enthärter verlässt, ist befreit von Calcium und Magnesium und im Gegenzug beladen mit Natrium. Sind alle Kunstharzkugeln einer Säule mit Ca^{++} und Mg^{++} beladen, erfolgt die Umschaltung auf die zweite Säule.

Regenerierung des Enthärters (➤ Abb. 4.3)

Während nun die zweite Säule die Wasserenthärtung übernimmt, wird die erste Säule regeneriert. Dies geschieht mit einer gesät-

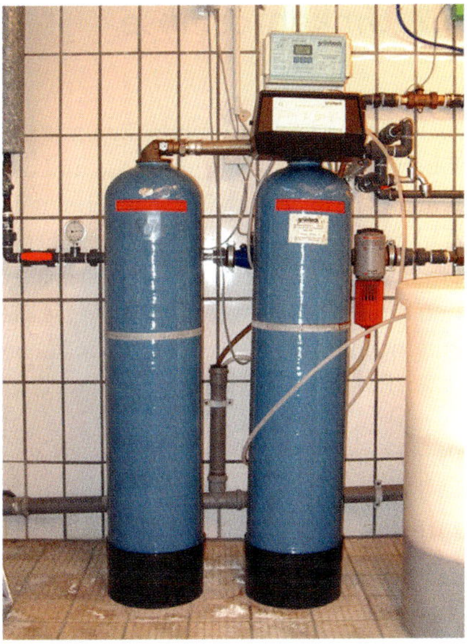

Abb. 4.2 Enthärter. [M227]

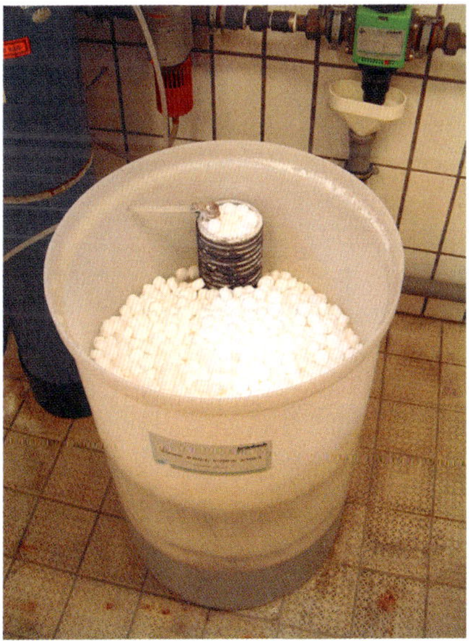

Abb. 4.3 Solebehälter. [M227]

tigten Kochsalzlösung, die im **Solebehälter (12)** aus **Natriumchlorid-Kugeln** und Wasser produziert wird (dafür brauchen wir die großen Tüten mit den Salztabletten im Dialysezentrum).

Trotz der höheren Bindungskapazität von Calcium und Magnesium schafft es Natrium, seine Gegenspieler von den Kugeln zu lösen, um sich selbst wieder daran zu binden. Dies funktioniert allerdings nur, wenn Natrium (mit der schwächeren Bindungskapazität) in Form einer gesättigten Lösung die Kugeln lange genug umspült. Das Kochsalz wird Ihnen in **25-kg-Säcken (13)** geliefert. Achten Sie darauf, dass der Solebehälter niemals leer wird. Es müssen immer genügend Kochsalzkugeln darin sein. Ohne Kochsalzkugeln keine Regenerierung, keine Enthärtung, kein Osmosewasser (Permeat) und deshalb dann auch keine Dialyse.

MERKE

Der Enthärter heißt auch Ionenaustauscher, weil er die Ionen Calcium (Ca^{++}) und Magnesium (Mg^{++}) gegen Natrium (Na^{+}) austauscht.

Das Wasser, das den Enthärter wieder verlässt und in Richtung Umkehrosmose weitergeleitet wird, ist nun von Calcium und Magnesium befreit und stattdessen mit Natrium angereichert. Dieses Wasser nennen wir **Weichwasser.**

Die Funktionstüchtigkeit des Enthärters wird in kurzen, regelmäßigen Zeitabständen vom **Härtekontrollgerät (8)** überprüft. Dieses besteht aus einem mit Quellharz gefüllten Säckchen, welches bei einem Härteeinbruch im Wasser schrumpft und dadurch einen Härtealarm auslöst. Die Resthärte im Weichwasser darf nicht über 1° dH liegen.

Feinfilter (6)

Bevor das Weichwasser endgültig in die Umkehrosmose kommt, muss es noch einen **Feinfilter (6)** passieren. Solche Feinfilter haben ein Rückhaltevermögen für Partikel von ≥ 5 µm und schützen die hochwertigen Membranen der Umkehrosmose vor Verblockung (Verstopfung) durch feinste Partikel. Um die Filteroberfläche zu vergrößern, sind häufig zwei Filter parallelgeschaltet.

Feinfilter sind nicht rückspülbar, sondern müssen bei ersten Anzeichen der Verblockung ausgetauscht werden. Daher ist immer ein **Manometer (7) davor und eines dahinter** (7) geschaltet. Ist der Wasserdruck hinter dem Feinfilter 1 bar niedriger als davor, ist das das Zeichen dafür, dass der Filter verblockt ist und bald von einem Techniker ausgetauscht werden muss.

Aktivkohlefilter (9)

Ein Aktivkohlefilter ist eine optionale Komponente der Wasservorbehandlung und wird nur an Standorten eingesetzt, an denen dem Leitungswasser aufgrund einer behördlichen Verordnung Chlor zugesetzt wird. Aktivkohlefilter haben die Aufgabe, Chlor wieder aus dem Wasser zu entfernen. Alternativ zum Aktivkohlefilter gibt es auch Chlorfilter, die die gleiche Funktion haben. Spätestens nach dieser Passage wird das Weichwasser der Umkehrosmose zugeführt.

4.2 Umkehrosmose

In ➤ Abb. 4.1 sehen Sie unter Punkt 10 die Filtermodule der Umkehrosmose und dahinter die Ringleitung. Diese Filtermodule sind das „Kernstück" einer jeden Umkehrosmose, die wir jetzt in ➤ Abb. 4.4 genauer unter die Lupe nehmen. Verfolgen Sie die Flussrichtung des Wassers, beginnend beim freien Einlauf (A) der Umkehrosmose, über Pumpe (B), Membranfiltermodule (C) und Ringleitung (F) bis zu den Entnahmestellen an den Behandlungsplätzen (G) und wieder zurück zum freien Einlauf (A). Das überschüssige Wasser, das der Ringleitung auf dem Weg durch das Dialysezentrum nicht entnommen wird, fließt wieder in den freien Einlauf der Umkehrosmose zurück.

Freier Einlauf (A)

Das von der Wasservorbehandlung kommende Weichwasser wird nun dem freien

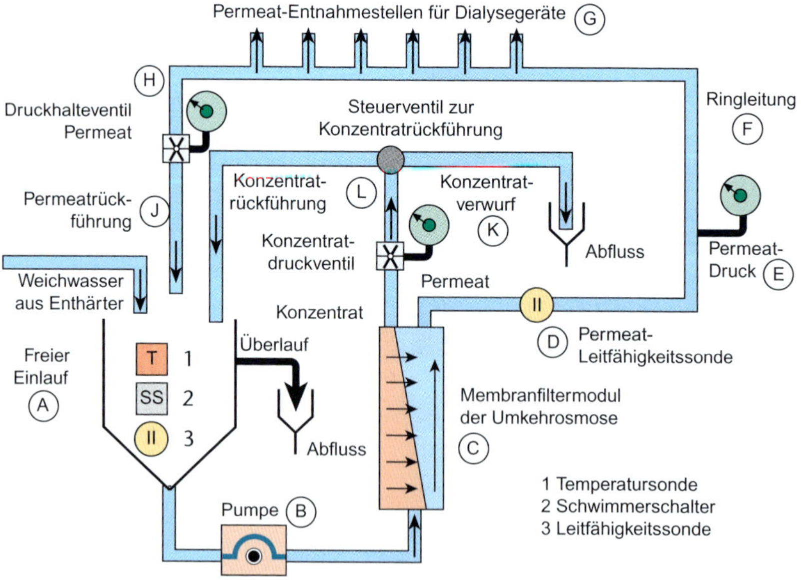

Abb. 4.4 Flussschema einer Umkehrosmose mit Ringleitungssystem. Die Bedeutung der Großbuchstaben wird im folgenden Text erläutert. [L143]

Einlauf der Umkehrosmose zugeführt. Man könnte diesen Behälter auch Wasservorratsbehälter nennen. Hier werden die Temperatur und die Leitfähigkeit des Weichwassers gemessen. Mit sinkender Wassertemperatur reduziert sich die Leistungsfähigkeit der Membranfiltermodule, das Kernstück der Wasseraufbereitung. Gerade im Winter bei starken Frostperioden kann dies zum Problem werden. Daher haben Umkehrosmosen neuerer Bauart eine Heizspirale im freien Einlauf, die das Weichwasser bei Bedarf um einige Grad anwärmt. Weiterhin sorgt ein Schwimmerschalter dafür, dass der Weichwasserzufluss bei Erreichen des maximalen Füllstands gestoppt wird.

Membranfiltermodule (C)

Eine Hochleistungspumpe befördert das Weichwasser nun zu den Membranfiltermodulen (siehe auch Nr. 10 in ➤ Abb. 4.1), dem Kernstück der Umkehrosmose, und presst es mit einem Druck zwischen 14 und 20 bar durch die semipermeable Membran der Wickelmodule.

Die Bezeichnung Wickelmodul ergibt sich aus der Konstruktion. Wie Sie in ➤ Abb. 4.5 sehen, sind um ein Sammelrohr bis zu zehn mehrschichtige Membrantaschen gewickelt. Jede einzelne Membrantasche besteht aus zwei semipermeablen Membranen. Alle Seitenränder der Membrantaschen sind fest verklebt, außer jene, die zum Sammelrohr führt. Das Wasser, welches durch die Membran gepresst wird, gelangt ins Innere der Membrantasche und wird dort zum Sammelrohr geleitet. Und das passiert bei jeder einzelnen Membrantasche so. Hinter dem Sammelrohr ist das Wasser fertig. Aus diesem Wasser wurde nun ALLES entfernt, auch das Natrium, das dem Wasser bei der Enthärtung zugeführt wurde. Das Wasser hat jetzt die Qualität von destilliertem Wasser. Es ist reines H_2O und wird **Permeat** genannt.

Der Begriff ist vom lateinischen Wort „permeare" abgeleitet, was „hindurchgehen" bedeutet. Wenn eine Substanz durch eine semipermeable (halbdurchlässige) Membran tritt, nennt man dies permeieren; permeiertes Wasser wird als Permeat bezeichnet.

MERKE

Die **Umkehrosmose** hat ihren Namen, weil sie Wasser durch eine Membran vom Ort der hohen zum Ort der niedrigeren Konzentration presst, also **„umgekehrt"** zum osmotischen Prinzip arbeitet. Daher der Begriff **„Umkehrosmose"**.

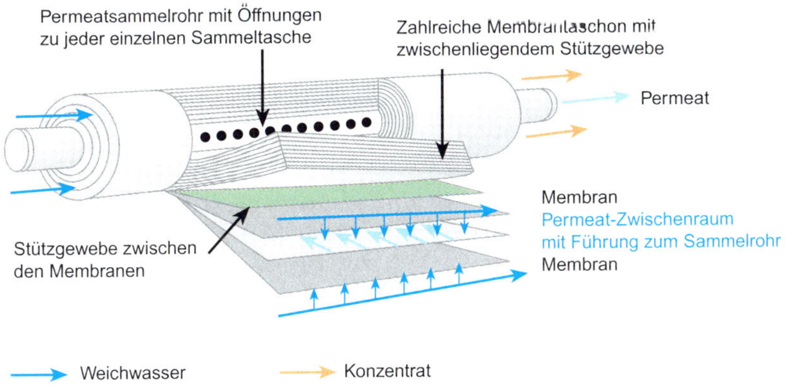

Abb. 4.5 Schematische Darstellung eines Wickelmoduls. [L138]

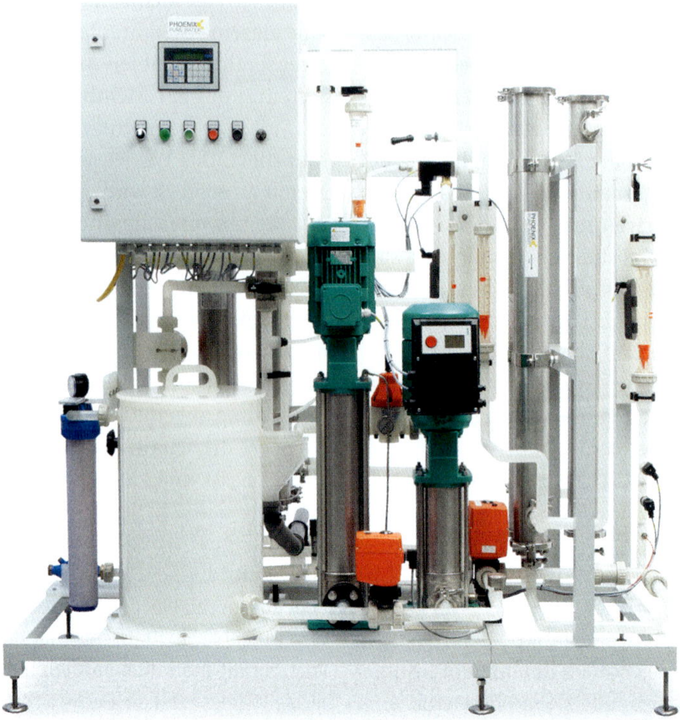

Abb. 4.6 Umkehrosmose der Firma Nipro Pure Water. [V452]

Moderne, ökonomisch arbeitende Umkehrosmosen (➤ Abb. 4.6) produzieren aus 100 Litern Weichwasser etwa 70–80 Liter Permeat. Ihre Ausnutzung liegt also bei 70–80 %. Das restliche Wasser, das nicht die Membran der Wickelmodule passiert, sondern das Modul als Konzentrat wieder verlässt, beinhaltet in hoher Konzentration alle (ca. 99,99 %) im Weichwasser gelösten Substanzen. Ein Teil des Konzentrats wird direkt in den Abfluss (K) geleitet, der verbleibende Teil fließt über die Konzentratrückführung (L) wieder in den freien Einlauf (A) zurück. Auf diese Weise wird teures Trinkwasser eingespart.

Verwechseln Sie das Konzentrat, das in der Umkehrosmose entsteht, nicht mit dem Konzentrat, das am Dialysegerät zum Einsatz kommt. Der Begriff ist im Dialysesprachgebrauch leider doppelt vergeben. Normalerweise müsste das Konzentrat der Umkehrosmose „Retentat“ (das Zurückgehaltene) heißen.

Nachdem das Permeat die Membranfiltermodule verlassen hat, wird es mittels einer Leitfähigkeitssonde (D) auf Elektrolytrückstände überprüft. Enthält das Wasser keine Elektrolyte mehr, was bei Permeat zu etwa 99,99 % zutrifft, so besitzt es auch nicht mehr die Fähigkeit, Strom zu leiten. Die Permeat-LF liegt daher üblicherweise nur noch bei ca. 10–30 µS oder anders genannt = 10–30 Millionstel Siemens oder 10^{-6}–30^{-6} S. Ist die Leitfähigkeit höher, deutet dies auf einen Defekt innerhalb der Anlage hin. Ein geräteseitiger Alarm wird in der Regel erst bei 50 µS ausgelöst.

FASSEN WIR ZUSAMMEN

1. Hartwasser: Als Hartwasser bezeichnen wir das Trinkwasser vom Wasserzulauf bis zum Enthärter.

2. Weichwasser: Der Enthärter (Ionenaustauscher) produziert Weichwasser, indem die Härtebildner Calcium und Magnesium gegen Natrium ausgetauscht werden. Weichwasser hat eine maximale Resthärte von 1°dH.

3. Permeat: Die Umkehrosmose produziert Permeat, indem Weichwasser mit einem sehr hohen Druck durch eine semipermeable Membran gepresst wird und dabei alle ungelösten und gelösten Substanzen zurückgehalten werden.

Bedienung und Kontrolle

Die Wasseraufbereitungsanlagen können so programmiert werden, dass sie sich zu voreingestellten Uhrzeiten automatisch ein- und ausschalten. Die Kontrolle über den ordnungsgemäßen und störungsfreien Zustand der Anlage erfolgt täglich. Kontrolliert werden diverse Betriebswerte wie Leitfähigkeiten, Druckwerte, Wassermengen und Wassertemperaturen. Die Dokumentation erfolgt in einem Anlagenprotokoll. Diese Kontrolle sollte frühestens 30 Minuten nach dem Einschalten der Anlage erfolgen. Erst dann sind alle Betriebswerte in einem stabilen Bereich. Sie als Dialysefachkraft sollten in der Lage sein, Unregelmäßigkeiten oder von der Norm abweichende Betriebswerte zu erkennen, um dann frühzeitig die Technik zu informieren. Mit der fortschreitenden Digitalisierung werden jedoch Tätigkeiten wie Überwachungen, Kontrollen, Wartungen, Software-Updates von technischen Anlagen einschließlich der lückenlosen Dokumentation zunehmend von Dienstleistern über Remote-Systeme durchgeführt.

Stand-by-Betrieb

Ist der Dialysebetrieb beendet, wird auch die Wasseraufbereitungsanlage entweder manuell oder zeitgesteuert ausgeschaltet. Innerhalb der dialysefreien Zeit befindet sich die Wasseraufbereitungsanlage in einen Stand-by-Modus. Um einer Verkeimung vorzubeugen, springt die Anlage in diesem Modus automatisch und in der Regel alle vier Stunden für etwa 30 Minuten an und spült die gesamte Ringleitung mit frischem Permeat. Käme es in dieser Phase irgendwo im Zentrum zu einer Leckage mit Austritt von Permeat, so würde dies zu einer Druckdifferenz im Permeat-führenden System führen und folglich einen Alarm auslösen.

4.3 Permeat-Ringleitung

Wenn das Permeat die Umkehrosmose verlässt, wird es über eine Rohrleitung (Permeat-Ringleitung) zu den einzelnen Behandlungsplätzen (G) geleitet. Die Permeatleitung ist entweder aus Kunststoff oder Edelstahl und ist im Gebäude in Form eines Rings angelegt. Dies bedeutet, dass die Permeat-Ringleitung nach dem letzten Behandlungsplatz nicht endet, sondern wieder zurück geführt wird, bis in den freien Einlauf der Umkehrosmose. Ziel ist es dabei, dass das Permeat im kompletten Ringleitungssystem immer im Fluss ist. Die produzierte Menge an Permeat muss stets größer sein als die Menge, die zeitgleich von den Dialysegeräten aus der Ringleitung entnommen wird. Nur so ist nach dem letzten Behandlungsplatz noch genügend Permeat übrig, um die Ringleitung kontinuierlich zu spülen. Dabei wird das zu viel produzierte Permeat zurück in die Umkehrosmose geführt. Dieser Effekt der kontinuierlichen Spülung der Ringleitung ist für dessen Keimfreiheit äußerst wichtig.

4.4 Leckageüberwachung

Für die kontinuierliche Überwachung der Ringleitung auf mögliche Leckagen mit Wassereinbruch werden sogenannte „Wasserwächter“ eingesetzt (➤ Abb. 4.7). Diese werden in den Räumen mit Permeat-Entnahmestellen montiert. Dazu gehören die Behandlungsräume, die Spülstellen, der Technikerraum sowie der Umkehrosmose-Raum selbst. In den Behandlungsräumen ist selten an jedem Behandlungsplatz ein Wasserwächter angebracht, aber es muss sichergestellt sein, dass sich alle Dialysegeräte im Überwachungsbereich eines Wasserwächters befinden.

Wasserwächter bestehen meist aus einem kleinen Kunststoffgehäuse, in dem am unteren Ende zwei freiliegende Elektroden oder Metallstäbe angebracht sind. Die Überwachungsgeräte werden wandseitig so montiert, dass sich die beiden Elektroden nur wenige Millimeter über dem Fußboden befinden. Sollte es zum Wassereinbruch und zu einem Wasserkontakt mit den freiliegenden Polen kommen, wird ein Alarm ausgelöst.

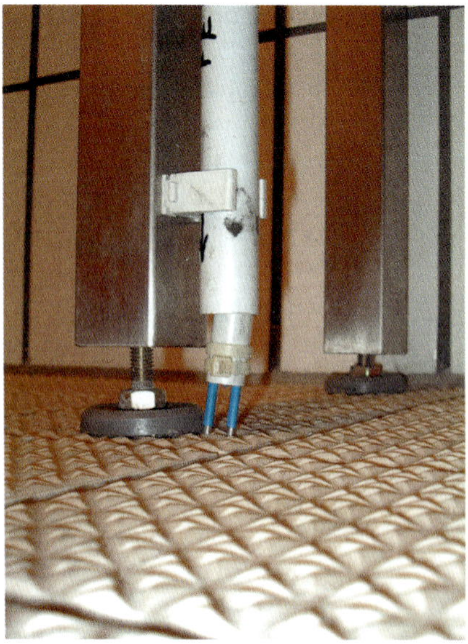

Abb. 4.7 Leckageüberwachung im Umkehrosmose-Raum. [M227]

Ganz egal welcher Wasserwächter im Dialysezentrum einen Alarm auslöst: Die Umkehrosmose schaltet immer ab und das elektrisch gesteuerte Sicherheitsabsperrventil am Hauptwasserzulauf (➤ Abb. 4.1) schließt sich. Im Überwachungsstützpunkt ertönt und erscheint ein akustischer und optischer Alarm, der einerseits auf Wassereinbruch hinweist, aber auch auf Wassermangel, da sich die Umkehrosmose ja auch abgeschaltet hat. Selbst im entferntesten Dialyseraum wird dieses Ereignis nicht unbemerkt bleiben. Den Wassermangel bemerken nämlich auch die Dialysegeräte, die nun ebenfalls ALLE einen Alarm geben. Und um das Chaos jetzt perfekt zu machen, kommt es bei den Dialysegeräten als Folge eines wasserseitigen Alarms oft auch zu einem blutseitigen Alarm mit Stillstand der Blutpumpe. Spätestens jetzt müsste der Patient Sie rufen. In allen Zimmern ertönt der Gruppenruf, alle Dialysegeräte geben Alarm und in der Überwachung ertönt es noch wegen des Wassermangels und Wassereinbruchs. Was ist nun Ihr Job?

Bewahren Sie Ruhe! Gehen Sie **kurz** zu Ihren Patienten, kontrollieren Sie das Dialysegerät, drücken Sie den Alarm weg und bringen Sie die Blutpumpe wieder in Betrieb, falls es zu einem blutseitigen Alarm gekommen ist. An welcher Stelle im Zentrum der Wassereinbruch gemeldet wurde, wird i. d. R. im Überwachungsstützpunkt angezeigt. In den allermeisten Fällen ist die Ursache sehr klein. Mal ist es ein umgestoßenes Glas Wasser vom Patiententisch oder die Reinigungskraft ist mit dem nassen Wischmopp an die Elektroden eines Wasserwächters gekommen. Auch dann wird ein Alarm ausgelöst. Generell gilt bei Wasserleck-Alarm:

- Ort des Alarms aufsuchen, Ursache eruieren und falls möglich beheben.
- Umkehrosmose wieder in Betrieb nehmen

- Engmaschige Gerätekontrolle in den Behandlungsräumen
- Bei Bedarf Techniker informieren
- Bei einem nicht-zeitnah behebbaren Defekt an der Umkehrosmose müssen alle Patienten geordnet und in Ruhe von den Dialysegeräten abgelegt werden.

TIPPS FÜR DIE TÄGLICHE PRAXIS

Wenn Sie das Reinigungspersonal bitten, den Umkehrosmoseraum zu reinigen, dann zeigen Sie ihm vorher unbedingt den Wasserwächter der Umkehrosmose. Informieren Sie darüber, dass dieser nicht nass werden darf. Sie ersparen sich damit eine Menge Unruhe im Zentrum.

4.5 Heißreinigung der Permeat-Ringleitung

Wie in ➤ Kap. 4.2 beschrieben, handelt es sich beim Permeat um reines H_2O, also um Wasser, dem alles andere herausgefiltert wurde. Eigentlich sollte man annehmen, dass in diesem Milieu kein Leben möglich ist. Dem ist aber nicht so, denn auch in Permeat-Ringleitungen besteht tendenziell die Gefahr der Bildung eines Biofilms. Um diesem vorzubeugen und um dauerhaft eine hervorragende Permeatqualität zu gewährleisten, geht man dazu über, nur noch heiß zu reinigende Ringleitungssysteme zu installieren.

Diese Rohrleitungen sind entweder aus PVDF (Polyvinylidenfluorid) oder PEX (vernetztes (X) Polyethylen). Das altbekannte PVC (Polyvinylchlorid) hält die hohe Temperatur nicht aus und eignet sich daher nicht für die Heißreinigung. PEX ist das am häufigsten eingesetzte Rohrleitungsmaterial, gefolgt von PVDF. Edelstahl ginge auch, findet allerdings wegen seines hohen Preises kaum Anwendung. Für die Heißreinigung der Ringleitung benötigen Sie jetzt nur noch ein Heißreinigungssystem.

Ablauf der Heißreinigung

Die Heißreinigung findet vollautomatisch während der dialysefreien Zeit statt und wird nach ISO 26722:2009 vom System dokumentiert. Die Anwesenheit von Personal ist dafür **nicht** erforderlich, vorausgesetzt, dass sich jeder Behandlungsplatz im Überwachungsbereich eines Leckagewächters befindet. Sollte das nicht der Fall sein, so ist aus Sicherheits- und Versicherungsgründen die Anwesenheit einer in die Anlage eingewiesenen Person erforderlich.

Entsprechend der Vorprogrammierung startet die Heißreinigung automatisch zum gewünschten Zeitpunkt. Dabei wird das in der Ringleitung zirkulierende Permeat auf 85 °C bis 87 °C. erhitzt. Wichtig ist die Temperatur am Ausgang der Ringleitung. Diese darf 80 °C nicht unterschreiten.

Nach dem Erreichen der erforderlichen Temperatur beträgt die Einwirkzeit mindestens 20 Minuten. In dieser Zeit wird die Ringleitung mit heißem Permeat gespült. Es wird empfohlen, die Heißreinigung der Ringleitung einmal wöchentlich durchzuführen. Eine mikrobiologische Beprobung soll halbjährlich erfolgen.

Während der Heißreinigung leuchtet im Dialysezentrum i. d. R. eine Warnleuchte, die signalisiert, dass eine Heißreinigung der Ringleitung durchgeführt wird und im Moment keine Dialyse möglich ist. Da jedoch auf jegliche Chemie verzichtet wird, kann im Falle einer notfallmäßig erforderlich werdenden Dialysebehandlung die Heißreinigung jederzeit abgebrochen werden. Nach dem Umschalten auf Normalbetrieb kühlt das System dann relativ schnell ab. Insgesamt müssen für eine Heißreinigung mehrere Stunden eingeplant werden. Die genau benötigte Zeit **Ihrer Anlage in Ihrem Dialysezentrum** ist dem dazugehörigen Anlagenprotokoll zu entnehmen.

4

ACHTUNG
Während der Heißreinigung besteht beim Anfassen der Permeatkupplung die Gefahr der Verbrennung.

Zuschalten von Dialysegeräten

Je nach Anlage können bis zu 40 Hämodialysegeräte mit in die Heißreinigung der Permeat-Ringleitung eingebunden werden. Erst wird die Ringleitung zeitgesteuert gereinigt, dann schalten sich die Dialysegeräte ebenfalls nach zeitlicher Vorprogammierung vollautomatisch dazu. Der wesentliche Vorteil der zeitgleichen Heißreinigung von Ringleitung und Dialysegeräten liegt darin, dass auch der geräteseitig angebrachte Permeatschlauch und der sonst nicht desinfizierbare Wassereingangsbereich des Dialysegerätes mit gereinigt wird. Prinzipiell sollte auch das Einbinden von Dialysegeräten unterschiedlicher Hersteller und Typen funktionieren.

Stromverbrauch

Die Zuschaltung der Dialysegeräte erfolgt zeitgesteuert. Dringend empfohlen wird, nicht alle Dialysegeräte zeitgleich zuzuschalten. Denn beim Einschalten eines Gerätes entsteht, wenn auch nur kurzzeitig, ein sehr hoher Stromverbrauch, auch Leistungsspitze oder Lastspitze genannt. Dafür wird vom Netzbetreiber eine Gebühr erhoben, die auf der maximal bereitgestellten oder abgerufenen Leistung (kW) basiert. Unabhängig vom tatsächlichen Stromverbrauch (kWh) dient diese Gebühr der Deckung der Kosten für die Bereitstellung von Netzkapazität durch den Netzbetreiber. Lastspitzen sind teuer, aber den vertraglich festgelegten Wert zu überschreiten ist **noch teurer** und kann schnell tausende Euro kosten.

ACHTUNG
Vermeiden Sie Lastspitzen beim Stromverbrauch, indem Sie nie alle Geräte gleichzeitig einschalten. Ein zeitlicher Abstand von 3 Minuten ist ausreichend.

Heißreinigung der Umkehrosmoseanlage

Zum Zeitpunkt der Drucklegung dieses Buches bietet ein Anlagenhersteller an, auch die Umkehrosmose mit der Heißreinigung zu unterziehen. Dies geht jedoch nicht zeitgleich mit der Ringleitung und den Dialysegeräten, sondern nur nacheinander, was jedoch mehr Zeit in Anspruch nimmt. Aufgrund der Empfindlichkeit der Filtermodule der Umkehrosmose wird die Heißdesinfektion vom Hersteller selbst nur einmal pro Monat empfohlen.

Durchlauferhitzer vs. Tanksystem

Unterschieden wird zwischen den Systemen **„Durchlauferhitzer“** und **„Tanksystem“** (➤ Abb. 4.8). Bei Geräten, die nach dem Prinzip eines Durchlauferhitzers funktionieren, befindet sich am Eingang des Ringleitungssystems ein Hochleistungs-Durchlauferhitzer. Beim Starten der Heißreinigung heizt dieser das Permeat auf 85–87 °C. auf. Wichtig ist die Temperatur am Ringleitungsende. Dort muss die Permeat-Temperatur noch mindestens 80 °C betragen. Kommt es auf Grund der Länge der Ringleitung zu einem zu großen Wärmeverlust, so dass die Wassertemperatur am Ringleitungsausgang auf unter 80 °C fällt, muss innerhalb der Permeat-Ringleitung, etwa auf halber Strecke, ein zusätzlicher Durchlauferhitzer angebracht werden. Mit diesem heißen Wasser wird die Permeat-Ringleitung, ab dem Zeitpunkt der der Soll-Temperaturerreichung, für mindestens 20 Minuten gespült.

Bei **Tanksystemen** wird das Permeat in einem Tank von einem Hochleistungstauchsieder auf die erforderliche Temperatur von 85 °C bis 87 °C. erhitzt. Danach erfolgt, wie auch bei den Durchlauferhitzersystemen, das Spülen der Ringleitung. Das Befüllen des Tanks erfolgt während des Tages voll-

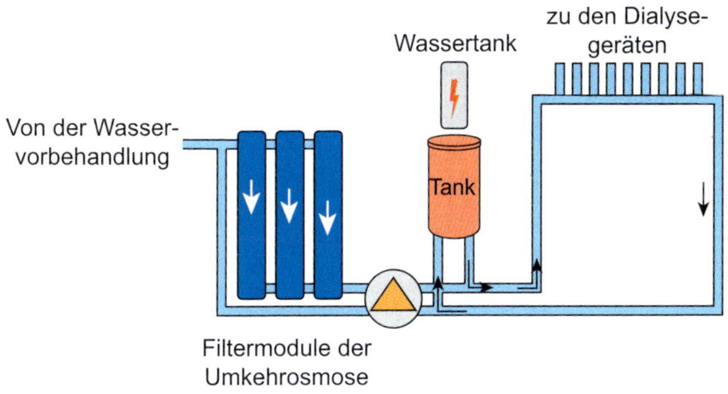

Abb. 4.8 Durchlauferhitzer- vs. Tanksystem. [M227/L143]

automatisch bei Permeatüberschuss. Bis zu 500 Liter Fassungsvermögen besitzt ein solcher Tank. Die gute Isolierung verhindert ein schnelles Abkühlen des Permeats und reduziert so den Stromverbrauch. Beim Spülen und Reinigen der Ringleitung besteht kein Unterschied zum Durchlauferhitzersystem. Diese beiden Systeme unterscheiden sich lediglich in der Form der Wassererhitzung.

Im Anlagenverbund „Umkehrosmose und Heißreinigung" übernimmt meistens die Umkehrosmoseanlage die Masterfunktion. Das bedeutet, dass die Heißreinigung über die Umkehrosmose gesteuert wird.

4.6 Zentrale Dialysekonzentratherstellung

Früher wurden die Dialysekonzentrate in flüssiger Form entweder in Kanistern mit 6–10 Litern oder in großen Tanks mit 500–800 Litern angeliefert. Seit einigen Jahren setzt sich nun immer mehr die Eigenproduktion im Dialysezentrum durch. Die dafür benötigte Anlage finden Sie in der Regel im sogenannten „Umkehrosmoseraum".

Diese Anlage arbeitet mit Trockensubstanzen in unterschiedlichen Zusammensetzungen, die in großen Behältern angeliefert werden (z. B. ECOCart® der Firma Intermedt®; ➤ Abb. 4.9). Vor Ort im Dialysezentrum erfolgen dann die Mischung mit Permeat aus der Umkehrosmose sowie ein automatisches Umfüllen der fertigen Dialysekonzentrate in große Lagertanks. Vor der Freigabe der selbst produzierten Dialysekonzentrate erfolgt noch eine abschließende Kontrolle auf die richtige Elektrolytzusammensetzung. Danach ist das Dialysekonzentrat gebrauchsfertig.

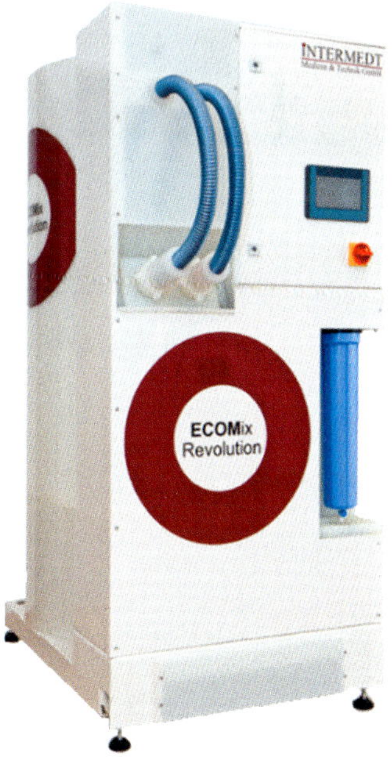

Abb. 4.9 ECOMix der Intermedt Medizin und Technik GmbH. [V548]

Aus den großen Lagertanks wird das flüssige Dialysekonzentrat mittels Pumpen über eine Leitung zu den Dialyseplätzen bzw. Dialysegeräten gefördert. Meist verfügt ein Dialysezentrum über mehrere solcher Leitungen, sodass auch unterschiedliche Konzentrate in der Versorgungsleiste eines jeden Behandlungsraums ankommen. Von dieser Entnahmestelle im Behandlungsraum aus wird das Dialysekonzentrat über einen geräteseitig angebrachten Konzentratschlauch direkt dem Dialysegerät zugeführt.

Die Vorteile der Eigenherstellung von Dialysekonzentrat sind zum einen die geringeren Transportkosten, weil anstelle von großen Tanks mit Flüssigkonzentraten nun wesentlich kleinere und leichtere Behälter mit Trockensubstanzen angeliefert werden, und zum anderen die damit verbundene geringere Lagerfläche, die im Dialysezentrum benötigt wird.

Allerdings arbeiten die heutigen Systeme noch nicht komplett vollautomatisch, sodass an einigen Stellen der Herstellung ein Eingriff des Anwenders weiterhin nötig ist.

Resümee

Dieses Kapitel gewährte Ihnen einen Überblick über alle Schritte der Wasservorbehandlung, der Permeatproduktion, der Ringleitung mit Heißreinigung und der zentralen Konzentrataufbereitung.

Vergleichen Sie das aus dem Buch Gelernte mit den technischen Anlagen in Ihrem Haus. Wir versprechen Ihnen: *„Sie werden die aller meisten Komponenten wiederfinden.“*

VORSICHT: PRÜFUNG!

1. Nennen Sie mindestens zwei von vier Komponenten der Wasservorbehandlung
2. Welche Funktion hat der Rückspülfilter?
3. Welche Funktion hat der Enthärter oder Ionenaustauscher?
4. Wie wird das Wasser genannt, das den Enthärter (Ionenaustauscher) verlässt?
5. Warum heißt die Wasseraufbereitungsanlage „Umkehrosmose"?
6. Welche Funktion hat der Wasserwächter?
7. Wie hoch muss die Temperatur bei der Heißreinigung der Ringleitung mindestens sein?

KAPITEL

5

Willi Servos

Herstellung der Dialysierlösung

Nachdem Ihnen in ➤ Kap. 4 der Weg des Wassers von der Wasseruhr bis zur Permeat-Entnahmestelle am Behandlungsplatz vorgestellt wurde, so werden Sie jetzt den weiteren Weg des Wassers kennen lernen. Es geht jetzt los an der Permeat-Entnahmestelle, dann durch das Dialysegerät, dort an ein paar technischen Raffinessen vorbei, bis zum Dialysator, wo das dann aufbereitete Wasser als Dialysierlösung nur noch durch eine hauchdünne Membran getrennt, mit dem Blut des Patienten in Kontakt tritt, oder nochmals gereinigt direkt ins Blut des Patienten geleitet wird. Freuen Sie sich also auf eine spannende Reise durch das Dialysegerät.

Vorab ein paar Begriffsbestimmungen:

- Als **Dialysierlösung** wird die frisch aufbereitete, noch unbelastete Dialysierlösung vom Dialysegerät bis zum Dialysatoreingang bezeichnet.
- Unter **Dialysat** versteht man die verbrauchte, mit harnpflichtigen Substanzen belastete Lösung, die den Dialysator wieder verlässt und über das Dialysegerät in den Abfluss geleitet wird.
- **Dialysierlösung** und **Dialysierflüssigkeit** ist das Gleiche.

In ➤ Abb. 5.1 sehen Sie das wasserführende System eines fiktiven Dialysegerätes in einer vereinfachten Darstellung.

Bei der ersten Betrachtung fällt auf, dass die frisch aufbereitete Dialysierlösung und

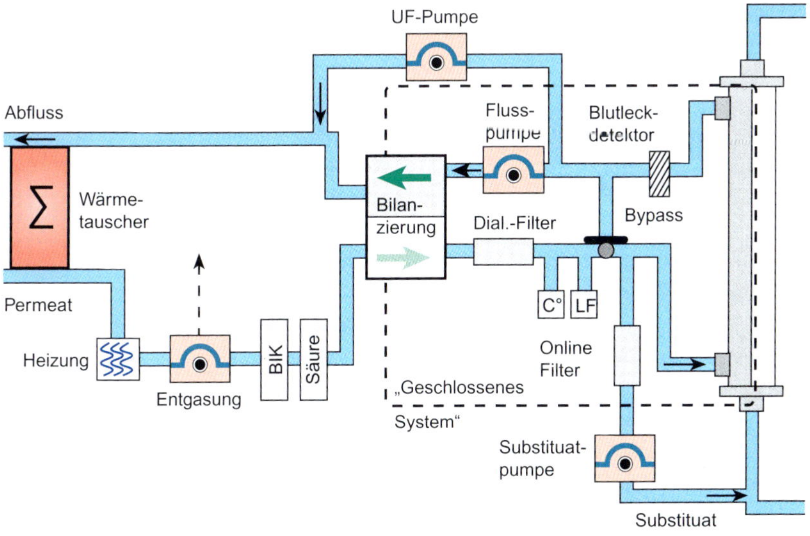

Abb. 5.1 Kreislauf der Dialysierlösung eines fiktiven Dialysegeräts. [L143]

das verbrauchte Dialysat im wasserführenden System stets streng voneinander getrennt sind und an keiner Stelle miteinander in Berührung kommen. Folgen wir nun dem Weg durch das Dialysegerät und starten wir am Permeat-Eingang. Als erstes erwartet uns der Wärmetauscher.

5.1 Wärmetauscher und Heizung

Die **Erwärmung der Dialysierlösung** erfolgt in zwei Arbeitsschritten. Zunächst fließen Permeat und verbrauchtes Dialysat räumlich streng voneinander getrennt durch einen Wärmetauscher. Darin wird die Wärme des verbrauchten Dialysats auf das Permeat übertragen. Dies spart teure Energie. Die restliche Erwärmung bis zur gewünschten Temperatur erfolgt mittels eines Heizstabs im Heizblock. Kurz vor dem Verlassen der Dialysierlösung aus dem Dialysegerät in Richtung Dialysator wird die Temperatur von einem Temperatursensor kontrolliert. Dieser dient auch zur Steuerung der Heizung und justiert die Temperatur stets auf den eingestellten Wert, der üblicherweise im physiologischen Bereich zwischen 36° und 37 ° Celsius liegt.

5.2 Entgasung

Im Wasser ist eine große Menge Luft physikalisch gelöst. Diese Menge ist nicht konstant, sondern steht im direkten Verhältnis zu Temperatur und Druck. Je niedriger die Wassertemperatur und je höher der Druck ist, dem das Wasser unterliegt, desto mehr Luft kann in ihm gelöst werden. Bei der Aufbereitung der Dialysierlösung wird Wasser erwärmt und während der Dialyse mittels Unterdruck ultrafiltriert. Würde man die im Wasser gelöste Luft nicht vorab entfernen, so ginge sie während der Dialysebehandlung vom physikalisch gelösten in den ungelösten Zustand über und würde als Luftblasen im Dialysator erscheinen. Jede Luftblase, die den Kontakt der Dialysierlösung zur Dialysemembran verhindert, reduziert auch die Blutreinigung (Clearance) während der Dialysebehandlung. Daher ist eine **Permeat-Entgasung** vor der Aufbereitung der Dialysierlösung Voraussetzung für eine wirkungsvolle Dialyse.

Die Entgasung erfolgt bei fast allen Dialysegeräten mittels Druckreduzierung und Verquirlung der Flüssigkeit. Dabei wird das Permeat in einer Kammer, in der ein Unterdruck herrscht, durch eine Engstelle (Drossel) gezwungen. Die dabei aufgequirlten Gase werden im Anschluss über eine Luftabscheidepumpe dem System entnommen.

5.3 Die Zutaten

Für die Herstellung der Dialysierlösung wird das Permeat benötigt, welches von der Umkehrosmose produziert und über ein Ringleitungssystem zum Dialysegerät geleitet wird (vgl. ➤ Kap. 4.2) Unter Zugabe der beiden Konzentratkomponenten Säure und Bicarbonat erfolgt die Aufbereitung zu Dialysierlösung. Grob kann die Beimischung der einzelnen Substanzen zum Permeat in vier **Konzentrationsvarianten** unterteilt werden:

- **Keine Beimischung:** Alle Substanzen, die dem Patienten in maximal möglicher Größenordnung entzogen werden sollen (harnpflichtige Substanzen), werden dem Permeat logischerweise nicht beigemischt.
- **Geringe Beimischung:** Eine Substanz, z. B. Kalium, die dem Patienten nur teilweise entzogen werden soll, wird dem Permeat nur in geringer Konzentration von 2–4 mmol/l beigemischt.
- **Physiologische Beimischung:** Substanzen wie Natrium, Calcium, Magnesium

und Glucose werden oft den Normalwerten eines gesunden Menschen angepasst und somit in physiologischer Größenordnung dem Permeat beigemischt.
- **Große Beimischung:** Der Bicarbonatgehalt im Blut des Patienten ist vor der Behandlung meist erniedrigt. Daher erfolgt die Beimischung von Bicarbonat zum Permeat in deutlich höherer Konzentration, als sie üblicherweise im Patientenblut vorkommt. Der Patient erhält also über den Weg des Dialysators diffusiv Bicarbonat als Pufferbase.

Bicarbonat

Das Bicarbonat, dass für die Dialyse als Pufferbase benötigt wird, muss streng getrennt vom Calcium und Magnesium bevorratet werden. Das Problem besteht darin, dass in wässriger Lösung Bicarbonat mit Calcium und in geringem Maße auch mit Magnesium zu unlöslichem Kalk ausfällt. Daher befinden sich die Ionen Calcium und Magnesium im flüssigen Säurekonzentrat und das basische Bicarbonat als trockenes Granulat, je nach Dialysegeräte-Hersteller, in einer Kartusche oder einem Beutel. Zur Herstellung der Dialysierlösung muss zunächst das trockene Bicarbonat-Granulat verflüssigt werden. Dazu wird die am Dialysegerät angebrachte Kartusche oder der Beutel mit Permeat geflutet. Das Granulat löst sich darin so lange auf, bis die Sättigungsgrenze der Lösung erreicht ist. Früher wurde das Bicarbonat als Flüssigkonzentrat in 6-Liter-Kanistern eingesetzt. Da bei flüssigem basischen Bicarbonat die Gefahr der Verkeimung größer ist, wurde es später auf ein trockenes Produkt umgestellt.

Der Vollständigkeit halber muss an dieser Stelle erwähnt werden, dass Bicarbonat (HCO_3^-) natürlich nicht alleine im Behältnis ist, sondern nur in seiner ionisierten Form mit Natrium (Na^+). Im Behältnis ist somit Natriumbicarbonat ($NaHCO^3$), das in einer wässrigen Lösung in seine Bestandteile Na^+ und HCO_3^- zerfällt.

Säurekonzentrat

Säurekonzentrat ist flüssig und beinhaltet in 34-facher Konzentration alle anderen Ionen, die zur Aufbereitung von Dialysierlösung benötigt werden. Im Einzelnen sind dies Kaliumchlorid, Calciumchlorid, Magnesiumchlorid und der Rest an Natriumchlorid. In wässriger Lösung zerfallen, wie auch schon das Bicarbonat, die Ionen in ihre positiven und negativen Bestandteile (K^+, Ca^{++}, Mg^{++}, Na^+ und Cl^-). Um den pH-Wert später in der gebrauchsfertigen Lösung stabil zu halten, ist dem Säurekonzentrat noch ein kleiner Teil Azetat (CH_3COO^-) beigemischt.

Der Zusatz von Glucose – meist 1 g/l (100 mg/dl) in der gebrauchsfertigen Lösung – soll hohen Energieverlusten während der Dialyse und hypoglykämischen Episoden bei Diabetikern vorbeugen.

5.4 Proportionierung

Die Steuerung der Konzentratbeimischungen zum Permeat, auch **Proportionierung** genannt, haben die Dialysegeräte-Hersteller auf zwei unterschiedliche Weisen gelöst. Die Firmen Fresenius und Nipro steuern ihre Dialysegeräte volumetrisch. Die Dialysegeräte anderer Hersteller proportionieren leitfähigkeitsgesteuert.

Volumetrisch gesteuerte Proportionierung

Wie das Wort „volumetrisch" schon ausdrückt, wird die Zugabe der beiden Konzentrate **Säure** und **Bicarbonat** über das Volumen gesteuert. In der Grundeinstellung

5

werden 32,775 Teile Permeat, 1,225 Teile Bicarbonat-Konzentrat und 1 Teil Säurekonzentrat beigemischt. So entsteht die Elektrolytzusammensetzung in der Dialysierlösung in der Konzentration, die auf dem Etikett des roten Säurekonzentrat-Kanisters steht.

Die beiden Konzentratpumpen im Dialysegerät arbeiten mit fest eingestelltem Hubvolumen. Ändern Sie als Anwender die Einstellung zu Bicarbonat- und Natriumgehalt in der Dialysierlösung, so ändert das Dialysegerät minimalst die Geschwindigkeit, mit der die Konzentratpumpen arbeiten. Die Soll-Einstellungen von Natrium und Bicarbonat in der Dialysierlösung werden vom Anwender in mmol/l programmiert. Nach dieser patientenspezifischen Einstellung „weiß" das Dialysegerät genau, welche Menge an Säure- und Bicarbonatkonzentrat es den 32,775 Teilen Permeat beimischen muss, um die programmierte Ionenkonzentration in der Dialysierlösung zu erreichen.

Zur Kontrolle der korrekten Elektrolytkonzentration in der Dialysierlösung dient die (Gesamt-)Leitfähigkeit, die Sie als Anwender auf Plausibilität prüfen sollten. Befindet sich die Leitfähigkeit im Normbereich, dann ist davon auszugehen, dass die Zusammensetzung der Dialysierlösung stimmt. Die Leitfähigkeitsmesszelle befindet sich zusammen mit dem Temperatursensor im wasserführenden System kurz vor dem Ausgang der Dialysierlösung zum Dialysator.

Leitfähigkeitsgesteuerte Proportionierung

Dialysegeräte mit leitfähigkeitsgesteuerter Proportionierung werden über die Eingabe von zwei Leitfähigkeiten gesteuert. Das Grundprinzip dahinter lautet: „Je mehr Elektrolyte wie Natrium und Kalium im gelösten Zustand in der Dialysierlösung enthalten sind, desto größer ist die Fähigkeit der Dialysierlösung, Strom zu leiten." Der Anwender programmiert meist auch die Soll-Einstellungen von Natrium und Bicarbonat in mmol/l. Geräteseitig werden diese Werte dann in Leitfähigkeiten umgerechnet (➤ Abb. 5.2).

Zuerst wird dem Permeat das Bicarbonatkonzentrat zugeführt, bis die eingestellte Bicarbonatleitfähigkeit erreicht ist. Danach kommt Säurekonzentrat hinzu, bis die Gesamtleitfähigkeit in der Dialysierlösung vorliegt. Messzellen kontrollieren dabei die

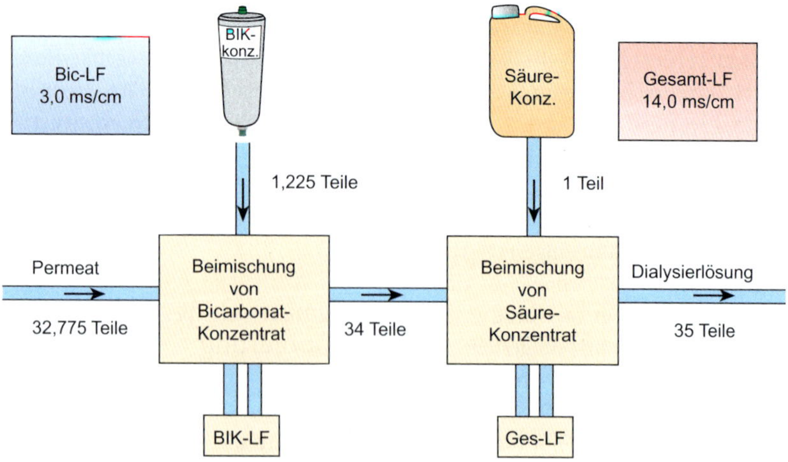

Abb. 5.2 Leitfähigkeitsgesteuerte Proportionierung. [L143]

einzelnen Leitfähigkeiten und steuern die Konzentratpumpen. Registrieren die Messzellen Abweichungen, lösen sie einen Alarm aus, und die Bypass-Stellung wird aktiviert (➤ Kap. 5.3).

Die geräteseitige Plausibilitätsprüfung zur Leitfähigkeit entfällt. Entweder das Dialysegerät erreicht die programmierten Leitfähigkeiten oder nicht. Wenn nicht, ist es defekt und lässt auch keinen Dialysebetrieb zu.

5.5 Leitfähigkeit(en)

Die **elektrische Leitfähigkeit (LF)** ist eine physikalische Größe, die die Fähigkeit einer Substanz angibt, elektrischen Strom zu leiten. Da Salze in wässriger Lösung den Strom sehr gut leiten können, bedeutet dies für die Dialysierlösung: Je höher die Leitfähigkeit, desto größer ist die Elektrolytkonzentration in der Dialysierlösung.

Beim Zumischen von Elektrolyten (wie Natrium, Kalium, Calcium, Magnesium) in das Permeat kommt es zum Zerfall der Moleküle in seine einzelnen Ionen und Elektronen. Messelektroden erfassen dabei die Gesamtzahl der Ionen/Elektronen und zeigen die Leitfähigkeit (LF) in Millisiemens (mS) an.

Da die Dialysierlösung verschiedene Elektrolyte in unterschiedlichen Konzentrationen enthält, kann über die Gesamtleitfähigkeit keine Aussage über die Konzentration einzelner Salze getroffen werden. Die Gesamtleitfähigkeit steht somit direkt proportional zur Gesamtmenge der in der Flüssigkeit gelösten Salze.

Die Leitfähigkeit ist temperaturabhängig und steigt pro °C um 1,8 %. Aus diesem Grund sind die Messsysteme der Hämodialysegeräte alle temperaturkompensiert. Wäre das nicht der Fall, würde bei Änderung der Dialysattemperatur sich auch die LF verändern. Die Temperaturkompensation wirkt dem entgegen und hält die Leitfähigkeit, unabhängig von der vorliegenden Temperatur, konstant.

MERKE

Die Leitfähigkeit (LF) am Dialysegerät steht in direktem Zusammenhang mit der Konzentration der in der Dialysierlösung gelösten Elektrolyte. Demnach: Je höher die Salzkonzentrationen in der Dialysierlösung, desto höher die LF!

5.6 Sterilfilter

Die Ausstattung der Dialysegeräte mit einem **Sterilfilter** (auch Ultrafilter oder Dialysierflüssigkeitsfilter genannt) gehört heute zum Standard. Bevor die Dialysierlösung das Geräteinnere verlässt, um in Richtung Dialysator zu fließen, muss es zunächst noch die Passage durch den Sterilfilter nehmen. Aufgrund seiner geringen Porengröße und einem hohen Rückhaltevermögen für mikrobiologische Verunreinigungen verhindert der Sterilfilter die Passage mikrobieller Substanzen und gewährleistet eine ultrareine Dialysierlösung. In dieser Qualität darf die jetzt ultrareine Dialysierlösung durch den Dialysator fließen. Dort ist sie nur noch von einer hauchdünnen semipermiablen Membran vom Blut getrennt.

5.7 Herstellen von Substitutionslösung

Das Behandlungsverfahren der HDF-Online-Prädilution (vgl. ➤ Kap. 7) sieht einen Austausch von Plasmawasser gegen Substitutionslösung in einer Größenordnung von bis 40 Litern pro Behandlung vor. Die Flüssigkeitsmenge, die für die HDF-Online-Behandlung zur Substitution benötigt wird, wird dem Wassersystem hinter dem ersten Sterilfilter entnommen und zur Entnahmestelle am Dialysegerät geführt. Bevor es allerdings das Dialysegerät verlässt, muss die Lösung einen zweiten, eigens für die Aufbereitung von Substitutionslösung vorgesehenen Sterilfilter passieren. Danach hat die Substitutionslösung die Qualität von Infusionslösung und kann direkt in das Blut des Patienten gegeben werden.

Dialysegeräte mit diesem System sehen den Einsatz von zwei Sterilfiltern zur Aufbereitung von Substitutionslösung vor. Dialysegeräte anderer Hersteller nutzen z. T. noch einen weiteren (dritten) kleinen Einmal-Sterilfilter. Dieser ist hinter der Entnahmestelle im Substitutionsschlauchsystem angebracht und ist für den einmaligen Gebrauch vorgesehen. Allerdings sind bei diesen Dialysegeräten die beiden großen Sterilfilter anders positioniert, wie zuvor beschrieben, nämlich nach dem Permeat-Eingang und nach Aufbereitung der fertigen Dialysierlösung.

Die Filter sind in die Gerätehydraulik mit eingebunden und unterliegen somit der Reinigungs- und Desinfektionsprozedur. Je nach Hersteller liegen die Betriebszeiten in einer Größenordnung von ca. drei Monaten bzw. erlauben eine begrenzte Anzahl von Einzelbehandlungen (ca. 100–150 Behandlungen) oder Betriebsstunden (700–950 Stunden).

ACHTUNG

Denken Sie stets daran: „ **Sie produzieren aus einfachem Trinkwasser Infusionslösung."** Diese wird zwar anders benannt, aber fließt trotzdem direkt ins Blut des Patienten. Daher: „Sorgsamer Umgang und Hygienerichtlinien einhalten."

5.8 Bilanzierung und Ultrafiltration

Die **Bilanzierung** ist der Ein- und Ausgang des geschlossenen, volumenstarren und mit Dialysierlösung gefüllten Systems. Darin enthalten ist auch der Dialysator (➤ Abb. 5.1).

Die Bilanzierung stellt sicher, dass immer genau die gleiche Menge Dialysierlösung dem Dialysator zugeführt wie entnommen wird. Würde mehr Dialysierlösung in den Dialysator hinein- als herausfließen, würde die überschüssige Flüssigkeit ins Blut übertreten und der Patient die Dialyse mit einer positiven Flüssigkeitsbilanz beenden. Würde umgekehrt (unkontrolliert) mehr Dialysierlösung dem Dialysator entnommen wie zugeführt, verliert der Patient (unkontrolliert) Flüssigkeit. Das Bilanzierungssystem muss somit eine Eins-zu-eins-Bilanzierung ermöglichen!

Im Folgenden werden die zwei gängigsten Bilanzierungssysteme beschrieben.

5.8.1 Bilanzkammersystem

Dialysegeräte der Firmen Fresenius und B. Braun lösen die Aufgabe der Eins-zu-eins-Bilanzierung, indem eine bestimmte Menge an frischer Dialysierlösung eine exakt gleiche Menge an gebrauchtem Dialysat verdrängt. Um das Vermischen der beiden Flüssigkeiten zu verhindern, sind die einzelnen Kammern durch eine Gummimembran getrennt. Zum Erreichen eines kontinuierlichen Dialysatflusses, meist wählbar in einem Bereich von 300 bis 800 ml pro Minute, ist die Bilanzkammer doppelt angelegt.

Die Genauigkeit solcher Bilanzkammersysteme ist enorm. Während einer fünfstündigen Dialyse und bei einem standardmäßig eingestellten Dialysatfluss von 500 ml pro Minute, durchströmen 150 Liter (150.000 ml) Dialysierlösung den Dialysator. Bei einer maximalen Abweichung der Bilanzierung von 100 ml pro Behandlung arbeiten diese Systeme mit einer maximalen Abweichung von 0,07 %.

5.8.2 Ultrafiltration

Wie oben beschrieben, garantieren geschlossene Systeme eine fast absolute Dichtigkeit. Entnimmt man nun diesem geschlossenen, volumenstarren System eine bestimmte Menge an Dialysierlösung, so entsteht darin ein Unterdruck mit der Folge, dass im Dialysator die gleiche Flüssigkeitsmenge vom Blut über die semipermeable Membran zum Dialysat übertritt.

Zur kontinuierlich geregelten Ultrafiltration wird somit nur noch eine zusätzliche Ultrafiltrationspumpe (UF-Pumpe) benötigt (➤ Abb. 5.1). Diese entnimmt dem geschlossenen, volumenstarren System pro Hub eine exakte Flüssigkeitsmenge. Bei einem geräteseitig vordefinierten Hubvolumen von einem Milliliter und einer eingestellten UF-Rate von z. B. 600 ml pro Stunde, entnimmt die UF-Pumpe 600 Hübe pro Stunde zu je 1 ml aus dem geschlossenen, volumenstarren wasserführenden System. Dem Blut werden dadurch im Dialysator genau 600 ml Flüssigkeit pro Stunde entzogen.

MERKE

Die gleiche Flüssigkeitsmenge, die dem geschlossenen, volumenstarren wasserführenden System mit einer UF-Pumpe kontrolliert und kontinuierlich entnommen wird, wird im Dialysator dem Blut durch den entstehenden Unterdruck entzogen.

5.8.3 Bilanzierung bei HDF-Online

Das Bilanzierungssystem arbeitet hier nicht anders als oben beschrieben. Egal über welches Bilanzierungssystem Ihr Dialysegerät verfügt, es wird immer die gleiche Flüssigkeitsmenge in das geschlossene, volumenstarre System hinein- wie herausführen. Wird also innerhalb des geschlossenen, volumenstarren Systems und vor dem Dialysator eine bestimmte Menge Dialysierlösung zur Substituataufbereitung abgezweigt, so wird das Bilanzierungssystem automatisch im Dialysator die gleiche Flüssigkeitsmenge wieder dem Patientenblut entziehen.

Beispiel:
800 ml Dialysierlösung (Zulauf)
– 100 ml Substituatmenge

= 700 ml Dialysatfluss
+ 100 ml Filtration im Dialysator

= 800 ml Dialysatablauf

5.9 Bypass

Das **Bypassventil** ist Bestandteil der sicherheitstechnischen Einrichtung eines Hämodialysegeräts und schaltet bei Bedarf in einen Betriebszustand, in dem für den Patienten keine Gefahr mehr vom Gerät ausgeht (➤ Abb. 5.1). In die sogenannte „Bypass-Stellung“ schaltet das Dialysegerät, wenn der Temperatursensor und/oder eine LF-Messzelle dem Sicherheitssystem einen Fehler melden.

Sind die Temperatur und/oder die Leitfähigkeit zu niedrig oder zu hoch bzw. befinden sie sich außerhalb ihrer Grenzwerte, schaltet das Bypassventil um und leitet die fehlerhafte Dialysierlösung, noch bevor sie die Passage durch den Dialysator nimmt, in Richtung Abfluss. Das Sicherheitssystem löst am Dialysegerät einen optischen und akustischen Alarm aus. Befinden sich alle Werte zu Temperatur und Leitfähigkeit wieder innerhalb der Grenzwerte, beheben sich in der Regel die Alarmzeichen (Blinken, Pfeifen und Bypass-Stellung) automatisch. Das Bypassventil schaltet wieder um, und der Dialysatfluss im Dialysator wird wiederhergestellt.

5.10 Blutleckdetektor

Eine unbemerkte Membranruptur im Dialysator könnte während der Hämodialyse einen großen Blutverlust beim Patienten verursachen. Aus diesem Grund wird das aus dem Dialysator austretende Dialysat kontinuierlich mit einem Blutleckdetektor auf Blutspuren kontrolliert (➤ Abb. 5.1). Der Blutleckdetektor ist eine optisch-elektronische Messeinrichtung, besteht in der Regel aus farbempfindlichen Kanälen und überprüft das austretende Dialysat auf Rotfärbung. Die Mindestempfindlichkeit eines Blutleckdetektors ist gesetzlich vorgeschrieben. Sie liegt bei 0,5 ml Blutverlust (HKT 32 %) pro einem Liter Dialysat und muss bei maximal möglichem Dialysatfluss erreicht werden.

Kommt es zu einer Membranruptur mit Blutverlust ins Dialysat, wird das Gerät einen optischen und akustischen Alarm auslösen. Oft lassen sich schon mit bloßem Auge die Blutschlieren durch das Dialysatorgehäuse erkennen. Unabhängig davon sollten Sie das aus dem Dialysator fließende Dialysat mit einem Urinstix (z. B. Heglostix®) auf Hämoglobin prüfen. Sollten Sie Blut im Dialysat vorfinden, muss der Dialysator getauscht werden. Hierzu ist der Patient vom Dialysegerät abzulegen und, nach vollständiger neuen Gerätevorbereitung, wieder anzuschließen.

VORSICHT: PRÜFUNG!

1. Was ist der Unterschied zwischen Dialysierlösung und Dialysat?
2. Welche Substanz wird der Dialysierlösung in höherer Konzentration beigemischt, als sie üblicherweise im Blut des Patienten vorkommt?
3. Welche Substanzen befinden sich im Säurekonzentratkanister?
4. Welche Ionen befinden sich im Bicarbonatkonzentrat?
5. In welcher Maßeinheit wird die Leitfähigkeit angezeigt?
6. Beschreiben Sie kurz die Vorgehensweise des kontrollierten Wasserentzugs aus dem Blut des Patienten (Ultrafiltration).
7. Welche Funktion hat der Sterilfilter?
8. Welche Funktion hat das Bypassventil?

5

KAPITEL

6 Problembeseitigung am Dialysegerät

Willi Servos

Versetzen Sie sich in Gedanken in die Lage eines jungen Piloten. Kommt es während eines Fluges zu einem Alarm im Flugzeug, so muss der Pilot in der Lage sein, diesen Warnhinweis zügig der Ursache zuzuordnen. Hierzu liegen im Cockpit **Checklisten** bereit, die genau vorgeben, was jetzt zu überprüfen und ggf. zu tun ist. Erfahrene Piloten verfügen natürlich über dieses Wissen. Sie nutzen die Checklisten zur Überprüfung sowie auch zur stetigen Wiederholung, also zum Training der erforderlichen Maßnahmen.

Sie werden bestätigen, dass es in der Dialyse nicht wesentlich anders ist.

Kommt es während der Dialyse zu einem Alarm am Dialysegerät, so muss die Pflegekraft in der Lage sein, diesen Warnhinweis zügig der Ursache zuzuordnen. Hierzu liegen im Pflegestützpunkt **Standards** bereit, die genau vorgeben, was jetzt zu überprüfen und ggf. zu tun ist. Erfahrene Pflegekräfte verfügen natürlich über dieses Wissen. Sie nutzen die Standards zur Überprüfung sowie auch zur stetigen Wiederholung, also zum Training der erforderlichen Maßnahmen im Rahmen der Fortbildung.

Folgen Sie also diesem Grundgedanken und nutzen Sie jeden Alarm und jede unerwartete Störung für Ihr persönliches Training. Der Patient wird es Ihnen danken, wenn Sie in schwierigen Situationen überlegt und routiniert handeln.

6.1 Gerätereaktionen

Alarme am Dialysegerät werden in zwei Kategorien, in „blutseitige" und „dialysatseitige" Alarme eingeteilt. Blutseitige Alarme müssen vom Anwender immer manuell zurückgesetzt werden, wogegen sich die dialysatseitigen Alarme nach Behebung der Alarmursache in der Regel wieder automatisch zurücksetzen. Hier die üblichen Reaktionen bei Alarm am Dialysegerät (➤ Tab. 6.1):

Tab. 6.1 Alarmgruppen und Gerätereaktionen

Blutseitige Alarme	Gerätereaktionen
• Arterieller Druck-Alarm • Venöser Druck-Alarm • Dialysator-Eingangsdruck[1]-Alarm • Transmembrandruck-(TMP-)Alarm • Luftdetektoralarm • Blutleckalarm	1. Optischer und akustischer Alarm 2. Blutpumpen stoppen 3. Venöse Quetschklemme schließt 4. Ultrafiltration stoppt 5. Bypass-Stellung aktiv[2]
Dialysatseitige Alarme	**Gerätereaktionen**
• Leitfähigkeits-(LF-)Alarm • Temperaturalarm • Dialysatflussalarm	1. Optischer und akustischer Alarm 2. Bypass-Stellung aktiv[3] 3. Ultrafiltration stoppt[4]

[1] Nicht bei allen Dialysegeräten vorhanden

[2] Je nach Gerätetyp unterschiedlich. Bei aktivem Bypass fließt KEINE Dialysierlösung durch den Dialysator. Die Lösung wird im Dialysegerät umgeleitet.

[3] Es fließt keine Dialysierlösung mehr durch den Dialysator. Die Lösung wird umgeleitet.

[4] Nach Gerätetyp unterschiedlich. Bei laufender Blutpumpe kann auch ultrafiltriert werden.

6.2 Drucküberwachung

ACHTUNG

Für Ihre praktischen Übungen am Dummy die ➤ Abb. 6.1 hinzunehmen.

Im Wesentlichen ist das gesamte extrakorporale System (blutführendes System außerhalb des Körpers) drucküberwacht. Je nach Segment sind die Drücke sehr unterschiedlich und reichen von -150 bis +200 mmHg.

Bei standardmäßiger Zwei-Nadel-Dialyse wird der Druck in der Regel an zwei Stellen im System überwacht (➤ Abb. 6.1).

Dialysegeräte anderer Hersteller haben bereits an drei Stellen eine Drucküberwachung.

Nehmen Sie für die weitere thematische Auseinandersetzung mit diesem ➤ Kapitel 6.2 unbedingt die ➤ Abb. 6.1 mit dazu. So werden Sie relativ schnell verstehen, warum Ihnen beim Lösen einer Verbindungsstelle oder beim Öffnen einer Verschlusskrone das Blut entgegenspritzt oder Luft ins System angesogen wird.

Machen Sie aber solche Versuche **NIEMALS** während einer echten laufenden Dialysebehandlung, aber machen Sie diese **unbedingt am Dummy.** Denn hier dürfen Sie testen, ausprobieren und auf Tasten drücken, wo man sich sonst nicht traut.

1. Arterieller Luer-Lock-Anschluss
2. Schlauchklemme
3. Blutentnahmestelle
4. Arterieller Druckableiter
5. Blutpumpe
6. Heparinschlauch
7. Dialysator-Eingangsdruckableiter (*)
8. Arterielle Luftfalle mit Entlüfter oder Zuspritzstelle
9. Anschlussstelle für den Substituatschlauch bei den Behandlungsverfahren HF, HDF, CVVH, CVVHDF
10. Blutseitiger Dialysator-Eingang
11. Dialysator
12. Blutseitiger Dialysator-Ausgang
13. Zuspritzstelle
14. Anschlussstelle für den Substituatschlauch bei den Behandlungsverfahren HF, HDF, CVVH, CVVHDF
15. Venöser Druckableiter
16. Venöse Luftfalle mit Luftdetektor
17. Zuspritzstelle für Medikamente und Anschluss von Perfusoren
18. Farbdetektor
19. Venöse Quetschklemme

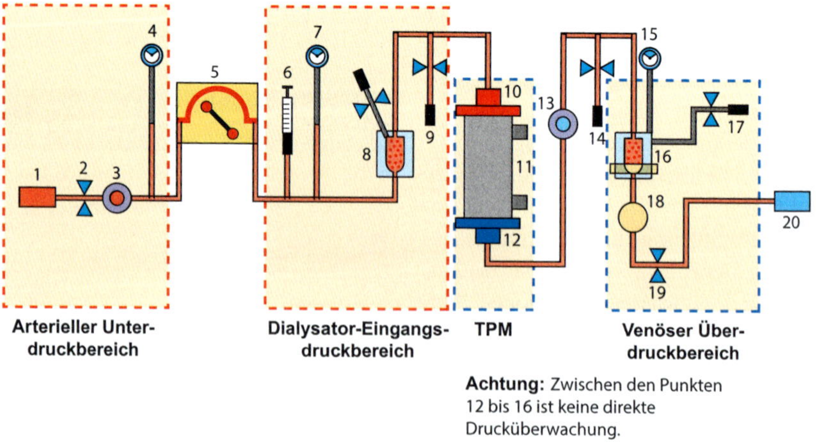

Abb. 6.1 Druckbereiche am extrakorporalem System bei Zwei-Nadel-Dialyse. [M227/L143]

Der **arterielle Druckableiter** überwacht den Unterdruckbereich des extrakorporalen Systems. Dieser befindet sich im Bereich von der arteriellen Punktionskanüle des Patienten bis zur Blutpumpe. Ab der Blutpumpe beginnt der Überdruckbereich. Von hier an wird das Blut von der Blutpumpe im extrakorporalen System regelrecht vorwärts geschoben.

Der **venöse Druckableiter** überwacht im Überdruckbereich nur den Druck des zum Patienten zurückfließenden Blutes ab dem venösen Blasenfänger. Der Bereich zwischen Blutpumpe und venösem Blasenfänger wird nur indirekt vom venösen Druckableiter mit überwacht. Daher verfügen mittlerweile einige Dialysegeräte im Standarddialysebetrieb über einen dritten Druckableiter. Der **Dialysatoreingangsdruck** überwacht den Druck im extrakorporalen System im Bereich zwischen Blutpumpe und Dialysator. Der **Transmembrandruck (TMP)** wird geräteseitig aus Venendruck und gemessenem Druck auf der Dialysatseite berechnet.

6.3 Fehlersuche bei Alarm

Wie eingangs erwähnt, soll der Gerätealarm zügig der möglichen Ursache zugeordnet werden. Dazu müssen Sie natürlich wissen, wo bei welchem Alarm der Fehler zu suchen ist. Nur so können Sie die möglichen Ursachen vorab auf ein Minimum reduzieren. Es wäre ebenso wenig sinnvoll, wenn ein Automechaniker die vordere Stoßstange prüfen würde, sobald ein Pkw-Fehlercode ein Problem in der Kraftstoffzufuhr meldet. Definieren Sie also zuerst immer den Abschnitt, in dem Sie auf Fehlersuche gehen; im zweiten Schritt prüfen Sie dann die möglichen Ursachen (➤ Tab. 6.2).

Arterieller Druckalarm

Ein arterieller Druckalarm, egal ob negativ oder positiv, wird immer über dem arteriellen Druckableiter ausgelöst. Also können die möglichen Ursachen auch nur in dem von diesem Druckableiter überwachten Bereich liegen. Sie brauchen in jenen Fällen also nur von der arteriellen Punktionskanüle bis zur Blutpumpe nach möglichen Fehlern zu suchen. Beispiele zu möglichen Ursachen und erforderlichen Maßnahmen folgen in ➤ Kap. 6.4.

Positiver venöser Druckalarm

Beim venösen Druckalarm wird es etwas schwieriger. Hier wird zwischen oberem (positivem) und unterem (negativem) Druckalarm unterschieden. Wenn während der Behandlung der venöse Druck den oberen Grenzwert überschreitet, wird über dem venösen Druckableiter ein positiver Druckalarm ausgelöst. Hier kann die Fehlerursache nur im Bereich zwischen venösem Blasenfänger und venöser Punktionskanüle liegen. Alle möglichen Fehlerquellen, die vor dem venösen Blasenfänger auftreten, würden den Venendruck nicht ansteigen lassen, sondern – wenn überhaupt – sinken lassen. Also suchen Sie bei venösem Überdruckalarm nur zwischen venösem Blasenfänger und venöser Punktionskanüle.

Negativer venöser Druckalarm

Kommt es zu einem negativen Druckalarm (venöser Druck unterschreitet den unteren Grenzwert), so kann sich der Fehler ab der Blutpumpe im gesamten extrakorporalen System befinden. Knickstellen im Bereich zwischen Blutpumpe und venösem Blasenfänger oder Blutverluste aus dem extrakorporalen System reduzieren z. B. den Bluteinstrom in den venösen Blasenfänger. Ein geringerer Bluteinstrom in den Blasenfänger bedeutet gleichzeitig auch einen geringeren Weitertransport von Blut zum Patienten und somit einen geringeren Venendruck. Das allerdings nur im Optimalfall. Leider bleiben Knickstellen oder kleinere Blutverluste meist vom Dialysegerät unbemerkt, weil die dadurch entstehende Druckdifferenz zu gering ausfällt, um einen negativen venösen Druckalarm auszulösen.

Blutverluste hinter dem venösen Blasenfänger, z. B. bei herausgerutschter venöser Punktionskanüle, würden im günstigsten Fall ebenfalls einen negativen venösen Druckalarm auslösen.

MERKE
Bei negativem venösen Druckalarm müssen Sie ab der Blutpumpe das gesamte System auf mögliche Fehler untersuchen.

Positiver Dialysatoreingangsdruck

Dieser Alarmreaktion des Dialysegeräts liegt meist eine beginnende Koagulation des Dialysators zugrunde. Das heißt, dass bereits ein Teil der Kapillaren im Dialysator durch geronnenes Blut verstopft und nicht mehr durchgängig sind. Folglich benötigt die Blutpumpe mehr Kraft, um die eingestellte Blutmenge durch den Dialysator zu fördern und der Druck im Blutschlauchsystem, zwischen Blutpumpe und Dialysatoreingang, steigt an.

Die gleiche Reaktion entsteht, wenn sich z. B. Blutkoagel aus der vorgelagerten arteriellen Luftfalle lösen und den blutseitigen Dialysatoreingang teilweise oder ganz verstopfen. Auch sollten Sie den Verlauf des venösen Schlauchsystems auf Knickstellen überprüfen. Das führt auch zum blutseitigen Druckanstieg im Dialysator.

TMP-Alarm

Ein TMP-Alarm hat etwas mit Veränderung von Transmembrandruck und folglich mit der Permeabilität (Durchlässigkeit) der Dialysatormembran zu tun. Überprüfen Sie also bei steigendem TMP den Dialysator und auch das gesamte extrakorporale System auf beginnendes Clotting (Blutkoagelbildung).

Luftdetektoralarm

Der Luftdetektor überprüft das zum Patienten zurückfließende Blut auf Luftblasen. Je nach Gerätetyp ist er im Bereich des venösen Blasenfängers oder direkt dahinter positioniert. Erkennt er Luft, dann gibt er Alarm. Überprüfen Sie in solchen Fällen zuerst den Überwachungsbereich des venösen Blasenfängers. Sehen Sie Luftblasen oder Schaum im Blut des extrakorporalen Systems, dann ist der Patient aus Gründen der Sicherheit sofort von diesem zu trennen. Nur so kann eine Luftembolie sicher vermieden werden. In den meisten Fällen ist das Blut im Blutschlauchsystem und im Dialysator nicht mehr zu retten, sodass die Fortführung der Dialyse ausschließlich mit neuen Materialien erfolgen muss. Suchen Sie aber auf jeden Fall nach der Luft-Eintrittspforte ins Blutschlauchsystem. Am ehesten dürfte das im arteriellen Unterdruckbereich zu finden sein. Es muss daraus gelernt werden, sodass ein solcher Zwischenfall künftig ausgeschlossen werden kann.

Blutleckalarm

Der Blutleckdetektor überprüft das abfließende Dialysat auf Blutspuren. Erkennt der Detektor Blut, so weist dies auf eine Membranruptur hin und es wird ein Alarm ausgelöst. Überprüfen Sie zunächst durch Sichtkontrolle das aus dem Dialysator fließende

Dialysat auf Blutspuren (Dialysatkupplung dabei nicht dekonnektieren). Lassen sich mit bloßem Auge Blutspuren erkennen, so liegt eine Membranruptur vor. Sie sollten nun den Dialysator nach zentrumsüblichem Standard austauschen. Ist mit bloßem Auge kein Blut erkennbar, wird das abfließende Dialysat mit einem Urinstix (z. B. Heglostix®) auf Erythrozyten kontrolliert. Am besten direkt hinter dem Dialysator, indem Sie die Auslasskupplung kurz dekonnektieren. Am Abflussschlauch des Geräts ist der Test auch möglich. Allerdings ist der Weg dorthin sehr weit, die Erythrozyten könnten dort noch nicht angekommen sein und Sie erhalten ein falsch negatives Ergebnis.

MERKE

Prüfen Sie bei einem Blutleckalarm zunächst das verbrauchte Dialysat optisch und danach mit einem Teststreifen auf Erythrozyten.

Leitfähigkeitsalarm

Mit der Leitfähigkeit (LF) werden die Salzkonzentrationen in der Dialysierlösung je nach Gerätetyp überprüft und gesteuert. Somit steht die LF in direktem Zusammenhang mit der Elektrolytkonzentration in der Dialysierlösung. Kommt es zu einem Leitfähigkeitsabfall während der Dialyse, müssen Sie den Fehler im Bereich der Konzentrate und deren Zuführungen suchen. Steigt jedoch die Leitfähigkeit so weit an, dass diese einen Alarm auslöst, liegt meist ein Gerätedefekt vor und es bleibt nichts anderes übrig, als das Gerät auszutauschen.

Temperaturalarm

Bei einem Temperaturalarm brauchen Sie erst gar nicht groß auf Fehlersuche zu gehen. Dieser ist nur normal, wenn Sie den Dialysatfluss für einige Zeit manuell ausgeschaltet hatten oder unmittelbar nach dem Bergström-Verfahren. Alle anderen Temperaturalarme sind technisch bedingt und erfordern die Unterstützung eines Technikers.

Dialysierlösungsalarm

Hier ist der Fehler von der Osmose aus, über Ringleitung, bis zum dialysatführenden System des Dialysegerätes zu suchen. Dieser dürfte sich meist im Aufgabenbereich des Technikers befinden. Gibt nur Ihr Gerät Alarm, so ist das Problem eher lokal zu suchen. Geben alle Geräte Dialysierlösungsalarm oder melden eine Störung beim Wassereingang, liegt das Problem eher an der Wasseraufbereitungsanlage im Keller.

6

6.4 Alarme – Ursachen – Maßnahmen

Tab. 6.2 Alarme – Ursachen – Maßnahmen

Alarme	Ursachen	Maßnahmen
Arterieller negativer Druck-Alarm	Ursache zwischen arterieller Punktionskanüle und Blutpumpe: • Schlauch abgeknickt • Patient hat den Arm angehoben • Kanülendislokation • Beginnender Blutdruckabfall • Nadel liegt an • Vorhofkatheter saugt sich fest	• Ursache beseitigen • Bei leichter Kanülendislokation Kanüle vorsichtig korrigieren • Bei sichtbarem Hämatom • (vgl. ➤ Kap. 11.4)

Tab. 6.2 Alarme – Ursachen – Maßnahmen *(Forts.)*

Alarme	Ursachen	Maßnahmen
Arterieller positiver Druck-Alarm	• Voll gelaufener arterieller Druckableiter	• Druckableiter mit Luft freispülen oder ersetzen
Venöser positiver Druck-Alarm	Ursache zwischen venöser Luftfalle und venösen Punktionskanüle: • Schlauch abgeknickt • Kanülendislokation • Clotting in der venöser Luftfalle	• Ursache beseitigen • Bei leichter Kanülen-dislokation Kanüle vorsichtig korrigieren • Bei sichtbarem Hämatom (vgl. ➤ Kap. 11.4) • Bei Clotting sofortige Blutrückgabe (sofern noch möglich) und Gerinnungskontrolle
Dialysator-Eingangsdruck-Alarm	Ursache zwischen Blutpumpe und Dialysator • Anstieg deutet auf Clotting im Dialysator hin • Abfall deutet auf Blutverlust hin	• Sofortige Blutrückgabe und Antikoagulation überprüfen • Bei Blutverlust Ursache beheben
TMP-Alarm (TMP steigt)	• Clotting im Dialysator • Bei HDF-Postdilution zu hohe Filtrationsrate mit Eindicken des Blutes	• Blutrückgabe • Blutfluss erhöhen oder/und Filtratfluss reduzieren oder Umstellung auf Postdilution
TMP-Alarm (TMP wird negativ)	• Voll gelaufener venöser Druckableiter • Gerätedefekt	• Druckableiter mit Luft frei spülen oder ersetzen • Bei Gerätedefekt Gerät austauschen
Luftdetektoralarm	• Lufteinschluss in das Blutschlauchsystem durch Materialdefekt oder Fehlbedienung	• Bei sichtbarem Lufteinschluss System sofort vom Patienten trennen • Wenn möglich, Luft entfernen • Bei starker Schaumbildung System mit Blut verwerfen • Ursachensuche!
Blutleckalarm	• Membranruptur im Dialysator	• Bestätigung mit Urinstick • Blutrückgabe bei Geräten mit Sterilfilter möglich • Dialysator austauschen
LF-Alarm (LF sinkt)	• Störung an zentraler Konzentratversorgung • Kanister/Bibag leer	• Störung beheben
LF-Alarm (LF steigt)	• Gerätedefekt (wenn Einstellungen ok)	• Gerät austauschen
Temperatur und Dialysatfluss-Alarm	• Gerätedefekt (bei störungsfreier Versorgung mit Permeat)	• Gerät austauschen
Verhältnis-Alarm bei HDF-Postdilution	• Filtratfluss ist im Verhältnis zum Blutfluss zu groß (Gefahr von Clotting im Dialysator)	• Effektiven Blutfluss erhöhen • Filtratfluss reduzieren • Umstellung auf Prädilution

MERKE

Bei jedem Alarm müssen Sie diese Fragen innerhalb von wenigen Sekunden beantworten können:

1. Um welchen Alarm handelt es sich?
2. Wie hat das Dialysegerät auf den Alarm reagiert?
3. Wo bzw. in welchem Bereich des extrakorporalen Systems muss ich die Ursache suchen?
4. Welche Maßnahme ergreife ich, wenn ich die Ursache gefunden habe?

6.5 Störungen ohne Alarm

Eine Störung ohne Gerätealarm ist wohl das Schlimmste, was während der Dialyse passieren kann. An den folgenden Beispielen wird deutlich, dass das Dialysegerät nur Veränderungen „größeren Ausmaßes" wahrnehmen kann und auch nur dann einen Alarm auslöst. Weiterhin gibt es Bereiche im extrakorporalen System, die nur indirekt monitorisiert sind und somit nicht direkt einer Drucküberwachung unterliegen.

Kontinuierlicher Blutverlust aus dem extrakorporalen System

Der Heparinschlauch löst sich von der Perfusorspritze. Der Blutverlust pro Zeiteinheit ist zu gering, um eine ausreichende venöse Druckreduzierung zu erzeugen. Die Folge ist ein nicht unerheblicher Blutverlust.

Knickstelle im Blutschlauchsystem

Durch unsachgemäße Vorbereitung knickt während der Dialyse der Blutschlauch etwas ab, z. B. kurz vor dem Dialysatoreingang. Da der Schlauch an dieser Stelle nicht vollständig verschlossen ist, kommt es zu keiner ausreichenden venösen Druckreduzierung und keinem geräteseitigen Alarm. Eine Hämolyse ist somit nicht mehr auszuschließen (➤ Kap. 12.2).

Herausgerutschte venöse Punktionskanüle

Das unbemerkte teilweise oder völlige Herausrutschen der venösen Punktionskanüle während der Behandlung ist wohl der „worst case" in der Dialyse. Im ungünstigsten Fall, wenn sich z. B. die venöse Kanülenöffnung noch unterhalb eines Tupfers befindet, ist der venöse Rücklaufdruck etwa gleich hoch wie vorher. Es kommt zu keiner ausreichenden venösen Druckreduzierung und das Dialysegerät löst keinen Alarm aus. Bei 300 ml Blutfluss ist der Patient nach wenigen Minuten verblutet. Dies kann leider traurige Realität sein. So verstarben in den letzten Jahren mehrere Patienten in deutschen Dialyseeinrichtungen.

6.6 Notbetrieb bei Stromausfall

Moderne Dialysegeräte sind mit Akkumulatoren ausgestattet, die bei einem Stromausfall die wichtigsten Gerätefunktionen über einen Zeitraum von ca. einer Stunde aufrechterhalten (➤ Tab. 6.3). Ältere Gerätetypen können dies häufig nicht. Bringen Sie also für sich in Erfahrung, ob die Dialysegeräte Ihrer Einrichtung über funktionstüchtige Akkus verfügen oder nicht. Wenn ja, können Sie dem nächsten Stromausfall gelassen entgegensehen. Sollten die Dialysegeräte allerdings über keinen oder nur über einen funktionsuntüchtigen Akku verfügen, dann werden diese Geräte bei Stromausfall überhaupt **nichts** mehr machen, und die einzige Möglichkeit der Blutrückgabe ist jene mit Handkurbelbetrieb. **Achtung:** Denken Sie jedoch in einem solchen Fall daran, den venösen Behandlungsschlauch aus der Quetschklemme zu nehmen, da diese immer geschlossen ist, wenn das Gerät außer Betrieb ist!

Tab. 6.3 Gerätefunktionen bei Stromausfall

Gerätefunktion	Dialysegeräte ohne Akku	Dialysegeräte mit Akku
Bildschirm, LED-Anzeigen, Schriftzeilen	Inaktiv	Die wichtigsten sind aktiv
Extrakorporaler Blutkreislauf	Inaktiv	Aktiv
Heparinperfusor	Inaktiv	Aktiv
Blutseitige Alarmfunktionen	Inaktiv	Aktiv
Luftdetektor	Inaktiv	Aktiv
Dialysedaten	Unterschiedlich je nach Gerätetyp	Bleiben erhalten
Dialysatführendes System	Inaktiv	Inaktiv
Dialysatseitige Alarmfunktionen	Inaktiv	Inaktiv
Ultrafiltration	Inaktiv	Inaktiv
Notbetrieb	Nicht möglich	30–60 Minuten, je nach Akkuleistung
Blutrückgabe	Handkurbelbetrieb	Normale Blutrückgabe mit Blutpumpe

Resümee

Hieran werden Sie gemessen!

„Sie müssen sich theoretisch und auch praktisch mit den Alarmen befassen. Das erwartet man von Ihnen. Dieses Buch bietet Ihnen das nötigte Rüstzeug dazu.“

Denn nur wer sich regelmäßig intensiv theoretisch und auch praktisch mit Alarmen und Fehlern am Dialysegerät beschäftigt, wird in echten Alarmsituationen routiniert und kompetent agieren können.

VORSICHT: PRÜFUNG!

1. Wie reagieren Dialysegeräte üblicherweise bei einem blutseitigen Alarm?
2. Wo befindet sich im extrakorporalen System der Unterdruckbereich, wo der Überdruckbereich?
3. Innerhalb welcher Strecke des extrakorporalen Systems suchen Sie bei einem venösen Überdruckalarm nach möglichen Ursachen?
4. Nennen Sie mindestens drei mögliche Ursachen bei einem positiven Venendruckalarm!
5. Welche Störungen können häufig ohne Alarm bleiben?
6. Welche Funktionen halten Ihre Dialysegeräte bei Stromausfall aufrecht?

WISSENSBEREICH 3: BEHANDLUNGSDURCHFÜHRUNG

Liebe Leserinnen und Leser,
»wir schreiben das Jahr 2266, die Enterprise befindet sich auf dem Weg zu einer befreundeten Galaxie. Mit dabei ist der Bordarzt Admiral McCoy, genannt »Pille«, der es nicht fassen kann, dass es im 21. Jahrhundert Dialyse gab. Im Jahr 2266 reicht eine Tablette, und das Nierenleiden ist behoben.«

Kommen wir zurück in die 20er Jahre des 21. Jahrhunderts. Die Entwicklungen in der Dialyse sind enorm. Aber eine Tablette, die zur Spontanheilung der dialysepflichtigen Erkrankung führt, gibt es (noch) nicht. Bei Verschlechterung von Klinik und Wohlbefinden erfolgt die strukturierte Aufnahme des Patienten ins Dialyseprogramm. In dieser Phase ist das Wissen über die unterschiedlichen Verfahren der Hämodialyse (Blutwäsche) unverzichtbar
Lesen Sie hierzu Kapitel 7.

Ein Hämodialyseverfahren setzt einen dauerhaften Gefäßzugang voraus. Dazu zählen der Shunt als Zugang der ersten Wahl, der Prothesenshunt als Zugang der zweiten Wahl und der getunnelte Vorhofkatheter als Zugang der dritten Wahl. Das theoretische Wissen finden Sie in Kapitel 10. Und wer den blutigen Einblick nicht scheut, dem empfehlen wir eine Hospitation einer Shunt-Operation. Wir versprechen Ihnen einen unvergesslichen Tag zum Nulltarif und viele Aha-Erlebnisse beim direkten Blick auf die filigranen Blutgefäße, in die Sie später mit Dialysekanülen hineinstechen werden.
Lesen Sie hierzu Kapitel 10.

Apropos Shuntpunktion: Die Punktionen gehören fortan zu Ihrem festen Aufgabengebiet. Es ist reines Handwerk und muss in kleinen Schritten erlernt werden. Zugegeben. Nicht jeder Mensch verfügt über ein ausgeprägtes handwerkliches Geschick. Das soll Sie aber nicht entmutigen, sondern vielmehr dazu ermuntern, der Klassifizierung der Shuntgefäße zu folgen um sich so von einer Schwierigkeitsstufe zur nächsten hoch zu punktieren.
Lesen Sie hierzu Kapitel 11.

Es gibt manchmal auch Fälle, da muss es plötzlich ganz schnell gehen. Zunächst war es eine scheinbar bedeutungslose Verletzung am Daumen. Ein paar Stunden später zeigten sich erste Entzündungszeichen, die sich rasant über die gesamte Hand bis in den Arm ausbreiteten.

WISSENSBEREICH 3: BEHANDLUNGSDURCHFÜHRUNG

Im Krankenhaus kam es zum septischen Schock mit akutem Nierenversagen (ANV). Wegen des fehlenden Gefäßzugangs benötigte der Patient einen Dialysekatheter, der in örtlicher Betäubung durch die Punktion der großen Halsvene bis vor das Herz vorgeschoben wird (vgl. Kap. 10.4). Die Dialysebehandlung erfolgte stationär mit einem kontinuierlichen Blutreinigungsverfahren. Wie sich diese von den intermittierenden Verfahren unterscheiden: **Lesen Sie hierzu Kapitel 8.**

Was für alle Blutreinigungsverfahren gilt: »Kommt Blut mit Luft oder Oberfläche in Berührung, so führt das zur Aktivierung der Blutgerinnung«. Lebensnotwendig, da wir sonst bereits bei einer kleinen Verletzung verbluten würden. »Biokompatibilität« heißt das Zauberwort: Seit Jahrzehnten wird nach Materialien geforscht, die das Blut als nicht-fremd erkennt. Dann könnte auf den Einsatz von Heparin verzichtet werden. Das ist noch nicht ganz gelungen. Aber vor 30 Jahren wurden pro Dialyse ca. 5.000 Einheiten Heparin initial und bis zu 2.500 Einheiten pro Stunde benötigt. Dagegen liegen wir heute fast im »homöopathischen Bereich«. **Lesen Sie hierzu Kapitel 9**.

»*Nach Murphys Gesetz geht alles einmal schief, was nur schiefgehen kann*«, so auch bei den medizinischen Komplikationen. Allerdings, und das möchten wir hinzufügen: Auf Häufigkeit und Ausmaß der Katastrophen haben Sie einen maßgeblichen Einfluss. Sie müssen lernen, medizinische Komplikationen frühzeitig zu erkennen, die Ursachen zuzuordnen und sie dann mit sicherem Sachverstand zu beheben. **Lesen Sie hierzu Kapitel 12**.

»Ich hatte heute eine gute Dialyse«, berichtete ein Patient, als er nach Hause kam. Aber was heißt gute Dialyse? War die Dialyse auch effektiv und konnten ihm in dieser Zeit genügend Giftstoffe und Wasser entzogen werden? Die gesunden Nieren arbeiten 7 Tage mal 24 Stunden und somit pro Woche 168 Stunden. Die Dialyse dauert bestenfalls 3 x 5 Std. = 15 Std./Woche. Das sind unter 10% der Normalfunktion – reicht das aus? Zählt nur die Zeit oder gibt es noch andere Möglichkeiten, die Dialyseeffektivität zu steigern? Gibt es eine Dialysedosis als Verordnung, wie ein Medikament? Und wer passt auf, dass die verordnete Dosis dem Patienten auch zuteil wird? Gibt es Kennzahlen in der Dialyse, anhand derer die Effektivität abgeleitet werden kann und die festlegt, ab wann die Dialyse vom Kostenträger erstattet wird?
Lesen Sie hierzu Kapitel 13.

KAPITEL

7

Gerd Breuch

Blutreinigungsverfahren ambulant

In diesem Kapitel stellen wir Ihnen die einzelnen Blutreinigungsverfahren der terminalen Niereninsuffizienz vor. Die Nierentransplantation, das effektivste und insbesondere in Bezug auf die Lebensqualität wünschenswerteste Behandlungsverfahren, werden Sie in unseren Ausführungen vergeblich suchen. Wir, die Autoren und Herausgeber, sind der Meinung, dass Sie im ersten Schritt Ihrer Professionalisierung den Fokus primär auf die täglichen Verrichtungen im beruflichen Alltag legen sollten. Dies bedeutet perspektivisch nicht, dass Sie das Thema Nierentransplantation in Ihrem theoretischen Exkurs komplett aussparen sollen, im Gegenteil. Doch wir beziehen uns auf eine alte Weisheit, die besagt: *Man mache einen Schritt nach dem anderen.* Die Nierentransplantation würde somit den Rahmen dieses Buches sprengen.

Stellen Sie sich vor, vier neue Patienten stehen zur Aufnahme der Nierenersatztherapie an. Jeder Patient wird individuell betrachtet, nicht nur unter medizinischen Gesichtspunkten, sondern auch unter psychosozialen Aspekten. In den nun folgenden Abschnitten werden wir jedem einzelnen Patienten gerecht, indem wir für jeden das geeignete Verfahren auswählen und ausführlich besprechen.

Doch zunächst beschäftigen wir uns mit der Indikationsstellung zur Aufnahme einer regelmäßigen Nierenersatztherapie.

7.1 Indikationen

Absolute Indikationen, die einen unverzüglichen Behandlungsbeginn mit einer Nierenersatztherapie (Hämodialyse, Hämofiltration, Hämodiafiltration, Peritonealdialyse) bei terminaler Niereninsuffizienz notwendig machen, sind:

- Perikarditis
- Lungenödem
- Hyperkaliämie (> 6,5 mmol/l)
- Urämische Polyneuropathie
- Urämische Enzephalopathie
- Schwere gastrointestinale Symptome
- Therapieresistenter Anstieg des Blutdrucks
- Oligo-Anurie
- GFR unter 5–7 ml/min

Darüber hinaus gibt es keine festen Regeln, wann mit der Behandlung begonnen werden muss. Das subjektive Befinden des Patienten ist immer wichtiger als Laborwerte. Einige Patienten leben auch bei einer Kreatinin-Clearance von 10 ml/min (Kreatinin-Clearance beim nierengesunden Erwachsenen > 90 ml/min) ohne Dialysebehandlung bei gutem klinischen Zustand. Andere entwickeln bei diesem Wert urämiebedingte Symptome wie Leistungsschwäche, Inappetenz, Übelkeit und Erbrechen und Gewichtsverlust durch Katabolismus (Eiweißabbau).

Bevor Sie sich den nun folgenden Ausführungen widmen, ist es sinnvoll, zunächst die ➤ Kap. 1 bis ➤ 3 (noch einmal) zu lesen. Dieses Kapitel 7 baut darauf auf.

7.2 Hämodialyse (HD)

FALLBEISPIEL

Gehen wir davon aus, dass für unseren ersten Patienten die Indikation gestellt ist und somit die Aufnahme einer regelmäßigen Nierenersatztherapie unumgänglich ist. Nun stellt sich die Frage, welche Nierenersatztherapie unter Berücksichtigung der medizinischen und psychosozialen Aspekte die günstigste für den betroffenen Patienten ist.
Der Patient ist 49 Jahre alt, Außendienstmitarbeiter eines großen Pharmakonzerns, und möchte gern weiterhin berufstätig bleiben. Aufgrund seiner Berufstätigkeit wäre für ihn das günstigste Verfahren die Heimhämodialyse. Da er jedoch in keiner festen Partnerschaft lebt und alleine wohnt, entscheidet er sich nach einem ausführlichen Gespräch mit dem behandelnden Arzt und der leitenden Pflegekraft für die Therapieoption „Hämodialyse im Zentrum".

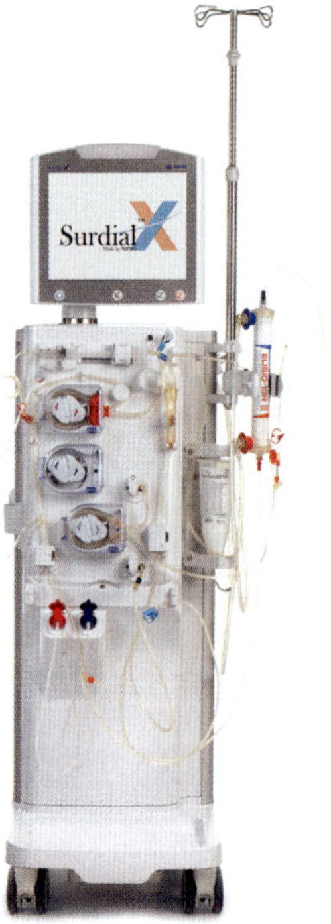

Abb. 7.1 Dialysegerät Surdial X der Firma Nipro Europe NV. [V540]

7.2.1 Grundlagen

Die Hämodialyse ist das am weitesten verbreitete künstliche Blutreinigungsverfahren, das bei der terminalen Niereninsuffizienz zum Ersatz der Entgiftungs- und Ausscheidungsfunktion eingesetzt wird. Wie schon beschrieben, wird das Blut des Patienten mittels einer Blutpumpe durch ein Schlauchsystem (arterielles System) in einen Dialysator (➤ Abb. 7.1, ➤ Abb. 7.2) geleitet.

Der Dialysator ist die Schnittstelle zwischen Mensch und Maschine (➤ Kap. 3). In ihm fließen das Blut auf der einen und die Dialysierlösung auf der anderen Seite einer semipermeablen Membran gegenläufig (Gegenstromprinzip) zueinander. Der primär wirksame Transportmechanismus bei der Hämodialyse ist die **selektive Diffusion.** Die Porengröße der semipermeablen Membran des Dialysators entscheidet darüber (selektiert), welche Moleküle aus dem Blut in die Dialysierlösung und umgekehrt diffundieren können. Die Membran ist für Wasser, kleinere und mittlere Moleküle durchlässig. Blutzellen und größere Moleküle, z. B. Proteine, können die Membran nicht passieren.

Die **Konvektion** hingegen spielt als Transportmechanismus bei der Hämodialyse eine nur nachgeordnete Rolle. Sie kommt als Begleiterscheinung der Ultrafiltration und bei der Hämodialyse mit Highflux-Dialysatoren (➤ Kap. 3.7) durch das Mitreißen von gelösten Substanzen mit dem Lösungsmittel Wasser zum Tragen. Die Transportrate einer Substanz hängt bei der Hämodialyse vor allem vom **Konzentrationsgefälle** (Konzentrationsgradienten) zwischen Blut und Dialysierlösung ab. Der **Konzentrationsgradient** wiederum ist im Wesentlichen von der Flussrichtung des Blutes und der Dialysierlösung abhängig (Gleichstrom/Gegenstrom). Darüber hinaus wird die Diffusionsrate einer Substanz von der Molekülgröße und dem Diffusionswiderstand der Membran beeinflusst.

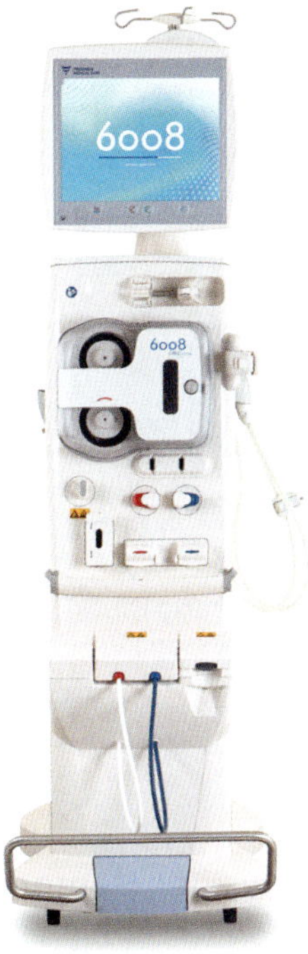

Abb. 7.2 Dialysegerät 6008 der Firma Fresenius. [U222–1]

Um dem Patienten überschüssige Flüssigkeit während der Behandlung zu entziehen, wird das Prinzip der **Ultrafiltration** angewendet. Ultrafiltration ist das Ergebnis der Druckdifferenz zwischen dem Überdruck auf der Blutseite und dem Unterdruck auf der Dialysatseite.

Nach dem Passieren des Dialysators fließt das gereinigte Blut durch das venöse Schlauchsystem über einen Luftdetektor zurück zum Patienten (vgl. auch ➤ Kap. 1.2.1).

MERKE

Die Hämodialyse ist ein effektives Nierenersatztherapieverfahren, bei dem die Urämietoxine zur Entgiftung primär durch das physikalische Prinzip der selektiven Diffusion aus dem Blut entfernt werden. Um überschüssige Flüssigkeit zu entziehen, wird das Prinzip der Ultrafiltration angewendet. Die Konvektion spielt als Begleiterscheinung der Ultrafiltration eine untergeordnete Rolle.

Sowohl der sichtbare extrakorporale Blutkreislauf (Blutseite) als auch der Wasser- oder Dialysatkreislauf (Dialysatseite, umgangssprachlich auch „Wasserseite" genannt) im Gerät wird durch zahlreiche Überwachungseinheiten kontrolliert. Folgende Parameter werden blutseitig überwacht (➤ Abb. 7.3) (vgl. auch in ➤ Kap. 1, Abb.1.4):

- Arterieller Druck
- Venöser Druck
- Dialysatoreingangsdruck
- Transmembrandruck

Die arterielle und venöse Drucküberwachung erfolgt über flüssigkeitsundurchlässige Druckableiter, die unmittelbar vor der Blutpumpe (arterieller Druckableiter) und im Bereich der venösen Luftfalle (venöser Druckableiter) angebracht sind. Die Druckverhältnisse im extrakorporalen System übertragen sich auf die Luftpolster innerhalb der Druckableiter, werden vom Dialysegerät gemessen und in mmHg angezeigt. Da der Bereich zwischen der Blutpumpe und der venösen Luftfalle nur einer indirekten Drucküberwachung unterliegt, gehen einige Dialysegerätehersteller Hersteller dazu über, einen dritten Druckableiter (Dialysatoreingangsdruck) innerhalb des extrakorporalen Systems zu integrieren. (vgl. auch ➤ Abb. 1.4 in ➤ Kap. 1, Komponente Nr. 7.) Dieser Druckableiter befindet sich unmittelbar vor dem Dialysator und signalisiert dem Anwender frühzeitig eventuelle Druckanstiege innerhalb des blutführenden Systems bei Thrombenbildung (Clotting) im Dialysator.

Der Transmembrandruck (TMP) hingegen wird geräteseitig berechnet und ebenfalls in mmHg angegeben. Er errechnet sich aus der Druckdifferenz zwischen der Blutseite und der Dialysatseite im Dialysator. Dialysegeräte berechnen den TMP wie folgt:

Blutseitiger venöser Druck –
Druck im geschlossenen Dialysatkreislauf = TMP

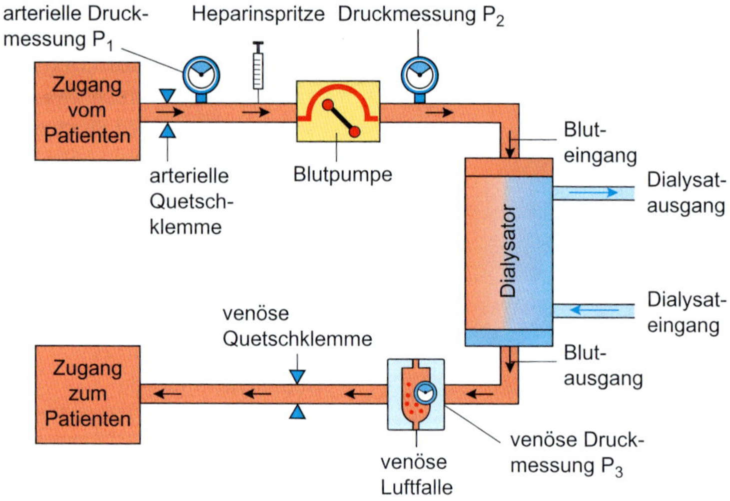

Abb. 7.3 Extrakorporaler Blutkreislauf bei der Hämodialyse. [L143]

Die vom Dialysegerät angezeigten Druckwerte sind während der Behandlung jeweils von einem oberen und einem unteren Grenzwert umgeben. Sollte der Ist-Wert einen Grenzwert über- oder unterschreiten, wird das Gerät Alarm (➤ Kap. 6) auslösen. Die üblichen Alarmreaktionen bei blutseitigen Alarmen sind der akustische und der optische Alarm, die Blutpumpe stoppt und die venöse Quetschklemme schließt. Die Alarmbehebung bei blutseitigen Alarmen muss immer manuell vom Bediener erfolgen. Die gleiche Alarmreaktion erfolgt auch bei Lufterkennung im extrakorporalen System.

Darüber hinaus überwacht ein Luftdetektor, zumeist unterhalb der venösen Luftfalle mittels Ultraschall die Luftfreiheit des Blutes. Dialysegeräte der neuesten Generation verfügen ferner über eine Leckageüberwachung des extrakorporalen Systems. Das Ziel ist dabei immer, einen Blutaustritt am BSS, verursacht durch einen Defekt oder durch unsachgemäße Anwendung, so frühzeitig wie möglich zu erkennen, noch bevor der Patient eine lebensbedrohliche Blutmenge verloren hat.

7.2.2 Praxis der Hämodialyse

Die praktische Einarbeitung in die in Ihrem Dialysezentrum durchgeführten Behandlungsverfahren, können und wollen wir im Rahmen dieses Buchs nicht abbilden. Sie unterliegt den zentrumsspezifischen Gegebenheiten und hängt wesentlich vom Zeitkontingent, der Motivation Ihres Praxisanleiters und ganz besonders von Ihrer persönlichen Motivation ab. Wir raten Ihnen, Ihre Einarbeitungsschritte in einem Einarbeitungshandbuch zu dokumentieren, um so Vollständigkeit und Nachvollziehbarkeit Ihrer Einarbeitung zu gewährleisten

Vorbereitung

Achtung:
Die nachfolgend beschriebenen Tätigkeiten bauen auf die in ➤ Kap. 1.2 beschriebenen Tätigkeiten auf. Daher wird empfohlen, zuvor oder parallel auch das ➤ Kap. 1.2 (nochmals) zu lesen.

Desinfektions-Check

Denken Sie daran, dass es Ihre Aufgabe ist, sicherzustellen, dass der wasserführende Teil des Dialysegeräts vor jeder Behandlung nach Herstellerangaben desinfiziert und, sofern es der Gerätehersteller fordert, nach Beendigung der Zwangsspülphase mit geeigneten Teststreifen oder Testlösungen auf Desinfektionsmittelrückstände überprüft wird. Die Desinfektionsmittelfreiheit wird unter Angabe der Gerätenummer im Dialyseprotokoll dokumentiert. Anschließend kann das Dialysegerät weiter vorbereitet werden. Bei einer thermischen Desinfektion mit Zitronensäure ist eine Testung der Desinfektionsmittelfreiheit nach der Desinfektions- und Freispülphase nicht zwingend erforderlich. Richten Sie sich aber immer nach den Angaben der Gerätehersteller.

Anamnese

Führen Sie vor der Dialyse ein kurzes Anamnesegespräch durch, bei dem das aktuelle Befinden und Besonderheiten im dialysefreien Intervall erfragt werden. Wenn Zweifel bestehen, ob der Patient dialysefähig ist, informieren Sie den Arzt.

Die Kurzanamnese ist besonders wichtig bei Erstdialysen und Urlaubsdialysen. Neue Patienten sollten Sie auf jeden Fall noch einmal eingehend nach Besonderheiten wie Muskelkrämpfen, Allergien, Blutdruckverhalten und Erkrankungen (Diabetes mellitus, Herzerkrankungen) befragen.

Wiegen des Patienten

Der Patient sollte beim Wiegen stets gleich schwere Kleidung tragen und entweder immer mit oder immer ohne Schuhe gewogen werden. Dies sollte in der Dokumentation erkennbar sein.

Achtung: Alles Weitere zum Wiegen und zur daraus resultierenden Berechnung der Ultrafiltrationsrate lesen Sie bitte unbedingt in ➤ Kap. 1.2.3.

Positionieren des Patienten

Die Kleidung des Patienten sollte locker und angenehm sitzen. Der Shuntarm darf nicht eingeschnürt sein und sollte gut sichtbar auf einer festen Unterlage liegen.

Vitalzeichenkontrolle

Der Blutdruck und die Pulsfrequenz sollten vor und nach dem Anlegen gemessen werden sowie mindestens stündlich während der Behandlung. Denken Sie daran, dass Herzrhythmusstörungen Zeichen einer Hyperkaliämie sein können, insbesondere nach einem langen dialysefreien Intervall.

Patienten auf Überwässerungszeichen kontrollieren

Kontrollieren Sie vor Beginn der Dialyse, ob der Patient Ödeme an den Knöcheln, im Gesicht (v. a. Lidödeme) oder am Kreuzbein (bei bettlägerigen Patienten) aufweist, und fragen Sie ihn, ob er Atemnot (Überwässerung der Lunge) hat. Aus Gewichtszunahme, Blutdruck, Allgemeinbefinden und den Zeichen der Überwässerung wird das Maß der bei der Dialyse notwendigen Ultrafiltration vom Arzt bestimmt.

Eingabe aller Behandlungsdaten

Um einen ruhigen und reibungslosen Ablauf bei Behandlungsbeginn zu gewährleisten, empfiehlt es sich noch vor der Shuntpunktion, alle Behandlungsdaten geräteseitig zu programmieren. Diese werden unterschieden zwischen dialysatseitigen und blutseitigen Behandlungsdaten und Daten zur Antikoagulation (vgl. auch ➤ Kap. 1.2.4).

Kreislaufinstabile Patienten

Denken Sie daran, dass bei kreislaufinstabilen Patienten das arterielle und das venöse System direkt nacheinander an die jeweiligen Nadeln angeschlossen werden. Diese

Art des Anlegens nennt man geschlossenes Anlegen oder **isovolämisches Anlegen.** Sie legen den Patienten also mit vollem Blutschlauchsystem an und entziehen ihm nicht direkt zu Beginn ca. 250 ml Flüssigkeit (in diesem Fall Blut) aus dem Körper. Die so am Anfang infundierten 250 ml NaCl-Lösung müssen allerdings in die Ultrafiltrationsbilanz miteinbezogen werden.

Einstellungen der Blutpumpe und des Dialysatflusses

Stellen Sie die Geschwindigkeit der Blutpumpe langsam auf den patientenüblichen Maximalwert ein und berücksichtigen Sie dabei auch den arteriellen und venösen Druck. In den meisten Fällen wird die Blutpumpengeschwindigkeit auf einen Wert zwischen 240 und 350 ml pro Minute eingestellt. Dieser ist abhängig vom Blutangebot im Shuntgefäß, der optimalen Kanülenlage bei der Punktion und dem gewählte Durchmesser der Kanüle. Ein hoher Blutfluss steigert die Dialyseeffektivität. Die Dialysatflussrate beträgt entweder standardmäßig 500 ml pro auswirkt. Darüber hinaus ist es möglich, den Fluss der Dialysierlösung zu variieren.

Anschluss und Überwachung

Fixieren des Schlauchsystems

Gleich nach dem Anschluss erfolgt die Fixierung der Blutschläuche zwischen Daumen und Zeigefinger mit einem Pflasterstreifen an der Hand des Shuntarms. Eine gute Alternative bietet das Armband von ROTO-CLIX ® (vgl. ➤ Kap. 11; ➤ Abb. 11.6). Um nicht mit den Füßen an den zu- und abfließenden Schläuchen hängen zu bleiben, empfiehlt es sich, diese am Patientenbett mit einem langen Pflasterstreifen oder mit einer Schlauchklemme zugfrei zu befestigen. Die Blutschläuche sollten den Boden nicht berühren.

Überwachung des Patienten während der Behandlung

Während einer mehrstündigen Dialysebehandlung ist die psychische Betreuung des Patienten ein wichtiger Bestandteil einer qualifizierten und individuellen Dialysetherapie. Die Gerätekontrolle, die optische Überprüfung des extrakorporalen Kreislaufs und des Shunts sowie die Vitalzeichenkontrolle des Patienten und die dazugehörige Dokumentation erfolgen mindestens stündlich.

Bei niedrigem Blutdruck überprüfen Sie die UF-Rate und reduzieren diese ggf. nach Arztinformation. Stellen Sie das Fußende von Bett oder Liege nach oben. Aber wie hoch? Befinden sich die Zehenspitzen höher als der Brustkorb des Patienten, kommt es zur sog. Autotransfusion und der Kreislauf wird sich stabilisieren, aber jetzt besteht erhöhte Gefahr für Muskelkrämpfe in den Beinen. Daher aufgepasst (lesen Sie hierzu auch ➤ Kap. 12.2.1 und ➤ Kap. 12.2.2):

Bei zu hohem Blutdruck sollten Sie das Fußende tiefer stellen und den Arzt informieren (lesen Sie hierzu auch ➤ Kap. 12.2.3).

MERKE

Die Qualität der Überwachung ist geprägt von einer guten Beobachtung des Patienten durch die Pflegekräfte. Alle Informationen zum Befinden des Patienten sollten dokumentiert und in Übergabegesprächen mit Kollegen und Ärzten ausgewertet werden. Anzustreben ist, dass der Patient sich bei allen Pflegenden einer Dialyseeinrichtung gleich sicher und gut betreut fühlt. Die Abläufe im Dialysezentrum sollten so organisiert sein, das zu jeder Behandlung eine für die Durchführung verantwortliche Person benannt ist und im Behandlungsprotokoll, sowie auch für den Arzt, dokumentiert wird. Für den Patienten ist es von Vorteil, wenn eine Pflegekraft während einer Behandlung für ihn zuständig ist.

Alarme während der Behandlung

Für Patienten bedeuten Alarme während der Behandlung einen Effektivitätsverlust ihrer Dialysetherapie. Die Blutpumpe stoppt oder das Gerät schaltet in den Bypass, es findet keine Dialyse statt. Bei vielen neuen Geräten verlängert sich mit jedem Alarm die Dialysezeit, da die Zeitspanne des Alarms zur vorgewählten effektiven Dialysezeit addiert wird. Deshalb ist es notwendig, bereits in der Vorbereitung der Dialysegeräte auf einen korrekten Aufbau zu achten und während der Behandlung eine konsequente Überwachung durchzuführen.

Alarme und Funktionsstörungen können bei den Patienten Ängste hervorrufen. Treten Sie bei Gerätealarmen unaufgeregt und konzentriert auf, nur so geben Sie dem Patienten ein Gefühl der Sicherheit. Ihr erster Blick gilt dem Patienten, um durch Krankenbeobachtung medizinische Komplikationen auszuschließen. Der auftretende Alarmton wird, falls es sich nicht um vital gefährdende Situationen handelt, ausgeschaltet. Versuchen Sie den ursächlichen Alarm von den Folgealarmen zu trennen. Informieren Sie den Patienten über die Ursache und die Beseitigung der Alarmsituation. Wenn bei Ihnen Unsicherheiten bezüglich der Ursachenfindung bestehen, sollten Sie einen erfahrenen Kollegen zu Rate ziehen. Diskussionen vor dem Patienten werden dabei unbedingt vermieden. Nur wenn die Ursache des Alarms eindeutig bekannt ist, kann eine Neueinstellung durchgeführt werden. **Leichtfertiges Verändern der Grenzwerte oder alarmüberbrückende Maßnahmen können lebensgefährdende Folgen haben!**

Um einer Koagulation des Blutes im extrakorporalen System vorzubeugen, muss bei einem Problem mit längerem Stopp der Blutpumpe eine komplette Blutrückgabe erfolgen. Bei Punktionsproblemen erfolgt die Blutrückgabe über die noch verbliebene Kanüle. Vor dem Wiederanschluss werden beide Punktionskanülen auf die weitere Funktionalität geprüft.

Bei nicht zu beseitigenden Störungen muss das Dialysegerät ausgetauscht werden. Der Gerätetechniker ist zu informieren, eine entsprechende Dokumentation findet im Dokumentationssystem und im Gerätebuch statt.

MERKE

Verlassen Sie sich bei der Überwachung einer Dialyse nicht ausschließlich auf die Gerätetechnik. Regelmäßige Kontrollen mit wachsamen Augen und offenen Ohren sind durch kein Gerät der Welt zu ersetzen!

Ablegen des Patienten

Nach dem Ablegen des Patienten führen Sie eine Sichtkontrolle des gesamten extrakorporalen Systems durch, um eine eventuelle Koagelbildung in den Luftfallen und geronnene Hohlfasern im Dialysator zu bemerken und zu dokumentieren. In diesem Fall sollte bei der nächsten Dialyse der Gerinnungsstatus, beispielsweise mittels der ACT (➤ Kap. 9.2.1) überprüft und die Heparindosierung angepasst werden.

Bei Patienten mit Autoregulationsstörungen, z. B. Diabetikern, werden Blutdruck und Puls nach der Dialyse im Sitzen und im Stehen gemessen.

So weit zu unseren kleinen Praxistipps. Wenden wir uns jetzt den speziellen Therapieoptionen der Hämodialyse zu.

7.2.3 Therapieoptionen der Hämodialyse

Single-Needle-Dialyse (SN-Dialyse)

Der kontinuierliche Blutfluss vom Shunt zum Dialysator und wieder zurück zum Shunt setzt normalerweise zwei getrennte Zugänge (Kanülen) voraus. Diese Idealsituation finden wir jedoch häufig nicht vor. Oft gelingt nur eine Shuntpunktion oder die Dialyse muss über einen einlumigen zentralen Venenkatheter (ZVK) durchgeführt werden. Wie das funktionieren kann, sehen wir uns im nächsten Abschnitt an.

Wenn nur eine Punktionskanüle oder ein einlumiger ZVK zur Verfügung steht, muss die Entnahme (arterielle Phase) und Rückgabe (venöse Phase) des Blutes abwechselnd aus diesem singulären Gefäßzugang vollzogen werden. Zu diesem Zweck wird entweder eine SN-Punktionskanüle (Doppelschlauchkanüle) oder bei einem ZVK ein Y-Stück zwischen Katheter und extrakorporalem Blutkreislauf angebracht.

Es gibt unterschiedliche technische Möglichkeiten, die Dialyse mit nur einem einzigen Gefäßzugang umzusetzen. Es ist sehr abstrakt und wenig zielführend, die technischen Abläufe der unterschiedlichen Verfahren im Detail darzustellen. Prüfen Sie, welche der vier Varianten, die wir Ihnen nachfolgend in gebotener Kürze vorstellen, in Ihrem Zentrum angewendet wird. Versuchen Sie im ersten Schritt, die technischen Abläufe genau zu verstehen. Anschließend beschäftigen Sie sich mit den ebenfalls in diesem Abschnitt skizzierten Möglichkeiten der Behandlungssteuerung, die für Ihren Berufsalltag sehr bedeutsam sein können.

SN-Verfahren nach Kopp (Klick-Klack)

Jedes Dialysegerät beherrscht als Notverfahren das *SN-Verfahren nach Kopp,* besser bekannt unter der Bezeichnung SN-Klick-Klack. Bei diesem Verfahren wird mittels nur einer laufenden Blutpumpe Überdruck gegen die geschlossene venöse Klemme unterhalb der Luftfalle aufgebaut. Nach dem Stopp der Blutpumpe öffnet sich die venöse Absperrklemme und das Blut des Patienten strömt, getrieben vom Überdruck, zum Patienten zurück. Dieses Verfahren ist wenig effektiv und ungeeignet für die Dauerbehandlung eines dialysepflichtigen Patienten. Trotzdem sollten Sie es auf jeden Fall beherrschen. Dieses SN-Verfahren ermöglicht es Ihnen, ohne Umbau des extrakorporalen Systems, eine als Zwei-Nadel-Dialyse begonnene Behandlung trotz auftretender Gefäßprobleme zu beenden.

MERKE

Falls Sie in die Situation kommen sollten, von einer Zwei-Nadel-Dialyse auf SN-Klick-Klack umstellen zu müssen, sollten Sie auf jeden Fall die Ultrafiltrationsrate des Patienten überprüfen und ggf. reduzieren. Ansonsten besteht die Gefahr, dass aufgrund des verminderten Blutflusses das Blut im extrakorporalen System zu sehr eindickt und gerinnt.

Verfügt ein Dialysegerät über zwei Blutpumpen, kann eine wesentlich effizientere SN-Dialyse durchgeführt werden. Je nach Gerätetyp gibt es unterschiedliche SN-Systeme. Im Folgenden möchten wir Ihnen die drei Varianten vorstellen. Prüfen Sie bitte, welche der drei Varianten in den Dialysegeräten bei Ihnen im Zentrum vorhanden ist.

Variante 1: SN-Doppelpumpen-Verfahren

Das SN-Doppelpumpen-Verfahren ist in den Dialysegeräten vieler Hersteller vorhanden. Es arbeitet mit zwei großvolumigen Expansionskammern, von denen eine vor, die andere nach dem Dialysator angebracht ist. Die Blutpumpen sind dem Ganzen vor- bzw. nachgeschaltet (➤ Abb. 7.4). Im Einzelnen ist die Reihenfolge der Komponenten:

1. Arterielle Blutpumpe
2. Arterielle Expansionskammer
3. Dialysator
4. Venöse Expansionskammer
5. Venöse Blutpumpe

In der arteriellen Phase fördert die arterielle Blutpumpe Blut in die arterielle Expansionskammer und über diese durch den Dialysator bis in die venöse Expansionskammer hinein. Dabei wirkt die stehende venöse Blutpumpe hinter der zweiten Expansionskammer wie eine Schlauchklemme.

Über einen Systemdruckaufnehmer an der venösen Expansionskammer wird der obere Umschaltdruck abgeleitet. Bei Erreichen des oberen Umschaltdrucks schaltet das System in die venöse Phase um.

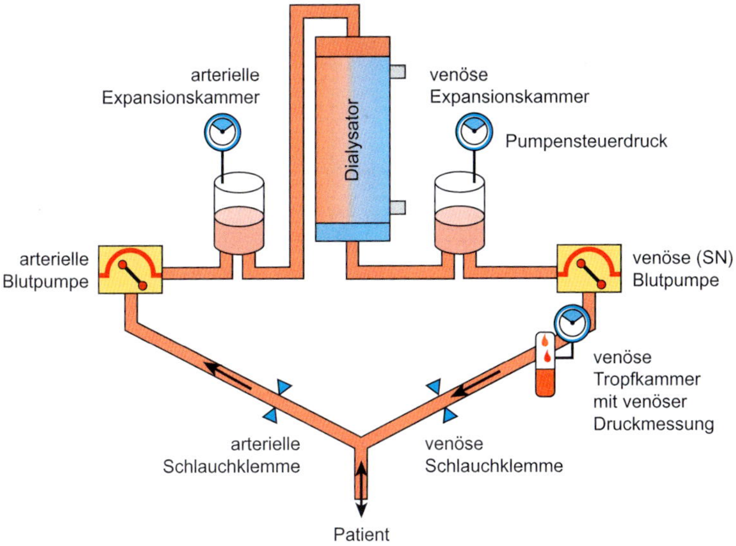

Abb. 7.4 Single-Needle-Doppelpumpenverfahren mit jeweils einer Blutpumpe vor und hinter dem Dialysator (Variante 1). [L143]

In der venösen Phase schließt die arterielle Quetschklemme, die arterielle Blutpumpe stoppt, und die venöse Blutpumpe beginnt bei geöffneter venöser Quetschklemme mit der Blutrückführung zum Patienten. Dabei fördert die venöse Pumpe Blut aus beiden Expansionskammern einschließlich des Dialysatorbereichs zurück zum Patienten. Der Vorteil dieses Verfahrens ist ein fast kontinuierlicher Blutfluss.

Wie schon angekündigt, ist die Erklärung abstrakt und vielleicht etwas verwirrend. Betrachten Sie die Grafik und insbesondere, wenn vorhanden, das laufende System in Ihrem Dialysezentrum.

Variante 2: SN-Doppelpumpen-Verfahren

Bei diesem SN-Doppelpumpen-Verfahren sind beide Blutpumpen vor dem Dialysator angebracht und die Expansionskammer befindet sich dazwischen (➤ Abb. 7.5).

In einem ersten Arbeitstakt (arterielle Phase) fördert die erste Blutpumpe (arterielle Pumpe) das Blut in eine in das Schlauchsystem integrierte Expansionskammer. Die zweite Blutpumpe (venöse oder SN-Pumpe) läuft nicht, wirkt aber als Schlauchabsperrklemme. Die venöse Schlauchabsperrklemme unterhalb der Luftfalle ist geschlossen. Die arterielle Blutpumpe läuft, bis ein oberer Druckwert in der Expansionskammer erreicht ist. Dieser ist individuell über das Hubvolumen (Blutvolumen pro Zyklus) einstellbar. Um die Rezirkulationsrate gering zu halten, wählen Sie möglichst immer das größtmögliche Hubvolumen.

Im zweiten Arbeitstakt (venöse Phase) befördert die zweite Blutpumpe (venöse oder SN-Pumpe) das Blut aus der Expansionskammer durch den Dialysator zurück zum Patienten. Die arterielle Pumpe steht und wirkt als Schlauchabsperrklemme. Die venöse Schlauchabsperrklemme unterhalb der Luftfalle ist geöffnet. Der Druck in der Expansionskammer fällt bis auf einen unteren Umschaltdruck, der die venöse Phase beendet und wieder auf die arterielle Phase umschaltet. Der wesentliche Nachteil dieses Verfahrens ist die ständige Unterbrechung des Blutflusses im Dialysator.

7

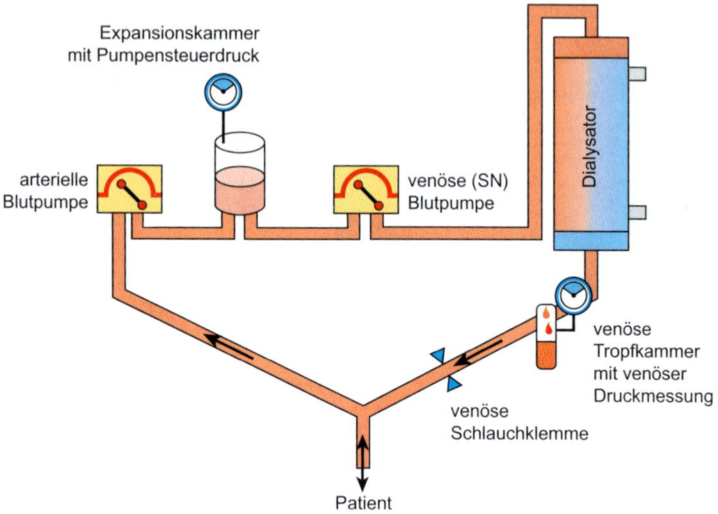

Abb. 7.5 Single-Needle-Doppelpumpenverfahren mit beiden Blutpumpen vor dem Dialysator (Variante 2). [L143]

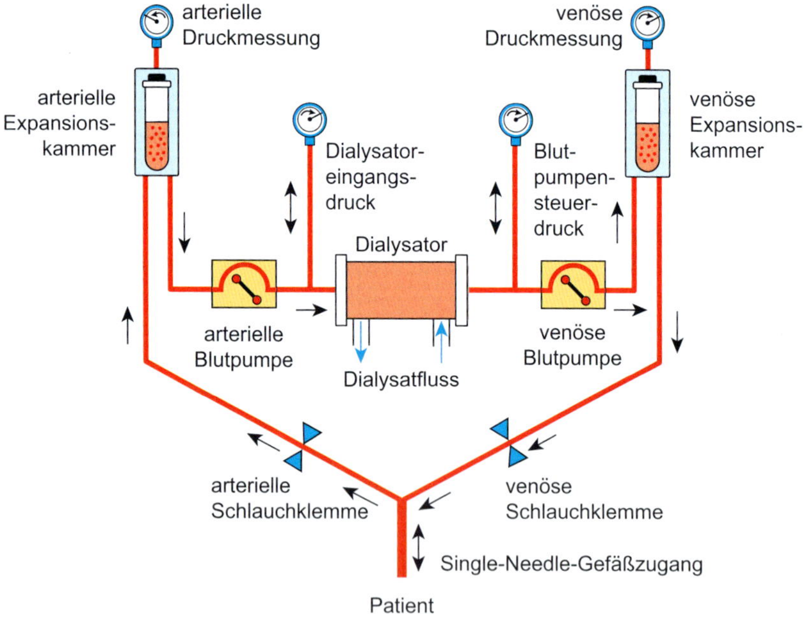

Abb. 7.6 Cross-Over-Verfahren am Dialysegerät Dialog+ der Firma B. Braun (Variante 3). [L143]

Variante 3: Cross-Over-Verfahren

Beim Cross-Over-Verfahren (➤ Abb. 7.6) handelt es sich um ein Druck-Druck-gesteuertes Doppelpumpen-SN-Verfahren an den Dialysegeräten der Firma B. Braun.

Im extrakorporalen Blutkreislauf findet man auf der arteriellen und venösen Seite jeweils eine Schlauchabsperrklemme, eine Expansionskammer mit einer Druckmessung und eine Blutpumpe. Auf der venösen Seite zwischen Dialysator und venöser Blutpumpe ist zusätzlich noch ein Blutpumpensteuerdruck geschaltet.

Arterielle Phase: Während der arteriellen Phase ist die arterielle Schlauchabsperrklemme geöffnet und die venöse geschlossen. Das Blut fließt vom Patienten in die arterielle Expansionskammer, dann durch die arterielle Blutpumpe, den Dialysator und die venöse Blutpumpe in die venöse Expansionskammer. Durch die nachgeschaltete und noch geschlossene venöse Schlauchabsperrklemme sammelt sich das Blut in der venösen Expansionskammer, in der der venöse Druck ansteigt. Bei Erreichen eines vordefinierten venösen Umschaltdrucks (z. B. 390 mmHg), schaltet dieser die Absperrklemmen um. Die arterielle Absperrklemme wird geschlossen und die venöse geöffnet. Damit beginnt die venöse Phase.

Venöse Phase: Die arterielle Blutpumpe fördert nun das Blut aus der arteriellen Expansionskammer durch den Dialysator, und die venöse Blutpumpe transportiert es weiter über die venöse Expansionskammer zurück zum Patienten. Da die arterielle Absperrklemme geschlossen ist, sinkt der Druck in der arteriellen Expansionskammer bis zu einem vordefinierten unteren Umschaltdruck (z. B. -180 mmHg), der die venöse Phase beendet und wieder zur arteriellen Phase umschaltet.

Wesentliche Merkmale dieses Doppelpumpen-SN-Systems nach dem Cross-Over-Verfahren sind im Vergleich mit herkömmlichen SN-Systemen der kontinuierliche Blutfluss und relativ konstante Druckverhältnisse im Dialysator bei kontinuierlich laufenden Blutpumpen. Beide Merkmale führen jedoch nicht zu einer Verbesserung der Effizienz der Behandlung. Im neusten Dialysegerät der Firma B. Braun (Dialog iQ) funktioniert das Cross-Over-Verfahren mit nur einer Blutpumpe.

Behandlungssteuerung einer SN-Dialyse

Bei der Behandlungssteuerung einer SN-Doppelpumpen-Dialyse ist einiges zu beachten. Die folgenden Aspekte gelten im Wesentlichen nur für konventionelle Doppelpumpensysteme und nicht für das Cross-Over-Verfahren:

- Stellen Sie möglichst hohe Geschwindigkeiten an beiden Blutpumpen (BP) ein.
- Machen Sie die Blutflussgeschwindigkeiten der beiden Blutpumpen von der jeweiligen Situation abhängig:
  - Bei allgemein guten Flussverhältnissen darf die venöse (SN-)Blutpumpe 50 ml über der arteriellen Geschwindigkeit liegen.
  - Bei schlechtem Blutangebot, aber gutem Rückfluss, darf die venöse (SN-) Pumpe doppelt so schnell laufen wie die arterielle Blutpumpe. Dies ist Ihre einzige Chance, einen halbwegs effektiven Blutfluss zu erreichen.
  - Liegt ein gutes Blutangebot vor und der Rücklauf ist mit einem hohen Druck verbunden, so stellen Sie die arterielle Blutpumpe schnell und die venöse (SN-)Blutpumpe entsprechend langsamer ein.
- Den effektiven Blutfluss bei einer SN-Dialyse berechnen Sie mit folgender Formel:

$$\frac{\text{Arterielle-BP-Geschwindigkeit} \times \text{Venöse-BP-Geschwindigkeit}}{\text{Arterielle-BP-Geschwindigkeit} + \text{Venöse-BP-Geschwindigkeit}}$$

- Das Rezirkulationsvolumen ist das Volumen an gereinigtem Blut, das nicht in den Körperkreislauf des Patienten gelangt, sondern direkt wieder in den extrakorporalen Kreislauf einströmt. Diese unvermeidliche Rezirkulationsrate bei einem SN-Verfahren wird beeinflusst durch den arteriellen Unterdruck, dem venösen Überdruck und maßgeblich durch das eingestellte Phasenvolumen (Hubvolumen). Während jeder SN-Phase rezirkuliert eine gewisse Blutmenge aufgrund des bestehenden Totraums im extrakorporalen System (Katheterinnenlumen und Y-Stück). Verringern Sie das Blutvolumen je Zyklus und erhöhen Sie im Gegenzug die prozentuale Rezirkulationsrate. Beim kleinstmöglichen Phasenvolumen könnten Sie so auf eine Rezirkulationsrate von mehr als 80 % kommen. Aus diesem Grund sollten Sie das Phasenvolumen immer auf dem maximal möglichen Wert belassen. Aber denken Sie daran: Bei Dialysen über zentrale Venenkatheter sind 10–15 % Rezirkulation unvermeidbar.

- Achten Sie bei einer SN-Dialyse über eine SN-Punktionskanüle auch darauf, dass die Kanülenstärke den angestrebten Blutflüssen angepasst wird. Mit einer 1,5 mm dicken Kanüle sollten Sie keinen Blutfluss über 250 ml/min einstellen. Bei 1,6 mm Durchmesser sind schon bis zu 340 ml/min möglich, und bei Punktionskanülen mit einem Durchmesser von 1,8 mm sind durchaus Blutflüsse von 450 ml pro Minute zu fördern.
- In den meisten aktuellen Dialysegeräten findet man eine sogenannte Auto-SN Funktion. Der Anwender steuert bei Aktivierung nur noch die arterielle Blutpumpe, die venöse Pumpe verändert sich automatisch in einem vorab festgelegten prozentualen Verhältnis. Diese Funktion führt in der Praxis häufig dazu, dass die maximal möglichen Blutpumpengeschwindigkeiten nicht erreicht werden. Die bei Single-Needle-Dialysen zwingend erforderliche Individualität der Blutpumpenjustierung wird außer Kraft gesetzt.

Bergström-Verfahren (Isolierte Ultrafiltration)

Das Bergström-Verfahren (Iso-UF oder sequenzielle Dialyse) wird meist nur für einen begrenzten Zeitraum während einer Hämodialysebehandlung angewendet. Herstellung und Fluss der Dialysierlösung sind für die Zeit des Bergström-Verfahrens gestoppt bzw. die Dialysierlösung wird am Dialysator geräteintern vorbeigeleitet (Bypass). Dies hat zur Folge, dass nach dem Ausgleich des Konzentrationsunterschieds zwischen Dialysierlösung auf der einen und Blut auf der anderen Seite der Membran kein diffusiver Stofftransport stattfindet. Durch die eingestellte Ultrafiltration und den damit verbundenen konvektiven Stofftransport findet aber eine, wenn auch zu vernachlässigende, Entgiftung statt. Da das Blut des Patienten weiter durch den Dialysator fließt und auch die transmembrane Druckdifferenz zwischen Dialysierlösung und Blut bestehen bleibt, wird weiterhin Flüssigkeit aus dem Blut entfernt.

Das Bergström-Verfahren wird primär bei Patienten mit hohen Gewichtszunahmen zwischen den Dialysen eingesetzt, da bei diesem Verfahren der Flüssigkeitsentzug besser toleriert wird. Dieser positive Effekt beruht vermutlich darauf, dass bei ausschließlicher Ultrafiltration der osmotische Druck im Blut höher bleibt und gleichzeitig osmotisch wirksame Substanzen wie Harnstoff nicht in die Dialysierlösung diffundieren. Aufgrund des höheren osmotischen Drucks im Blut kann Wasser leichter aus den Zellen mobilisiert werden.

Bei allen neuen Dialysegeräten kann ein spezielles Programm (isolierte UF) zur Aktivierung des Bergström-Verfahrens angewählt werden. Bitte beachten Sie bei der isolierten Ultrafiltration, dass das Blut im extrakorporalen Kreislauf nicht erwärmt wird.

MERKE

Da während der Anwendung des Bergström-Verfahrens keine diffusive Entgiftung stattfindet, muss diese Zeitspanne zur effektiven Dialysezeit hinzugerechnet werden.

Profile

Natrium- und Ultrafiltrationsprofile bieten die Möglichkeit, selbstständig, gesteuert durch das Dialysegerät, die Natriumkonzentration der Dialysierlösung und die Höhe des Flüssigkeitsentzugs im Laufe einer Dialyse individuell zu variieren.

Zur Beseitigung von intradialytischen Kreislaufkomplikationen aufgrund des Flüssigkeitsentzugs verfügen heute alle Dialysegeräte über Natrium- und Ultrafiltrationsprofile. Um die Handhabung zu vereinfachen, stehen teilweise vorgegebene Programme für das jeweilige Profil zur Verfügung.

Beim Einsatz der Profile müssen folgende Aspekte beachtet werden:

- Sie dürfen zu keiner zusätzlichen Natriumbelastung des Patienten am Ende der Dialyse führen.
- Wenn es aufgrund von Kreislaufkomplikationen notwendig wird, Profile abzubrechen, empfiehlt es sich, das Natriumprofil fortzusetzen und das Ultrafiltrationsprofil zu unterbrechen. Nur so bleibt die Bilanzneutralität des Natriums nach der Dialyse gewahrt. Die Ursache einer solchen Komplikation ist in der Regel eine zu hohe UF-Rate.
- Die Serumnatriumkonzentration nach der Dialyse sollte den Patienten nicht zu einer therapieinduzierten Aufnahme von Flüssigkeit zwingen.
- Der Verlauf des Ultrafiltrationsprofils sollte der klinisch-physiologischen Situation des Patienten angepasst sein.

Profile sind kein Wundermittel, stellen aber eine sinnvolle Erweiterung der Therapiemöglichkeit dar. Da die Ausführung eines Profils ein Eingriff in das individuelle Dialyseregime eines Patienten ist, sollte die Anwendung eines Profils nur nach ärztlicher Anordnung erfolgen.

Automatisierte Regelung der Natriumbilanz

Das Sodium-Management-Tool der Firma Fresenius bestimmt und regelt den diffusiven Natriumaustausch zwischen der verordneten Natriumkonzentration in der Dialysierlösung und dem Plasmanatrium des Patienten während der Hämodialyse. Wenn die Natriumregelung aktiviert ist, kann sie die Natriumkonzentration im Plasma konstant halten (sogenannte „0-Balance") oder einen vom Anwender eingegebenen Zielwert für die Plasmanatrium-Veränderung erreichen. Die Natriumregelung passt die Natriumkonzentration in der Dialysierlösung so an, dass die gewünschte Veränderung im Plasma bis zum Ende der Behandlung erreicht wird.

Jeder Patient hat eine individuelle Plasmanatrium-Konzentration vor Dialysebeginn. Ziel dieser Therapieoption ist es, eine Natriumüberladung mit einhergehendem verstärktem Durstgefühl und einer erhöhten interdialytischen Gewichtszunahme zu vermeiden. Umgekehrt kann ein übermäßiger diffusiver Entzug von Natrium mit intradialytischen Symptomen, wie z. B. Hypotonie oder Muskelkrämpfen, verbunden sein. Auch dies versucht diese Therapieoption zu vermeiden.

Vermeidung von Blutverlust

Das Herausrutschen der venösen Kanüle, nicht richtig konnektierte Luer-Lock-Anschlüsse an den Punktionskanülen sowie Undichtigkeiten (Leckagen) im extrakorporalen System können dazu führen, dass der Patient eine lebensbedrohliche Menge an Blut verliert. Einige Dialysegeräte (Fresenius

5008/6008, Nikkiso DBB-EXA, Nipro Surdial™ X) bieten Systeme zur Risikominimierung bei Blutverlust an. Diese Systeme überwachen den venösen Zugang, um eine venöse Dislokation frühzeitig zu erkennen. Zudem erkennen spezielle Flüssigkeitsdetektoren unterhalb des extrakorporalen Kreislaufs einen Blutverlust durch Leckagen im Schlauchsystem.

Kt/V-Messung

Mit der Funktion OCM an den Geräten der Firma Fresenius und Dose Detector der Firma Nipro ist es automatisiert möglich, die Clearance (K) des Dialysators und somit die Dialysedosis Kt/V während der laufenden Behandlung auf der Basis der Natrium-Dialysance zu ermitteln.

Obwohl sich Natriumion und Harnstoffmolekül in Größe und elektrischer Ladung unterscheiden, zeigen beide Teilchen ein ähnliches Diffusionsverhalten, sodass sich die Diffusionsgeschwindigkeit von Natrium in etwa auf Harnstoff übertragen lässt. Über die Messung der Leitfähigkeit vor und nach dem Dialysator werden die Natriumkonzentrationen in der Dialysierlösung und somit die sogenannte Dialysance des Dialysators ermittelt. Aus der Natrium-Dialysance lässt sich dann die Harnstoffclearance ableiten.

Um eine messbare Diffusion der Natriumionen durch die Membran zu erzeugen, muss der Diffusionsgradient für Natrium zwischen Blut und Dialysierlösung erhöht werden. Dies geschieht durch eine kurze Anhebung der Natriumkonzentration in der Dialysierlösung, der eine verstärkte Diffusion von Natriumionen ins Blut folgt.

Das Verhältnis der beiden Dialysatleitfähigkeiten vor und hinter dem Dialysator spiegelt dabei die Diffusion des Natriumions durch die Dialysemembran wider. Je weiter die Ausgangsleitfähigkeit unter der Eingangsleitfähigkeit liegt, desto mehr Natrium ist von der Dialysatseite zur Blutseite gewechselt bzw. desto durchlässiger ist die Dialysemembran für Natrium. Mit dieser Messmethode wird in regelmäßigen Zeitabständen die Natriumclearance (K) bestimmt. Unter Berücksichtigung weiterer Parameter wie Patientenalter, Geschlecht, Größe, Gewicht (Bestimmung von V) und Dialysezeit (t) kann die aktuelle Dialysedosis Kt/V berechnet werden.

Das zweite verfügbare System Adimea® (B. Braun Avitum) und Dialyse Dosis Monitor (Nikkiso) verwendet die Prinzipien der Spektroskopie, um die Reduktion der Stoffkonzentration „harnpflichtiger" Substanzen im Dialysatabfluss zu bestimmen (➤ Abb. 7.7). Eine Lichtquelle sendet dabei ultraviolettes (UV) Licht durch das Dialysat. Die darin enthaltenen, während der Dialyse aus dem Plasma entfernten Stoffteilchen absorbieren das Licht. Diese Absorption wird von einem Sensor gemessen. Es ist belegt, dass die Messungen der UV-Absorption für die Bestimmung der Dialysedosis genutzt werden können, da eine enge lineare Beziehung zwischen dem gemessenen UV-Absorptionssignal und dem Harnstoff im Dialysat existiert. Die aufgezeichneten Messwerte können daher als Ersatzparameter für den Harnstoff dienen und somit in die Kalkulation des Kt/V einfließen.

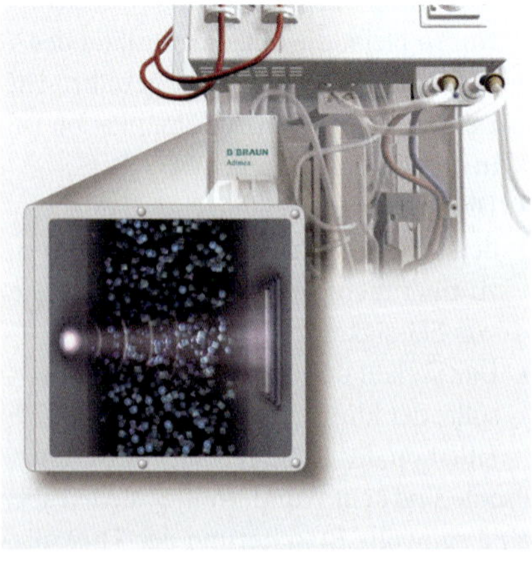

Abb. 7.7 Adimea® (spektroskopische Messung des Kt/V). [U243]

Automatische Ultrafiltrationsregelung (Messung der relativen Blutvolumenveränderung)

Während der Dialyse wird in wenigen Stunden dem Blut die Flüssigkeit entzogen, die der Patient im dialysefreien Intervall eingelagert hat. Die Ultrafiltration und der Flüssigkeitsnachstrom (Refilling) aus den Zellen in das Zwischenzellgewebe (Interstitium) und von dort in die Blutgefäße (Intravasalraum) beeinflusst das Blutvolumen und somit auch den Blutdruck während der Behandlung. Bei einer vollständig an den Flüssigkeitsnachstrom angepassten Ultrafiltrationsrate bliebe das Blutvolumen bzw. der Hämatokrit (Anteil der zellulären Bestandteile am Volumen des Blutes in Prozent) während der Behandlung konstant. Da während der Dialyse aufgrund hoher Ultrafiltrationsraten die Flüssigkeit meist zu langsam aus der Zelle über das Interstitium bis in den Intravasalraum nachströmt, sinkt das zirkulierende Blutvolumen der Patienten, und der Hämatokrit steigt an. Infolgedessen können intradialytische Blutdruckabfälle auftreten.

Um umfassende Informationen über Flüssigkeitsverschiebungen während der Behandlung zu erlangen, sind Messungen des Blutvolumens notwendig. In den letzten Jahren wurden Methoden zur nicht invasiven und kontinuierlichen Messung der relativen Blutvolumenveränderung (RBV) entwickelt. Alle beruhen auf dem Prinzip, dass bestimmte Blutkomponenten (Zellen, Hämoglobin, Plasmaproteine) den Intravasalraum nicht verlassen können und somit konstant messbar sind.

Der Fresenius-Blutvolumenmonitor BVM misst die Geschwindigkeit von Ultraschallpulsen im Blut. Diese Geschwindigkeit hängt von der Gesamtproteinkonzentration, der Summe aus Plasmaproteinen und Hämoglobin, ab. Aus Änderungen der Schallgeschwindigkeit können letztendlich Veränderungen des zirkulierenden Blutvolumens berechnet werden. Sinkt das zirkulierende Blutvolumen unter einen voreingestellten kritischen Wert, so wird vom Dialysegerät automatisch die Ultrafiltrationsrate reduziert oder gestoppt. Ein wichtiger Nachteil dieses Systems ist eine zusätzlich notwendige Küvette und die damit verbundenen Kosten. Ferner findet in diesem System keine aktive Regelung des Blutvolumens über die osmotischen Druckverhältnisse zwischen Intravasalraum, Interstitium und intrazellulärem Bereich statt.

Der Blutvolumenmonitor an den Dialysegeräten der Firma Nikkiso realisiert die Blutvolumenmessung über eine Infrarot-Reflexionsmessung, die Firma Nipro verwendet diesbezüglich eine optoakustische Messmethode. Bei beiden Messprinzipien findet die Messung in einem Standard-Blutschlauchsystem ohne zusätzliche Küvette statt.

Im Sinne einer aktiven Regelung der relativen Blutvolumenveränderung werden bei beiden Systemen, im Falle einer zu starken Reduzierung des Blutvolumens, im Minutentakt die Ultrafiltrationsrate und auch die Natriumkonzentration in der Dialysierlösung so verändert, dass durch eine verstärkte Refilling-Rate mehr Flüssigkeit aus dem interstitiellen Bereich nachfließt. Diese Steuerung soll einer Volumenreduzierung im Intravasalraum entgegenwirken und kann Blutdruckabfälle während der Behandlung vermeiden.

MERKE

Leider hat sich gezeigt, dass mittels der Messung der relativen Blutvolumenveränderung Blutdruckabfälle während der Dialyse nur bedingt vorausgesagt werden können. Das Trockengewicht lässt sich mit dieser Methode nicht festlegen.

Das Genius®-Therapiesystem

Das Genius®-Hämodialysegerät arbeitet nach dem Prinzip eines Tanksystems. Im

Vergleich zu den klassischen Hämodialysegeräten, bei denen kontinuierlich mit einem hohen technischen Aufwand die Dialysierlösung aus Konzentrat und Permeat proportioniert wird, wird in einem Tanksystem die gesamte Menge Dialysierlösung vor der Dialysebehandlung angesetzt. Einer der Ausgangspunkte bei der Entwicklung des Genius®-Therapiesystems war die Erkenntnis, dass die klassischen Tanksysteme trotz ihrer vielen Nachteile auch über eine Reihe von Vorteilen, z. B. in Form ihrer technischen Unkompliziertheit, verfügen.

Kernstück des Genius®-Dialysegeräts ist ein thermisch isolierter Glasbehälter mit einem Fassungsvermögen von 75 oder 90 Litern, der vor der Behandlung mit individuell zusammengesetzter und hochreiner Dialysierlösung vollständig und luftfrei gefüllt wird. Die Dialysierlösung ist vortemperiert, sodass ein Dialysierflüssigkeitsheizer nicht notwendig ist. Die transparente thermische Isolierung des Dialysierflüssigkeitstanks verhindert eine Abkühlung der Dialysierlösung von mehr als 0,5 °C in der Stunde. Da das Dialysegerät über eine zentrale Auf- und Nachbereitungsstation (Präparator) versorgt wird, sind am Genius®-Dialysegerät selber kein Permeat- oder Konzentratanschluss und auch kein Abflussschlauch notwendig.

Mit nur einer doppelläufigen Schlauchrollenpumpe (Zirkulator) werden während der Behandlung Blut und Dialysierlösung gegenläufig zueinander durch den Dialysator gepumpt. Das Flussverhältnis zwischen Blut und Dialysat ist immer gleich, bei 250 ml Blutfluss besteht auch ein Dialysatfluss von 250 ml/min. Die verbrauchte Dialysierlösung wird durch ein gläsernes Verteilerrohr in den Glasbehälter zurückgeführt und unterschichtet dabei die frische Dialysierlösung. Diese bleibt während der gesamten Behandlung aufgrund von physikalischen Effekten wie Dichte- und Temperaturunterschied stets von der verbrauchten Dialysierlösung getrennt.

Der gesamte extrakorporale Kreislauf ist luftfrei, d. h. ohne jeglichen Blutluftkontakt. Der Luftdetektor befindet sich an diesem Gerät **vor** dem Dialysator und überwacht den arteriellen Blutschlauch zwischen dem Blutpumpenausgang und dem Dialysatoreingang. Diese Platzierung des Luftdetektors schützt den Dialysator vor Lufteinlagerungen und garantiert die Luftfreiheit im gesamten Blutkreislauf. Daher kann auf die sonst übliche venöse Luftüberwachung mit nachgeschalteter Absperrklemme verzichtet werden. Sobald Luft vom Luftdetektor erkannt wird, wird ein optischer und akustischer Alarm mit Sicherheitsabschaltung der okklusiv arbeitenden Blutpumpe ausgelöst, die den Pumpenschlauch in jeder Position des Rotors abklemmt. Die Drucküberwachungen werden durch die Messung eines einzigen Systemdrucks abgeleitet.

Die Ultrafiltrationsmenge wird am UF-Monitor eingestellt. Dieser entzieht über eine Schlauchpumpe kontinuierlich dem Glasbehälter die zu ultrafiltrierende Flüssigkeitsmenge, die wiederum, bedingt durch den entstehenden Unterdruck, dem Blut des Patienten entzogen wird.

Fresenius hat den Verkauf des Genius® Therapiesystems eingestellt.

7.3 Hämofiltration (HF)

ACHTUNG

Die nachfolgenden Ausführungen betrachten nur die konventionelle HF. Die meist auf Intensivstationen oder Intermediate-Care-Stationen eingesetzten kontinuierlichen Verfahren wie CVVH, CVVHD und CVVHDF werden im nächsten Kapitel intensiv besprochen. Lesen Sie daher auch ➤ Kap. 8 (NEU in der 6. Auflage): Blutreinigungsverfahren stationär

Fallbeispiel

Eine Patientin, die bereits ein hohes Alter erreicht hat, wird aufgrund einer instabilen Kreislaufsituation heute engmaschiger überwacht und mittels einer Hämofiltration behandelt.

7.3.1 Grundlagen

Wie bei der Hämodialyse wird auch bei der Hämofiltration das Blut des Patienten durch ein Blutschlauchsystem über einen Hämofilter (Highflux-Dialysator) gepumpt und zum Patienten zurückgeführt. Unter einem hydrostatischen Druck von 200–500 mmHg werden aus dem Blut ca. 80–140 ml Plasmawasser pro Minute ultrafiltriert. Die Filtrationsrate sollte ca. 30 % des effektiven Blutflusses (BF) betragen. Ansonsten dickt das Blut zu sehr ein, und es besteht die Gefahr des Clottings im extrakorporalen Kreislauf. Dieser Flüssigkeitsentzug erfordert eine entsprechende Substitution der Flüssigkeit und der darin gelösten Elektrolyte und Puffersubstanzen, abzüglich der bei der Behandlung gewünschten Ultrafiltrationsmenge. Das Substitut wird mittels einer Pumpe über eine Heizung in den extrakorporalen Blutkreislauf geleitet. Der konvektive Stofftransport bei der Hämofiltration ist eine Begleiterscheinung der Ultrafiltration. Durch eine Art Mitnahmeeffekt werden die gelösten harnpflichtigen Substanzen mit dem ultrafiltrierten Plasmawasser aus dem Blut entfernt.

Bei der Hämofiltration ist somit keine aufwändige Wasser - und Dialysataufbereitung notwendig, da die Entgiftung im Hämofilter auf dem Prinzip der Filtration (Konvektion) basiert. Es fließt im Gegensatz zur Hämodialyse keine Dialysierlösung durch den Hämofilter.

MERKE

Bei der Hämofiltration wird die glomuläre Filtration der menschlichen Niere nachgeahmt. Über eine hochpermeable Membran (Hämofilter) werden große Mengen Flüssigkeit aus dem Blut ultrafiltriert. Gleichzeitig wird die filtrierte Flüssigkeitsmenge abzüglich der gewünschten Ultrafiltrationsmenge wieder substituiert (ersetzt). Der Stofftransport beruht auf dem Prinzip der Konvektion. Es findet keine Diffusion wie bei der Hämodialyse statt.

Dabei unterscheiden wir zwischen den Verfahren Prädilution und Postdilution.

Prädilution

Bei der **Prädilution** wird die Substitutionslösung vor dem Hämofilter zugeführt. Das führt zu einer Verbesserung der Fließeigenschaften des Blutes.

Postdilution

Bei der **Postdilution** wird die Substitutionslösung nach dem Hämofilter zugeführt, z. B. in die venöse Tropfkammer. Im Vergleich zur Prädilution werden bei der Postdilution geringfügig höhere mittelmolekulare Clearancewerte erreicht. Damit das Blut bei diesem Verfahren im Hämofilter nicht koaguliert, sollte der Filtratfluss nicht mehr als 30 % des effektiven Blutflusses betragen.

Bei der Prädilution können bis zu 100 Liter Plasmawasser ausgetauscht werden, bei der Postdilution jedoch nur 20–30 Liter.

Fast alle Dialysegeräte der neuen Generation bieten als Therapieoption eine sogenannte **Online-Hämofiltration (OL-HDF)** an. Bei diesem Verfahren wird das Substitut aus dem Dialysekonzentrat (Säure und Bicarbonat) und dem Permeat der Umkehrosmoseanlage im Dialysegerät hergestellt und über Ultrafilter gereinigt. Im Prinzip wird also eine analog zur Online-HDF (➤ Kap. 7.4) aufbereitete Dialysierlösung zur Substitution eingesetzt. Dieses Verfahren führt zu einer erheblichen Kostenreduzierung.

Zumeist verfügt diese Gerätgeneration über eine automatisierte Steuerung der Filtration/Substitution im HF-Postdilutionsmodus. Diese Systeme (z. B. Max Sub – Nipro/Ultra Control – Gambro) sind TMP-kontrolliert und erreichen höhere Filtrationsraten als 30 %, ohne dass es zum Clotting im Blutschlauchsystem oder Dialysator kommt.

MERKE

Die Austauschmenge pro Behandlung (Filtration/Substitution) sollte bei einem Drittel des Körpergewichts des Patienten liegen.

RECHENBEISPIEL

Hämofiltration

Ein Patient ist 81 kg schwer und hat im dialysefreien Intervall 3 kg zugenommen.
Die bei der Behandlung zu ultrafiltrierende Menge Plasmawasser beträgt:
27 Liter (⅓ des Körpergewichts) + 3 Liter (Gewichtszunahme im dialysefreien Intervall) = 30 Liter Filtrat.
Die Behandlungsdauer ist vom Arzt auf 5 Stunden festgelegt. Das bedeutet, dass pro Stunde 6 Liter Plasmawasser (30 Liter Filtrat : 5 Stunden) ultrafiltriert werden müssen.
Dies ist zu erreichen mit einem Filtratfluss von 100 ml/min (60 Minuten × 100 ml = 6 Liter). Gleichzeitig werden während der Behandlungszeit von 5 Stunden 27 Liter Elektrolytlösung substituiert (27 Liter : 5 Stunden = 5,4 Liter pro Stunde = 90 ml pro Minute Substituatfluss). Einem Filtratfluss von 100 ml pro Minute steht ein Substituatfluss von 90 ml pro Minute gegenüber. Dies führt dazu, dass der Patient nach 5 Stunden (5 Stunden = 300 Minuten × 10 ml Differenz zwischen Substituatfluss und Filtratfluss = 3 Liter) Behandlungszeit seine Gewichtszunahme im dialysefreien Intervall von 3 kg wieder abgenommen hat.

Um eine sichere Bilanzierung zu gewährleisten, werden bei einem klassischen Hämofiltrationsgerät konventionell gravimetrische Systeme eingesetzt, d. h. mittels präziser Waagen für Filtrat und Substituat wird die Menge an substituierter und filtrierter Flüssigkeit auf zwei getrennten Waagen bestimmt (➤ Abb. 7.8). Anschließend werden die ermittelten Ergebnisse in einer Recheneinheit weiterverarbeitet. Dies gewährleistet, dass einerseits stets die exakt eingestellte Filtratmenge erreicht wird, andererseits die filtrierte Flüssigkeit abzüglich der gewünschten Ultrafiltrationsmenge durch eine sterile, pyrogenfreie Substitutionslösung ersetzt wird.

Die Förderung des Blutes aus dem Gefäßzugang und die Überwachung des extrakorporalen Kreislaufs erfolgt analog zur Hämodialyse. Das Filtrat wird mittels eines Blutleckdetektors überwacht, um frühzeitig Membranrupturen feststellen zu können.

Um die bei einer Hämofiltrationsbehandlung notwendigen Ultrafiltrationsmengen filtrieren zu können, muss die Membran im **Hämofilter** einerseits eine sehr hohe hydraulische Permeabilität besitzen, andererseits sehr stabil sein. Darüber hinaus muss die Membranstruktur so ausgelegt sein, dass Moleküle bis zu einem Molekulargewicht

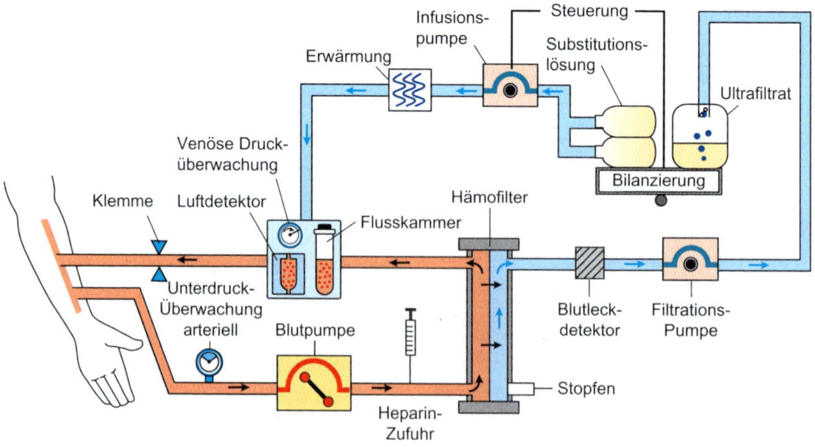

Abb. 7.8 Konventioneller Hämofiltrationskreislauf mit Beutelsubstitution. [L143]

(Cut-off) von mindestens 50.000 Dalton die Membran passieren können. Großflächige asymmetrische Membranen aus synthetischem Material erfüllen diese Anforderungen. Ein Hämofilter entspricht in seiner Charakteristik einem Highflux-Dialysator, wie wir ihn aus der Hämodialyse kennen.

Der Leistungsparameter für einen Hämofilter ist der **Siebkoeffizient.**

MERKE

Der **Siebkoeffizient** definiert das Ausmaß der Membranpassage für eine bestimmte Substanz. Beträgt der Siebkoeffizient 0, ist keine Membranpassage möglich, beträgt er 1, ist eine ungehinderte Membranpassage für eine bestimmte Substanz möglich. Ein Siebkoeffizient von 1 ist aber aufgrund der Sekundärmembranbildung praktisch nicht möglich.

Die Substitutionslösung muss im Gegensatz zur Dialysierlösung zwingend steril und pyrogenfrei sein, da sie direkt ins Blut des Patienten geleitet wird. Die Zusammensetzung der Substitutionslösung entspricht in etwa der der Dialysierlösung. Nur hinsichtlich der Puffersubstanz besteht ein entscheidender Unterschied. Während in der Dialysierlösung zumeist Bicarbonat als Puffersubstanz enthalten ist, beinhalten einige fertige Substitutionslösungen Laktat als Puffer. Seit geraumer Zeit steht jedoch auch bicarbonathaltige Substitutionslösung für die Hämofiltration zur Verfügung. Da Calcium- und Magnesiumsalze im alkalischen Bereich ausfallen, bestehen die bisher verfügbaren bicarbonathaltigen Substitutionslösungen aus zwei Komponenten, einer Bicarbonatlösung und der Elektrolytlösung, die erst unmittelbar vor Behandlungsbeginn gemischt werden. Bei der Hämofiltration im Online-Verfahren ist dieses Problem gelöst, da das Substituat aus aufbereiteter Dialysierlösung besteht.

Die Hämofiltration wird insbesondere zur Behandlung kreislaufinstabiler Patienten mit hohen Flüssigkeitszunahmen im dialysefreien Intervall eingesetzt. In der Regel ist der Flüssigkeitsentzug bei der Hämofiltration kreislaufverträglicher als bei der Hämodialyse. Die Ursache hierfür ist noch ungeklärt. Es wird vermutet, dass die gefäßverengende Reaktion als Folge des Flüssigkeitsentzugs bei der Hämofiltration ausgeprägter ist als bei der Hämodialyse. Darüber hinaus sinkt im Vergleich zur Hämodialyse der osmotische Druck im Extrazellulärraum geringfügiger ab, bei gleichzeitiger Erhöhung des onkotischen (kolloidosmotischen) Drucks. Dies hat ein schnelleres Nachströmen von Flüssigkeit in den Intravasalraum zur Folge. Der positive Effekt einer langfristigen Hämofiltrationsbehandlung auf die Hypertonie ist ein weiterer gesicherter Vorteil der Hämofiltration gegenüber der Hämodialyse. Die Ursachen dafür sind noch nicht abschließend geklärt.

7.3.2 Praxis der Hämofiltration

Wir gehen auch bei der Hämofiltration davon aus, dass Ihre praktische Einarbeitung in dieses Behandlungsverfahren vor Ort im Dialysezentrum stattfindet. Darüber hinaus lassen sich viele der Praxistipps aus dem Abschnitt Hämodialyse auf die Hämofiltration übertragen. Wir beschränken uns daher auf einige sehr behandlungsspezifische Tipps:

- Eine wichtige Voraussetzung für eine störungsfreie und effektive Behandlung ist die korrekte Vorbereitung des Hämofilters. Er muss bei langsamer Blutpumpengeschwindigkeit (100–150 ml/min) luftfrei gefüllt werden, da ansonsten Luft im Filter das Gerinnungsrisiko erhöht und zu einer Reduzierung der Membranoberfläche führt.
- Die HF ist nur dann effektiv, wenn sehr hohe Filtrationsraten erreicht werden. Hierzu ist ein hoher Blutfluss (je nach gewünschter Ultrafiltrationsrate > 300 ml/min), also ein guter Shunt oder ein gut durchgängiger, doppellumiger Katheter nötig.

- Der Filtratabflussschlauch muss sorgfältig im Auffangbehälter befestigt werden. Falls er während der Behandlung aus dem Auffangbehälter rutscht, kommt es zu einem zu hohen Flüssigkeitsentzug aufgrund einer fehlerhaften automatischen Bilanzberechnung (gilt nur für klassische Hämofiltrationsgeräte).
- Durch Erschütterungen und Bewegungen am Gerät bei laufender Behandlung kann es leicht zu Irritationen an den Gerätewaagen und somit zu Bilanzierungsfehlern kommen. Um einer fehlerhaften Ultrafiltration oder Substitution vorzubeugen, ist es bei einem Bilanzierungsalarm ratsam, den Patienten unter laufender Blutpumpe und gestoppter Substitutions- und Filtrationspumpe zu wiegen (gilt nur für klassische Hämofiltrationsgeräte).
- Verändert sich der Blutfluss während der Behandlung, muss der Filtratfluss entsprechend angepasst werden (Filtratfluss = 30 % des Blutflusses).

7.3.3 Vor- und Nachteile der Hämofiltration

Nur sehr wenige Patienten mit terminaler Niereninsuffizienz werden mit der Hämofiltration behandelt. Ein wesentlicher Grund für diese Entwicklung sind sicherlich die höheren Kosten dieses Behandlungsverfahrens in Relation zur Hämodialyse. Dieser Kostennachteil ist nur dann wirksam, wenn vorgefertigte Substitutionslösung in Beuteln verwendet wird. Die Hämofiltration im Online-Verfahren egalisiert diesen Kostennachteil. Im Folgenden sind die Vor- und Nachteile der Hämofiltration aufgeführt.

Vorteile

- Patienten können nacheinander behandelt werden ohne zeitaufwändige interne Gerätedesinfektion. Eine äußerliche Wischdesinfektion und der Aufbau mit neuen Einmalmaterialien reichen aus.
- Bei der Hämofiltration ist die Mittelmolekularclearance besser als bei der Hämodialyse (dies ist jedoch bei der HD auch mit Highflux-Dialysatoren möglich).
- Der Flüssigkeitsentzug ist bei der Hämofiltration in der Regel kreislaufschonender als bei der Hämodialyse (dies erreicht man unter Umständen auch bei Dialyseverlängerung unter individueller Bicarbonatdialyse).
- Arterielle Hypertonien zeigen eine gute Beherrschbarkeit bei langfristigem Einsatz der Hämofiltration.

Nachteile

- Die HF ist bei der Entfernung von kleinmolekularen Substanzen, z. B. Harnstoff und Kreatinin, der Hämodialyse unterlegen.
- Die Sachkosten der Hämofiltration liegen wesentlich höher als die der Hämodialyse. Die Möglichkeit der Online-Substituatgewinnung egalisiert diese Kostendifferenz.
- Durch die Bildung von sogenannten Sekundärmembranen leidet die Permeabilität der Membran im Hämofilter. Dies wiederum hat einen Anstieg des transmembranen Widerstands und dementsprechend auch des Transmembrandrucks bei gleichbleibender Filtrationsleistung zur Folge. Sekundärmembranen entstehen dann, wenn sich durch die Filtration von Blut Moleküle mit größerem Durchmesser als die Porendurchmesser der Membran an die Membran anlegen. Dieses Problem versucht man durch sehr hohe Blutflussraten positiv zu beeinflussen.

7.4 Hämodiafiltration (HDF)

FALLBEISPIEL

Unser dritter Patient ist 47 Jahre alt; er ist seit vielen Jahren Diabetiker und leidet unter sensorischen Störungen in den unteren Extremitäten (Polyneuropathie). Die beginnende Polyneuropathie ist neben dem langjährigen Diabetes auch mit der zunehmenden Urämie zu begründen. Dieser Patient muss bezüglich des gesamten Molekularspektrums optimal dialysiert werden. Deshalb entscheidet der Nephrologe sich für die Hämodiafiltration.

Mit der Hämodiafiltration (HDF) werden die technischen Möglichkeiten und Vorteile der Hämodialyse (HD) und der Hämofiltration (HF) miteinander kombiniert. Niedermolekulare Substanzen (z. B. Kreatinin und Harnstoff) werden vorwiegend durch Diffusion, mittelmolekulare Substanzen überwiegend durch Konvektion entfernt.

7.4.1 Grundlagen

Bei der Hämodiafiltration werden die Verfahren Hämofiltration und Hämodialyse gleichzeitig angewendet. Die Basis dieses Verfahrens ist eine ganz normale Hämodialyse (Diffusion). Parallel dazu findet eine Hämofiltration statt, bei der dem Patienten eine große Menge an Flüssigkeit entzogen (Ultrafiltration/Konvektion) und in Form einer sterilen Elektrolytlösung substituiert wird. Die Zumischung des Substituats erfolgt entweder vor dem Dialysator (Prädilution) oder nach dem Dialysator (Postdilution).

Die gleichzeitige Anwendung beider Verfahren hat zur Folge, dass die Gesamteliminationsrate von kleinmolekularen und mittelmolekularen Substanzen höher sein kann als beim Einsatz eines Einzelverfahrens. Sie ist jedoch nicht so hoch wie die Summe einer Hämodialyse und Hämofiltration, da Konvektion und Diffusion sich nicht addieren, sondern parallel zueinander ablaufen und sich gegenseitig beeinflussen. Die diffusive Eliminationsrate wird im Wesentlichen von der Membranpermeabilität und der Membranstruktur des Dialysators sowie dem Blutfluss und dem Ort der Substitution (Prä-, Postdilution) bestimmt. Der konvektive Stofftransport hingegen wird primär von der Filtrationsrate und dem Siebkoeffizienten (➤ Kap. 7.3) beeinflusst.

Dialysegeräte mit der Therapieoption Online-HDF (➤ Abb. 7.9) produzieren das Substituat selbst, indem sie einen Teil der Dialysierlösung dem Dialysatkreislauf entnehmen. Um die hohen mikrobiologischen Qualitätsanforderungen an eine Infusionslösung bei dem aus der Dialysierlösung hergestellten Substituat zu gewährleisten, durchläuft dieser Anteil der Dialysierlösung zwei hochwirksame Filtrationsstufen (auch Dialysierflüssigkeitsfilter genannt), bevor er als Substituat ins Patientenblut infundiert wird. Die Substitutionsrate ist bei den meisten Online-Geräten stufenlos einstellbar. Die Dialysatbilanzierung eines jeden Dialysegeräts stellt sicher, dass die dem Dialysator zuführende und abführende Dialysatmenge immer gleich groß ist. Entnimmt man also der zufließenden Dialysierlösung eine gewisse Menge Flüssigkeit zur Substitution, so wird automatisch genau die gleiche Menge Flüssigkeit dem Blut wieder über die Dialysatormembran entzogen.

Die Flüssigkeitsmenge, die dem Dialysatkreislauf zur Substitution entzogen wird, reduziert jedoch den Fluss der Dialysierlösung pro Minute.

Beispiel: 500 ml Dialysat minus 150 ml Substituat = 350 ml Restdialysat

Moderne Dialysegeräte kompensieren diese Reduzierung durch eine automatisch angepasste Dialysatflusssteigerung.

Kreislaufinstabile Patienten mit hohen Flüssigkeitszunahmen, Patienten mit schwerer Hyperphosphatämie (HDF-Postdilution), mit therapieresistentem Hypertonus oder schwerer urämischer Polyneuropathie können von einer dauerhaften Behandlung mit der Hämodiafiltration profitieren.

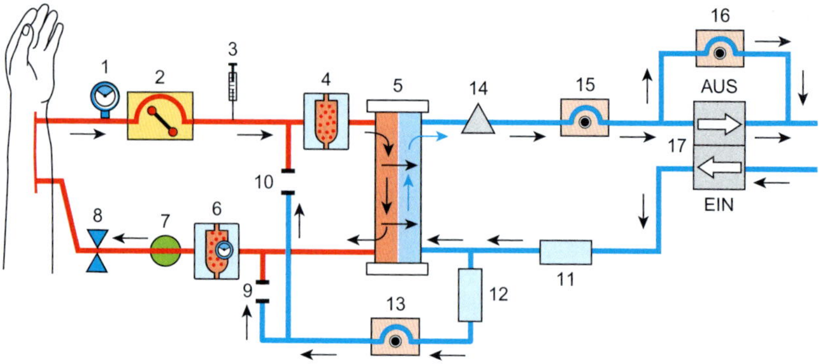

1. Unterdrucküberwachung arteriell
2. Blutpumpe
3. Heparinzufuhr
4. arterielle Luftfalle
5. Dialysator
6. venöse Luftfalle mit Drucküberwachung
7. Luft- und Farbüberwachung
8. Klemme
9. Substituatanschluss Postdilution
10. Substituatanschluss Prädilution
11. Dialysierflüssigkeitsfilter
12. Dialysierflüssigkeitsfilter
13. Substitutionspumpe
14. Blutleckdetektor
15. Dialysatpumpe
16. Ultrafiltrationspumpe
17. Dialysatbilanzierung

Abb. 7.9 Online-Hämodiafiltrationskreislauf. [L143]

Wie bei der Hämofiltration kann auch bei der Hämodiafiltration die Substituatlösung vor oder hinter dem Dialysator zugegeben werden.

Bei der **Postdilution** wird dem Blut zuerst das Filtrat entzogen und anschließend das Substituat hinter dem Dialysator über den Postdilutionsanschluss zugeführt. Der Filtratfluss ist stark abhängig vom effektiven Blutfluss des Patienten. Er sollte höchstens 30 % des effektiven Blutflusses betragen. Folglich kann z. B. bei einem effektiven Blutfluss von 270 ml/min ein Filtratfluss von max. 90 ml/min angestrebt werden. Die Postdilution ermöglicht im Bereich der kleinmolekularen Substanzen bei realistischen Substitutionsraten (um 70 ml/min) eine Clearancesteigerung von 10–15 %, aber nur dann, wenn der Dialysatfluss auf deutlich > 500 ml/min angehoben wird. Im mittel- bis großmolekularen Bereich sind Clearancesteigerungen bis zu 95 % möglich.

Bei der **Prädilution** wird dem Blut zuerst vor dem Dialysator das Substituat zugeführt. Somit ist der Filtratfluss nicht mehr blutflussabhängig. Durch die Verdünnung der Toxine und dem daraus bedingten Abfall des Diffusionsgradienten zwischen Blut und Dialysierlösung im Filter wird jedoch die Diffusion als wichtigster Transportmechanismus für kleinmolekulare Substanzen eingeschränkt. Dadurch kann die Clearanceleistung im Kleinmolekularbereich um ca. 10 % sinken. Dieser negative Effekt kann durch das Anheben des Dialysatflusses auf 800 ml/min wieder ausgeglichen werden. Im mittel- bis großmolekularen Bereich (z. B. Vitamin B_{12}/β_2-Mikroglobulin) sind Clearancesteigerungen zwischen 50 und 60 % möglich.

Um die Vorteile der HDF-Behandlung gezielt einsetzen zu können, sind folgende Aspekte zu beachten:

- Die Prädilutions-HDF kann bei kleinmolekularen Substanzen (Harnstoff, Kreatinin) zu einem Clearanceverlust führen.
- Bei mittel- bis großmolekularen Substanzen, wie Vitamin B_{12} und β_2-Mikroglobulin, ergeben sowohl Prä- als

auch Postdilution einen erheblichen Clearancegewinn. Die Postdilution übertrifft den Zugewinn sogar schon bei kleineren Filtrations- und Substitutionsraten (80 ml/min) erheblich.
- Obwohl sich ein erhöhter Dialysatfluss im Großmolekularbereich sogar leicht negativ auswirkt, sollte der Dialysatfluss trotzdem bei der Prä- und Postdilution angehoben werden.

Die größte Effektivitätssteigerung bei der HDF-Postdilution unter Anhebung des Dialysatflusses auf deutlich > 500 ml/min zu erzielen.

MERKE

Die HDF ist vom theoretischen Ansatz her ein überzeugendes Verfahren. Bei sachlicher Betrachtung muss man jedoch feststellen, dass mit einer Bicarbonatdialyse (Highflux-Dialysator, sterile Dialysierlösung) durchaus vergleichbare Ergebnisse erzielbar sind.

7.4.2 Praxis der Hämodiafiltration

Auch bei der Hämodiafiltration gehen wir davon aus, dass Ihre praktische Einarbeitung in dieses Behandlungsverfahren vor Ort im Dialysezentrum stattfindet. Darüber hinaus gelten viele der Praxistipps für die Hämodialyse (➤ Kap. 7.2) auch für die Hämodiafiltration. Wir beschränken uns deshalb auf einige sehr behandlungsspezifische Tipps:
- Die Effektivität der HDF-Postdilution hängt entscheidend von der Höhe des Filtratflusses ab. Dieser wiederum ist abhängig vom effektiven Blutfluss. Ein Gefäßzugang mit hohen Blutflussraten ist also eine Grundvoraussetzung für die HDF-Postdilution. Diese Anforderung erfüllt nur ein gut funktionierender Shunt. Auch Doppellumenkatheter bieten aufgrund der sehr engen Einzellumen häufig keinen ausreichenden und vor allem keinen störungsfreien Blutfluss im Dialysebetrieb. Eine HDF im Single-Needle-Betrieb ist zwar bei neueren Dialysegeräten möglich, jedoch ist hier die Clearance-Steigerung aufgrund des sehr geringen effektiven Blutflusses und dem daraus resultierenden niedrigen Filtratfluss minimal.
- HDF-Online-Geräte der neuesten Generation verfügen über Systeme, die automatisiert einen individuell optimalen Substituat-/Filtratfluss realisieren, z. B. Ultracontrol der Firma Baxter oder Max Sub der Firma Nipro. Diese Systeme arbeiten TMP-kontrolliert und erreichen höhere Filtrationsraten als 30 % im HDF-Postdiluationsmodus, ohne dass es zum Clotting im Blutschlauchsystem oder Dialysator kommt.
- Andere Geräte bieten die Möglichkeit, Blutfluss und Substituatfluss in einem einstellbaren prozentualen Verhältnis zu verknüpfen (z. B. Auto-Sub von Fresenius).
- Nur hochpermeable Highflux-Dialysatoren mit einem UF-Faktor von mindestens 40 ml/mmHg/h erfüllen die physikalischen Anforderungen der hohen Filtrationsraten.
- Es werden häufig Blutschlauchsysteme (BSS) eingesetzt, die wahlweise einen separaten Prä- und Postdilutionsanschluss besitzen. Zusätzlich zum BSS wird ein Substituatsystem benötigt, das unter strenger Beachtung der Sterilität mit dem Prä- oder Postdilutionsanschluss verbunden wird.
- Überwachung und Dokumentation erfolgen wie bei der Hämodialyse. Nur der Substituatfluss pro Minute und die Gesamtsubstituatmenge müssen zusätzlich im Dialyseprotokoll dokumentiert werden.
- Durch die Bildung einer sogenannten Sekundärmembran leidet die Permeabilität der Dialysatormembran. Dies wiederum hat einen Anstieg des transmembranen Widerstands und

dementsprechend auch des Transmembrandrucks (TMP) bei gleich bleibender Filtrationsleistung zur Folge. Sekundärmembranen entstehen dann, wenn sich durch die Filtration, Moleküle mit größerem Durchmesser als dem der Membranporen, an die Membran anlegen. Dieses Problem können Sie durch hohe Blutflussraten positiv beeinflussen.

- Der zeitliche Einsatz der geräteseitig angebrachten Dialysierflüssigkeitsfilter zur Online-Substituataufbereitung ist begrenzt und wird bei HDF-Online-Geräten überwacht. Bei Bedarf sind die Filter nach Herstellerangaben zu wechseln.
- Wenn sich der effektive Blutfluss während der Behandlung ändert, muss der Filtratfluss (Substituatfluss) entsprechend angepasst werden. Der Filtratfluss (Substituatfluss) sollte maximal 30 % des Blutflusses betragen.

Resümee

Innerhalb der Blutreinigungsverfahren bieten sich unterschiedliche Möglichkeiten, den individuellen medizinischen Erfordernissen Rechnung zu tragen.

Unumstritten bleibt, dass bei allem technischen und medizinischen Fortschritt in der Nierenersatztherapie die Transplantation die wünschenswerteste Alternative darstellt.

VORSICHT: PRÜFUNG!

1. Nennen Sie drei absolute Indikationen, die einen unverzüglichen Behandlungsbeginn mit einer Nierenersatztherapie bei terminaler Niereninsuffizienz notwendig machen!
2. Nennen Sie das primär wirksame physikalische Prinzip, mit dem bei der Hämodialyse die Urämietoxine aus dem Blut entfernt werden!
3. Welche wichtige Funktion der Dialyse wird durch das Aktivieren des Bergström-Verfahrens abgeschaltet?
4. Wie groß sollte die Austauschmenge pro Behandlung (Filtration/Substitution) bei der Hämofiltration sein?
5. Wie hoch sollte der Filtratfluss bei einer Hämodiafiltration mit Postdilution maximal sein?

KAPITEL

8

Stefan Haack

Blutreinigungsverfahren stationär

Unter stationären Dialyseverfahren werden meistens Dialysebehandlungen auf Intensiv- oder Intermediate-Care-Stationen verstanden. Im Gegensatz zur ambulanten Hämodialyse haben die Patienten in der Regel kein chronisches, sondern ein **akutes Nierenversagen (ANV)** im Rahmen anderer systemischer Erkrankungen.

8.1 Ausgangspunkt eines ANV

Ausgangspunkt des akuten Nierenversagens können Erkrankungen sein, die zu einem Blutdruckabfall führen und mit verminderter Durchblutung der Niere und genereller Mikrozirkulationsstörung enden. Die Nieren sind aufgrund ihrer Anatomie mit ihrem komplexen System aus Nierenkörperchen und nachgeschaltetem Tubulussystem hierfür ein besonders vulnerables Organ (vgl. ➤ Abb. 14.5). Folge kann dann ein plötzlich einsetzender Funktionsverlust der Nieren mit oder ohne Urinproduktion sein.

Ursache ist i. d. R. immer ein akuter Schockzustand, der zu einem dialysepflichtigen ANV führt. Im Einzelnen: der Blutungsschock nach massivem Blutverlust, der kardiogene Schock z. B. nach Reanimation, der allergische Schock und der septische Schock in mindestens 20 % der Fälle. Diese Ereignisse führen nicht selten mit einem akuten Nierenversagen oder wegen eines solchen auf die Intensivstation. Sollten sich die Nierenwerte verschlechtern und es zu einer

- nicht beherrschbaren Elektrolytstörung (Hyperkaliämie)
- Störung des Säure-Basen-Haushaltes (metabolische Azidose)
- Oligurie/Anurie und bedrohlicher Volumenüberladung
- sehr hohen Harnstoffkonzentration im Blut

kommen, ist eine Dialysebehandlung indiziert. Bei dem meist vorliegenden schweren Krankheitsbild würde eine kurze Dialyse mit 4 Stunden Dauer und einem hohem Flüssigkeitsentzug zur klinischen Verschlechterung führen. Daher wird in solchen Fällen ein Verfahren mit deutlich niedrigerer und schonender Clearance aus dem Bereich der **kontinuierlichen Behandlungsverfahren** gewählt. Wegen des fehlenden Gefäßzugangs benötigt der Patient in der Regel einen temporären Dialysezugang (vgl. ➤ Kap. 10.4).

MERKE

Kontinuierliche Verfahren werden eher bei kritisch kranken Patienten mit instabilem Kreislauf auf Intensivstationen eingesetzt.

8.2 Stationäre – kontinuierliche Behandlungsverfahren

Vorstellen möchten wir Ihnen vier Behandlungsverfahren für Patienten, die meistens auf einer Intensivstation liegen. Dabei handelt es sich um die kontinuierlichen Verfahren **SCUF, CVVH, CVVHD** und

CVVHDF. Die wesentlichen Unterschiede dieser stationären Behandlungen im Vergleich zu den ambulanten Verfahren sind die deutlich längere Behandlungsdauer von bis zu 72 Stunden, somit eine schonendere Entgiftung mit langsamerem Flüssigkeitsentzug durch eine sehr geringe Ultrafiltrationsrate pro Stunde.

Die **physikalischen Prinzipien** sind die gleichen wie bei den ambulanten Dialyseverfahren. Auch hier erfolgt der **Flüssigkeitsentzug** im Dialysator oder Hämofilter durch Druck.

Entgiftet wird bei der SCUF gar nicht und bei der CVVH nur rein konvektiv. Erst bei der CVVHD findet eine Entgiftung durch Diffusion statt und bei der CVVHDF erfolgt die Entgiftung als Kombination aus Konvektion und Diffusion.

Die Antikoagulation kann bei allen kontinuierlichen Verfahren mit unfraktioniertem Heparin oder bei heparininduzierter Thrombozytopenie (HIT) mit Argatroban erfolgen. Bei der CVVHD und CVVHDF kann alternativ auch eine regionale Antikoagulation mit Citrat erfolgen.

ACHTUNG

Niedermolekulare Heparine finden wegen ihrer schlechten Steuerbarkeit **keine** Anwendung als Antikoagulanzien bei kontinuierlichen Verfahren.

8.2.1 SCUF/CVVH

Beide Verfahren haben heute kaum noch Bedeutung, es findet keine Entgiftung über Diffusion, sondern – wenn überhaupt – nur über Konvektion statt.

Beim Behandlungsverfahren **SCUF** *(slow continuous ultrafiltration)* wird nur Flüssigkeit entzogen (➤ Abb. 8.1). Abgesehen von den wenigen harnpflichtigen Substanzen,

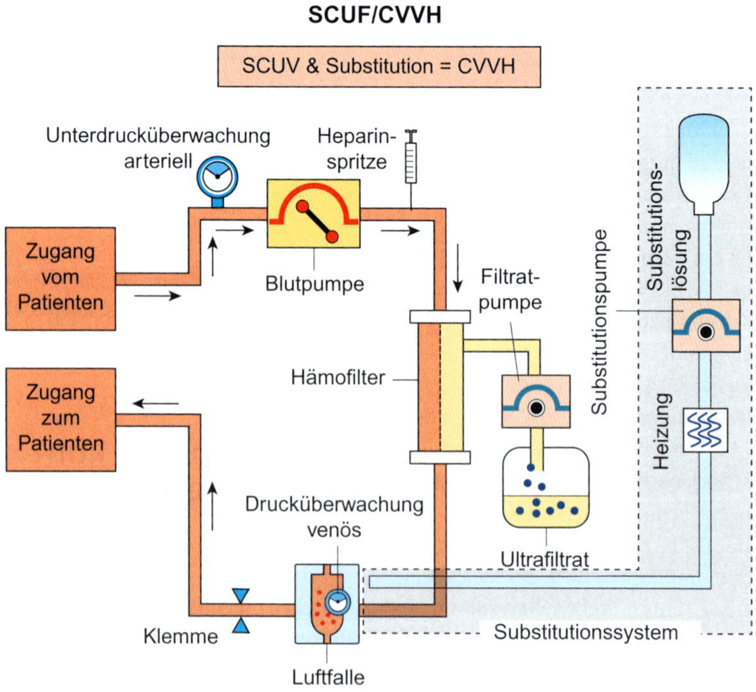

Abb. 8.1 SCUF/CVVH. [L143]

die daran gebunden sind, findet keine Entgiftung statt. Die SCUF kann also nur Anwendung finden, wenn die Überwässerung das alleinige Problem des Patienten ist und man diese mit Diuretika nicht ausreichend behandeln kann, wie z. B. bei schwerer Herzinsuffizienz oder Flüssigkeitsüberladung bei kardiorenalem Syndrom. In der Regel haben diese Patienten aber auch ein Nierenversagen, so dass auch zusätzlich eine Entgiftung und ggf. die Therapie einer Elektrolytstörung durchgeführt werden muss.

Die **CVVH** *(kontinuierliche veno-venöse Hämofiltration)* ist eine schonend durchgeführte Hämofiltration mit Beutelsubstitution (➤ Abb. 8.1). Der Unterschied zur SCUF besteht darin, dass die Ultrafiltrationsmenge höher gewählt werden kann und darüber eine gewisse Entgiftung konvektiv erfolgt. Aber auch hier findet keine Dialyse im klassischen Sinne statt. Im Dialysator wird nur Wasser entzogen, aber es fließt im Dialysator keine Dialysierlösung im Gegenstrom zum Blut des Patienten. Daher haben beide Verfahren in der Praxis nur noch eine untergeordnete Bedeutung.

8.2.2 CVVHD

Die **CVVHD** *(kontinuierliche veno-venöse Hämodialyse)* ist eine schonend durchgeführte Hämodialyse, die kontinuierlich über 24 Std./Tag eingesetzt wird (➤ Abb. 8.2). Wie bei der klassischen Hämodialyse fließt hier eine Dialysierlösung durch den Dialysator, im Gegenstrom zum Blut. Die Entgiftung erfolgt durch Diffusion und ist im Vergleich zur CVVH unabhängig von der Ultrafiltrationsmenge. Die CVVHD ist bei der Entfernung kleinmolekularer Substanzen wie Harnstoff und Kalium effektiver als eine CVVH.

Der Dialysatfluss beträgt 2–4 Liter/Std. Die Pumpen für Dialysierlösung und Dialysat steuern die Flüssigkeitsmenge, die in

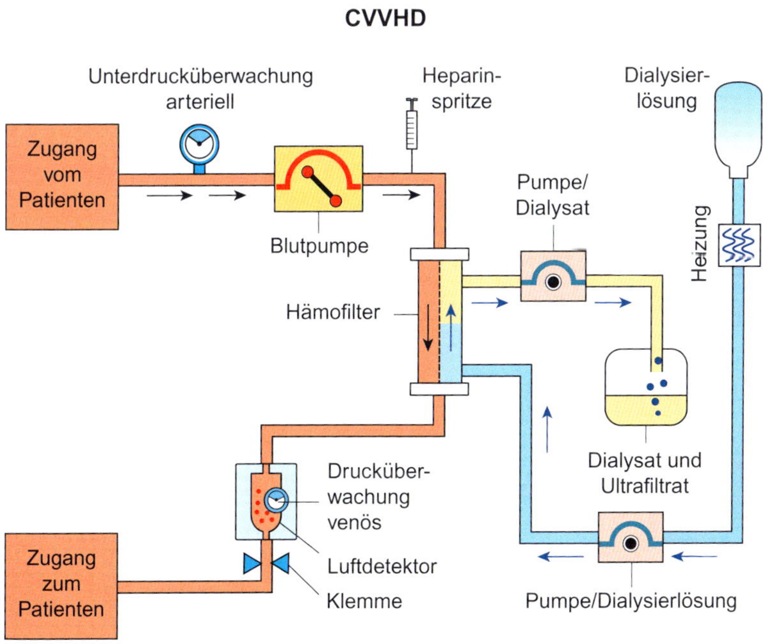

Abb. 8.2 CVVHD (kontinuierliche veno-venöse Hämodialyse). [L143]

den Dialysator hinein- und wieder herausfließt und damit millilitergenau auch die Ultrafiltrationsmenge. Die Zielultrafiltration wird auf einen Zeitraum von 24 Std. ausgerechnet. Beträgt diese, unter Berücksichtigung der intravenösen Flüssigkeitszufuhr z. B. 3,0 Liter, wird eine Ultrafiltrationsrate von 125 ml/Std. im Gerät eingestellt (Rechnung: 3.000 ml ÷ 24 Std. = 125 ml/Std). Die Dialyselösung und das verbrauchte Dialysat befinden sich in speziellen Beuteln, die nach einigen Stunden gewechselt werden müssen.

Die CVVHD mit einer Citrat-Calcium-Antikoagulation ist das am häufigsten eingesetzte kontinuierliche Verfahren auf Intensivstationen (vgl. ➤ Kap. 8.3).

8.2.3 CVVHDF

Die **CVVHDF** *(kontinuierliche veno-venöse Hämodiafiltration)* ist eine schonend durchgeführte Hämodiafiltration und wird analog zur CVVHD eingesetzt (➤ Abb. 8.3). Sie ist eine Kombination aus CVVH und CVVHD. Alleiniger Unterschied zur CVVHD ist die bessere Clearance im mittel- und großmolekularen-Bereich, beeinflusst durch den stärkeren konvektiven Stofftransport bei höherer Ultrafiltrationsrate (vgl. ➤ Kap. 7: HD versus HDF). Der Dialysatfluss und die Clearance durch Diffusion sind identisch zur CVVHD.

Zusammenfassend kann gesagt werden, dass die CVVHDF sicherlich das kontinuierliche Verfahren ist, mit dem sich die höchsten Clearance-Werte erreichen lassen.

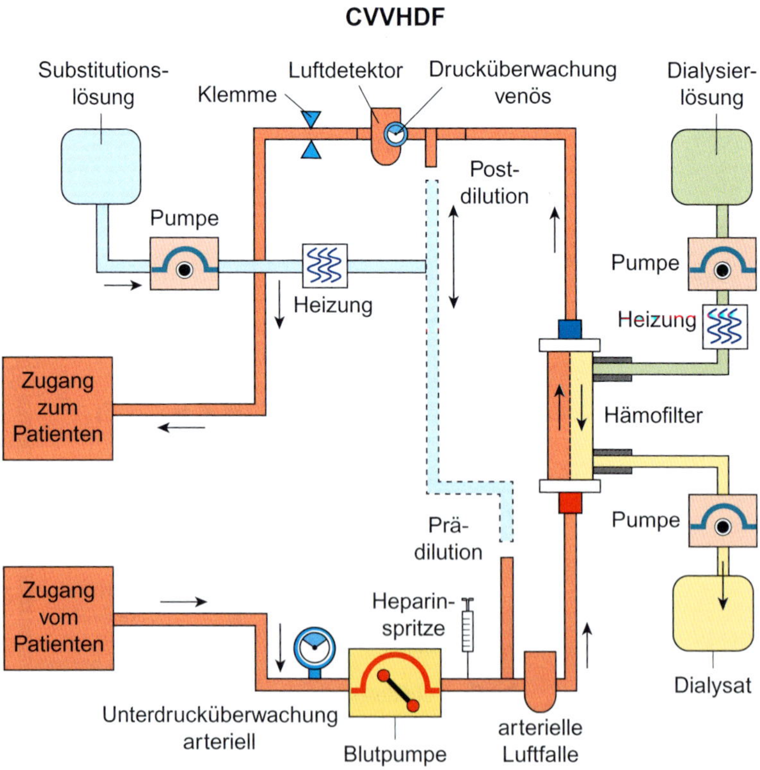

Abb. 8.3 CVVHDF (kontinuierliche veno-venöse Hämodiafiltration). [L143]

Aber will man das bei einem kontinuierlichen Verfahren überhaupt? Für die Entgiftung ist doch die Zeit der wesentlichste Faktor. Und es sollte auch mitberücksichtigt werden, dass die CVVHDF das Verfahren mit der höchsten Komplexität ist, also den Mitarbeitern das höchste Fachwissen abverlangt, und zudem auch die höchsten Kosten verursacht.

8.2.4 Wieviel Dialysedosis ist im ANV nötig?

Einheitliche Empfehlungen gibt es dazu nicht. Die kontinuierlichen Verfahren laufen idealerweise „rund um die Uhr". Dabei können die Verfahren bis zu 72 Stunden mit demselben Filter und Blutschlauchsystem durchgeführt werden. Berücksichtigt werden müssen auch ungeplante Therapiepausen. Dies kann mal eine längere Untersuchungsdauer oder auch eine Operation sein. Aber auch geräteseitige Probleme können auftreten und bis zur Behebung des Problems zur zeitlichen Unterbrechung führen.

Die Wahl der Ultrafiltrationsmenge und die Einstellung des Dialysatflusses ist abhängig vom **Therapieziel:** Geht es um eine schnellere Ultrafiltration bei überwässerten Patienten, ist eine Steigerung der Ultrafiltration wichtig. Handelt es sich um einen Patienten im Multiorganversagen mit schwerer Azidose, ist ein höherer Dialysatfluss ggf. sinnvoller.

Nicht selten kommt es während der Behandlung zu einer Proteinablagerung in der Dialysemembran. Besonders oft geschieht das bei hohem Ultrafiltrationsvolumen und langer Anwendung. Man spricht dabei auch von einer „zweiten Membran", welche die Effektivität der Behandlung reduziert und zu einer Verschlechterung der Dialyseleistungen für kleinere Moleküle führt. Spätestens beim „Zuclotten" des Filters muss dieser getauscht werden.

8.2.5 Nachteile kontinuierlicher Verfahren

Nachteilig ist, dass der Patient nicht mobilisiert werden kann. Wir alle wissen: Die frühe Mobilisierung entscheidet ganz stark über das Überleben und die spätere Lebensqualität. Wenn sich der Patient stabilisiert, sollte so bald wie möglich ein intermittierendes Verfahren eingesetzt werden.

Diese intermittierenden Verfahren werden (falls es keine Ringleitung auf der Intensivstation gibt) entweder mit einer mobilen Umkehrosmose durchgeführt, oder der Patient ist sogar so stabil, dass er zur Dialyse auf die spezielle Dialysestation verlegt werden kann.

Im Folgenden stellen wir noch ein Verfahren vor, das erfolgreich auf Intensivstationen eingesetzt wird, da es die Vorteile einer langsamen schonenden Dialyse und der Möglichkeit einer intermittierenden Dialyse verbindet: **die Genius®-Dialyse.**

8.3 Genius®-Dialyse

Diese Dialysemaschinen (➤ Abb. 8.4) fallen Ihnen erstmal dadurch auf, dass sie wenig Knöpfe haben und quasi auf einem großen Wassertank stehen. In diesem Tank befindet sich die gesamte Dialysierlösung und später das verbrauchte Dialysat. Wie funktioniert das?

Die Dialysierlösung wird durch das Mischen von warmem Permeat und Elektrolyten in diesem großen Tank zubereitet. Dieser Tank sieht aus wie ein riesiger Glaskolben und fasst 90 Liter Dialysierlösung. Er ist sehr gut isoliert und verhindert wie eine Thermoskanne das Abkühlen der vorgewärmten Dialysierlösung. Auffällig ist weiter, dass der Wassertank scheinbar lila leuchtet, was hygienische Gründe hat: Die Beleuchtung mit UV-Licht verhindert ein Keimwachstum und garantiert neben anderen Maßnahmen eine ultrareine Dialysierlösung. Eine Pumpe

8

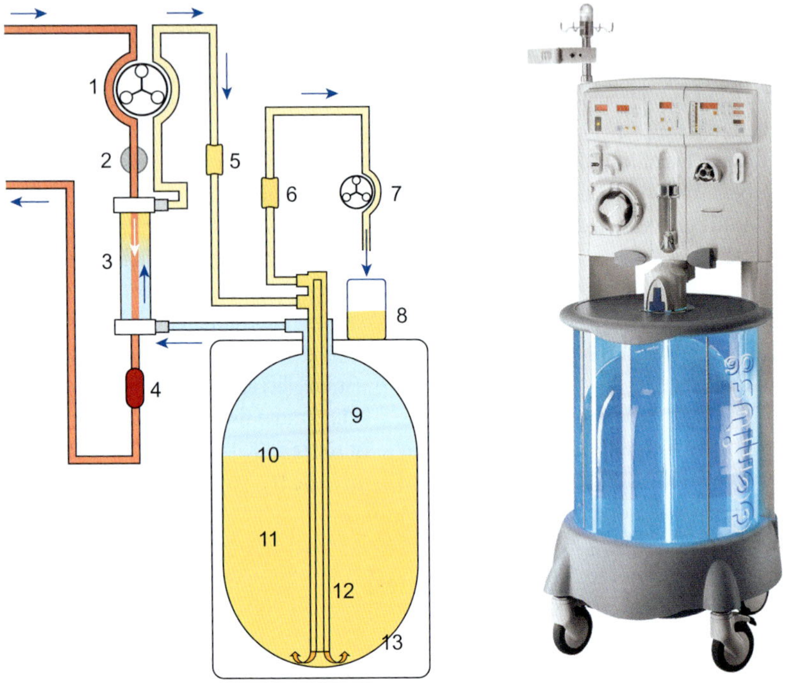

1 Dialysator
2 Luftdetektor
3 Doppelseitige Schlauchpumpe
4 Venöse Flusskammer (luftfrei)
5 Blutleckdetektor
6 Systemdruckmessung
7 UF-Monitor
8 UF-Volumen
9 Vorgewärmte Dialysierlösung
10 Trennschicht
11 Verbrauchte Dialysierlösung
12 Verteilerrohr mit UV-Strahler
13 Glasbehälter 90 L, thermisch isoliert

Abb. 8.4 Schematischer Aufbau einer Genius® Dialyse. [L143/U222-1]

fördert dann die Dialyseflüssigkeit ganz oben aus dem Tank durch den Dialysator und anschließend wieder zurück in denselben Tank. Die Besonderheit ist dabei, dass das verbrauchte Dialysat durch ein Rohr erst am Boden des Tankes austritt, so dass sich mit der Zeit zwei Flüssigkeitsphasen im Tank bilden: unten die etwas gelbere verbrauchte Dialysatphase und oben das frische Dialysewasser. Aufgrund der unterschiedlichen Dichte und des Temperaturunterschiedes von 1 °C vermischen sich die Flüssigkeiten nicht. Soll auch eine Ultrafiltration erreicht werden, wird das Ultrafiltrat durch eine extra Pumpe entsprechend der Einstellung dem Dialysat entzogen und aufgefangen.

Die Pumpe, die das Dialysewasser befördert, ist doppelläufig, d. h. auf der einen Seite wird das Dialysewasser und auf der anderen Seite das Blut im Gegenstromprinzip mit derselben Geschwindigkeit transportiert. Dies ist für den Patienten schonender, jedoch in der Effektivität einer klassischen Hämodialyse unterlegen.

Die Genius-Dialyse eignet sich deshalb besonders für eine längere Dialyse als sog.

SLEDD *(slow low-efficient daily dialysis).* Die Idee dabei ist, die Vorteile der intermittierenden und der kontinuierlichen Dialyseverfahren zu kombinieren. In jedem Zimmer (ohne Ringleitung) kann diese Dialyse bis zu max. 10 Std. durchgeführt werden, wobei 90 Liter Blut gereinigt und 90 Liter Dialysierlösung verbraucht werden. Voraussetzung für die Anwendung ist die Installation einer an die Osmose angeschlossenen zentralen „Tankstelle", die das Permeat aus der Ringleitung mit den Elektrolyten etc. vermischt und erhitzt.

Leider wird die Produktion des Genius®-Therapiesystems eingestellt. Jedoch werden sowohl der Service als auch die Versorgung mit Ersatzteilen und Verbrauchsmaterialen noch für einige Jahre von der Herstellerfirma garantiert.

8.4 Beendigung der kontinuierlichen stationären Dialyse

Sollte sich der Patient von der schweren Erkrankung wieder erholen und nicht an der eigentlichen Erkrankung versterben, stellt sich irgendwann die Frage, wann die Dialyse wieder beendet werden kann. Die Nieren haben nach Beherrschung der auslösenden Erkrankungen und einer stabilen Hämodynamik zum Glück ein hohes Potenzial zur Erholung.

Wichtigster Parameter dafür ist der Wiederbeginn einer **Urinausscheidung.** Würde in dieser Situation die Dialyse mit ggf. hohen Ultrafiltrationsmengen fortgesetzt werden, würde dies einen erneuten Kreislaufabfall bedeuten und „das zarte Pflänzchen" der sich erholenden Nierenfunktion bekäme einen erneuten Dämpfer. Verschiedene Studien haben die einsetzende Nierenfunktion als wichtigsten prognostischen Parameter zur erfolgreichen Beendigung der Dialysebehandlung belegt.

Eine weitere Voraussetzung ist natürlich ein stabiler und ausgeglichener Elektrolyt- und Säure-Basen-Haushalt.

Im weiteren Verlauf kommt es bei Heilung dann auch zu einem Rückgang der Retentionswerte und hoffentlich zu einer kompletten Wiederherstellung der Nierenfunktion. Leider besteht jedoch durch das dialysepflichtige Nierenversagen über viele Jahre ein erhöhtes Risiko für die Entwicklung einer chronischen Niereninsuffizienz.

MERKE

Die wiedereinsetzende Urinausscheidung ist der beste Parameter für die Erholung der Nierenfunktion.

8.5 Teilstationäre Dialyse

Zum Schluss des Kapitels stellen wir Ihnen noch eine besondere Dialyse vor: die teilstationäre Dialyse.

In manchen Bundesländern haben Krankenhäuser mit einer eigenen Nephrologischen Klinik Dialysemöglichkeiten für besonders kranke Patienten, die zu Hause oder in Pflegeeinrichtungen leben und nur zur Dialyse in das Krankenhaus kommen. Ihr Risiko für Komplikationen während der Dialysebehandlung ist so groß, dass eine höhere Versorgungsstruktur während der Dialyse durch das Krankenhaus jederzeit zur Verfügung stehen soll.

Dabei handelt es sich um Patienten mit schweren Kreislaufproblemen (Herzinsuffizienz oder Leberzirrhose), beatmete Patienten, solche mit neurologischen Erkrankungen sowie schwerst pflegebedürftige oder infektiöse Patienten. Während der gesamten Behandlung muss eine Betreuung durch das ärztliche und pflegerische Team vorhanden sein. Im Bedarfsfall ist eine schnelle Behandlung durch die verschiedenen Fachrichtungen des Krankenhauses sichergestellt.

VORSICHT: PRÜFUNG!

1. Was ist häufig die Indikation zur Dialysebehandlung auf einer Intensivstation?
2. Was sind die wesentlichen Unterschiede zwischen kontinuierlicher und intermittierender Dialyse?
3. Was ist ein Nachteil der kontinuierlichen Dialyse?
4. Warum ist bei der Genius-Dialyse ein Tank für Dialysierlösung und Dialysat ausreichend?
5. Wann kann die Dialyse wieder beendet werden?

KAPITEL

9 Antikoagulation in der Dialyse

Stefan Haack

Der Kontakt des Blutes mit fremder Oberfläche führt zur Aktivierung der Blutgerinnung. Das ist lebensnotwendig, da wir sonst bereits bei einer kleinen Verletzung verbluten würden. Hinter der Aktivierung der Blutgerinnung steckt ein komplexes Gerinnungssystem, das erklärt werden muss, damit Sie den Umgang mit der Antikoagulation, deren Vorteile, aber auch Nachteile und Nebenwirkungen, verstehen. Aber keine Sorge: Der Text und die ➤ Abb. 9.1 wurden auf das Wesentliche konzentriert.

9.1 Gerinnungssystem

Bei einer blutenden Wunde, wenn Sie sich z. B. mit einem Messer in den Finger schneiden, kommt es immer zu einer Verletzung von Blutgefäßen, aus denen dann Blut austritt. Damit Sie nicht verbluten, setzt unser Körper ein Gerinnungssystem in Gang. Das austretende Blut kommt mit den durch die Verletzung freiliegenden Kollagenfasern in Kontakt. Im Bereich der Verletzung kommt es zu einer Aktivierung von Thrombozyten, die wiederum durch

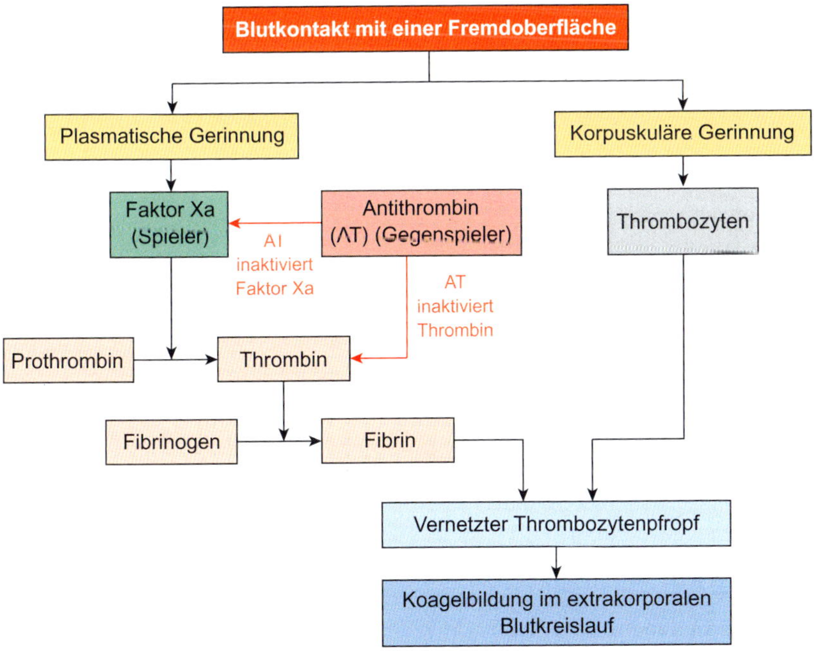

Abb. 9.1 Vereinfachte Darstellung des Gerinnungssystems. [M227/L143]

Freisetzen von Proteinen und Inhaltstoffen weitere Thrombozyten aktivieren, die dann für die Blutgerinnung bereitstehen. Eine Kettenreaktion wird also in Gang gesetzt. Diesen Bereich der Blutgerinnung nennen wir **korpuskuläre Blutgerinnung** (vgl. ➤ Abb. 9.1).

Parallel zur korpuskulären Blutgerinnung wird der zweite Bereich, die **plasmatische Gerinnung,** in Gang gesetzt. Zu Beginn steht hier die Aktivierung von **Faktor X in Faktor Xa,** was danach eine Kettenreaktion auslöst (vgl. ➤ Abb. 9.1). Faktor Xa wird für die Umwandlung von **Prothrombin zu Thrombin** benötigt. Thrombin hat wiederum die Aufgabe, **Fibrinogen** in **Fibrin** umzuwandeln. Das Fibrin als Ergebnis der plasmatischen Gerinnung bildet ein Netz, das zusammen mit der korpuskulären Blutgerinnung eine Art „Pfropf" am Ort der Verletzung bildet, der die Blutung zum Stillstand bringt und dafür sorgt, dass Sie an Ihrer Schnittverletzung am Finger nicht verbluten. Korpuskuläre und plasmatische Gerinnung funktionieren also Hand in Hand.

Auslöser des Ganzen war die Schnittverletzung mit dadurch freiliegenden Kollagenfasern. Bei der Dialyse sind es die Fremdoberflächen der Kunststoffe von Blutschlauchsystem und Dialysator sowie die Luft in der venösen Luftfalle, die dafür sorgen, dass die Blutgerinnung in Gang gesetzt wird.

Bei der Dialyse führt der Blutkontakt mit fremder Oberfläche zu einer Aktivierung der Blutgerinnung. Fremde Oberflächen gibt es dabei genug:

- Kanülen mit Kanülenschläuchen
- Blutschlauchsysteme
- Dialysator (je nach Material unterschiedliche Aktivierung)
- Blut/Luftfalle

Im normalen Leben, also außerhalb der Dialyse, ist das Gerinnungssystem stets aktiv. Damit wird erzielt, dass es bei kleineren Gefäßlecks im Körper und auch bei durchaus größeren Verletzungen zu keinem größeren Blutverlust kommt.

Um jedoch unkontrollierte Gerinnungsabläufe im Gefäßsystem zu verhindern, z. B. die Bildung von Thrombosen oder Embolien, oder auch um eine Blutgerinnung im Rahmen einer Verletzung auf den Ort des Geschehens zu begrenzen, sind gleichzeitig zur Blutgerinnung immer „Gegenspieler" aktiv, die die Gerinnung begrenzen. Der wichtigste Gegenspieler der Blutgerinnung ist das Antithrombin (AT). Es wird, wie alle Blutgerinnungsfaktoren, in der Leber produziert und wirkt in erster Linie gegen die Gerinnungsfaktoren Thrombin und Faktor Xa. Somit gibt es die „Spieler", wie Faktor Xa, Thrombin und Fibrin, die die Blutgerinnung fördern, und es gibt die „Gegenspieler", wie Antithrombin, welches die Blutgerinnung hemmt. Im Normalfall sind die Kräfte von Spielern und Gegenspielern ausgeglichen. Kommt es jedoch zum Ungleichgewicht, so können entweder Blutungen entstehen oder andererseits kann es zu Thrombosen und Embolien kommen. Beim nephrotischen Syndrom beispielsweise sinkt meist der Antithrombin-Spiegel im Blut. Durch das Fehlen von Antithrombin kommt es folglich zu einer **reduzierten** inaktivierenden Wirkung auf die Blutgerinnung. Die **Blutgerinnung überwiegt** und es können Thrombosen auftreten.

Durch den zuvor beschriebenen Kontakt des Blutes mit Luft und Fremdoberflächen von Schlauchsystemen und Dialysator kommt es zur Aktivierung des Gerinnungssystems. Je mehr das Blut mit Luft im extrakorporalen System in Berührung kommt (in den Luftfallen) und je mehr das Blut die Schläuche und Membranen im Dialysator als fremd erkennt, desto heftiger wird seine gerinnungsaktivierende Wirkung ausfallen. Oder anders herum betrachtet: Je weniger Lufteinschlüsse im System und je biokompatibler die Dialysematerialen sind, desto geringer die gerinnungsaktivierende Wirkung. Durch verträglichere Dialysemembranen und innovative Blutschlauchsystemen ohne Lufteinschlüsse konnte in den vergangenen Jahrzehnten der Verbrauch von Antikoagulanzien pro Dialyse deutlich gesenkt werden, aber ganz ohne funktioniert es leider auch heute noch nicht. Darum stellt sich die Frage: Was ist das beste Antikoagulans und welche Anforderungen stellen wir an dieses?

9.2 Antikoagulanzien für die Hämodialyse

Anforderung an ein Antikoagulans:

- Gute Wirkung
- Gut dosierbar
- Problemlose Überwachung (Monitoring)
- Möglichkeit der Inaktivierung/Antagonisierung
- Nicht toxisch, wenig Nebenwirkungen
- Wirtschaftlich

Es gibt kein Präparat und keine Form der Antikoagulation, die alle diese Anforderungen erfüllt. Die Wahl für ein bestimmtes Antikoagulans sollte neben der Berücksichtigung zentrumsüblicher Standards auch nach Indikation, Komorbiditäten und Behandlungsverfahren des Patienten erfolgen. Wir stellen Ihnen jetzt die zugelassenen Präparate und Möglichkeiten vor.

9.2.1 Unfraktioniertes Heparin

Unfraktioniertes Heparin ist das älteste Präparat. Es wird seit 1935 angewandt und aus Schweinedarmmukosa gewonnen. Bis zur BSE-Krise wurden zur Herstellung auch Rinderlungen verwendet. Es gibt aktuell, bis auf ein aufwändig hergestelltes Präparat (Fondaparinux, das bei Dialyse jedoch keine Zulassung hat), kein veganes Heparin-Präparat. Das unfraktionierte Heparin ist nach dem Dialysestandard der Deutschen Gesellschaft für Nephrologie Platz 1 der Antikoagulation an der Hämodialyse. Es ist ein negativ geladenes Polysaccharid (Mischung von Glucosemolekülen) und kaum dialysabel.

Wirkung von Heparin

Heparin verbindet sich mit Antithrombin (AT) und verstärkt dessen gerinnungshemmenden Effekt ca. um den Faktor 1.000. Das so aktivierte und potentere AT bindet Thrombin und Faktor Xa, die dadurch wiederum nicht mehr die Blutgerinnung antreiben können.

MERKE

Die Hauptwirkung von Heparin bei der Antikoagulation besteht in einer Steigerung der Reaktionsfähigkeit und der Reaktionsgeschwindigkeit von Antithrombin.

Dosierung von Heparin

Die Halbwertszeit von unfraktioniertem Heparin unterliegt zahlreichen Einflussfaktoren und beträgt ca. 30–120 Minuten. Der **Heparinbedarf** während einer Hämodialysebehandlung wird im Wesentlichen von zwei Faktoren bestimmt: den Patientenfaktoren und der Adsorption des Medikaments an der Dialysatorenmembran.

- **Patientenfaktoren:**
  Heparin bindet sich an Plasmaproteine, deren Konzentration sich bei Infektionen oder im Rahmen von Operationen passager ändern kann. Oft wird die verminderte Wirkung von Heparin durch die verstärkte Eiweißbindung bei Entzündungen und Infektionen erst beim Verschluss des extrakorporalen Systems bemerkt. Bei einem Patienten mit einer entzündlichen Erkrankung ist somit vorübergehend eine Erhöhung der Heparindosis erforderlich.

- **Adsorption von Heparin an der Dialysemembran:**

Die Thrombogenität der unterschiedlichen Dialysemembranen variiert, sodass für jeden Membrantyp eine unterschiedlich hohe Dosis der Antikoagulation besteht.

Zur genauen Dosierung siehe ➤ Tab. 9.1.

Überwachung und Monitoring von Heparin

- **ACT-Test (Activated Clotting Time):**

Der **ACT-Test** ist ein Gerinnungszeittest, der nur beim Einsatz von unfraktioniertem Heparin (und Agatroban s. u.) zur Bestimmung der richtigen Dosierung angewendet werden kann. Zur Bestimmung der ACT (aktivierte Gerinnungszeit) ist ein

Tab. 9.1 Dosierung verschiedener Antikoagulanzien

Beispiele sind für einen ca. 75 kg schweren Menschen angegeben (laut Fachinformation/dosing.de)		**Patienten mit geringem Blutungsrisiko**	**Patienten mit hohem Blutungsrisiko**
Unfraktioniertes Heparin			
Heparin	Bolusgabe	2.500–5.000 IE	0–2.500 IE
	Kontinuierliche Gabe	500–1.000 IE/h	250–500 IE/h
	Perfusorabstellzeit	30 min vor HD-Ende	15 min vor HD-Ende
	ACT während HD	120–140 s	100–120 s
	PTT	70–100 s	50–80 s
Niedermolekulare Heparine (laut Fachinformation)			
Enoxaparin (Clexane®)	Bolusgabe	100 IE/kg	50–75 IE/kg
	Kontinuierliche Gabe	i.d.R keine	i.d.R. keine
Nadoparin (Fraxiparin®)	Bolusgabe	< 50 kg: 2.850 IE 50–69 kg: 3.800 IE > 70 kg: 5.700 IE	Keine Empfehlung
	Kontinuierliche Gabe	i.d.R. keine (4h HD)	
Dalteparin (Fragmin®)	Bolusgabe	6.350 IE	375–750 IE
	Kontinuierlich	i.d.R. keine	340 IE/h
Tinzaparin (Innohep®)	Bolusgabe	2.500–5.000 IE	Keine Empfehlung
	Kontinuierlich	i.d.R. keine Gabe	
Argatroban (Argatra®)			
Eine Ampulle enthält 2,5 ml (100 mg = 1 ml), diese wird 1 : 100 mit NaCl vermischt (Standardlösung, 1 ml = 1 mg = 1.000 μg). **Die untenstehenden Angaben beziehen sich auf diese Standardlösung.**			
Argatroban (Argatra®)	Bolusgabe	250 μg/kg (18,75 ml)	keine Angaben
	kontinuierlich	2 μg/kg/min (9 ml/h)	

Quelle: Fachinformationen und www.dosing.de. ACT: aktivierte Gerinnungszeit; IE: Internationale Einheit; PTT: partielle Thromboplastinzeit.

ACT-Tester erforderlich. Dabei wird durch Kaolin (Tonerde) Thrombin aktiviert und die Zeit bis zur Blutgerinnung gemessen. **Die Messung:** Hinter dem Dialysator werden dem venösen Blutschlauchsystem 0,7 ml Blut entnommen und in das ACT-Röhrchen injiziert. Dabei ist darauf zu achten, dass sich das Kaolin komplett mit dem Blut vermischt, bevor das ACT-Röhrchen zügig in die vorgesehene Öffnung des Drehrads am ACT-Testgerät gesteckt und die Messung gestartet wird. Das Gerät erkennt den Beginn der Gerinnung fotometrisch bei Bildung einzelner Fibrinfäden. Bei normaler Heparinisierung ohne Blutungsgefahr ist eine ACT-Zeit während der Dialyse zwischen 120 und 140 Sekunden anzustreben. Zeiten unter 120 Sekunden entsprechen einer minimalen Heparinisierung. Bei ACT > 140 Sekunden sollte die Dosierung überprüft und ggf. gesenkt werden.

- **PTT (Partielle Thromboplastinzeit):** Zur Bestimmung der PTT wird ein Citrat-Röhrchen (i. d. R. grün) abgenommen und ins Labor geschickt. Dort wird die Zeit der Blutgerinnung nach Zugabe verschiedener Substanzen gemessen. Ziel ist eine PTT von 70–100 Sekunden (Norm < 35 Sekunden). Das Ergebnis dieser Messung ist im Gegensatz zur ACT-Messung nicht so schnell verfügbar.

MERKE

Der ACT-Test ist ein Gerinnungszeittest, der nur beim Einsatz von Heparin oder von Agatroban (eher selten) als Kontrolle zur richtigen Dosierung genutzt wird.

Inaktivierung von Heparin

Sollte eine akute Antagonisierung des Heparins nötig sein, z. B. bei schwerer gastrointestinaler Blutung während der Dialyse (blutiges Erbrechen) oder dem V. a. eine intrakranielle Blutung, muss die antikoagulatorische Wirkung von Heparin möglichst schnell beendet werden. Dazu wird **Protamin** eingesetzt. Protamin ist ein Stoffgemisch aus basisch (positiv geladenen) Peptiden, die das saure (negativ-geladene) Heparin binden und so dessen Wirkung aufheben. Die Dosis ist gleich der zuvor eingesetzten Heparin-Dosis. Die Wirkung setzt nach ca. 5 Minuten ein.

Mögliche Nebenwirkungen sind ebenfalls allergische Reaktionen. Keinesfalls sollte es zur Antagonisierung bei langer Shunt-Nachblutung eingesetzt werden. Dies hat in der Regel eher hämodynamische Ursachen (siehe ➤ Kap. 12).

MERKE

1 Einheit Protamin antagonisiert 1 Einheit Heparin! Beachten Sie aber bei der Berechnung der Menge, dass aufgrund der Zeit, die vom Beginn der Dialyse bereits vergangen ist, Heparin teilweise schon abgebaut wurde (z. B. nach 2 Std. Dialyse).

Nebenwirkungen von Heparin

- **Haarausfall:** Häufig klagt der Patient darüber. Gegebenenfalls können niedermolekulare Heparine eingesetzt werden. Die Datenlage, ob diese Umstellung einen Einfluss auf den Haarausfall hat, ist aber nicht eindeutig. Einen Versuch ist es natürlich wert.
- **Osteoporose:** kann sich durch eine lange und hoch dosierte Heparintherapie häufiger entwickeln
- **Anaphylaktische Reaktionen:** Eine Nebenwirkung, die sich häufig innerhalb einer Stunde nach der Heparingabe bemerkbar macht. Symptome sind Kopfschmerzen, Übelkeit oder Juckreiz. Abdominale Koliken, Asthma bronchiale und Quincke-Ödem treten eher selten auf. Die Symptome verschwinden in der Regel nach Absetzen des Heparins. Eine symptomatische Therapie ist meist nur in ausgeprägten, klinisch relevanten Fällen erforderlich.

- **Heparin-induzierte Thrombozytopenie (HIT):**

Man unterscheidet zwei unterschiedliche Typen:

  - **HIT Typ I:** Im Rahmen einer Heparingabe kann es innerhalb der ersten 2 Tage zu einer gering ausgeprägten, dosisabhängigen Thrombozytopenie (Thrombozytenzahl < 100.000) kommen. Diese gilt als harmlos, die Thrombozyten steigen in der Regel trotz Fortführung der Therapie wieder an. Ursache ist dabei eine Interaktion von Heparin und Thrombozyten, wodurch es zu Störungen in der Informationsübermittlung innerhalb der Thrombozyten kommt.
  - **HIT Typ II:** ist eine seltene und schwere Nebenwirkung. Die Ursache ist immunologisch: Heparin bindet sich u. a. auch an den Plättchenfaktor 4 (PF 4) auf den Thrombozyten. Diese neue Verbindung an der Oberfläche der Thrombozyten aus Heparin und Plättchenfaktor 4 kann vom Immunsystem als fremd (Antigen) erkannt werden und so die Bildung von Antikörpern gegen dieses Antigen induzieren. Die Bindung der Antikörper daran wiederum aktiviert in der Folge die Thrombozyten und ist für die Folgen verantwortlich: Bildung von Thromben/Embolien (im arteriellen und venösen Stromgebiet) und der Abfall der Thrombozyten auf deutlich < 100.000.
  - Da es sich um eine Antikörperbildung handelt, dauert diese (wie bei einer Grippe o. ä.) ein paar Tage. Ca. 7–10 Tage nach Beginn einer Heparintherapie kann sich bei nichtsensibilisierten Patienten eine HIT Typ II einstellen. Wenn ein Patient in der Vergangenheit jedoch Heparin erhalten hat und bereits diese Antikörper entwickelt hatte, geht es schneller und die Symptome treten rascher auf. Diese Komplikation kann auch nach Absetzen der Heparingabe noch ein paar Wochen andauern, in seltenen Fällen auch Monate nach Absetzen des Präparats.
  - Häufigkeit des Auftretens: unfraktioniertes Heparin 1–3 %, niedermolekulares Heparin < 1 %
  - Die Heparintherapie muss sofort beendet werden. Alle Medikamente und auch Salben, die Heparin enthalten, sind dann verboten, sowie auch das Vorspülen des Blutschlauchsystems mit Heparin. Auch der Einsatz von Dialysatoren, deren Membran mit Heparin vorbehandelt ist, dürfen **nicht** eingesetzt werden.
  - **Diagnose:** Bei Thrombozytenabfall sollten immer die **HIT-Antikörper** und zur Bestätigung die **HIPA-Antikörper (Heparin-induzierte Thrombozytenaktivierung)** bestimmt werden. **Therapie:** siehe ➤ Kap. 9.4).

MERKE

In den ersten drei Wochen nach Therapiebeginn mit Heparin sollte regelmäßig eine Kontrolle der Thrombozyten erfolgen, um die Entwicklung einer Heparin-induzierten Thrombozytopenie des Typs II (HIT Typ II) rechtzeitig zu bemerken.

9.2.2 Niedermolekulare Heparine

Niedermolekulare Heparine werden durch enzymatische Spaltung aus unfraktioniertem Heparin hergestellt. Sie sind deshalb kleiner. Ihr mittleres Molekulargewicht (MG) liegt zwischen 4.000 bis 9.000 Dalton. Der Hauptgrund für die inzwischen breite Verwendung an der Hämodialyse ist die einfachere Gabe (meist nur eine Initialdosis bei Behandlungsbeginn) und weniger Nebenwirkungen.

Folgende vier niedermolekulare Heparine sind für den Einsatz an der Hämodialyse zugelassen (MG = Molekulargewicht):

Enoxaparin (Clexane®)	MG: 3.500–5.500
Nadroparin (Fraxiparin®)	MG: 4.200–4.000
Dalteparin (Fragmin®)	MG: 5.000–5.950
Tinzparin (Innohep®)	MG: 5.800–6.750

Wirkung von niedermolekularen Heparinen

Auch die niedermolekularen Heparine verbinden sich mit Antithrombin und verstärken dessen antikoagulatorischen (gerinnungshemmenden) Effekt ebenfalls um den Faktor 1.000. Die niedermolekularen Heparine sind kleiner, so dass der Komplex aus aktiviertem Antithrombin und niedermolekularem Heparin nur noch den Faktor Xa bindet, der dadurch wiederum nicht mehr die Blutgerinnung antreiben kann. Dieser Umstand spielt beim Monitoring eine wichtige Rolle (s. u. „Überwachung und Monitoring von niedermolekularen Heparinen").

Dosierung von niedermolekularen Heparinen

Die Halbwertszeit von niedermolekularem Heparin ist sehr viel länger als beim klassischem Heparin. Abgebaut werden Heparine über das retikuloendotheliale System (RES) und eliminiert über die Nieren. Entgegen der vermeintlich intuitiven Ansicht, dass großmolekulare Substanzen bei einer Nierenfunktionsstörung schlechter eliminiert werden und so stärker akkumulieren, verhält es sich bei den niedermolekularen Heparinen genau anders herum:

Je größer ein niedermolekulares Heparin ist (Tinzaparin ist das größte), **umso kürzer ist die Halbwertszeit bei dialysepflichtigen Patienten,** da es dann im Verhältnis umso mehr durch das RES eliminiert wird. **Je kleiner** es ist (Enoxaparin ist das Kleinste), umso mehr spielt die renale Elimination die Hauptrolle und **verlängert bei Niereninsuffizienz die Halbwertszeit.** Zur genauen Dosierung siehe ➤ Tab. 9.1.

Überwachung und Monitoring von niedermolekularen Heparinen

Niedermolekulare Heparine wirken nur auf den Faktor Xa und unterbrechen die Gerinnungskaskade weiter „oben" (vgl. ➤ Abb. 9.1). Daher ist auch der ACT-Test nicht aussagekräftig. Ebenso die PTT-Bestimmung liefert kein brauchbares Ergebnis. Einziger Kontrollwert wäre der Anti-Xa-Spiegel im Plasma. Allerdings ist diese Bestimmung recht aufwändig und müsste zur Einstellung häufig wiederholt werden. In der Praxis hat sich daher die körpergewichtsabhängige Dosierung bewährt, sodass die Anti-Xa-Bestimmungen nur in Ausnahmefällen erforderlich werden. Je nach Blutungsgefährdung des Patienten sollte der Anti-Xa-Spiegel im Plasma zwischen 0,2 und 0,5 IE liegen (Referenzwerte entsprechend des Labors).

Inaktivierung von niedermolekularen Heparinen

Analog zu unfraktioniertem Heparin kann niedermolekulares Heparin nicht vollständig mit Protamin antagonisiert werden. Es ist dazu eine höhere Dosis nötig:

1,4 Einheiten Protamin antagonisieren 1 Einheit niedermolekulares Heparin.

Auch ist die längere Halbwertzeit von niedermolekularem Heparin im Vergleich zu Protamin zu bedenken.

Nebenwirkungen von niedermolekularen Heparinen

Da die niedermolekularen Heparine durch die enzymatische Spaltung kleiner sind, ist die Interaktion mit immunologisch wirkenden Proteinen und anderen Stoffen geringer. Jedoch können ebenso die unter den unfraktionierten Heparinen beschriebenen Nebenwirkungen auftreten, wenngleich in geringerem Ausmaß. Auch bei niedermolekularen Heparinen werden Haarausfall, allergische Reaktion und HIT beschrieben.

9.2.3 Heparinarme oder -freie Dialyse

Vor allem bei blutungsgefährdeten Patienten, z. B. nach Operationen oder schweren gastrointestinalen Blutungen, kann es notwendig sein, eine Dialyse mit nur einer minimalen Heparinisierung durchzuführen. Engmaschige Gerinnungs- und Sichtkontrollen des extrakorporalen Kreislaufs sind dann nötig, um eine Koagelbildung frühzeitig zu erkennen. Die ACT sollte maximal zwischen 100 und 120 Sekunden liegen. Darf überhaupt kein Heparin eingesetzt werden, müssen noch weitere heparinreduzierende Faktoren genutzt werden.

Mögliche Maßnahmen zur Heparin-Reduktion oder -Vermeidung:

- Blutschlauchsystem mit Heparin vorspülen
- Blutfluss möglichst hoch (250–300 ml/min)
- Zwischenspülungen („saline flash“) mit 200 ml NaCl (alle 30 min) bei abgeklemmten Bluteinstrom (cave: Volumenbeladung)
- Hämodiafiltration (siehe ➤ Kap. 7) mit **Prädilution** (ca. 4 l/h)
- Einsatz von bereits bei der Herstellung mit Heparin beschichteten Filtern
- Kürzere Dialyse

Während der gesamten Behandlung ist die Gefahr groß, dass das Blut im System gerinnt. Auf Hinweise, wie das Ansteigen des venösen Rücklaufdrucks, muss geachtet werden, um den Patienten ggf. noch rechtzeitig vom Dialysegerät mit Blutrückgabe abzulegen.

MERKE

Die heparinarme und heparinfreie Dialyse dient nur zur Überbrückung einer akut blutungsgefährdeten Phase.

9.3 Antikoagulation mit Citrat

Es braucht eine Alternative für die Hämodialyse bei Patienten mit großer Blutungsgefahr. Ideal wäre ein Verfahren, bei dem die Blutgerinnung nur außerhalb des Körpers gehemmt wird und der Patient so nicht gefährdet wird. Dies bietet die Citrat-Dialyse. Eines vorweggesagt: Zu Beginn des Kapitels haben wir Ihnen versprochen, die Kaskade der Blutgerinnung auf das Wesentliche zu konzentrieren. Diesem Vorsatz sind wir gefolgt und haben das im Folgenden häufig genannte „Calcium“ in ➤ Abb. 9.1 weggelassen. Sehen Sie die hier vermerkten Aussagen einfach als gegeben.

Calcium ist ein zentraler Bestandteil einer funktionierenden Gerinnung. Viele Aktivierungsschritte in der Gerinnungskaskade setzen die Anwesenheit einer physiologischen Calciumkonzentration voraus. Entzieht man dem Gerinnungssystem Calcium, so wird das Blut ungerinnbar. **Citrat** ist ein Calciumchelator, d. h. es bindet Calcium, nimmt ihm damit seine Wirksamkeit und hemmt auf diese Weise die Gerinnung. In der Dialyse wird die Citrat-Calcium-Antikoagulation primär bei Patienten mit einem erhöhten Blutungsrisiko und heute mehrheitlich bei kontinuierlichen Nierenersatzverfahren auf der Intensivstation durchgeführt.

Aufbau der Citrat-Calcium-Antikoagulation (vgl. > Abb. 9.2)

Hinweis zum Begriff und allgemeinen Sprachgebrauch: Eine Antikoagulation mit Citrat und Calcium heißt **„Citrat-Calcium-Antikoagulation"**, ungeachtet des Behandlungsverfahrens. Um dieses lange Wort abzukürzen, nutzen viele den Begriff **„CiCa"** oder **„Citratdialyse"**. Auch lassen diese Begriffe keine Rückschlüsse zum Dialyseverfahren zu. Richtig(er) wäre: **„Citrat-Calcium-Antikoagulation" bei (z. B.) CVVHD.**

- Vor dem Dialysator werden dem Blut Citrat (Ci^-) zugeführt. Diese einfach negativ geladenenen Ionen Ci^- verbinden sich mit dem im Blut vorhandenen zwei-fach positiv geladenem Calcium (Ca^{2+}) zu Calcium-Citrat-Komplexen.
- Die Calciumkonzentration im Blut sinkt folglich und beträgt dann nur noch ca. 0,3 mmol/l). Dies führt zur Unterbrechung der einzelnen Gerinnungsschritte, weil diese direkt vom Calciumspiegel im Blut abhängig sind. Die Blutgerinnung wird faktisch ausgeschaltet, sodass es im Dialysator zu keiner Gerinnung des Blutes kommt.
- Die Calcium-Citrat-Komplexe, die durch die Zugabe von Citrat im Blut entstehen, werden während der Dialyse im Dialysator diffusiv entfernt. Die Dialysierlösung, mit der die Dialyse durchgeführt wird, ist **calciumfrei.**
- Nach dem Dialysator muss die Blutgerinnung wieder auf das normale Maß angehoben werden. Dazu erfolgt die Calciumzufuhr ins Blut bis zum Erreichen des physiologischen Spiegels.
- Während der Behandlung sind regelmäßige Calciumkontrollen und Anpassungen der Citrat- und Calciumdosis erforderlich.

Dosierung von Citrat und Calcium

- Um die ausreichende **Blutgerinnungshemmung** und somit die **Citratdosis** zu regulieren, wird die **Calciumkonzentration nach dem Filter** gemessen. Ziel ist ein Calcium von ca. 0,2–0,3 mmol/l. Liegt der Wert darüber, muss die Citratdosis erhöht werden, liegt der Calciumspiegel niedriger, dann entsprechende

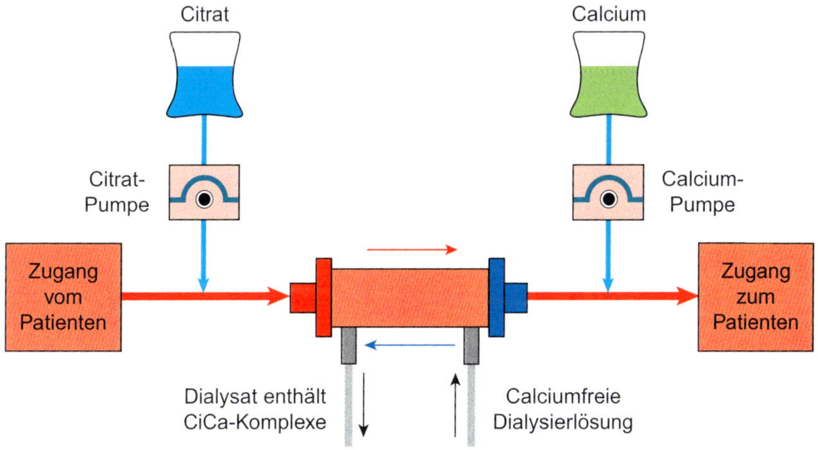

Abb. 9.2 Prinzip der Citratdialyse. [L143]

Dosisreduktion von Citrat (Herstellerinformationen beachten).
- Zur ausreichenden **Calciumsubstitution** wird die **Calciumkonzentration im arteriellen Schenkel** vor der Citratgabe bestimmt. Ziel ist ein ionisiertes Calcium von 1,12–1,2 mmol/l. Je nach Konzentration auch hier Anpassung der Calciumgabe.

Diese Messungen müssen regelmäßig durchgeführt werden, da die häufig sedierten Patienten die Symptome einer Hypocalciämie nicht kommunizieren können. Die Kontrollen sollten bei CVVHD vor Beginn, nach 30 Minuten und dann ca. alle 6 Stunden durchgeführt werden.

ACHTUNG

Die Durchführung der Citratdialyse ist nur bei den kontinuierlichen Behandlungsverfahren (vgl. ➤ Kap. 8) und mit den dafür speziell zugelassenen Dialysegeräten erlaubt. Eine andere Verwendung wäre „off-label use" und muss in jedem Einzelfall gut begründet und genau dokumentiert werden.

Nebenwirkungen der Citratdialyse

- **Metabolische Alkalose:** Jedes Mol Citrat wird zu 3 Mol Bicarbonat verarbeitet. Damit besteht die Gefahr der metabolischen Alkalose. Diese kann entstehen, da ein Teil der Citrat/Calcium-Komplexe im Dialysator nicht entfernt wird und im Körper metabolisiert. So entsteht zusätzliches Bicarbonat, der pH-Wert im Blut kann ansteigen und es kann eine metabolische Alkalose entstehen.

Maßnahmen:
- Erhöhung des Dialysatflusses. Dies bewirkt eine höhere Elimination der Pufferbasen Bicarbonat im Dialysator. Folglich sinkt der pH-Wert und die Alkalose wird ausgeglichen.
- Reduktion des Blutflusses: Da die Substitution von Citrat in direkter Abhängigkeit zum Blutfluss steht, verringert sich die Citratgabe bei Reduktion des Blutflusses. Folglich werden in Summe weniger Citrat/Calcium-Komplexe gebildet, die dann, bei ggf. angehobenem Dialysatfluss, im Dialysator auch besser entfernt werden. Dadurch bleiben weniger Citrat/Calcium-Komplexe übrig, die im Körper zu Bicarbonat metabolisieren. Folglich sinkt der pH-Wert und die metabolische Alkalose wird ausgeglichen.

- **Metabolische Azidose.** Diese entsteht meist, wenn die Konzentration von Bicarbonat in der Dialysierlösung geringer ist als die Bicarbonat-Konzentration im Blut. Folglich wird im Dialysator Bicarbonat als wichtige Pufferbase dem Blut entzogen und es entsteht eine Azidose.

Mögliche Maßnahmen:
- Wechsel auf eine Dialysierlösung mit höherer Bicarbonatkonzentration
- Reduktion des Dialysatflusses. Dadurch sinkt neben der Dialysatorleistung im Allgemeinen auch der Entzug von Bicarbonat als Pufferbase. Wird dem Blut weniger Bicarbonat entzogen, so verbleiben dem Körper mehr Pufferbasen. Folglich steigt der pH-Wert und die metabolische Azidose wird ausgeglichen.
- Sofern keine der zuvor genannten Maßnahmen zum Erfolg führt, muss ggf. die Dialyse beendet werden.

ACHTUNG

Die Wirkung der Anpassung von Blutfluss, Dialysatfluss sowie der Citrat- und Calciumsubstitution dauert mehrere Stunden!

9.4 Argatroban (Argatra®)

Argatroban nimmt in der Antikoagulation eine besondere Stellung ein, da es **nur bei Verdacht auf oder bei bestätigter Hepa-**

rin-induzierter Thrombozytopenie Typ II (vgl. ➤ Kap. 9.2.1) zugelassen ist. Argatroban ist ein niedermolekularer, synthetisch hergestellter direkter **Thrombininhibitor.** Dieser bindet Thrombin und hemmt dadurch dessen Wirkung. Argatroban hat eine Halbwertszeit von ca. 60 Minuten. Der Wirkstoff wird hauptsächlich in der Leber metabolisiert, so dass bei Leberinsuffizienz die Halbwertszeit verlängert ist. Eine Niereninsuffizienz hat keinen Einfluss auf die Halbwertszeit. Argatroban hat die früher üblichen Antikoagulanzien bei einer HIT (Refludan und Orgaran) abgelöst.

Dosierung

Aus der Ampulle wird eine Standarddosis (1 : 100) hergestellt, die gewichtsadaptiert als Bolus und kontinuierlich gegeben wird. Zur genauen Dosierung siehe ➤ Tab. 9.1. Inzwischen sind auch fertig verdünnte Ampullen („*Ready-to-use preparations*") erhältlich.

Überwachung und Monitoring

Analog zu unfraktioniertem Heparin ist die Messung der ACT-Zeit und der PTT möglich.

Inaktivierung von Argatroban

Ein Antidot gibt es nicht, jedoch ist die Halbwertszeit sehr kurz (ca. 60 min).

Nebenwirkungen von Argatroban

Anämie und Blutungen, aber nicht mehr Nebenwirkungen wie bei den anderen Antikoagulanzien.

VORSICHT: PRÜFUNG!

1. Worin besteht die Hauptwirkung von Heparin?
2. Wie lang ist die Halbwertszeit von Heparin?
3. Wie hoch sollte der normale ACT-Wert für einen nicht blutungsgefährdeten Patienten sein?
4. Welche Gerinnungsanalyse ist nicht aussagekräftig zur Kontrolle der Dosierung von niedermolekularen Heparinen?
5. Beschreiben Sie die Grundzüge der Citratdialyse.
6. Nennen Sie drei Nebenwirkungen von Heparin!
7. Können Sie die Ursache einer HIT und die dann nötige Antikoagulation erklären?

KAPITEL

10 Gefäßzugänge für die Hämodialyse

Willi Servos

Dieses Kapitel folgt den Leitlinien und Empfehlungen zum Dialyseshunt. Hierzu zählen die interdisziplinären Empfehlungen deutscher Fachgesellschaften (GHIA): „Gefäßzugang zur Hämodialyse […]“, die Empfehlungen der Arbeitsgruppe Pflege (GHEAP): „Gefäßzugang zur Hämodialyse […]“, die Leitlinie der Deutschen Gesellschaft für Gefäßchirurgie (DGG) sowie die European Best Practice Guidelines. In allen Hygienefragen wird auf die Empfehlungen des Arbeitskreises für angewandte Hygiene in Dialyseeinheiten sowie auf aktuelle Empfehlungen des Robert Koch-Instituts verwiesen.

Bei der Hämodialyse dient das Blut als Trägersubstanz, um die Urämietoxine aus dem Körper zum Dialysator zu transportieren. Dazu ist ein effektiver Blutfluss am Dialysegerät von ≥ 300 ml pro Minute erforderlich, der mit der Punktion einer herkömmlichen peripheren Vene jedoch nicht zu erreichen ist. Ein ausreichendes Blutangebot bieten entweder die Arterien oder die tief liegenden zentralen Venen. Daraus ergeben sich auch die möglichen **Gefäßzugänge für die Hämodialyse.** Diese werden in Zugänge der 1. bis 3. Wahl eingeteilt:

- 1. Wahl ist der operativ angelegte Nativshunt, Gefäßzugang aus körpereigenen Blutgefäßen.
- 2. Wahl ist der ebenfalls operativ angelegte Prothesenshunt unter Verwendung von Fremdmaterial.
- 3. Wahl sind temporäre oder permanente Dialysekatheter.

Die Entscheidung für die Art des Gefäßzugangs ist von vielen Faktoren abhängig und wird letztlich auch unter Berücksichtigung der Dringlichkeit getroffen. **Ziel ist ein Nativshunt, der Zugang der 1. Wahl.**

10.1 Nativshunt (1. Wahl)

Der Nativshunt ist der Gefäßzugang der 1. Wahl, weil er mit der geringsten Komplikationsrate verbunden ist. Dabei handelt es sich um eine unter der Haut liegende operativ angelegte Verbindung zwischen einer Arterie und einer Vene, **ohne** das Einbringen von Fremdmaterial.

10.1.1 Shuntoperation

Wir empfehlen Ihnen, einmal bei einer **Shuntoperation** zu hospitieren. Fragen Sie Ihren zuständigen Arzt, wohin Ihre Patienten zur Shuntanlage überwiesen werden und bitten Sie darum, den Kontakt zum Shuntchirurgen herzustellen. Wir versprechen Ihnen: Die Einblicke in die Tiefe mit der Sichtung der filigranen Gefäßstrukturen werden für Sie unvergesslich sein und helfen Ihnen später bei schwierigen Shuntpunktionen.

In ➤ Abb. 10.1 sehen Sie die Anlage eines Nativshunts mit Seit-zu-Seit-Anastomose. Ein solcher Eingriff kann grundsätzlich in Lokal- oder Regionalanästhesie durchgeführt werden. Bevorzugt wird die Shuntanlage am nicht-dominanten Unterarm (links bei Rechtshändern oder umgekehrt) zwischen A. radialis und V. cephalica. Im

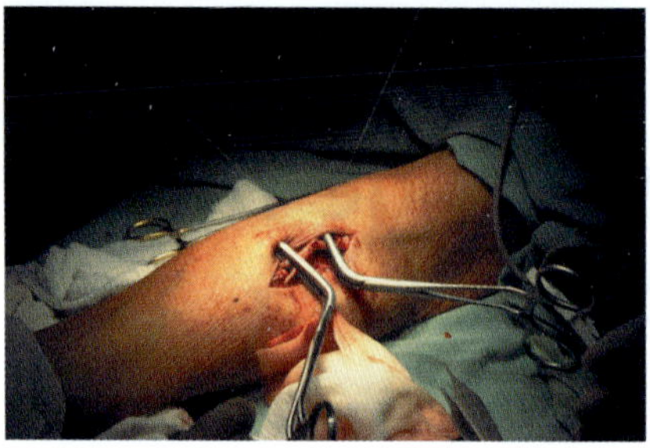

Abb. 10.1 Shunt-OP mit Anlage einer Seit-zu-Seit Anastomose zwischen Arterie und Vene. [M227]

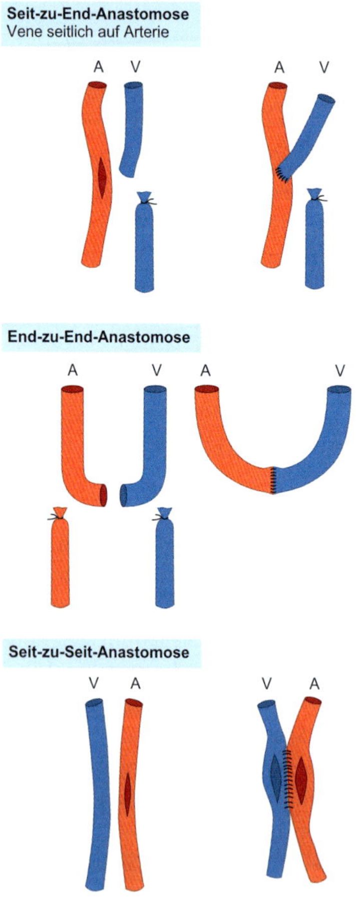

Abb. 10.2 Anastomoseformen. [L106, L138]

Bereich des Ellenbogens eignen sich A. cubitalis mit V. cephalica oder V. basilica. Als Anastomosenform gibt es neben der schon vorgestellten Seit-zu-Seit-Anastomose auch die Seit-zu-End-Anastomose und die End-zu-End-Anastomose (➤ Abb. 10.2).

Die zuführende Arterie muss die Größe und Elastizität besitzen, nach Anastomosierung mit einer peripheren Vene einen Blutfluss von 600–800 ml/min zu erreichen. Bei Patienten mit sklerosierten Gefäßen (z. B. Diabetiker) ist deshalb eine Shuntanlage meist erst proximal des Ellenbogens erfolgreich. Shunts am Oberarm haben oft einen Fluss von bis zu 1.500 ml/min.

In der abfließenden Vene (Shuntgefäß) erfolgen später die Punktionen zur Durchführung der Hämodialyse. Aufgrund der höheren Druck- und Flussverhältnisse nach Shuntanlage wird das Gefäßinnenlumen der abfließenden, oberflächlich unter der Haut liegenden Vene größer und die Gefäßwand wird dicker. Punktiert wird später immer nur das Shuntgefäß, also die arterialisierte periphere Vene.

Bis zur Erstpunktion benötigen die Shuntvenen mehrere Wochen „Reifung", bis das nötige Flussvolumen und die festere Wandstruktur erreicht ist. Optimale Zeit zur Shuntanlage sind ca. 6 Monate vor erwartetem Beginn der Dialysepflicht.

10.2 Prothesenshunt (2. Wahl)

Stehen zur Shuntanlage keine oberflächlich liegenden Venen zur Verfügung, so kann auf Gefäßersatzmaterial zurückgegriffen werden. Am häufigsten kommt dabei **ePTFE** (expanded Polytetrafluorethylen) zum Einsatz, es ist besser bekannt unter seinem Handelsnamen **Gore-Tex®.** Dabei handelt es sich um ein künstliches Blutgefäß mit einem Durchmesser von 6–8 mm. Weitere Begriffe, die synonym verwendet werden, sind Graft, Interponat, Gefäßprothese oder Patch als Gefäßflicken.

Die 2. Wahl begründet sich mit einem i. d. R. wesentlich größeren operativen Eingriff, einem deutlich höheren Entzündungsrisiko aufgrund des Fremdmaterials und einer kürzeren Funktionsdauer. Die primäre Offenheitsrate von Prothesenshunts liegt nach zwei Jahren nur zwischen 30–40 %, bei Nativshunts hingegen zwischen 60–80 %. Daher gilt unverändert die Grundregel, dass die Eigenvene das beste Gefäßanschlussmaterial für die Hämodialyse darstellt. Prothesenmaterial wird nur dann eingesetzt, wenn der Anschluss durch eigene Venen nicht möglich ist oder sie verbraucht sind. Dabei sollte das Lumen der anzuschließenden Arterie größer 3 mm und das der Vene größer 4 mm sein.

Beispiel aus der Praxis

An einem bestehenden Shuntgefäß haben sich aufgrund einer Arealpunktionstechnik ausgeprägte Aneurysmen (sackförmige Ausweitungen) gebildet, die den Shunt gefährden. Der verbrauchte Gefäßabschnitt wird operativ durch eine Gefäßprothese ersetzt, indem das krankhaft veränderte Venensegment entfernt und dafür das Protheseninterponat durch zwei End-zu-End-Anastomosen eingesetzt wird. Die Punktionen erfolgen nun im Bereich der Gefäßprothese. Es ist nur darauf zu achten, dass die Punktionen NICHT im Anastomosenbereich erfolgen.

Loop

Als Loop wird ein schleifenförmiges AV-Protheseninterponat bezeichnet. Diese Gefäßschleife wird z. B. unter der Haut am Unterarm platziert und dient als spätere Punktionsstrecke. Dabei werden die beiden Enden des künstlichen Gefäßes mit einer Arterie und einer Vene im Ellenbogenbereich verbunden.

Die Indikation für ein Schleifen-Protheseninterponat ist wiederum die schlechte Gefäßsituation beim Patienten oder die mangelnde Aussicht auf die Ausbildung (Reifung) eines punktionsfähigen Shuntgefäßes nach Anlage einer arteriovenösen Fistel mit körpereigenen Gefäßen. Der Vorteil eines Unterarm-Loops besteht in der besonders günstigen Lage für die späteren Punktionen mit in der Regel ausreichend langer Punktionsstrecke.

Für die korrekte Platzierung der arteriellen und venösen Punktionskanüle ist allerdings die Kenntnis über die Blutflussrichtung zwingend erforderlich. Rein optisch können Sie diese nicht feststellen. Schauen Sie daher im OP-Bericht nach oder testen Sie mit einem geeigneten Verfahren die Blutflussrichtung im Loop aus.

Bestimmung der Blutflussrichtung

In ➤ Abb. 10.3 sehen Sie einen Unterarm-Loop, der die A. brachialis mit der V. basilica im Ellenbogenbereich verbindet. Das schleifenförmige Protheseninterponat, das als Punktionsstrecke für die Hämodialyse dient, befindet sich am Unterarm. Wenn die Blutflussrichtung nicht bekannt ist, können Sie diese mit folgender Methode ermitteln.

- Drücken Sie mit einem Finger das künstliche Shuntgefäß bei Position 1 ab.
- Legen Sie einen Finger der anderen Hand auf die Position 2 und danach auf 3. In diesem Fall dürfen Sie nur bei Position 2 ein Klopfen verspüren. Bei Position 3 fühlen und hören Sie nichts. Nun haben Sie die Richtung des Blutflusses eigentlich schon ermittelt. Das Blut kommt von Position 2 und fließt in Richtung Position 3.
- Um dieses Ergebnis nochmals zu bestätigen, drücken Sie jetzt auf Position 2 das Shuntgefäß ab. Auf den dahinterliegenden Positionen 1 und 3 fühlen und hören Sie jetzt nichts mehr.

10

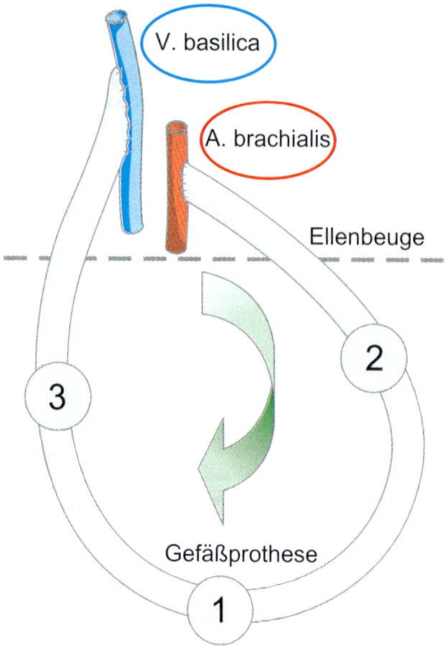

Abb. 10.3 Bestimmung der Blutflussrichtung beim Loop nach Konner. [L138]

- Falls Sie dann an den Positionen 2 und 3 punktieren, so können Sie zum Test bei laufender Blutpumpe das Gefäß an Position 1 „vorsichtig" ein wenig abdrücken. Beobachten Sie dabei die Drücke am Dialysegerät: Der arterielle Druck wird steigen (z. B. von -60 mmHg auf -20 mmHg). Der venöse Druck wird sinken (z. B. von +140 mmHg auf +80 mmHg.

TIPPS FÜR DIE TÄGLICHE PRAXIS

Dokumentieren Sie die Blutflussrichtung bei einem Loop in Bild- und Textform so, dass diese wichtigen Informationen stets am Behandlungsplatz zur Verfügung stehen.

Zentraler AV-Prothesenshunt

Ein zentraler AV-Prothesenshunt gehört zu den letzten verbleibenden Möglichkeiten einer Shuntanlage. Vorher sollten alle anderen Optionen geprüft sein. Hier zwei Beispiele einer zentralen AV-Prothese:

1. Der sog. **„Collier-Shunt"** besteht aus einem Interponat als Punktionsstrecke am unteren Halsbereich. Die Anschlüsse erfolgen an die A. subclavia und mit der auf der Gegenseite mündenden V. jugularis interna.
2. Ein Loop am Oberschenkel mit den Anschlüssen an die A. und V. femoralis.

MERKE

Zentrale AV-Interponate sind äußerst selten. Bei der Variante 2 besteht ein erhöhtes Risiko für eine Infektion und/oder eine periphere Minderdurchblutung mit Verlust des Beines.

10.3 Grundsätzliches zum Shunt

Um einen Shunt möglichst lange funktionsfähig zu erhalten, ist von allen Beteiligten ein sorgsamer und hygienisch korrekter Umgang damit erforderlich. Und dabei ist es egal, ob es sich um einen Nativshunt oder einen Prothesenshunt handelt. Darüber muss auch der Patient aufgeklärt und geschult sein. Der Patient sollte seinen Shunt täglich beobachten und Auffälligkeiten umgehend melden.

Unbedingt zu vermeiden sind an und mit dem Shuntarm:

- Blutdruckmessungen
- Punktionen für Blutentnahmen oder zu Injektionszwecken
- Heben schwerer Lasten
- Tätigkeiten, die zu Verletzungen führen können
- Tragen von beengenden (strangulierenden) Kleidungsstücken
- Direkte Sonnenbestrahlung wegen Sonnenbrandgefahr
- Grobe Verschmutzungen wegen erhöhter Infektionsgefahr

10.3.1 Shunthygiene

Hygienische Maßnahmen bei der Punktion

Bereiten Sie alle benötigten Materialen zur Punktion auf einer sauberen und desinfizierten Arbeitsfläche vor. Zum Eigenschutz und zum Schutz vor Keimübertragung empfehlen wir bei der Shuntpunktion das Tragen von frischen, unsterilen Handschuhen und einen Mund- und Nasenschutz. Wegen des erhöhten Infektionsrisikos bei der Punktion von Prothesenshunts sollte auch der Patient einen Mund- und Nasenschutz anlegen.

Bei optisch sauberer Haut kann vor der Shuntpunktion auf eine Waschung mit Wasser und Seife verzichtet werden. Desinfizieren Sie das Punktionsgebiet mit einem zugelassenen alkoholischen Hautdesinfektionsmittel nach dem Prinzip: 1. Sprühen, 2. Wischen, 3. Sprühen, 4. Einwirken. Das erste Sprühen und Wischen dient der Hautreinigung. Das zweite Sprühen dient der Desinfektion. Die Einwirkzeit ist einzuhalten und die Punktionsstellen dürfen nicht mehr berührt werden.

Nach erfolgreicher Punktion und Fixierung der Kanülen müssen die Punktionsstellen mit sterilem Material, wie sterilen Tupfern, abgedeckt werden.

Hygienische Maßnahmen nach der Dialyse

Nach dem Entfernen der Punktionskanülen am Ende der Dialyse werden die Punktionsstellen mit einem sterilen Tupfer abgedrückt und nach dem vollständigen Verschließen mit sterilem Verbandmaterial abgedeckt, wobei **zirkuläre Verbände verboten** sind. Dieser Wundverband sollte bis zum nächsten Tag (ca. 12–18 Stunden) belassen werden. Danach kann der Shuntarm im Rahmen der allgemeinen Körperhygiene normal gewaschen werden. Das dünne Auftragen einer leicht fetthaltigen Haut- oder Wundsalbe (z. B. Bepanthen®) fördert die Wundheilung der Punktionsstellen und hält die Haut des Shuntarms geschmeidig.

MERKE

Informieren Sie Ihre Patienten über die Shuntpflege. Kurz vor der Dialysebehandlung soll der Shuntarm jedoch **NICHT** eingecremt werden, da sonst kein Pflaster hält.

10.3.2 Shuntuntersuchung

Vor jeder Punktion erfolgt eine Shuntuntersuchung, die i. d. R. nur wenige Sekunden dauert. Bei der Palpation und ggf. bei der Auskultation des Shuntgefäßes mit einem Stethoskop lassen sich Stenosen durch Rauschen und Schwirren gut erkennen. Stenosen sind eine der Hauptursachen eines plötzlichen Shuntverschlusses. Im Folgenden werden die weiteren Untersuchungen vorgestellt:

- Schulung des Patienten zur Selbstinspektion. Diese soll täglich durch den Patienten durchgeführt werden. Bei Auffälligkeiten sollte umgehend der Arzt informiert werden.
- Druckmonitoring mit Dokumentation von arteriellem und venösem Druck kurz nach Dialysestart bei einem Blutfluss von 200 ml/min an jeder Dialyse. Ein kontinuierliches Sinken des arteriellen Drucks oder ein Ansteigen des Venendrucks deutet auf eine Stenose im Shuntgefäß hin. Der Elevationstest gibt Aufschluss zur Lokalisation.
- Elevationstest bei Stenosenverdacht bei liegendem Patienten:
  - Shuntarm liegt waagerecht in Herzhöhe: Das Shuntgefäß sollte durchgehend gefüllt und weich sein.
  - Shuntarm langsam hochheben. Ab 45° kollabiert das Shuntgefäß über die komplette Strecke. Bei einer Stenose kollabiert das Shuntgefäß proximal, (körperwärts), distal (handwärts) der Stenose bleibt das Shuntgefäß gefüllt.

   - Shuntarm hochheben bis im 90°-Winkel. Bleibt das Shuntgefäß gefüllt, besteht Verdacht auf eine hochliegende oder zentrale Stenose.
- Weiterführende Diagnostik:
   - Dopplersonografie mit Suche nach Stenosen und Bestimmung der Shuntflussrate
   - Rezirkulationsmessung mit Transonic-HD-Monitor, Bluttemperaturmonitor von FMC oder mittels Harnstoffmethode
   - Angiografie bei V. a. zentrale Stenosen

10.3.3 Shuntkomplikationen

Trotz Vorliegen von besten Voraussetzungen für die Anlage eines Shunts und auch bei Einhaltung aller hygienischen und allgemeinen Vorsichtsmaßnahmen kann es zu einer Komplikation am Shunt kommen. Wichtig ist die Früherkennung mit Einleitung geeigneter Maßnahmen. Mögliche Komplikationen mit Ursachen und Maßnahmen lesen Sie in ➤ Tab. 10.1.

Tab. 10.1 Shuntkomplikationen

Komplikationen	Ursachen	Maßnahmen
Nachbluten der Punktionsstelle nach der Dialyse	Meist durch zu kurzes und zu festes Abdrücken	Shuntarm hochhalten und erneut mit **leichtem** und nachlassendem Druck 10 Minuten abdrücken
Perigraftreaktion (paraprothetische sterile Flüssigkeitsansammlung)	Bildet sich oft nach Anlage eines Prothesenshunt. Behindert den freien Blick auf das zu punktierende Gefäß.	Vor der Punktion Flüssigkeit mit zwei Fingern wegdrücken, bis das Gefäß gut zu sehen und zu tasten ist. Dann zügig punktieren und Kanülen gut fixieren.
Infektion (bei Nativshunt eher selten)	Meist Keimeinschleusung durch Punktion oder nicht hygienischem Umgang (vgl. ➤ Kap. 10.3.1: Shunthygiene)	Bei Prothesenshunt meist OP mit Prothesenentfernung erforderlich
Ischämie an Hand und Fingern	Entsteht durch den Shunt selbst. Dabei wird der Region distal der Anastomose Blut „gestohlen" und es kommt zur dort zur Sauerstoffunterversorgung.	Bei Blässe, Blauverfärbung, Ruheschmerz sollte der Shunt, falls möglich, revidiert werden. Manchmal ist nur ein Verschluss des Shunts möglich.
Aneurysma im Shuntgefäß	Die Aneurysmen bei den Punktionen aussparen.	Punktion vor oder hinter Aneurysma. Arterielle Punktion gegen Blutflussrichtung in Richtung der Anastomose.
Shuntthrombose mit Verschluss	Meist eine unbemerkt gebliebene Shuntstenose (vgl. ➤ Kap. 10.3.2: Shuntdiagnostik)	Sofortige operative Thrombektomie mit Revision des ursächlichen Problems
Stenose im Shuntgefäß innerhalb der Punktionsstrecke	Entstehen oft hinter Aneurysmen	„Aufpunktieren" begrenzt möglich, durch häufige gezielte Punktionen in die Stenose
High-Volume-Shunt	Shuntflussvolumen von 3–4 Litern pro Minute	Drosselung durch operatives „Banding" (Verengung) der Anastomose

10.4 Shaldon-Katheter (3. Wahl)

Der Shaldon-Katheter wird für den temporären Einsatz häufig auf Intensivstationen benötigt (➤ Abb. 10.4). Das Wort „temporär" ist lateinischen Ursprungs und bedeutet „vorübergehend" oder „zeitweise". Die Indikation für einen temporären zentralvenösen Verweilkatheter wird meist durch die Dringlichkeit bestimmt. Das akute Nierenversagen oder ein Shuntverschluss können Gründe dafür sein. Binnen kürzester Zeit, nach Indikationsstellung für eine Dialysebehandlung, kann mit dem Shaldon-Katheter ein zwar nicht dauerhafter, jedoch adäquater Gefäßzugang mit ausreichendem Blutfluss geschaffen werden.

Auf Intensivstationen werden temporäre zentralvenöse Verweilkatheter meist als Drei-Lumen-Katheter eingesetzt. Der dritte Schenkel dient der Medikamentengabe. Die beiden großen Lumen sind nur zur Dialyse zu nutzen.

Gelegt wird der Shaldon-Katheter in Seldinger-Technik mit lokaler Betäubung und Fixierung an der Haut mit einer Naht.

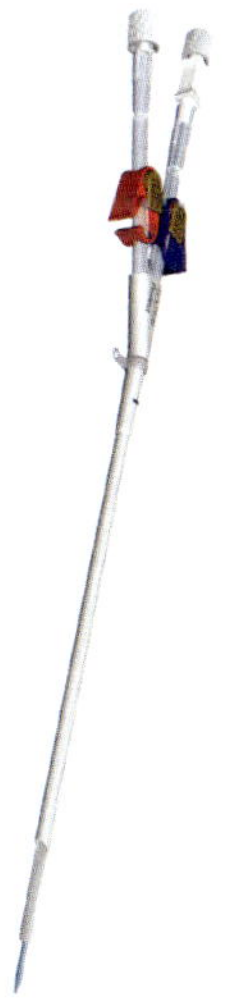

Abb. 10.4 Shaldon-Katheter (HighFlow Dolphin Protect) der Firma Gambro. [V111-001]

Der Zugang erfolgt bevorzugt über die rechte Halsvene (V. jugularis interna) mit Vorschieben der Katheterspitze bis in die obere Hohlvene.

Die Katheteraustrittsstelle (KAST) kann mit einem wasserdampfdurchlässigen Transparentverband zugeklebt werden. Dabei bleiben die Katheterenden außerhalb des Verbands. Der Transparentverband kann bis zu einer Woche verbleiben. Die Nutzung des Shaldon-Katheters ist bei **sehr hygienischem Umgang** über mehrere Wochen möglich. Problematisch ist allerdings bei Männern der Bartwuchs.

Risiken und Alternative

Jede Punktion in die V. jugularis hinterlässt Spuren und erhöht die Wahrscheinlichkeit von Thrombosen und Stenosen in den Blutgefäßen, so dass spätere Katheter- und Shuntanlagen schwieriger werden. Daher sollten Shaldon-Katheter generell vermieden werden, oder nur dem absoluten Notfall vorbehalten bleiben. Dazu zählen z. B. die lebensbedrohliche Hyperkaliämie bei Shuntverschluss oder bei generell fehlendem Gefäßzugang für die Hämodialyse.

Handelt es sich um Patienten, bei denen mit der Dialyse begonnen werden muss und ein Shunt wurde vorher nicht gelegt, sollte immer ein getunnelter Vorhofkatheter (siehe ➤ Kap. 10.5) gewählt werden. Auch bei Diagnosen mit erwarteter Therapiedauer von > 2 Wochen sollte die Implantation eines getunnelten Vorhofkatheters bevorzugt werden.

10.5 Getunnelter Vorhofkatheter (3. Wahl)

Der erste **getunnelte Vorhofkatheter (Demers-Katheter)** wurde in Darmstadt entwickelt und nach dem dortigen Oberarzt

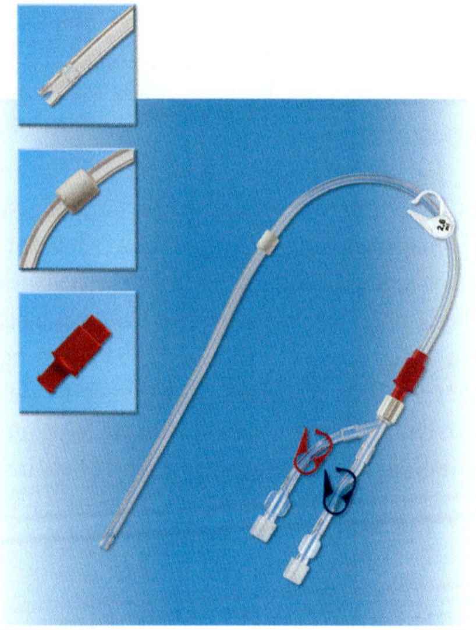

Abb. 10.5 DEMERS®-Katheter der Firma Bionic. [V413]

Demers benannt. Der Original-DEMERS®-Katheter ist einlumig und wird von der Firma Bionic vertrieben (➤ Abb. 10.5). Darüber hinaus bieten auch andere Firmen getunnelte Vorhofkatheter als Einzel- und Doppellumenkatheter an.

Der Unterschied zu einem temporären zentralvenösen Verweilkatheter besteht im Wesentlichen in der höheren Materialflexibilität und in einer Muffe aus Dacron-Gewebe, die den Katheter fest umschließt und ca. 2 cm vor Austritt im getunnelten Subkutangewebe verwächst. Diese Dacron-Muffe fixiert den Katheter dauerhaft und bildet eine wirkungsvolle Keimbarriere.

Das Legen eines getunnelten Vorhofkatheters erfordert eine kleine Operation. Dabei erfolgt der Zugang bevorzugt rechts über die V. jugularis interna, mit Positionierung der Katheteröffnung im oberen Drittel des rechten Herzvorhofes. Bis zum vollständigen Einwachsen der Dracon-Muffe ist der Katheter für ca. 21 Tage mit einem Faden zu fixieren.

Getunnelte Vorhofkatheter sind als Einlumen- oder Dopppellumenkatheter erhältlich. Einlumenkatheter, wie der Original-DEMERS®-Katheter, können nur im SN-Betrieb eingesetzt werden, ermöglichen allerdings durch das große Innenlumen Blutflüsse von bis zu 500 ml/min und damit eine effektive Dialyse. Vorteil der Doppellumenkatheter ist der Einsatz der normalen Dialyse im Zwei-Nadel-Verfahren. Nachteilig sind häufigere Flussprobleme, welche auf die kleinen Lumen der einzelnen Schenkel zurückzuführen sind. Insgesamt gibt es auf die Frage, ob nun der einlumige oder der Doppellumenkatheter besser ist, keine überzeugende evidenzbasierte Antwort in der Literatur.

TIPPS FÜR DIE TÄGLICHE PRAXIS

Bei Doppellumenkatheter 1 x pro Woche die Blutschläuche tauschen. Arteriell an venös und venös an arteriell. Allerdings ist dann die Clearance wegen höherer Rezirkulation etwas geringer.

Ein getunnelter Vorhofkatheter dient chronisch Nierenkranken ohne Aussicht auf eine erfolgreiche Anlage eines arteriovenösen Shunts als dauerhafter Gefäßzugang. Weiterhin wird der getunnelte Vorhofkatheter auch als temporärer Gefäßzugang über Wochen bis Monate eingesetzt, bis ein neu angelegter Shunt punktionsfähig ist.

10.6 Umgang mit Dialysekathetern

Der An- und Abschluss zur Dialysebehandlung und alle Arbeiten an der Katheteraustrittsstelle (KAST) sollten in Non-Touch-Technik erfolgen. Die Pflegekraft sollte eine Kopfhaube (bei langen Haaren) und Mund-Nasen-Schutz tragen. Auch der Patient sollte einen Mundschutz anlegen. Im Weiteren sind alle Fenster im Behandlungsraum zu schließen. Empfehlenswert ist auch, einen einheitlichen Standard zu erarbeiten, der die benötigten Materialien definiert sowie den genauen Arbeitsablauf beschreibt.

Verblocken eines Katheters

Die Vorgehensweise ist bei allen Kathetern identisch: Zunächst ist es wichtig, das Füllvolumen des Katheters bzw. der einzelnen Katheterschenkel zu kennen. Dieses ist entweder werkseitig angegeben oder muss einmalig ausgemessen und dokumentiert werden.

Kennen Sie das Füllvolumen nicht, gehen Sie wie folgt vor: Geben Sie 10 ml NaCl 0,9 % in den Katheter. Danach aspirieren Sie mit einer 2-ml-Spritze langsam das Kochsalz aus dem Katheter. Sobald Blut sichtbar wird, lesen Sie die Kochsalzmenge ab. Diese entspricht dem Füllvolumen.

Vor dem Verblocken wird jeder Schenkel mit mindestens 10 ml physiologischer Kochsalzlösung gespült. Anschließend mit Locklösung wie Citra-Lock™ 4 % oder TauroLock™ blocken und mit Verschlusskappe zudrehen.

Bei Clotting (Verschluss) eines Katheters oder Katheterschenkels kann ein fibrinolytischer Block mit Actilyse® oder Cathflo® 2 mg eingesetzt werden. Eine **prophylaktische** Anwendung einmal pro Woche bei Flussbeschwerden kann sinnvoll sein, darf aber nur bei sorgfältiger Dokumentation der Probleme eingesetzt werden (sog. off-label use).

Heparin verliert aufgrund seiner nicht vorhandenen antimikrobiellen Wirksamkeit als Katheterlocklösung an Bedeutung.

Versorgung der Katheteraustrittsstelle

Die KAST-Inspektion erfolgt vor dem Anschluss ans Dialysegerät. Bei Auffälligkeiten informieren Sie den Arzt. Als Hautdesinfektionsmittel sollten nur Schleimhautantiseptika wie Octenisept® (Wirkstoff: Octenidin) eingesetzt werden. **Nicht** mehr verwendet werden dürfen alkoholische Hautdesinfektionsmittel, Wasserstoffperoxid und Polyvidon-Jod-haltige Hautdesinfektionsmittel. Desinfektionsmittel auf Alkoholbasis brennen auf der Haut, trocknen sie aus und schädigen unter Umständen das Kathetermaterial. Wasserstoffperoxid wirkt zellzerstörend, farbige, Polyvidon-Jod-haltige Hautdesinfektionsmittel schädigen das Kathetermaterial und verhindern aufgrund der Hautverfärbung eine optimale Interpretation des KAST-Zustands.

Als Verbandmaterial eignen sich hier besonders industriell vorgefertigte Transparentverbände zur Katheteraustrittsstellenversorgung (z. B. Tegaderm™ I. V. 1633 der Firma 3M). Ein Transparentverband ist wasserdampfdurchlässig, jedoch undurchlässig für Flüssigkeiten, Bakterien und Viren. Er ermöglicht eine kontinuierliche Wundbeobachtung, gewährleistet somit eine optimale Wundruhe und schützt die Katheteraustrittsstelle vor Kontamination von außen. Das Katheterende verbleibt dabei außerhalb des Verbands und kann jederzeit zum Anschluss an die Dialyse genutzt werden. Transparentverbände können bei reizloser KAST bis zu einer Woche belassen werden, ein steriler (undurchsichtiger) Wundverband hingegen muss vor jeder Dialysebehandlung gewechselt werden.

Patienten mit getunneltem Vorhofkatheter und reizloser KAST können auch duschen. Dazu wird die KAST mit einem Transparentverband (z. B. Tegaderm™ 1628 der Firma 3M) abgeklebt, im allgemeinen Sprachgebrauch auch als „Duschpflaster" bezeichnet. Dabei ist allerdings unbedingt zu beachten, dass ein eventuell durchnässter Verband nach dem Duschen gewechselt werden muss.

KAST-Klassifizierung

Die Inspektion der Katheteraustrittsstelle (KAST) erfolgt **vor** dem Anschluss, denn die Versorgung ist abhängig vom jeweils aktuellen klinischen Zustand der KAST. Die Klassifikation erfolgt in Anlehnung an die PD-Klassifikation nach Twardowski. Der KAST-Zustand wird dabei in sechs Stadien unterteilt (➤ Tab. 10.2):

Tab. 10.2 KAST-Klassifizierung (mod. nach Twardowski und Prowant 1996)

KAST-Zustand	Bewertung	Maßnahme
Perfekt	Keine Entzündungszeichen Intakte Hautumgebung	keine
Gut	Trockene Kruste ohne Rötung	Verbandwechsel
Fragwürdig	Oberflächliche, trockene bis mäßig exsudierende Hautläsion (< 0,25 cm)	Arzt informieren Ggf. Abstrich mit Erregernachweis
Akuter KAST-Infekt	Rötung > 0,25 cm Krusten Eitriges oder blutiges Exsudat	Arztkontrolle vor Dialyse Abstrich mit Erregernachweis Therapie nach Anordnung
Chronischer KAST-Infekt	Rötung, Krusten, Exsudat länger als 4 Wochen	Wie akuter KAST-Infekt und ggf. Katheterexplantation
Tunnelinfektion	Infekt überschreitet äußere Muffe in Richtung Herz	Wie akuter KAST-Infekt und Sonografie-Diagnose Katheterexplantation Systemische Antibiose

VORSICHT: PRÜFUNG!

1. Was ist ein Nativshunt?
2. Was ist ein Prothesenshunt?
3. Was ist ein Loop?
4. Was ist ein Shaldon-Katheter?
5. Was ist der häufigste Grund einer Nachblutung einer Punktionsstelle nach der Dialyse?
6. Nach welcher Methode sollte eine Hautdesinfektion vor der Shuntpunktion durchgeführt werden?
7. Was sind die wesentlichen Unterscheidungsmerkmale zwischen einem Shaldon- und einem getunnelten Vorhofkatheter?
8. Welches Desinfektionsmittel ist bei der KAST-Desinfektion am besten geeignet?
9. Was bedeutet KAST

KAPITEL

11

Willi Servos

Shuntpunktion

Dieses Kapitel richtet sich nicht nur an Dialyseeinsteiger, sondern auch an Tutoren, Mentoren und Praxisanleiter einer Dialyseabteilung, die aus Einsteigern Dialysefachkräfte machen.

Die Shuntpunktion ist reines Handwerk. Zum Erlernen und zur Ausübung benötigen Sie als Dialyseeinsteiger etwas Geschick, Fingerspitzengefühl und visuelle Vorstellungskraft. Sie werden bei der Ausführung lernen, das mit den Fingerspitzen Gefühlte gedanklich in dreidimensionale Bilder umzusetzen.

Am Beginn jeder Hämodialysebehandlung bei Patienten mit einem Shunt steht immer die erfolgreiche Shuntpunktion. Ist diese problemlos geglückt, ist die größte Hürde auch aus Sicht des Patienten geschafft und die Grundvoraussetzung für einen störungsfreien Dialyseverlauf gegeben.

11.1 Klassifizierung der Shuntgefäße nach Servos

Die Shuntpunktion lässt sich mit anderen handwerklichen Tätigkeiten vergleichen. Ein Goldschmied würde zu Beginn seiner Ausbildung nicht gleich mit dem grazilsten Schmuckstück beginnen, sondern sich von einer Schwierigkeitsstufe zur nächsten vorarbeiten, bis er sein Handwerk vollends beherrscht. Nach diesem Grundprinzip sollte auch die Shuntpunktion erlernt werden.

Bei der **Klassifizierung der Shuntgefäße** nach Servos werden diese in drei Klassen eingeteilt. Zur Klasse I zählen die leicht zu punktierenden Gefäße. Die Shuntgefäße der Klasse II sind mittel-schwierig und die der Klasse III schwierig zu punktieren.

Punktiert man Shuntgefäße der Klasse I (einfach; ➤ Abb. 11.1) stets mit Erfolg, so gibt das Selbstbewusstsein und Sicherheit. Die positive Erfahrung ist Ansporn und Ermutigung, sich auch an schwierigere Shuntpunktionen zu wagen. Begibt man sich allerdings zu früh an Shuntgefäße der Klasse II (mittel-schwierig; ➤ Abb. 11.2) und Klasse III (schwierig; ➤ Abb. 11.3), so ist die Gefahr der Fehlpunktion sehr groß.

Häufiger Misserfolg lässt nicht nur den Glauben an die eigenen Fähigkeiten schwinden, sondern zerstört auch das Vertrauen des Patienten. Ein stetiges Aufbauen auf das schon Erlernte ist somit nicht mehr gegeben, und der Punktionserfolg wird künftig reiner Zufall sein. Daher ist es beim

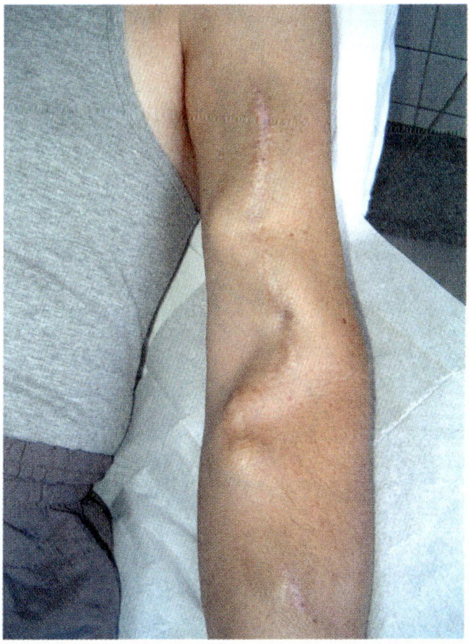

Abb. 11.1 Shuntgefäß der Klasse I. [M227]

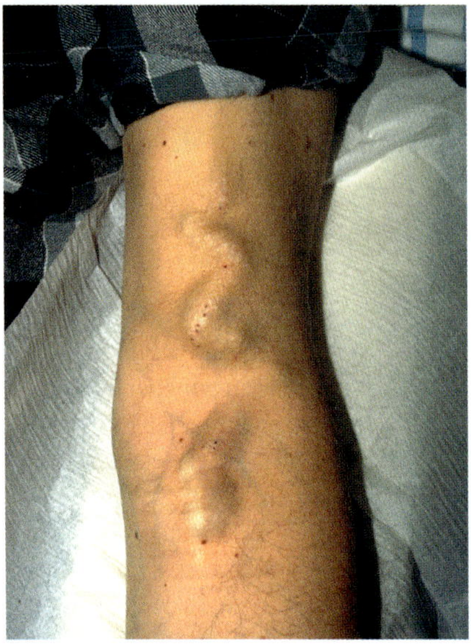

Abb. 11.2 Shuntgefäß der Klasse II. [M227]

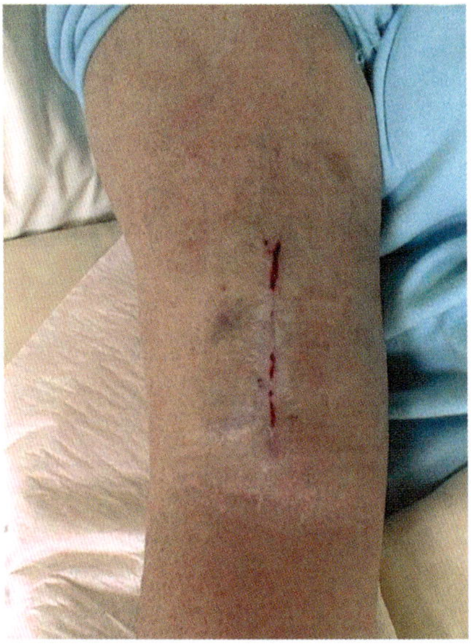

Abb. 11.3 Shuntgefäß der Klasse III (ca. 8 mm tief liegende Gore-Tex®-Prothese, ca. 4 Wochen nach der OP). [M227]

Erlernen dieses feinfühligen Handwerks äußerst wichtig, sich mit Ruhe und Besonnenheit von der ersten Schwierigkeitsstufe zur nächsten „hochzupunktieren".

Anforderungen an ein Shuntgefäß

Ein für die Dialysebehandlung gut punktierbares Shuntgefäß muss folgende Kriterien (➤ Tab. 11.1) erfüllen:

1. Es liegt oberflächlich unter der Haut und ist rein optisch und ohne Palpation gut zu erkennen.
2. Es besitzt ein großes Gefäßinnenlumen.
3. Es verfügt über eine ausreichend stark ausgeprägte Gefäßwand.
4. Es ist in seinem Gefäßverlauf geradlinig.
5. Es besitzt eine ausreichend lange Punktionsstrecke.

Anhand dieser Kriterien lässt sich eine Klassifizierung der Shuntgefäße vornehmen.

Tab. 11.1 Klassifizierung der Shuntgefäße nach Servos

	Klasse I (einfach): alle 5 Merkmale vorhanden	**Klasse II (mittel):** 3 bis 4 Merkmale vorhanden	**Klasse III (schwierig):** weniger als 3 Merkmale vorhanden
	➤ Abb. 11.1	➤ Abb. 11.2	➤ Abb. 11.3
1. Oberflächlich liegend und optisch gut zu erkennen	+	+	–
2. Großes Gefäßinnenlumen	+	+	–
3. Stark ausgeprägte Gefäßwand	+	+	+
4. Geradliniger Gefäßverlauf	+	–	+
5. Lange Punktionsstrecke	+	+	–

Shuntgefäße der Klasse I

Shuntgefäße der Klasse I (einfach) verfügen über alle fünf genannten Anforderungskriterien. Zu ihnen zählen somit die oberflächlich gelegenen, großkalibrigen und dilatierten Gefäße, die relativ geradlinig verlaufen und rein optisch eindeutig unter der Hautoberfläche zu erkennen sind. Sie verfügen über eine ausreichend lange Punktionsstrecke, über ein großes Gefäßinnenlumen und aufgrund ihres schon bestehenden Alters über eine deutlich stark ausgeprägte Gefäßwand.

So ein Shuntgefäß bietet gerade dem Dialyseeinsteiger ideale Voraussetzungen, unter Anleitung seine erste Punktion durchzuführen. Beherrschen Sie alle Punktionen an Shuntgefäßen der Klasse I, kann zur nächsten Schwierigkeitsstufe übergegangen werden.

Shuntgefäße der Klasse II

Bei einem Shuntgefäß der Klasse II (mittlerer Schwierigkeitsgrad) darf **maximal eines** der genannten fünf Anforderungskriterien nicht vorhanden oder unzureichend ausgeprägt sein. In die Klasse II fallen somit z. B. Shuntgefäße mit einer kurzen Punktionsstrecke oder Gefäße mit einem schlangenartigen Verlauf, die sonst **alle** weiteren Kriterien erfüllen.

Für die Punktion eines Shuntgefäßes der Klasse II sollten Sie schon über eine gewisse Erfahrung verfügen und sich über die jeweiligen Besonderheiten und Risiken informiert haben. Weiterhin benötigen Sie gerade bei tiefer liegenden Shuntgefäßen ein ausgeprägtes Fingerspitzengefühl und die nötige Souveränität, um eine schwierigere Shuntpunktion durchzuführen.

Shuntgefäße der Klasse III

Bei Shuntgefäßen der Klasse III (schwierig) sind **mehrere** der fünf Anforderungskriterien nur unzureichend ausgeprägt oder nicht vorhanden. Es handelt sich dabei z. B. um Shuntgefäße, die zwar oberflächlich liegen, jedoch ein sehr kleines Innenlumen mit zarter Gefäßwand und kurzer Punktionsstrecke besitzen.

Im Weiteren zählen wir alle neu angelegten Shunts sowie Gefäßprothesen (Shuntgefäße aus künstlichem Material wie Gore-Tex®) zur Klasse III.

11.2 Vorbereitung der Punktion

Die Shuntpunktion sollte in einer ruhigen und entspannten Atmosphäre stattfinden. Legen Sie sich alle benötigten Materialien zurecht. Wir empfehlen, die Pflasterstreifen zur Kanülenfixierung vorbereitend abzureißen. An den Kanülen sind die Schraubverschlüsse fest zu verschließen und den Clip am Kanülenschlauch schieben Sie ins untere Drittel und lassen diesen unbedingt offen. Sonst erhalten Sie bei der Punktion keine oder eine zu geringe Pulsation im Schlauch. Ein wichtiger Kontrollfaktor zur korrekten Kanülenlage würde Ihnen somit fehlen.

MATERIALBEDARF ZUR SHUNTPUNKTION

- Armkeil
- Stauband
- Hautdesinfektionsmittel
- Mundschutz
- 1 Paar unsterile Handschuhe
- 1 unsterile Unterlage
- Tupfer oder Kompressen zur Hautdesinfektion
- Punktionskanülen
- Evtl. Tupfer zum Unterpolstern der Kanülen
- 2 sterile Tupfer zum Abdecken der Punktionsstellen

- Pflasterstreifen zur Fixierung
- Gegebenenfalls Materialien zur Blutabnahme
- Gegebenenfalls Antikoagulation (bei Bolusapplikation über Spritze)

Lagerung des Shuntarms

Zunächst krempeln Sie die Kleidung am Shuntarm in deutlich ausreichendem Abstand zur geplanten Punktionsstelle hoch und fixieren sie ggf. mit einem Pflasterstreifen. Dicke Oberbekleidung sollte der Patient generell ausziehen.

Zur Lagerung des Shuntarms verwenden Sie am besten einen Armkeil mit einem dünnen und einem dicken Ende. Bei einer **Punktion im Unterarmbereich** lassen Sie das dicke Ende zur Hand zeigen. Dadurch erhält der Unterarm des Patienten eine stabile Unterlage und der Ellenbogen ist leicht abgewinkelt. Bei einer **Punktion am Oberarm** empfehlen wir, den Armkeil zu drehen, sodass das dünnere Ende zur Hand zeigt. Weil auf diese Weise der Ellenbogen etwas stärker durchgestreckt wird, kommt der Oberarm automatisch mehr in die Waagrechte, was die Punktion erleichtert.

Shuntuntersuchung

Vor jeder Punktion erfolgt zuerst eine Shuntuntersuchung in Form einer Shuntinspektion, Shuntpalpation und ggf. einer Shuntauskultation mit Ihrem Stethoskop. Dabei werden auch die Punktionsorte festgelegt. Erfahrene Pflegekräfte benötigen dazu normalerweise nur wenige Sekunden. Punktierende, die sich noch in der Trainingsphase befinden, sollten sich allerdings dafür etwas mehr Zeit einräumen. 1–2 Minuten sind vollkommen ausreichend und entscheiden oft über Erfolg oder Misserfolg.

MERKE
Sehen, tasten, hören – ein paar gut investierte Sekunden!

Zuerst untersuchen Sie den Shunt auf Funktionalität und auf eventuell beginnende Komplikationen. Zeichen wie Rötung, Schwellung oder Wärme sind sichere Entzündungszeichen und bedürfen einer weiteren Untersuchung durch den Arzt. Durch Abtasten erhalten Sie Informationen zu Gefäßwiderstand und Füllungszustand und Sie spüren den Fluss im Shuntgefäß. Durch leichtes Streichen mit dem Zeigefinger über das gesamte Shuntgefäß erhalten Sie Hinweise auf Stenosen, Aneurysmen oder den Verlauf des Gefäßes nach rechts, links oder in die Tiefe.

Als Letztes erstellen Sie einen Lageplan – nicht auf dem Papier, sondern in Gedanken. Sie bestimmen die Punktionsorte und lassen bei dieser Entscheidung alle wahrgenommenen Informationen der Shuntuntersuchung mit einfließen.

Bei der **Wahl der Punktionsorte** ist Folgendes zu beachten:

- Halten Sie, sofern möglich, 5 cm Abstand von der Anastomose und zwischen arterieller und venöser Kanüle.
- Niemals kurz vor einer Stenose oder Gefäßabknickung in diese Richtung punktieren. Überlegen Sie immer vor der Punktion, wo die Kanülenspitze in etwa liegen würde.
- Die arterielle Kanüle darf, außer bei einer Gefäßprothese, auch gegen den Blutfluss in Richtung der Anastomose punktiert werden. Dies ermöglicht einen leichteren Bluteinstrom, vergrößert den Abstand der Kanülenöffnungen zueinander und vermindert die Möglichkeit der Rezirkulation im Shuntgefäß.
- Die venöse Kanüle **muss** immer in Blutflussrichtung gesetzt werden.

Stauung

Benutzen Sie zur Stauung des Shuntgefäßes immer ein hochwertiges Stauband. Dieses darf die Haut und das Unterhautfettgewebe

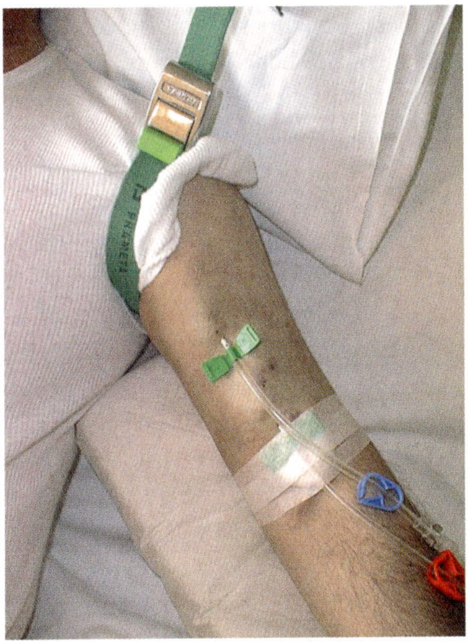

Abb. 11.4 Stauung eines Shuntgefäßes zur Punktion am Oberarm. [M227]

nicht schädigen. Haut oder Härchen dürfen nicht einklemmen und die Stauung muss mit einer Hand schnell, leicht und stufenlos zu lösen sein, ohne dass sich das Band dabei ganz öffnet.

Legen Sie das Stauband mit mindestens 15 cm Abstand zur obersten Punktionsstelle an, um eine Gefäßverletzung beim Vorschieben der Kanüle zu vermeiden. Bei Punktionen am Oberarm darf das Stauband auch in Höhe der Achselhöhle angelegt werden (➤ Abb. 11.4).

Stauen Sie fest genug, aber nicht zu fest, und wählen Sie für jeden Patienten individuell den optimalen Stauungsdruck. Das Gefäß soll durch die Stauung zwar prall gefüllt, aber mit dem Finger noch gut komprimierbar sein.

Ist die **Stauung zu gering,** benötigen Sie für die Punktion mehr Kraft und die Haut wölbt sich nach dem Eindringen der Kanüle nach innen. Nach dem Durchdringen der obersten Hautschicht mit der Kanüle bekommen Sie relativ viel Schwung und gelangen leicht zu tief ins Gewebe. Eine **zu feste Stauung** dagegen bildet gerade bei jungen Shuntgefäßen mit ihren zarten und dünnen Gefäßwänden ein erhöhtes Risiko für das Einreißen der Gefäßwand. Dies erklärt sich durch den hohen Druck im Bereich der Einstichstelle. Es kommt zur Einblutung ins umliegende Gewebe und die Kanüle muss umgehend wieder entfernt werden.

Um das Risiko eines Gefäßwandrisses zu minimieren, lässt man die Stauung nach erfolgter Punktion nicht unnötig lange, sondern löst sie zügig. Bei oberflächlich gelegenen, sehr dünnwandigen Shuntgefäßen erfolgt nur eine Minimalstauung. Im Einzelfall kann diese auf Kommando des Punktierenden durch eine zweite Pflegekraft sofort wieder gelöst werden. Das Vorschieben der Kanüle erfolgt dann ohne Stauung, und zwar bei jedem Pulsschlag um jeweils ca. 1 mm.

Zu der Stauung von Shuntgefäßen aus künstlichem Material wie Gore-Tex® können wir leider keine pauschalen Tipps geben. Für ein generelles Verbot gibt es keine plausiblen Gründe. Allerdings bleibt der gewünschte Effekt der Stauung, die signifikante Erhöhung des Füllungszustands im Gefäß, meist aus, sodass die Stauung überflüssig ist. Bei älteren Gefäßprothesen, bei denen schon reichlich neues körpereigenes Gewebe in den alten Punktionsstellen der Gefäßwand eingewachsen ist, kann eine Stauung zur Punktion jedoch wieder hilfreich sein.

11.3 Punktion

Die Punktion selbst erfordert Ihre volle Konzentration. Jede Ablenkung, wie laute Geräusche im Behandlungszimmer oder gleichzeitige Gespräche mit Kollegen, stört den Arbeitsablauf und mindert den Punktionserfolg. Schaffen Sie sich also eine ruhige Atmosphäre im Behandlungsraum und sorgen Sie vor allen Dingen für genügend Licht. Oft reicht zur Punktion die normale Zimmerbeleuchtung nicht aus. Bessere Dienste leistet hier, ähnlich wie eine OP-Leuchte, die meist am Behandlungsplatz befindliche Leselampe des Patienten.

Bei nicht höhenverstellbaren Betten oder Behandlungsliegen empfehlen wir Ihnen die Zuhilfenahme eines Hockers. Nach optimaler Höheneinstellung können Sie sich bequem hinsetzen und während der Punktion sogar Ihren Arm auf Ihrem Bein abstützen.

Bei der **Shuntpunktion** wird zwischen der gezielten und der geführten Punktionstechnik unterschieden.

Punktionsarten

Zu favorisieren ist die **Strickleiterpunktion:** Dabei wird die gesamte Länge des Shuntgefäßes als Punktionsstrecke genutzt, indem man sich kontinuierlich von einer Dialyse zur nächsten am Shuntgefäß von unten nach oben hin vorarbeitet. Der Name rührt daher, weil man dabei wie auf einer Strickleiter in klar definierten Abständen Schritt für Schritt nach oben schreitet (➤ Abb. 11.5). Dabei dürfen Sie das Shuntgefäß anstelle von oben auch ruhig mal von der Seite anpunktieren.

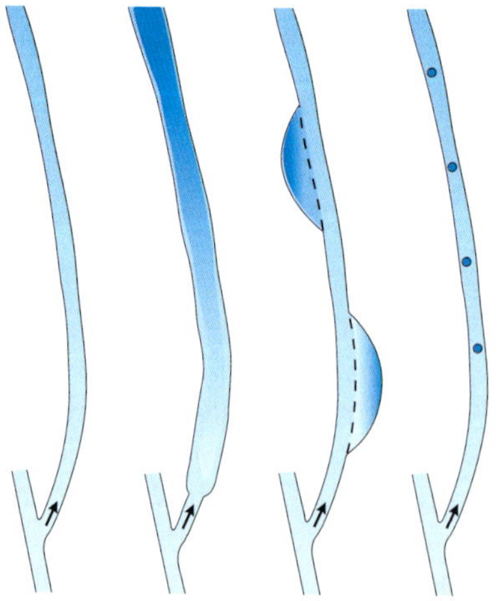

Abb. 11.5 Punktionsarten. [L217]

Bei dieser Punktionstechnik nutzen Sie die komplette Gefäßoberfläche aus. Besonders interessant ist dies bei Gefäßprothesen, die allerdings gut sichtbar und oberflächlich unter der Haut zu erkennen sein sollten. Bei jeder Punktion einer Gefäßprothese kommt es zu einem systematischen Gefäßverbrauch. Ein künstlicher Gefäßersatz hält durch diese Punktionstechnik also länger.

Ungünstig für die Lebensdauer des Shunts ist die sogenannte **Arealpunktion,** bei der immer wieder in einem bestimmten Gebiet (Areal) punktiert wird. Dort bildet sich häufig ein Aneurysma (sackförmige Ausweitung) im Shuntgefäß und zwischen den Punktionsarealen eine Stenose (Verengung). Die Arealpunktion sollte wegen ihres dilatatorischen Effekts lediglich eingesetzt werden, wenn es darum geht, beginnende Stenosen aufzupunktieren.

Leider etwas in Vergessenheit geraten ist die **Knopflochpunktion.** Hier werden für die arterielle und für die venöse Punktion jeweils 2–3 immer gleich bleibende Punktionsstellen punktiert. Diese bilden sich nach einiger Zeit zu einem kleinen Krater aus. Bei der Punktion ist es wichtig, dass immer derselbe Stichkanal getroffen wird. Bei exakt durchgeführter Punktion innerhalb des Kraters kommt es weder zu einer Gewebszunahme noch zu einer Aneurysmabildung, und der Patient verspürt so gut wie keine Schmerzen bei der Punktion. Allerdings ist es sehr ratsam, den Kreis der Punktierenden auf ganz wenige Personen zu begrenzen. Am besten ist es, wenn immer dieselbe Person punktiert oder der Patient dies selbst übernimmt. Größe und Organisationsstruktur heutiger Dialysezentren werden dabei oft als Hinderungsgründe gesehen.

MERKE

Als erste Wahl ist die Strickleiterpunktion zu sehen. Danach folgt die Knopflochpunktion, die allerdings in der Einführung und Umsetzung im Dialysezentrum schwieriger ist. Die Arealpunktion sollte nicht angewendet werden.

Punktionstechniken

Es existieren zwei Punktionstechniken: „Kanülenschliff nach oben" und „Kanülenschliff nach unten" (➤ Abb. 11.6). Inzwischen wissen wir, dass die Punktionstechnik „Kanülenschliff nach unten" einige Vorteile mit sich bringt, erleben aber immer wieder, dass einige ältere Kollegen immer noch mit dem Kanülenschliff nach oben punktieren. Ein Relikt aus Zeiten, in denen die Vorteile der neuen Methode noch nicht bekannt waren. Hat man einmal die Shuntpunktion nach der alten Methode (Schliff nach oben) erlernt, so können wir aus eigener Erfahrung berichten, dass es schwierig ist, sich umzustellen. Haben Sie deshalb etwas Nachsicht mit Kollegen, die bei der altbewährten Methode bleiben, da sie dabei das beste Punktionsgefühl haben und somit zum maximal möglichen Punktionserfolg gelangen. Als Dialyseeinsteiger sollten Sie sich jedoch die aktuell favorisierte Methode (Schliff nach unten) aneignen.

Kanülenschliff nach oben

Wie in ➤ Abb. 11.6 zu sehen ist, wird der Hautdefekt bei dieser Punktionstechnik nach oben hin abgehoben. Nach der Kanülenentfernung wird der Stichkanal durch einen Thrombus verschlossen. Nachteil ist hier das etwas höhere Nachblutungsrisiko und der größere Wunddefekt im Vergleich zur Methode „Kanülenschliff nach unten".

Kanülenschliff nach unten

Bei dieser Punktionstechnik (➤ Abb. 11.6) ragt der Hautdefekt in das Gefäß hinein.

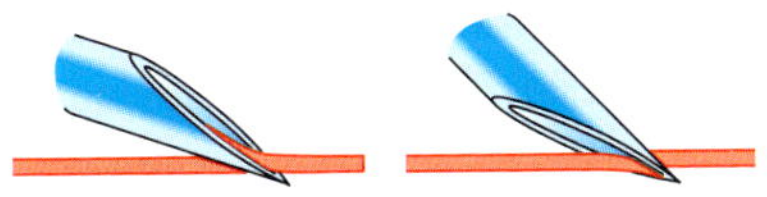

Abb. 11.6 Punktionstechniken. [L143]

Nach der Kanülenentfernung verschließt dieser die Einstichstelle und verklebt am Wundrand. Die Vorteile dieser Punktionstechnik liegen im geringeren Nachblutungsrisiko und im kleineren Hautdefekt. Unbedingt anzuraten ist diese Methode bei der Punktion eines Prothesenshunts, um den traumatischen Effekt möglichst klein zu halten.

Gezielte Punktion

Bei der gezielten Punktion verfügt der Punktierende über reichlich Erfahrung und kennt das Shuntgefäß sehr gut. Die Vorbereitung, Shuntuntersuchung und Stauung, wird unverändert durchgeführt. Der Punktierende weiß aus Erfahrung genau, wo die Kanülenspitze zu liegen kommt, und schiebt diese zügig und ohne weitere Korrektur durch die Haut an diese Stelle. Er benötigt für den korrekten Weg nur wenig sensible Hinweise, die er mit der Kanülenspitze ertastet. Aufgrund der zügigen Vorgehensweise ist diese Punktionstechnik für den Patienten relativ schmerzarm. Sie sollte aber nur in jenen Fällen angewandt werden, bei denen sich der Punktierende absolut sicher ist.

Geführte Punktion

Bei der geführten Punktion wird die Kanüle kontinuierlich mit Gefühl und unter Wahrnehmung aller sensiblen Reize durch die Haut bis ins Gefäß vorgeschoben. Achten Sie genau auf die Signale aus der Tiefe, die Sie mit Ihren Fingern über die Kanülenspitze ertasten. Jede Gewebeart hat ihren spezifischen Widerstand. So können Sie genau differenzieren, ob oder wann Sie die Gefäßwand mit der Kanülenspitze durchdringen. Der leicht erhöhte Widerstand bei der Gefäßperforation mit anschließend nachlassendem Widerstand ist ein eindeutiges Zeichen. Nun flachen Sie den Einstichwinkel etwas ab und „tasten" sich langsam mit der Kanülenspitze weiter ins Gefäß vor. Bei sehr dünnlumigen Shuntgefäßen schieben Sie diese am besten nur während des Pulsschlags (Pulsation im Kanülenschlauch) vor, bei dem sich das Gefäß leicht erweitert. Suchen Sie sich mit der Kanülenspitze den korrekten Weg im Shuntgefäß und umgehen Sie dabei Hindernisse. Ein erhöhter Widerstand oder gar die rückläufige Pulsation im Kanülenschlauch sagt Ihnen, dass Sie mit der Kanülenspitze in einem Hindernis stecken.

Mit stetig wachsender Erfahrung des Punktierenden kann aus der geführten Punktion eine gezielte werden. Auch Kombinationen beider Techniken sind möglich, so kann z. B. der Einstich bis zum Erreichen des Gefäßes „gezielt", die Kanüle anschließend „geführt" vorgeschoben werden oder umgekehrt.

Punktion bei Gefäßprothesen

Die Punktion eines Prothesenshunts gehört nach der Klassifizierung der Shuntgefäße nach Servos in die Klasse III (➤ Kap. 11.1) und sollte nur den erfahrenen Punktierenden vorbehalten sein. Um grobe Beschädigungen am Gefäß zu vermeiden, sind die Punktionen nur in der sogenannten Strickleitertechnik (➤ Kap. 11.5) durchzuführen. Der Abstand zur Vorpunktionsstelle sollte dabei mindestens 5 mm betragen. Um eine optimale Ausnutzung der Gefäßstrecke zu erhalten, kann das Gefäß sowohl von oben als auch von der rechten und linken Seite anpunktiert werden. Die benötigte Kraft zur Gefäßwandperforation ist im Gegensatz zu einem natürlichen Gefäß meist etwas höher. Daher müssen Sie darauf achten, dass Sie aufgrund des erhöhten Kraftaufwands bei der Punktion nicht versehentlich die Gefäßunterseite mit der Kanülenspitze durchstechen.

Punktion bei Perigraftreaktion

Eine häufig beobachtete Perigraftreaktion ist die teigige Schwellung über der Gefäßprothese in einem Zeitraum von Tagen bis Wochen nach der Implantation eines neuen künstlichen Gefäßabschnitts. Die Schwellung beruht auf dem Übertritt von Blutplasma durch die Prothesenwand ins umliegende Gewebe. Dieses Phänomen wird auch als „Schwitzen" der Prothese bezeichnet. Aufgrund dieser teigigen Schwellung ist eine Punktion äußerst schwierig.

Drücken Sie in solchen Fällen etwa für 1–2 Minuten mit mehreren Fingern in leicht rotierenden Bewegungen das Gewebswasser vom Shuntgefäß weg. Der Gefäßabschnitt zeichnet sich so im umliegenden Gewebe ab und wird gut sichtbar. Nun haben Sie ca. 30–60 Sekunden Zeit, das Gefäß unter leichten Bedingungen zu punktieren. Stellen Sie deshalb vorher alle Materialien sorgfältig bereit und beachten Sie unbedingt die hygienischen Anforderungen bei der Punktion von Gefäßprothesen. Achten Sie im Weiteren auf eine ausreichende Kanülenfixierung, sodass die zurückkehrende Schwellung die Kanüle nicht zurückdrückt.

Erstpunktion

Die Shuntanlage sollte möglichst zeitig vor der ersten Dialysebehandlung erfolgen, sodass das Shuntgefäß genügend Zeit zur Reifung hat. Wie bereits erwähnt, kommt es durch den erhöhten Druck innerhalb des Shuntgefäßes zu einer Erweiterung des Gefäßlumens und die Gefäßwand verdickt sich. Vor der ersten Punktion sollte dieser Prozess unbedingt abgewartet werden. Nach der Implantation von Gefäßprothesen ist eine Karenzzeit von möglichst vier Wochen zu empfehlen. Das künstliche Gefäß verwächst in dieser Zeit mit dem umliegenden Gewebe. Auch eine eventuell aufgetretene Perigraftreaktion ist nach dieser Zeit vielleicht schon etwas abgeklungen. Dies sind gute Voraussetzungen für eine erfolgreiche Punktion und dafür, dass sich die Punktionsstellen nach der Kanülenentfernung schnell und hämatomfrei abdichten. Die ersten Punktionen sollten nur von einer Person (Pflegefachkraft oder Arzt) durchgeführt werden, die über genügend Erfahrung mit neuen Shunts verfügt.

11.4 Kontrolle der Shuntpunktion

Um eine störungsfreie Dialyse zu gewährleisten, ist eine erfolgreiche Shuntpunktion mit korrekter Kanülenlage unabdingbar. Im Falle einer fehlerhaften Punktion ist es äußerst wichtig, dass Sie diese so früh wie möglich erkennen, da sonst großflächige Hämatome entstehen können (➤ Abb. 11.7).

Nachfolgend **sieben Kontrollfaktoren** (nach Servos) einer erfolgreichen Shuntpunktion:

1. Bei der Punktion spüren Sie mit der Kanülenspitze einen leicht erhöhten Widerstand bei der Gefäßperforation, der anschließend sofort nachlassen sollte.
2. Danach ist die Pulsation von Blut im Kanülenschlauch (nur bei offenem Clip) sichtbar, bei sehr dünnlumigen Shuntgefäßen und unter nur leichter Stauung ist diese allerdings nicht besonders ausgeprägt.
3. Der Kanülenschlauch füllt sich beim Öffnen der Schraubverschlusskrone zügig mit Shuntblut in entsprechend heller Färbung.
4. Die Kanülenspitze darf sich im darüber liegenden Gewebe nicht abzeichnen und darf weder zu sehen noch beim Darüberstreichen zu fühlen sein. Sie muss bei leichter Rechts- und Linksbewegung der Kanüle eindeutig frei im Gefäßinneren liegen.
5. Bestehen noch Zweifel an der korrekten Kanülenlage, dann testen Sie mit einer 10-ml-Spritze, gefüllt mit ein wenig physiologischer Kochsalzlösung das leichte Aspirieren und Zurückspritzen von Blut.
6. Während dem Anlegevorgang mit einem Blutfluss von 100 ml/min sollte sich der arterielle Unterdruck in einem Bereich von ca. +/- 0 mmHg befinden. Der Venendruck wird **sofort** nach dem Anschluss des venösen Schlauchs und dem Anfahren der Blutpumpe auf Plausibilität geprüft.
7. Hat der Patient keine Schmerzen am Shuntgefäß und zeigt sich keine Schwellung in der Punktionsregion, darf die Blutpumpe langsam unter Beobachtung der Druckwerte auf die patientenübliche Maximalleistung gesteigert werden.

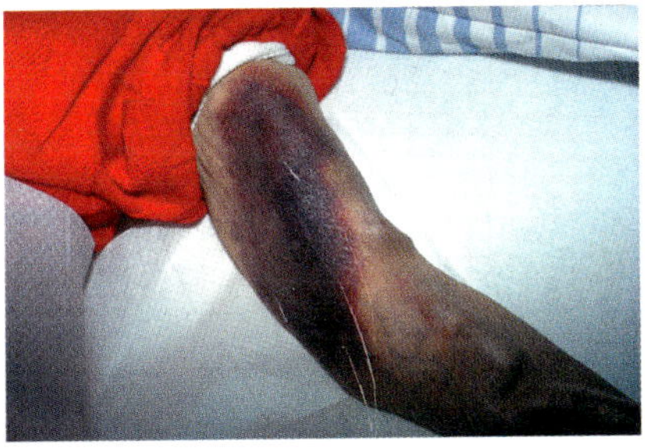

Abb. 11.7 Hämatom nach unbemerkter Fehlpunktion. [M227]

Eine erfolgreiche Punktion bedeutet nicht, dass die Kanülen ihre korrekte Lage bis zum Ende der Dialyse beibehalten. Denken Sie deshalb an die regelmäßigen Sichtkontrollen. Ein einziger Blick ist dabei schon ausreichend und kostet nur wenig Zeit. Bedenken Sie auch, dass bei einer paravenösen Kanülenlage der venöse Überdruckalarm am Dialysegerät erst dann ausgelöst wird, wenn ein entsprechender Gegendruck im Gewebe vorhanden ist. Wie Ihnen ➤ Abb. 11.7 zeigt, kann das bei älteren Patienten mit einem lockeren Bindegewebszustand relativ lange dauern. Bis zur Alarmauslösung strömen durchaus größere Mengen Blut ins Gewebe.

KURZÜBERSICHT ÜBER DIE SIEBEN KONTROLLFAKTOREN

1. Punktion mit nachlassendem Widerstand beim Eindringen in das Shuntgefäß
2. Pulsation im Kanülenschlauch (nur bei offenem Clip)
3. Zügiges Füllen des Kanülenschlauchs mit Blut
4. Kontrolle der Kanülenspitze: Diese darf weder zu sehen noch zu fühlen sein
5. Leichtes Aspirieren von Blut mit einer Spritze möglich
6. Normaler arterieller und venöser Druck nach dem Anlegen des Patienten
7. Keine Schwellung und Schmerzen im Bereich der Punktionsstellen

Was tun bei Fehlpunktion?

Zuerst einmal Ruhe bewahren! Auch wenn Ihr Zeitplan im Anlegestress vollkommen zu entgleiten droht, warnen wir vor einem überhasteten erneuten Punktionsversuch. Haben Sie die Fehlpunktion im Rahmen der **Kontrollfaktoren 1–5** bemerkt, so haben Sie sehr gut aufgepasst. Der Schaden hält sich in Grenzen und ist in der Regel auch schnell behoben. Sie entfernen die Punktionskanüle und drücken die Punktionsstelle ab. Sollten Sie das Gefäß erst gar nicht getroffen haben, ist dies umso besser. Die Punktionsstelle wird nur minimal und kurze Zeit bluten. Haben Sie allerdings das Gefäß getroffen oder gar durchgestochen, dann sollte mindestens 10 Minuten abgedrückt werden. Erst danach erfolgt eine erneute Punktion.

Ist Ihnen allerdings die paravenöse Kanülenlage erst bei den **Kontrollfaktoren 6 und 7** aufgefallen, so ist das Problem etwas größer und die Problemlösung dauert deutlich länger. Hier sieht die Vorgehensweise wie folgt aus:

- Die Dialysebehandlung unterbrechen. Die paravenöse Kanüle entfernen und die Punktionsstelle großflächig abdrücken. Dabei das entstandene Hämatom unter leicht kreisenden Bewegungen im umliegenden Gewebe verteilen.
- Prüfen Sie die noch verbliebene Kanüle auf die Möglichkeit einer Rückgabe des extrakorporalen Blutes. Wir raten generell zur Blutrückgabe und nicht zum Kurzschluss des BSS mit Zirkulation des Blutes.
- Besondere Aufmerksamkeit gilt danach der noch verbleibenden Punktionskanüle. Sie muss mit physiologischer Kochsalzlösung durchgespült werden und ist vor dem Wiederanschluss an das BSS durch Aspirieren und Injizieren mit einer Spritze auf die weitere volle Funktionstüchtigkeit zu testen.
- Eine erneute Punktion ist erst nach vollständiger Blutstillung anzuraten, da Sie in der Regel erst dann das gesamte Shuntgefäß überblicken, den neuen Punktionsort definieren und die Trefferwahrscheinlichkeit abschätzen können.
- Säubern Sie Ihr Arbeitsfeld und planen Sie die erneute Punktion. Überlegen Sie, ob Sie sich noch einen Versuch zutrauen oder besser einen Kollegen zur Hilfe holen.
- Sollte die erneute Punktion im gleichen Gefäß stattfinden, so ist die venöse Kanüle möglichst **oberhalb** der Fehlpunktionsstelle zu platzieren, eine arterielle Kanüle hingegen **unterhalb.** Die Fehlpunktionsstelle befindet sich im Optimalfall immer zwischen der arteriellen und venösen Punktionskanüle. Das arterielle Blutangebot wäre somit gesichert und das venös zurückströmende Blut kann ungehindert oberhalb des Geschehens ins Shuntgefäß zurückfließen.

Ist Ihnen eigentlich schon einmal aufgefallen, dass der zweite Punktionsversuch nach einer Fehlpunktion häufig einfacher erscheint als der erste? Haben Sie bemerkt, dass Sie das Shuntgefäß nach dem Abdrücken nun viel besser sehen und tasten können? Dieser Effekt ist darauf zurückzuführen, dass Sie eventuell vorhandenes Gewebswasser eines mehr oder weniger ödematös gestauten Shuntarms partiell wegdrücken. Nun können Sie das Shuntgefäß in voller Größe sehen und tasten. Warum also nicht vorher abdrücken, bevor Sie punktieren? Versuchen Sie es ruhig einmal! Eine Minute Zeitaufwand für einen deutlich höheren Punktionserfolg.

11.5 Kanülenfixierung

Jede Punktionskanüle erfordert eine patientenbezogene, individuelle Fixierung (➤ Abb. 11.8). Benutzen Sie jeweils die Sorte eines Rollenpflasters, die beim vorliegenden Hauttyp am besten geeignet ist, und reißen Sie vorbereitend schon mal 6 Pflasterstreifen ab:

- Die Pflasterstreifen müssen lang genug sein und sollten ca. zwei Drittel des Armumfangs bedecken.
- Ein Pflasterstreifen muss unterhalb der Kanülenflügel geklebt werden, um das Zurückrutschen zu verhindern.
- Jeder Pflasterstreifen muss ausreichenden und direkten Hautkontakt haben.
- Eine zusätzliche Fixierung mit einem Pflasterstreifen erfolgt am unteren Ende des Kanülenschlauchs.
- Sollte das Shuntgefäß buchstäblich „Berge und Täler" aufweisen, ist ggf. das Tal unter den Kanülenflügeln mit einem Tupfer zu unterfüttern. Die Kanülenspitze darf bei der Kontrolle weder zu sehen noch zu fühlen sein.
- Aus hygienischen Gründen empfehlen wir, die Punktionsstellen während der Dialyse mit sterilem Material (z. B. sterilen Tupfern) abzudecken.
- Die Schläuche des arteriellen und venösen Blutschlauchsystems sind körpernah am Arm zu befestigen. Eine große Schlaufe birgt die Gefahr, dass der Patient mit dieser bei einer Lageveränderung hängen bleibt und dabei eine oder beide Kanülen herauszieht.
- Aus dem gleichen Grund muss auch bei einer Shuntpunktion am Oberarm eine zusätzliche Fixierung am Unterarm erfolgen.
- Eine weitere Fixierung erfolgt in der Hand zwischen Daumen und Zeigefinger, meist mit Pflaster. Eine gute Alternative dazu bietet das ROTOCLIX-System. Es besteht aus einem Handgelenkklettverschluss und zwei Schlauchhaltern, passend für alle Dialyseschläuche. Es wird als Armband am Handgelenk getragen und befestigt zuverlässig die zum Patienten führenden Blutschläuche.
- Zuletzt erfolgt eine weitere Fixierung der Blutschläuche am Bett. Dies hat zum einen den Vorteil, dass etwas Gewicht vom Arm des Patienten genommen wird, zum anderen schützt diese Fixierung das Personal vor versehentlichem Hängenbleiben mit den Füßen.

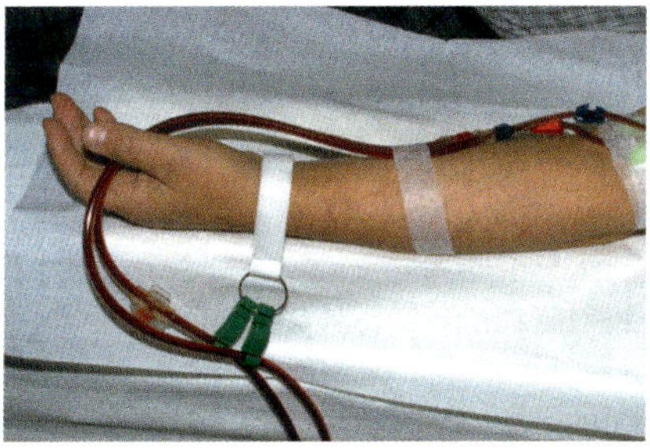

Abb. 11.8 Körpernahe Fixierung der Blutschläuche bei einem Oberarmshunt. [M227]

11.6 Kanülenentfernung

Legen Sie nach dem Entfernen der Klebestreifen einen sterilen Tupfer auf die Punktionsstelle und ziehen Sie die Kanüle vorsichtig heraus. Die Kompression der Punktionsstelle erfolgt dabei erst nach vollständiger **Kanülenentfernung,** sonst besteht die Gefahr der Gefäß- und Stichkanalverletzung mit der scharfen Kanülenspitze. Der Kompressionsdruck muss individuell den Shuntdruckverhältnissen angepasst werden. Es darf nicht so fest gedrückt werden, dass sich die obere und untere Gefäßwand berühren. Eine Pulsation oberhalb der Kompressionsstelle sollte noch zu spüren sein. In der ersten Minute kann etwas fester gedrückt werden, danach sollte der Druck kontinuierlich nachlassen. Wir empfehlen eine generelle Abdrückzeit von mindestens 15 Minuten in dem Wissen, dass diese Zeit leider allzu häufig im praktischen Alltag unterschritten wird.

Der Patient sollte dazu angehalten werden, seine Punktionsstellen in oben genannter Verfahrensweise selbst abzudrücken. Falls er beide Punktionsstellen nicht gleichzeitig abdrücken kann, so wird zunächst die obere Kanüle (venöse Kanüle) und erst nach vollständiger Blutstillung die untere Kanüle (arterielle Kanüle) entfernt. Ein Hilfspflasterstreifen fixiert dabei den Tupfer während des Abdrückens auf der Punktionsstelle und verhindert, dass der Patient mit dem Finger abrutscht.

Der Einsatz mechanischer Abdrückhilfen ist sehr bedenklich. Diese haben z. T. nur einen einzigen voreingestellten Kompressionsdruck und verleiten dazu, dass während des Abdrückens keine Sichtkontrolle mehr stattfindet. Ein Verrutschen der Abdrückhilfe mit der Folge einer Shuntblutung bliebe somit unbemerkt.

Nach vollständiger Blutstillung erfolgt die Abdeckung der Punktionsstellen mit sterilem Verbandmaterial nach zentrumsüblichem Standard.

11.7 Praktische Übungen zur Shuntpunktion

Zur Shuntpunktion lassen sich sehr gut praktische Übungen durchführen. Sie benötigen dazu lediglich den Schlauch eines Infusionssystems, zwei Punktionskanülen, eine Rolle Pflaster, eine unsterile Unterlage und natürlich ein wenig Zeit. Führen Sie nun die nachfolgenden Übungen in chronologischer Reihenfolge durch. Sie werden feststellen, dass Sie fast das gesamte Spektrum der Shuntpunktion in dieser Form üben und trainieren können. Vorbereitend kleben Sie den ca. 30 cm langen Infusionsschlauch in vertikaler Richtung auf der Tischoberfläche fest. Dieser simuliert Ihr Shuntgefäß. Und nun geht's los!

Übung 1

Unter fachlicher Anleitung punktieren Sie mehrfach das vermeintliche Shuntgefäß. Dabei erlernen Sie die allgemeinen Fingerfertigkeiten, die zur Shuntpunktion benötigt werden. Neben den Kontrollfaktoren 1 und 4 wird jeweils die intravasale Kanülenlage durch Sichtkontrolle überprüft. Im Weiteren kann man die Ausstanzung in der Gefäßwand bei Schliff nach oben und unten sehr gut erkennen.

Übung 2

Über das nachgeahmte Shuntgefäß wird jetzt die Einmalunterlage doppelseitig gelegt. Dies simuliert zwar nur eine sehr dünne Haut, sie stellt allerdings für Sie als Lernende eine optische Barriere dar. An diesem Dummy werden nun weitere Punktionen vorgenommen. Nach jeder einzelnen Punktion erfolgt immer eine Ergebniskontrolle.

Übung 3

Die Punktionen erfolgen wie in Übung 2, allerdings schließen Sie dabei die Augen, sobald Sie die Kanülenspitze auf die Haut bzw. Einmalunterlage aufgesetzt haben. Die Punktion selbst und das Vorschieben der Kanüle ins Gefäß sollen nur durch die Wahrnehmung der sensiblen Reize, die Sie über Ihre Fingerspitzen wahrnehmen, gesteuert werden. Dies fördert Ihr Sensibilitätsempfinden für spätere Shuntpunktionen.

Übung 4

Nach den Punktionsübungen folgt die Fixierung der Kanüle. Dazu benötigen Sie eine neue sterile Kanüle und den Arm Ihres Praxisanleiters. Letzterer legt die Kanüle mit der Schutzkappe auf seinen frei gemachten, ausgestreckten Arm und hält diese mit einem Finger im Bereich der Kanülenspitze fest. Fixieren Sie nun die Punktionskanüle nach allen Regeln der Kunst und überprüfen Sie anschließend zusammen mit Ihrem Mentor das Ergebnis.

Resümee

Sie sind nun bestens gerüstet für die erste (oder nächste) Shuntpunktion. Denken Sie immer daran: Das Ziel ist die Durchführung einer komplikationslosen Dialysebehandlung mit einer erfolgreichen und möglichst schmerzarmen Shuntpunktion.

VORSICHT: PRÜFUNG!

1. Nennen Sie die fünf Anforderungen an ein Shuntgefäß, anhand derer die Klassifizierung nach Servos vorgenommen wird!
2. Wie sollte der Armkeil zur Punktion unter dem Shuntarm positioniert werden?
3. Nennen Sie die sicheren Anzeichen für eine beginnende Shuntentzündung!
4. Wie groß sollte mindestens der Abstand zur Vorpunktionsstelle sein?
5. Beschreiben Sie die Besonderheit im Vorgehen bei einer Punktion bei einer Perigraftreaktion!
6. Nennen Sie die sieben Kontrollfaktoren zur erfolgreichen Shuntpunktion!
7. Die venöse Punktionskanüle hat während der Dialyse die Gefäßwand durchstochen und liegt paravenös. Es hat sich ein kleines Hämatom im Bereich der Einstichstelle gebildet. In welchem Bereich des Shuntgefäßes sollte nach Möglichkeit eine erneute Punktion erfolgen?
8. Beschreiben Sie den Kompressionsdruck und die Abdrücktechnik, die Sie beim Abdrücken der Punktionsstellen nach der Kanülenentfernung anwenden!

KAPITEL

12 Medizinische Komplikationen

Willi Servos

In diesem Kapitel stellen wir Ihnen mögliche Behandlungskomplikationen vor, die während und unmittelbar nach der Hämodialysebehandlung auftreten können. Wie das Wort Behandlungskomplikationen schon sagt, entstehen diese Komplikationen erst durch die Hämodialysebehandlung und sind somit hausgemacht. Ihre Aufgabe als Pflegende ist es, auftretende Behandlungskomplikationen möglichst früh zu erkennen, noch bevor sie ihr volles Ausmaß erreicht haben, um ihnen dann zügig und routiniert mit geeigneten Maßnahmen entgegenzuwirken. Für alle nachfolgend beschriebenen **Komplikationen vor, während und nach einer Hämodialysebehandlung** gilt natürlich, dass Sie immer rechtzeitig einen Arzt hinzurufen.

12.1 Komplikationen vor der Hämodialyse

12.1.1 Hyperkaliämie

Die **Hyperkaliämie** (Serumkalium > 5,5 mmol/l) ist die einzige hier beschriebene Komplikation bei einem dialysepflichtigen Patienten, die **nicht** durch die Dialysebehandlung verursacht wird. Verantwortlich hierfür ist das mit der Nahrung aufgenommene Kalium, das aufgrund der unzureichenden oder fehlenden Nierenfunktion nicht mehr oder nicht mehr in ausreichender Menge ausgeschieden wird und im dialysefreien Intervall im Körper kumuliert. Eine ausgeprägte metabolische Azidose (pH < 7,36) fördert zusätzlich die Hyperkaliämie, indem H^+-Ionen in die Zelle diffundieren und im Gegenzug Kalium aus der Zelle ins Blut übertritt.

MERKE

Sinkt der pH-Wert des Blutes um 0,1, steigt der Serumkaliumgehalt um ca. 0,5 mmol/l an.

Eine symptomatische Hyperkaliämie macht sich durch Sensibilitätsstörungen der Haut und Muskelschwäche bis hin zu Lähmungen bemerkbar. Bedingt durch die Reizleitungsstörung im Herzen ist der Puls bei sehr hohen Werten extrem verlangsamt (Bradykardie) und es kommt zu Veränderungen im EKG.

Zeigt der Patient diese Symptome und wird eine Hyperkaliämie durch Bestimmung des Serumkaliums bestätigt, ist der Patient umgehend und vorrangig an das Dialysegerät anzulegen, ansonsten kann es zum akuten Herztod kommen.

Damit es zu Beginn der Dialyse **nicht** zu einem zu schnellen Absenken des Serumkaliums und damit zu Herzrhythmusstörungen kommt, sollte der Unterschied der Kaliumkonzentration zwischen Blut und Dialysierlösung nicht größer als 2,5 mmol/l betragen. Bei einem Serumkalium von 6,5 mmol/l empfiehlt sich für die erste Dialysestunde eine Kaliumkonzentration in der Dialysierlösung von 4,0 mmol/l. Ab der zweiten Dialysestunde kann dann auf ein 2er-Kalium in der Dialysierlösung umgestellt werden. Und danach benötigt der Patient eine ausreichend lange Dialysezeit, um ausreichend viel Kalium aus dem Körper zu entfernen, ansonsten droht bei der nächsten Dialyse wieder eine Hyperkaliämie.

Zusätzlich empfiehlt sich an den dialysefreien Tagen und im Besonderen am Wochenende mit einem langen dialysefreien Intervall die orale Einnahme von Kaliumbinder. Bekannte Präparate sind CPS-Pulver oder Lokelma®. Besteht vor der Dialyse neben einem zu hohen Kaliumwert auch noch eine ausgeprägte metabolische Azidose, so empfiehlt sich auch die orale Einnahme von Bicarbonat an den dialysefreien Tagen.

Häufigste **Ursache** einer Hyperkaliämie ist der Diätfehler. Die Patienten und deren Angehörigen müssen wissen, in welchen Nahrungsmitteln die Gefahr lauert (➤ Kap. 20). Der Verzehr von stark kaliumhaltigen Produkten wie Spargel, Nüssen oder Steinobst kann für einen Dialysepatienten im ungünstigsten Fall zum Tod führen. Daher ist spätestens bei Beginn der Dialysepflicht für Patienten und deren Angehörige eine Ernährungsberatung empfohlen. Andere Ursache können auch Verdauungsprobleme (Verstopfungen) sein oder die Einnahme von Medikamenten, die das Kalium erhöhen. Hier empfehlen sich abführende Maßnahmen bzw. ein Blick auf den Medikamentenplan.

ACHTUNG

Dialysepatienten und deren Angehörige müssen über Risiken, Symptome und vorbeugende Maßnahmen im Hinblick auf eine Hyperkaliämie aufgeklärt werden.

12.2 Komplikationen während der Hämodialyse

12.2.1 Blutdruckabfall

Der **Blutdruckabfall** zählt zu den häufigsten Komplikationen während der Hämodialysebehandlung. Die Ursache ist meist eine zu hohe Ultrafiltration pro Zeit. Wird dem Patienten durch Ultrafiltration Flüssigkeit aus dem Blut (Intravasalraum) entzogen, dickt es im Laufe der Behandlung ein, der Hämatokrit steigt, das zirkulierende Blutvolumen sinkt und bei Unterschreitung einer kritischen Grenze kann es zu Hypovolämie (zu geringem Füllungszustand im Gefäßsystem) und dadurch zum Blutdruckabfall kommen.

Voraussetzung für einen stabilen Kreislaufzustand während einer Dialysebehandlung mit Ultrafiltration ist, dass in der gleichen Zeit genauso viel Flüssigkeit aus dem Gewebe (aus Fässchen II und III) ins Blut (Fässchen I) übertritt, wie dem Patienten durch Ultrafiltration entzogen wird (➤ Abb. 12.1). Es sollte möglichst ein Gleichgewicht zwischen Flüssigkeitsentzug und Flüssigkeitsnachstrom aus dem Gewebe bestehen, sonst droht als Folge der Blutdruckabfall.

Eine besondere Herausforderung im Rahmen der dialyseassoziierten Komplikationen stellt die **autonome Neuropathie bei Diabetikern unter Dialysebedingungen** dar. Durch eine diabetische Polyneuropathie, die auch das vegetative Nervensystem betreffen kann, reagieren die Blutgefäße auf einen Blutdruckabfall nicht mehr mit entsprechender Vasokonstriktion. Auch die normalerweise stattfindende reflekto-

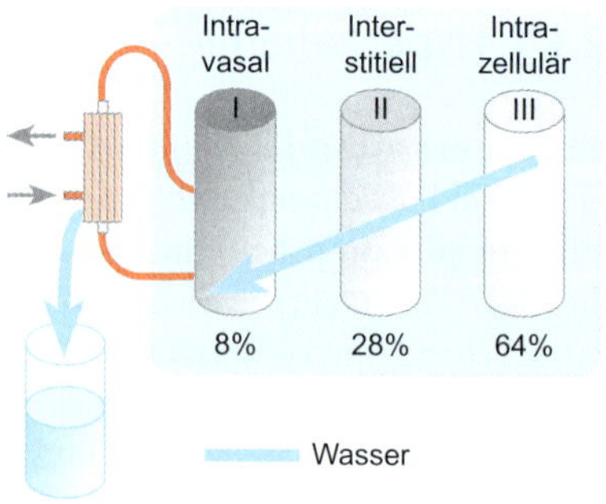

Abb. 12.1 Flüssigkeitsnachstrom aus dem Gewebe während der Hämodialyse am Beispiel der Fässchentheorie (➤ Kap. 2.5). [L138]

rische Pulserhöhung findet nicht mehr in dem Maße statt. Mit anderen Worten: Die Mechanismen, die unser Körper bei Blutdruckabfall zur Gegenregulation hat, finden weniger statt. Deshalb muss besonders bei Diabetikern der Blutdruck während einer Dialyse mit Volumenentzug engmaschiger kontrolliert werden.

Erste **Symptome für einen Blutdruckabfall** können Blässe, Kaltschweißigkeit, Bewusstseinseintrübung, Übelkeit und plötzliches Erbrechen sein. Aber auch ein akut einsetzender Stuhldrang beim Patienten sollte Sie an einen Blutdruckabfall denken lassen. Der Blutdruck ist niedrig oder vielleicht nicht mehr messbar. Jetzt sind von Ihnen routinierte und zügige Arbeitsabläufe gefordert, um den Patienten vor der tiefen Bewusstlosigkeit zu bewahren: Schocklagerung, UF-Pause, Volumensubstitution mit NaCl-Lösung 0,9 % und engmaschige Blutdruckkontrolle, am besten durch einen zweiten Kollegen. Nach Kreislaufstabilisierung müssen die UF-Rate pro Stunde, die gesamt UF-Menge und ggf. das Sollgewicht korrigiert werden. Im Grunde kann nur eine ausreichend lange Dialysezeit mit entsprechend geringer Ultrafiltrationsrate pro Stunde eine optimale Flüssigkeitskorrektur während der Dialysebehandlung ermöglichen. Leider hilft auch das bei manchen Patienten nicht, und eine 4. Dialysebehandlung in der Woche kann nötig werden.

12.2.2 Muskelkrämpfe

Muskelkrämpfe werden meist durch eine Hypoxie (Sauerstoffmangel im Gewebe) verursacht. Diese entsteht durch eine Hypovolämie (zu geringes zirkulierendes Blutvolumen) mit mangelnder peripherer Durchblutung aufgrund zu hoher Ultrafiltrationsrate oder/und einer Hyponatriämie (erniedrigter Serumnatriumgehalt). Eine eventuelle Hyponatriämie wird durch eine für den Patienten zu niedrig dosierte Natriumkonzentration in der Dialysierlösung hervorgerufen. Fehlt jedoch Natrium als osmotisch wirksame Substanz in ausreichender Menge im Gefäßsystem (Fässchen I), ist nach dem physikalischen Prinzip der Osmose der Flüssigkeitsnachstrom aus dem Gewebe zum Blut hin gestört. Die Folge ist wieder eine Hypovolämie mit Mangeldurchblutung, Hypoxie, Muskelkrämpfen bis hin zum Blutdruckabfall.

MERKE
Muskelkrämpfe sind häufig die ersten Anzeichen eines beginnenden Blutdruckabfalls.

Eine hochprozentige Kochsalzzufuhr (5,85 %–10 %) erhöht die Blut-Osmolarität und beschleunigt den Flüssigkeitsnachstrom aus dem Gewebe. Aber Vorsicht: Zu viel Kochsalz macht durstig und der Patient wird zu Hause entsprechend mehr trinken. Abhilfe können auch Ultrafiltrations- und Natriumprofile schaffen. Dabei wird meist in der ersten Dialysephase unter hoher UF-Rate der Natriumgehalt in der Dialysierlösung angehoben. Der über den Dialysator ins Blut verabreichte Natriumbolus beschleunigt nun den Flüssigkeitstransfer vom Gewebe ins Blut. In der Endphase der Dialyse, mit niedriger UF-Rate, wird dann der anfänglich gegebene Natriumbolus durch automatische Absenkung der Natriumkonzentration in der Dialysierlösung wieder herausdialysiert.

Dies sind angewandte Hilfen, um den Patienten möglichst zügig zu entwässern. Besser wäre auch hier eine schonende Flüssigkeitskorrektur bei ausreichend langer Dialysezeit.

Weitere **Maßnahmen bei Muskelkrämpfen** sind:
- Engmaschige Blutdruckkontrolle (zur Vorbeugung des drohenden Blutdruckabfalls)
- Flüssigkeitszufuhr je nach Kreislaufsituation
- Unterbrechung der Ultrafiltration

- Durchstrecken und Massage der Gliedmaßen
- Glucose 20–40 % i. v. als osmotisch wirksame Substanz

12.2.3 Hypertensive Krise

Manchmal wird auch ein **kontinuierliches Ansteigen des Blutdrucks** während einer laufenden Dialysebehandlung beobachtet. Die Ursachen können vielfältig sein. Sie reichen von der Aktivierung des Renin-Angiotensin-Aldosteron-Systems (RAA-Systems) und des sympathischen Nervensystems über die nachlassende Wirkung der blutdrucksenkenden Medikamente zum Ende der Dialyse bis hin zur Hypernatriämie bei zu hoher Natriumkonzentration in der Dialysierlösung. Darüber hinaus können auch psychische Faktoren wie Ängste und Sorgen Auslöser einer hypertensiven Krise sein. Zu Ihren **Aufgaben als Pflegende** gehören nun:

- Psychologische Intervention bei Krisen des Patienten.
- Engmaschige Kreislaufkontrolle
- Medikamente nur nach ärztlicher Anordnung. i.v.-Injektion nur vom Arzt
- Medikamentenplan, das Richten der Medikation und die korrekte Einnahme mit Patient und ggf. Angehörigen besprechen
- Meist Absenkung des Sollgewichts
- Bei therapieresistentem Hypertonus ggf. Hämofiltration (➤ Kap. 12.3) versuchen

12.2.4 Hypokaliämie

Es kommt vor, dass Patienten zur Dialyse kommen, deren Serumkalium sich im Normbereich von ≅ 4,5 mmol/l oder gar darunter befindet. Meistens sind das Patienten, die noch eine gute renales Restausscheidung haben.

Wird für diese Dialysebehandlung eine Dialysierlösung mit einem geringen Kaliumgehalt von 2 mmol/l gewählt, besteht das Risiko einer **Hypokaliämie** (zu niedriges Serumkalium) während der Dialyse. Symptome könnten dann eine tachykarde Herzrhythmusstörung mit schneller und unregelmäßiger Herzfrequenz sein.

Gefährdet sind Patienten unter Diuretikatherapie. Diese Patienten scheiden wegen der noch vorhandenen Restdiurese genügend Kalium über die Nieren aus. Auch Durchfall führt zum Verlust von Kalium und senkt die Kaliumkonzentration im Blut. In den beiden Fällen kann man davon ausgehen, dass sich der Kaliumgehalt im Blut bereits bei Dialysebeginn innerhalb der Norm oder darunter befindet.

Standardmäßig durchgeführte Kaliumkontrollen und eine an die Situation angepasste Kaliumkonzentration in der Dialysierlösung von 3–4 mmol/l beugen einer Hypokaliämie vor.

MERKE

Bei guter Rest-Urinausscheidung oder Durchfall verliert der Körper Flüssigkeit und Salze, darunter auch Kalium. Bei Auftreten entsprechender Symptome Kaliumkontrolle und ggf. Kalium in der Dialysierlösung erhöhen.

12.2.5 Hämolyse

Bei einer **Hämolyse** kommt es zu einer Zerstörung von roten Blutkörperchen (Erythrozyten) und dadurch zur Freisetzung von Kalium, was sich im Inneren der Erythrozyten in ca. 30-mal höherer Konzentration als im Blut befindet. Folge ist eine Hyperkaliämie.

Ein weiteres Problem bei der Zerstörung von Erythrozyten ist die dadurch entstehende Unterversorgung des Körpers mit Sauerstoff. Denn die eigentliche Aufgabe der Erythrozyten ist der Transport des mit der Atmung aufgenommenen Sauerstoffs von der Lunge zu allen Körperzellen. Die Zerstörung von Erythrozyten als Sauerstoffträger führt also zu einer Hypoxie, einer Sauerstoffunterversorgung im Gewebe und in den Organen. Die ersten Anzeichen, mit Bauchschmerzen, Übelkeit und Erbrechen, sind noch relativ unspezifisch. Dem folgen, bei weiterhin unbemerkt bleibender Hämolyse, zerebrale, pulmonale und kardiale Symptome wie Zittern, Kopfschmerzen, Schwindel, Kurzatmigkeit, Luftnot und Herzrasen. Unbehandelt führt dieses Krankheitsbild zum Tod.

Die Ursachen sind, zumindest in der Theorie, sehr vielfältig. Allerdings bleibt beim Einsatz heutiger, sicherer Hämodialysegeräte nur noch eine Ursache übrig: die mechanische Zerstörung von Erythrozyten aufgrund von Knickstellen im Blutschlauchsystem (BSS). Die klassischen Gefahrenstellen am BSS sind kurz vor dem blutseitigen Dialysatoreingang und direkt vor der venösen Luftfalle. Wurden die Blutschläuche nach der Entnahme aus der Verpackung (dort liegen sie aufgerollt) nicht entdrillt oder wurden sie unsachgemäß am Dialysegerät angebracht, können einzelne Schlauchsegmente unter Zug stehen. Dadurch besteht die Gefahr, dass es während der Dialyse, beim Warmwerden der Schläuche, an irgendeiner Stelle zum Abknicken eines Blutschlauches kommt. Aber was passiert nun an einer solchen Knickstelle im BSS?

Vor einer Knickstelle kommt es zum Druckanstieg und hinter der Knickstelle zur abrupten Druckentlastung und starker Verwirbelung. Dieser Belastung halten viele Erythrozyten nicht stand und platzen. Eigentlich sollte ein abgeknickter Blutschlauch nicht unbemerkt bleiben, denn das Dialysegerät gibt Ihnen einige Hinweise. Ein „Schmatzen" der Blutpumpe zählt als gesicherter Hinweis für eine Knick- oder Engstelle im BSS. Auch unlogisch erscheinende Drücke am Dialysegerät, wie ein extrem niedriger Venendruck, ein negativer TMP oder ein sehr niedriger Dialysator-Eingangsdruck sollte Sie aufmerksam werden lassen. Bleiben diese Hinweise auf eine Knickstelle im BSS ohne Reaktion, kommt es mit hoher Wahrscheinlichkeit zu einer Hämolyse.

Bei Erkennen einer Hämolyse muss die Dialyse sofort unterbrochen werden. Auf keinen Fall darf Blut zurückgegeben werden, da das lysierte Blut den beschriebenen hohen Kaliumgehalt hat. Der Patient benötigt Sauerstoff und muss wegen der noch weiter anhaltenden Gefahr einer Hyperkaliämie umgehend erneut dialysiert werden. Aus Sicherheitsgründen sollte diese Dialyse mit einem anderen Dialysegerät und komplett neuen Materialien stattfinden, von denen aus kein Produktionsfehler zu erwarten ist. Das alte Dialysegerät sollte mit allen Materialien zur endgültigen Feststellung der Ursache sorgfältig überprüft werden.

Bei ausgeprägter Hyperkaliämie (Kalium i. S. > 6 mmol/l) muss die nächste Dialyse umgehend erfolgen. Ist die nächstgelegene Klinik mit Intensivstation und Dialyseversorgung zu weit entfernt, kann die Akutbehandlung mit einer kurzen Dialysezeit im ambulanten Zentrum erfolgen. Nach Absenkung des Serumkaliums sollte der Patient für mehrere Tage stationär intensivmedizinisch versorgt werden.

MERKE

- Bringen Sie bei der Vorbereitung zur Dialyse das Blutschlauchsystem sorgfältig an und entdrillen Sie dabei die Schläuche.
- Vermeiden Sie Knickstellen, indem Sie alle Schläuche in den dafür vorgesehenen Halterungen befestigen.
- Achten Sie genau auf Hinweise wie ein „Schmatzen" der Blutpumpe oder einen extrem niedrigen Venendruck, einen negativen TMP oder einen sehr niedrigen Dialysator-Eingangsdruck.

12.2.6 Luftembolie

Dass Luft während der Behandlung oder beim An- und Abschluss über das Blutschlauchsystem und den Gefäßzugang in den Blutkreislauf des Patienten gelangt, ist bei heutigen modernen Dialysegeräten fak-

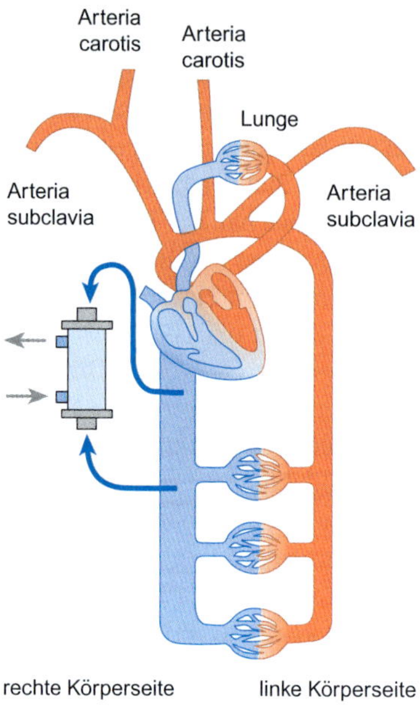

Abb. 12.2 Blutkreislauf des Menschen mit angeschlossenem extrakorporalem System. [L143]

tisch ausgeschlossen (➤ Abb. 12.2). Aber die vergangenen Jahre haben uns eines Besseren belehrt. Luftembolien kommen hin und wieder leider doch noch vor. Eines haben diese dann oft gemeinsam: Es geht ihnen meist eine Verkettung von anderen Zwischenfällen voraus, wie Stromausfall bei zeitgleichem Clotting im Blutschlauchsystem, in absoluten Stresssituationen und bei dann vielleicht unsachgemäßem Versuch, die Probleme alleine zu lösen, weil die fachkundige Kollegin gerade nicht greifbar ist. Eine andere und sogar zunehmende Gefahrenquelle stellen die zentralvenösen Katheter zur Dialyse und die getunnelten Vorhofkatheter dar. Hier sind Luftembolien entstanden, weil sich Schlauchverbindungen zwischen Katheter und Blutschlauchsystem oder an eingebrachten Zwischenstücken gelöst haben. Es kommt auch vor, dass sich der Patient versehentlich, bei Vorliegen einer Demenzerkrankung oder leider auch vorsätzlich in suizidaler Absicht, den Katheter körpernah abschneidet. Als Folge kann es zu einer **Luftembolie** mit schwerstem Krankheitsbild kommen.

In der Literatur findet man nur wenige quantitative Angaben zur Auswirkung einer versehentlichen Luftinjektion oder Luftinfusion beim Menschen. Es stellt sich dennoch immer wieder die Frage, wie groß die Luftembolie sein muss, um beim Patienten erste Symptome oder lebensbedrohliche Komplikationen hervorzurufen.

Kleinere Luftembolien bleiben häufig unerkannt, da sie keinerlei klinische Symptome verursachen. Im Tierversuch kam es ab einer Luftmenge von 0,3 ml/kg Körpergewicht (KG) zu einem direkten Übertritt in die arterielle Strombahn, da bei dieser Luftmenge die Lunge als Filterorgan versagte. Übertragen auf einen 70 kg schweren Patienten dürften also schon 21 ml Luft ausreichen, um ein schwerwiegendes Krankheitsbild hervorzurufen. Eine Luftinfusion über 1,8 ml/kg ist als absolut tödliche Dosis anzusehen. Bei den beschriebenen Luftembolien beim Menschen wurden Luftmengen zwischen 100 und 300 ml **nicht** überlebt.

Beim aufrecht sitzenden Patienten kann die einströmende Luft über die großen Venen, das rechte Herz und die Lungenarterie zur Lunge gelangen und schließlich bis ins Gehirn kommen. Zu den ersten Lungensymptomen zählen Atemnot, Husten und thorakales Engegefühl. Passiert die Luft nun auch die Lungenkapillaren, gelangt sie über das linke Herz in den arteriellen Blutkreislauf und führt zur arteriellen Luftembolie im Gehirn. Das Krankheitsbild verschlimmert sich, es kommt zu zerebralen Symptomen wie vernichtenden Kopfschmerzen, Ohrgeräuschen, Schwindel, zerebralem Krampfanfall, Bewusstlosigkeit und schließlich zum Tod.

Sie als pflegende Person sollten sich unbedingt mit den Risiken, den Sofortmaßnahmen und der Prävention einer Luftembolie vertraut machen.

Risiken, die zu einer Luftembolie führen können

Von den im Folgenden vorgestellten Tätigkeiten oder Materialien geht bei (versehentlichem) unsachgemäßem Umgang ein erhöhtes Risiko einer Luftembolie aus:

- Das extrakorporale Blutschlauchsystem birgt für sich allein betrachtet bereits ein Restrisiko zur Entstehung einer Luftembolie. Lufteinschlüsse in den Luftfallen im BSS erhöhen dieses Risiko.
- Beim An- und Abschluss des extrakorporalen Systems an einen zentralvenösen Katheter oder an einen getunnelten Vorhofkatheter (Demers-Katheter) erfolgen Konnektionen mit Öffnen und Verschließen des Katheters. Hier besteht ein erhöhtes Risiko. Daher ist eine besondere Aufmerksamkeit und Sorgfalt geboten.
- Beim Anbringen von Infusionen am arteriellen Blutschlauchsystem (vor der arteriellen Blutpumpe). Hier sollte unbedingt auf Glasflaschen verzichtet werden, damit keine Luft aus der Glasflasche ins Blutschlauchsystem gesogen wird.
- Bei Stromausfall im Dialysezentrum laufen die Dialysegeräte normalerweise im Akkubetrieb und Notfallmodus weiter. Verfügen Ihre Dialysegeräte über keinen Akku, oder ist dieser defekt, so muss die Blutrückgabe per Handkurbel und ausgeschalteten Überwachungs- und Sicherheitssystemen erfolgen. In diesem Fall besteht ein sehr hohes Risiko, eine Luftembolie zu verursachen.

Sofortmaßnahmen bei Luftembolie

Deuten die aktuellen Hinweise am extrakorporalen System auf einen Lufteinstrom in die Blutbahn des Patienten hin und/oder zeigen sich bereits erste Symptome einer Luftembolie, ist der Patient unverzüglich in die Linksseiten- und Kopftieflage zu bringen. Damit soll erreicht werden, dass die Luft nicht ins Gehirn, sondern in den rechten Arm gelangt und dort geringere Symptome verursacht. Sollte es im Blutschlauchsystem zur Blutschaumbildung gekommen sein, oder geht von diesem in seinem aktuellen Zustand eine Gefahr für den Patienten aus, so ist das Blutschlauchsystem **ohne** vorherige Blutrückgabe sofort vom Gefäßzugang des Patienten (Kanülen oder Katheter) zu trennen. Es folgen Sauerstoffgabe und kreislaufstabilisierende Maßnahmen bis zum Beginn der intensivmedizinischen Behandlung.

Präventive Maßnahmen

- Sorgfältiger Umgang mit dem extrakorporalen System
- Entwicklung von Standards im Umgang mit zentralvenösen Kathetern und getunnelten Vorhofkathetern
- Schulung und Fortbildung zu Risiken, Maßnahmen und Prävention
- Schulung von Patienten und deren Angehörigen zum Umgang mit Dialysekathetern und dem, was unterlassen werden soll

12.2.7 Blutverlust

Sollte es während der Behandlung zu einem größeren Blutverlust kommen, ist das für den Patienten eine lebensbedrohliche Situation. Es kommt zur Hypovolämie mit Blutdruckabfall.

Natürlich haben alle derzeit gängigen Dialysegeräte geeignete Schutzsysteme, die über Druckmessungen einen **Blutverlust** im extrakorporalen System registrieren sollen. Aber was passiert, wenn:

- der Blutverlust pro Zeiteinheit zu gering ist, um eine ausreichende Druckabweichung zu erzeugen oder

- es bei herausgerutschter venöser Punktionskanüle zu keiner gravierenden Druckabweichung kommt, da diese unter einem Tupfer oder in der Bettdecke steckt?

Nachfolgend einige Beispiele, die auf wahren Begebenheiten beruhen.

FALLBEISPIEL

Fall 1

Die arterielle Punktionskanüle mit einem Querschnitt von 1,5 mm rutschte während der Dialyse heraus. Der arterielle Druck änderte sich nur unwesentlich und das Dialysegerät gab keinen Alarm. Die Patientin blutete unbemerkt aus der Punktionsstelle. Das Dialysegerät saugte nun über die arterielle Kanüle Luft ins BSS, bis schließlich in der venösen Luftfalle ein Luftalarm ausgelöst wurde. Abgesehen von der groben Verschmutzung endete das Geschehen glimpflich. Der Blutverlust hielt sich in Grenzen und die Patientin erlitt dabei keinen größeren Schaden. Die Ursache war auf eine mangelnde Fixierung der Punktionskanüle zurückzuführen.

FALLBEISPIEL

Fall 2

Diesmal lag die Ursache des Blutverlusts, der vom Dialysegerät unbemerkt blieb, am Kolben der Perfusorspritze. Diese für die Pflegekraft nicht sichtbar fehlerhafte Perfusorspritze wurde am Dialysegerät angebracht. Nach dem Anschließen der Patientin mit routinemäßiger Gerätekontrolle ergab sich folgende Situation: Der Kolben der Perfusorspritze war undicht. Zunächst quoll seitlich Heparinlösung heraus, später Blut. Die austretende Blutmenge pro Zeiteinheit reichte nicht für einen Druckabfall im extrakorporalen System, sodass es zu keinem venösen Unterdruckalarm kam. Im Weiteren stand das Dialysegerät so ungünstig nah am Bett, dass diese Situation erst erkannt wurde, als die Patientin aufgrund des hohen Blutverlusts einen Blutdruckabfall bekam. Der Blutverlust war erheblich, sodass die Patientin nach notfallmäßiger Kreislaufstabilisierung Transfusionen erhalten musste. Schuld waren nicht die Pflegenden, jedoch hätten häufigere Sichtkontrollen am übersichtlich platzierten Dialysegerät das Ausmaß der Katastrophe deutlich reduziert.

FALLBEISPIEL

Fall 3

Während der Dialyse rutschte bei einer schlafenden Patientin die venöse Punktionskanüle heraus und blieb mit ihrer Öffnung unter einem Tupfer stecken. Der venöse Rücklaufdruck war zufällig gleich oder ähnlich jenem venösen Rücklaufdruck während der Behandlung. Das Dialysegerät gab keinen Alarm und die Situation blieb unbemerkt. Die Patientin verlor nun je nach eingestelltem Blutfluss bis zu 300 ml Blut pro Minute. Nach Erkennen der Komplikation kam für die Patientin jede Hilfe zu spät.

Leider sind diese Ereignisse nicht mehr rückgängig zu machen. Aber wir haben die Chance, daraus zu lernen, indem wir uns immer darüber im Klaren sind, dass das Dialysegerät nur die wenigsten Blutverluste, die während der Behandlung geschehen, bemerkt. Schutzsysteme jeglicher Art können nicht das geschulte und aufmerksame Auge der Pflegenden ersetzen.

MERKE

- Bei der Gerätevorbereitung alle Schlauchverbindungen, Verschlusskronen und Clips am BSS sachgemäß verschließen
- Während der Behandlung regelmäßige Sichtkontrollen vornehmen
- Die Punktionskanülen und zuführenden Schläuche der Patientensituation angepasst ausreichend gut fixieren

12.2.8 Allergische Reaktion

Das Auftreten **allergischer Reaktionen** auf Dialysematerialien wie Dialysatoren, Sterilisationsrückstände oder Blutschlauchsysteme sind dank der stetig verbesserten biologischen Verträglichkeit sehr selten geworden. Es sollten deshalb nur noch Dialysatoren mit einer biokompatiblen synthetischen Membran eingesetzt werden, die mit Dampf oder Strahlen sterilisiert sind. Dennoch besteht weiterhin ein sehr geringes Risiko, dass der Patient bei den ersten Kontakten von Blut mit Fremdmaterialien allergisch reagiert. Erste **Symptome** sind Hautrötung, Juckreiz und Hitzegefühl.

Wachsam müssen Sie bei den ersten Behandlungen eines Patienten und beim Wechsel auf eine neue Dialysemembran sein. Es ist auch unwahrscheinlich, dass die genannten Symptome erst zum Ende der Dialyse auftreten. Wenn der Patient allergisch reagiert, dann meist in der ersten Dialysestunde.

Sollten Sie also eine Erstdialyse oder eine Dialysebehandlung unter erstmaligem Einsatz eines Dialysators mit neuer Dialysemembran durchführen, wird von Ihnen eine besonders gute Patientenbeobachtung gefordert. Organisieren Sie Ihre Arbeitsabläufe so, dass Sie sich in der Anfangsphase der Behandlung möglichst häufig im Patientenzimmer aufhalten, und klären Sie den Patienten dahingehend auf, dass er sich sofort melden soll, wenn irgendetwas anders ist als sonst.

12.2.9 Maßnahmen beim Auftreten allergischer Symptome

Was ist zu tun, wenn bei einem Patienten plötzlich allergische Reaktionen auftreten? Der von Ihnen verständigte Arzt wird sicherlich anordnen, die Dialyse sofort zu unterbrechen. Bei schwach ausgeprägter und schleichend entstehender allergischer Reaktion kann der Patient wie normal mit Blutrückgabe vom Dialysegerät abgelegt werden. Sollte allerdings die allergische Reaktion plötzlich und extrem stark, wie z. B. mit Luftnot, auftreten, so wird empfohlen, den Patienten vom Dialysegerät zu trennen und wegen der hohen Allergenbelastung im Blut auf die Blutrückgabe zu verzichten.

Die medikamentöse Therapie erfolgt meist mit einem Antihistaminikum und einem Kortisonpräparat. Bei Bedarf kann Sauerstoff verabreicht werden. Wichtig ist eine engmaschige Vitalzeichenkontrolle.

Danach sollte auf Ursachensuche gegangen werden. Ist eine bestimmte Ursache als wahrscheinlich anzusehen, erfolgt die weitere Dialysebehandlung unter Ausschluss der vermeintlich allergieauslösenden Substanz und unter strengster Patientenbeobachtung.

12.2.10 Dysäquilibriumsyndrom

Ein **Dysäquilibriumsyndrom** ist ein seltenes, dialysebedingtes Hirnödem, verursacht durch einen Flüssigkeitseinstrom in die Gehirnzellen, einhergehend mit starken, z. T. vernichtenden Kopfschmerzen, Übelkeit und Erbrechen. Besonders gefährdet sind Patienten bei den ersten Hämodialysebehandlungen. Schuld ist diesmal der Harnstoff bzw. das zu schnelles Absenken der Harnstoffkonzentration im Blut während der ersten Behandlungen.

Ein Dysäquilibriumsyndrom ist folgendermaßen zu erklären:

1. Aufgrund einer zu effektiven Dialyse kommt es zur raschen Harnstoffreduktion im Blut. Die Harnstoffkonzentration im Blut ist nun deutlich geringer als die in der Zelle.
2. Nach dem physikalischen Prinzip der Diffusion wandert zwar Harnstoff von der Zelle ins Blut nach, aber die osmotische Reaktion ist deutlich schneller. Dies ist besonders beim Gehirn ein Problem, da es hier eine Blut-Hirn-Schranke gibt, wodurch der Harnstoff noch langsamer diffundieren kann als bei anderen Geweben
3. Harnstoff als osmotisch wirksame Substanz liegt nun in der Zelle in einer wesentlich höheren Konzentration vor als im Blut. Somit greift das Gesetz der Osmose und es kommt zum Flüssigkeitseinstrom in die Hirnzelle.

Präventive Maßnahmen

Harnstoff im Serum unmittelbar (am Vortag) vor der ersten Dialyse bestimmen. Die

Höhe des Harnstoffwertes ist richtungsweisend für die angestrebte Effektivität der ersten Dialysen. Kommt der Patient mit einem sehr hohen Harnstoffwert zur ersten Dialyse, so empfiehlt sich eine kurze Dialysezeit mit zunächst geringer Effektivität (max. 2 Std. Dialysezeit, Low-Flux-Dialysator, 120 ml/min Blutfluss und Gleichstromverfahren). Bei den nächsten 5–8 Behandlungen können dann sukzessive die Schrauben der Effektivität auf das Maximum erhöht werden. (vgl. ➤ Kap. 13). Es empfiehlt sich auch, die ersten drei Dialysen täglich nacheinander durchzuführen.

TIPPS FÜR DIE TÄGLICHE PRAXIS

Mit einer von Dialyse zu Dialyse langsam steigenden Dialyseeffektivität verhindern Sie ein dialysebedingtes, für den Patienten sehr schmerzhaftes Hirnödem. Bei Beginn von Kopfschmerzen empfiehlt es sich, die Dialyse für diesen Tag zu beenden.

12.3 Komplikationen nach der Hämodialyse

12.3.1 Blutdruckabfall beim Aufstehen

Dank guter ärztlicher Behandlung sowie gewissenhafter pflegerischer Versorgung werden die allermeisten Hämodialysebehandlungen erfolgreich und ohne Komplikationen abgeschlossen. Aber es passiert auch, dass der Patient die Punktionsstellen zügig abdrückt und, nach deren oberflächlichem Verschließen, fluchtartig sein Bett verlässt. Er geht in Richtung Waage und landet, bei einer beginnenden Bewusstlosigkeit, nur mit viel Glück in den Armen der Pflegenden. Was ist passiert?

Während der Dialyse haben wir dem Patienten (viel) Flüssigkeit aus dem Blut (Fässchen I) entzogen (➤ Abb. 12.1). Diese ist zwar während der Behandlung kontinuierlich aus den Fässchen II und III in Fässchen I (Blutgefäße/Intravasalraum) nachgeflossen, dennoch ist das erste Fässchen kurz nach HD-Ende noch nicht richtig gefüllt, da der Flüssigkeitsausgleich innerhalb der einzelnen Fässchen noch nicht komplett vollzogen ist.

Beim Aufstehen kommt es zusätzlich zu einer Blutverschiebung in die Beine. Der Körper sollte jetzt orthostatisch gegenregulieren, indem er die Herzfrequenz und den peripheren Gefäßwiderstand erhöht. Aber gerade bei Diabetikern ist aufgrund einer autonomen Neuropathie diese Gegenregulation gestört (Blutdruckabfall ➤ Kap. 12.2.1). Es kommt zum Blutdruckabfall und damit zur plötzlich eintretenden zerebralen Mangeldurchblutung mit Schwarzwerden vor den Augen, Schwindel, Ohrensausen und Bewusstseinseintrübung bis hin zur Bewusstlosigkeit.

Die beste Therapie liegt auch hier in der Prävention. Überzeugen Sie Ihre Patienten, dass es für sie besser und vor allen Dingen sicherer ist, sich langsam und in Ruhe vom Behandlungsplatz zu erheben. Gefährdete Patienten (hierzu zählen vor allen Dingen die Diabetiker) sollten zunächst einige Minuten auf der Bettkante sitzen bleiben, um so den Kreislauf wieder in Schwung zu bringen (➤ Abb. 12.3). Sollten sich dabei keine Zeichen eines Blutdruckabfalls ankündigen, kann beruhigt der Weg zur Waage angetreten werden.

12.3.2 Nachblutung der Punktionsstellen

Das **Nachbluten** der scheinbar verschlossenen Punktionsstellen beruht oft auf einer Kombination mehrerer Fehler. Zum einen werden nach der Dialyse die Punktionsstellen in den allermeisten Fällen zu fest und zeitlich zu kurz abgedrückt.

Folgen danach noch ein risikoreiches Ausstrecken des Shuntarms beim Schuhe

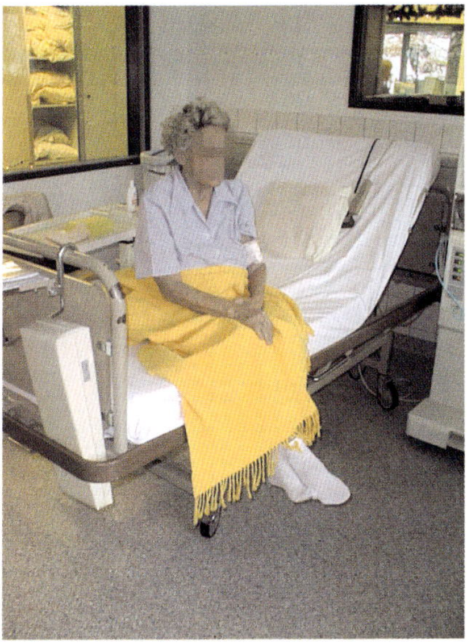

Abb. 12.3 Patientin nach der Dialysebehandlung. [M227]

binden oder Anziehen von Oberbekleidung und Mantel, ist das „Chaos" bereits vorprogrammiert. Eine oder beide Punktionsstellen, wo sich vor wenigen Minuten erst die Wundränder verklebten, öffnen sich und Blut tritt aus. Bemerken wird der Patient dies erst mit einer zeitlichen Verzögerung, wenn er angenehme Wärme im Ärmel verspürt oder er eine Blutspur im Zentrum hinterlässt.

Besser ist ein Abdrücken von mindestens 10–15 Minuten mit kontinuierlichem Nachlassen des Drucks. Wenn der Arm beim Abdrücken nach oben gehalten werden kann, reduziert sich der Druck im Gefäß und es muss nur noch mit sehr leichtem Druck abgedrückt werden. Oft reicht dann schon das Auflegen der Finger. Und auch wenn nach 5 Minuten bei der ersten Kontrolle kein Blut mehr kommt, es wird dringend empfohlen, die Abdrückzeit von mindestens 10–15 Minuten **nicht** zu unterschreiten. Damit haben Sie als Pflegende einen maßgeblichen Einfluss auf die Häufigkeit der Nachblutungsraten Ihrer Patienten.

MERKE

- Das Abdrücken der Punktionsstellen erfolgt mit kontinuierlicher Reduktion des Kompressionsdrucks. Helfen Sie Ihrem Patienten, diesen zu finden, indem Sie seinen Finger auf die Punktionsstelle legen.
- Die Abdrückzeiten sind von Patient zu Patient variabel, sollten jedoch immer mindestens 10–15 Minuten betragen.
- Nach dem Verschließen der Punktionsstellen sollte der Shuntarm geschont werden. Er darf weder durchgestreckt noch zu sehr belastet werden.
- Beim Anziehen von Mantel oder Jacke sollte immer zuerst der Shuntarm in leicht gekrümmter Haltung in den Ärmel gesteckt werden.
- Helfen Sie dem Patienten auch beim Binden seiner Schuhe, damit er dabei nicht den Shuntarm durchstrecken muss.

Resümee

Sind Behandlungskomplikationen vermeidbar? Nicht immer, aber durch Einhaltung gezielter präventiver Maßnahmen können Sie erreichen, dass sich die Häufigkeit der auftretenden Komplikationen auf ein Minimum reduziert.

Das Ziel sollte immer die komplikationslose Dialyse sein. Da sich dies nicht immer zu 100 % realisieren lässt, ist es umso wichtiger, beginnende Behandlungskomplikationen so früh wie möglich zu erkennen, noch bevor sie sich in ihrem vollen Umfang zeigen, um ihnen dann zügig und kompetent mit geeigneten Maßnahmen entgegenzuwirken.

➤ Tab. 12.1 zeigt mögliche Behandlungskomplikationen mit präventiven Maßnahmen.

Tab. 12.1 Präventive Maßnahmen zur Vermeidung von Behandlungskomplikationen

Komplikation	Maßnahmen
Vor der Dialyse	
Hyperkaliämie	1/2/4/5/8
Während der Dialyse	
Blutdruckabfall	3/5/6/7/9
Muskelkrämpfe	3/5/6/7/9
Blutdruckanstieg mit hypertensiver Krise	9/10
Hypokaliämie	2/4/26
Hämolyse	11/12/13/18/19
Luftembolie	11/14/15/16/17/18/19
Blutverlust	14/18/19
Allergische Reaktion	20
Dysäquilibriumsyndrom	20/21/22
Nach der Dialyse	
Blutdruckabfall beim Aufstehen	6/25
Nachblutung der Punktionsstellen	23/24
Maßnahmen 1–26	

1. Blutgase kontrollieren und Ausgleich der Azidose
2. Regelmäßige Kaliumkontrolle
3. Anpassung der Natriumkonzentration in der Dialysierlösung
4. Anpassung der Kaliumkonzentration in der Dialysierlösung
5. Ausreichend lange Dialysezeit
6. Auf klinische Zeichen der Hypovolämie achten
7. Patientenbezogene maximale Ultrafiltrationsrate pro Stunde definieren
8. Ernährungsberatung
9. Engmaschige Kontrolle von Blutdruck und Puls
10. Hilfestellung bei der Medikamentenapplikation
11. Sorgfältige Gerätevorbereitung
12. Schlauchabknickungen vermeiden
13. Auf Hinweise wie „schmatzende" Blutpumpe oder auf unüblich niedrigen Venendruck achten
14. Alle Schlauchverbindungen, Verschlusskronen und Clips am BSS sachgemäß verschließen
15. Verwendung von Infusionsflaschen nur mit einem Infusomaten
16. Den Patienten nur mit Infusionsbeutel ablegen
17. Bei Lufteinschlüssen im BSS ist der Patient sofort vom Gerät zu trennen
18. Regelmäßige Gerätekontrolle
19. Gute Fixierung der Punktionskanülen und der zuführenden Schläuche
20. Besondere Patientenbeobachtung bei Erstdialysen
21. Angepasste Dialyseeffektivität
22. Harnstoffkontrolle vor der ersten Dialyse
23. Ausreichend langes Abdrücken der Punktionsstellen (mindestens 10–15 Minuten) unter stetig nachlassendem Kompressionsdruck
24. Schonung und Entlastung des Shuntarms nach der Dialyse
25. Den Patienten vor dem Aufstehen erst einige Minuten auf der Bettkante sitzen lassen
26. Auf die Herzfrequenz und auf eventuell beginnende Herzrhythmusstörungen achten

VORSICHT: PRÜFUNG!

1. Nennen Sie Symptome einer Hyperkaliämie!
2. Welche Erstmaßnahmen ergreifen Sie bei einem Blutdruckabfall?
3. Ihr Patient klagt über plötzlich eintretende Muskelkrämpfe. An welche beginnende Komplikation sollten Sie noch denken?
4. Wie kann es zu einer Hypokaliämie während der Dialyse kommen?
5. Nennen Sie die wichtigsten präventiven Maßnahmen, um einer Hämolyse während der Dialysebehandlung vorzubeugen!
6. Wie lagern Sie den Patienten im Falle einer Luftembolie?
7. Nennen Sie die wichtigsten präventiven Maßnahmen zur Vermeidung von Blutverlust während der Dialysebehandlung!
8. Nennen Sie die ersten Symptome einer allergischen Reaktion!
9. Welcher Wert ist richtungsweisend für die angestrebte Effektivität der ersten Dialysen zur Vermeidung eines Dysäquilibriumsyndroms?

KAPITEL

13 Wege zu einer effektiven Dialyse

Willi Servos

Eine Dialysebehandlung bezüglich ihrer Effektivität zu beurteilen, ist nicht einfach, aber wichtig. Betrachtet man Dialyse als Medikament, so stellen sich Fragen nach der Dosis und nach der Häufigkeit der Einnahmen. Auf die Dialyse bezogen also nach der Stärke oder Effektivität einer jeden Behandlung und nach der Anzahl der Dialysen pro Woche. Antworten auf diese Fragen zu finden, sind für Patienten, Leistungserbringer und Kostenträger wichtig.

Die **Patienten** haben einen Anspruch auf eine Behandlung, die die Anforderungen an Qualität/Effektivität und Quantität erfüllen. Die **Leistungserbringer** sind verpflichtet, im Rahmen der Qualitätssicherung die Anforderungen einer Dialysebehandlung zu erbringen. Medizinisch bedingte Abweichungen davon sind zu begründen. Die **Kostenträger** erstatten die Kosten der Behandlung nur, wenn alle qualitativen und quantitativen Anforderungen erfüllt wurden (bei mindestens 85 % der Dialysebehandlungen).

Daher sucht die Medizin, seit Bestehen der Dialyse, nach geeigneten Bewertungskriterien, aber auch nach Kennzahlen und Formeln, um die Dialysebehandlung hinsichtlich ihrer Effektivität besser zu beurteilen.

13.1 Fässchentheorie

Die Fässchentheorie, wie auch schon in ➤ Kap. 2.5 beschrieben, verdeutlicht stark vereinfacht die Verteilung der harnpflichtigen Substanzen im Körper (➤ Abb. 13.1). Dieser wird dabei in drei Flüssigkeitsräume oder Fässchen eingeteilt: das Gefäßsystem, welches ca. 8 % Körperflüssigkeit enthält, der Zwischenzellraum (Interstitium) mit ca. 28 % und der intrazelluläre Bereich mit 64 % Körperflüssigkeit. Ziel einer effektiven Dialyse ist es, auch die Flüssigkeiten aus dem Zwischenzellraum und dem intrazellulären Raum zu reinigen. Dafür müssen wir das Blut aus dem 1. Fässchen von harnpflichtigen Substanzen befreien, damit nach dem Diffusionsprinzip auch die harnpflichtigen Substanzen aus Fässchen 2 und 3 ins Blut übertreten, um dort beim nächsten Durchfluss im Dialysator aus dem Körper entfernt zu werden.

Das Blut dient demnach nur als Trägersubstanz, um die harnpflichtigen Substanzen aus den unterschiedlichsten Flüssigkeitsräumen bzw. Geweben zum Dialysator zu transportieren. Genau so funktioniert auch der Transport von harnpflichtigen Substanzen zu den Nieren. Es gibt allerdings einen „kleinen" Unterschied. Die körpereigenen Nieren arbeiten rund um die Uhr und damit 168 Stunden pro Woche. Die Dialysedauer hingegen beträgt vielleicht 5 Stunden pro Dialyse. Bei drei Dialysen pro Wochen sind das 15 Stunden und damit nur 9 % der Zeit einer gesunden Nierenfunktion.

13.2 Stellschrauben zur Effektivität

Im Folgenden werden sechs Stellschrauben vorgestellt, an denen man die Effektivität jeder einzelnen Dialysebehandlung z. T. stufenlos einstellen kann.

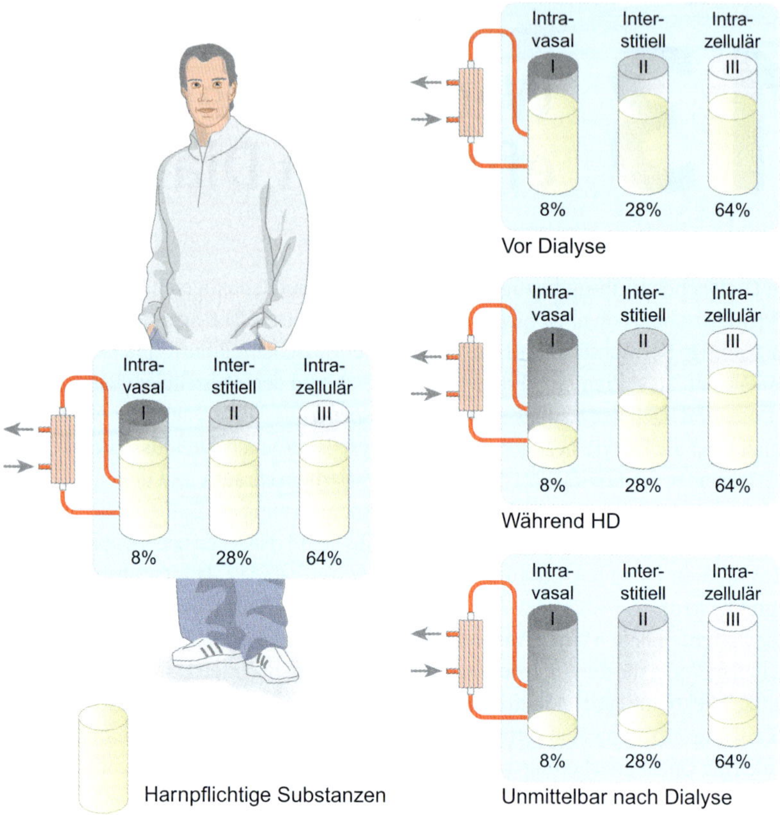

Abb. 13.1 Fässchentheorie nach Servos. [L138]

1. Dialysezeit
2. Dialysator: Membran, UF-Faktor, Clearance, innere Filtration
3. Gegenstrom/Gleichstrom
4. Blutfluss
5. Dialysatfluss
6. Dialysefrequenz

Damit sind Sie in der Lage, die Stärke bzw. die Clearanceleistung von harnpflichtigen Substanzen während einer Dialysebehandlung zu steuern, denn nicht jede Dialyse darf oder kann mit maximaler Leistung durchgeführt werden. Beispielsweise sind die ersten Dialysen, zu Beginn der Dialysepflicht, schonend und nur mit mäßiger Stärke durchzuführen.

Dialysezeit

Im Dialysator werden dem Blut die harnpflichtigen Substanzen mittels Diffusion entzogen. Danach wird das gereinigte Blut dem Blutkreislauf des Patienten zurückgegeben. Bei einem eingestellten effektiven Blutfluss von 300 ml/min, einem geschätzten Blutvolumen des Patienten vom 6 Litern und einem Dialysator mit einer Harnstoffclearance von 265 ml/min ist das gesamte Blut des Patienten nach 20 Minuten zu ca. 88 % von allen harnpflichtigen Substanzen befreit. Warum also 5 Stunden Dialyse, wenn das Blut bereits nach 20 Minuten ausreichend gereinigt ist? Die Antwort auf diese Frage ist banal einfach und lesen Sie in ➤ Kap. 13.1 (Fässchentheorie). Und denken Sie daran: Es soll ja nicht nur das Blut, sondern es soll die gesamte Körperflüssigkeit gereinigt werden.

Dialyse benötigt Zeit, möglichst viel Zeit, und je größer die Fässchen des Patienten sind, umso mehr Zeit wird für deren Reinigung benötigt. Die Dialysezeit steht in direktem Verhältnis zum Körpergewicht des Patienten. Das bedeutet: Um auf das gleiche „Reinigungsergebnis" zu kommen, benötigen schwergewichtige Patienten mehr Dialysezeit, also eine höhere Dosis vom Medikament „Dialyse", als kleine, leichtgewichtige Patienten.

MERKE

Die Dialysezeit hat den größten Anteil am Erreichen der der Dialyseeffektivität.

Dialysator

Dialysemembran, UF-Faktor, Clearance

Ein weiteres Effektivitätskriterium liegt in der Wahl des Dialysators bzw. in der Wahl der Dialysemembran. Dialysatoren werden in die Gruppen Low-Flux und High-Flux eingeteilt. Low-Flux-Dialysatoren, mit einem UF-Faktor von ≤ 15, haben aufgrund ihrer Membranstruktur eine geringere Durchlässigkeit für Wasser als High-Flux-Dialysatoren mit einem UF-Faktor von 15 bis ca. 60. Auch die Clearance ist bei Low-Flux-Dialysatoren im Mittel- bis Großmolekularbereich eher schlecht. Möchte man allerdings eine Dialyse mit reduzierter Effektivität durchführen, ist die Wahl eines Low-Flux-Dialysators die Richtige. Medizinische Gründe für eine schonende Dialyse mit reduzierter Effektivität sind: extrem leichtgewichtige Patienten (≤ 40 kg KG) oder bei den ersten Dialysen des Patienten.

Innere Filtration

Vor vielen Jahren als Backfiltration verpönt, ist das unter dem Begriff „innere Filtration" bekannte Phänomen, der Austausch von Plasmawasser und ultrareine Dialysierlösung im Dialysator ein gewünschter Effekt, da auf diese Weise zusätzlich auch konvektiv harnpflichtige Substanzen eliminiert werden (➤ Abb. 13.2).

Je höher der UF-Faktor des Dialysators, desto leichter kann Plasmawasser von der Blutseite zur Dialysatseite übertreten. Bei High-Flux-Dialysatoren mit UF-Faktoren von ≥ 15 reicht der positive Druck auf der Blutseite aus, um im oberen Teil des Dialysators mehr Plasmawasser vom Blut zur Dialysatseite hin übertreten zu lassen als dem Patienten mittels Ultrafiltration entzogen werden soll. Die Flüssigkeitsmenge, die zu viel von der Blut- zur Wasserseite gepresst wurde, fließt im unteren Teil des Dialysators wieder zurück.

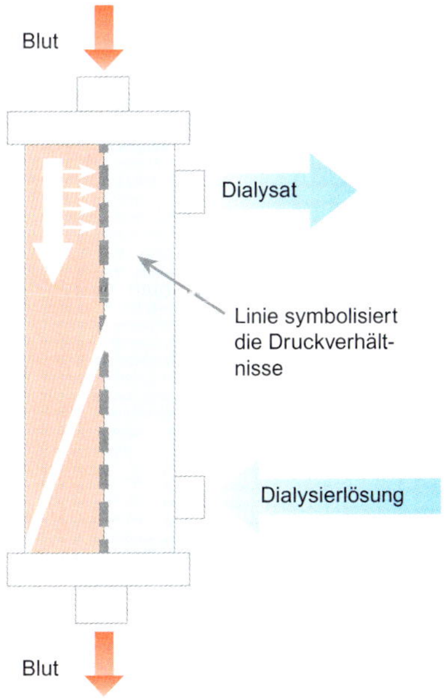

Abb. 13.2 Innere Filtration im Dialysator. [L138]

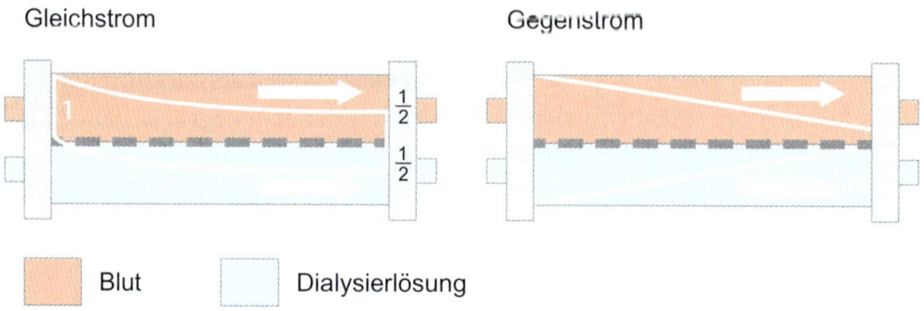

Abb. 13.3 Dialysator im Gleich- und Gegenstromverfahren. [L138]

Im Dialysator kommt es somit zum Austausch von Plasmawasser, was mit harnpflichtigen Substanzen beladen ist, gegen eine ultrareine Dialysierlösung. Man könnte diesen Effekt auch als „Mini-HDF" bezeichnen. Aufgrund der flächendeckenden Ausstattung der Dialysegeräte mit Sterilfiltern, und da die Dialysemembran im Dialysator eine weitere Keimbarriere darstellt, ist die innere Filtration aus Sicht der Hygiene als unbedenklich einzustufen. Es überwiegen klar die Vorteile der inneren Filtration mit zusätzlichem konvektivem Stofftransport, besonders im mittel- und großmolekularen Bereich.

Um eine innere Filtration auszuschalten, um so die Effektivität einer Dialyse medizinisch begründet zu reduzieren, sollte ein Low-Flux-Dialysator eingesetzt werden.

Gegenstromverfahren

Die in der Produktbeschreibung der Dialysatoren angegebenen Clearancewerte beziehen sich immer auf den Einsatz des Dialysators im Gegenstromverfahren (➤ Abb. 13.3). Dabei fließen Blut und Dialysierlösung gegenläufig zueinander. Nur so ist gewährleistet, dass an jeder Stelle der Dialysatormembran die Konzentration harnpflichtiger Substanzen im Blut höher ist wie in der Dialysierlösung und somit die komplette Oberfläche für den Stoffaustausch genutzt wird.

Im Gleichstromverfahren (➤ Abb. 13.3) hingegen käme es etwa in der Mitte des Dialysators zum Konzentrationsausgleich zwischen Blut und Dialysierlösung. Ab hier würde keine Diffusion bzw. Clearance mehr stattfinden und die Effektivität der Dialysebehandlung wäre um ca. 30–40 % geringer.

Blutfluss

Als Faustregel gilt: Es kann die Menge eingestellt werden, die der Shunt hergibt, jedoch nicht mehr, da es ansonsten zur Rezirkulation im Shuntgefäß kommt. Der Blutfluss kann also auch über 300 ml/min eingestellt werden. Eine zu große Kreislaufbelastung – wie so häufig geschildert – tritt nicht ein, da das Blut sowieso in dieser Menge durch das Shuntgefäß fließt und in diesem Fall nur den Umweg durch den Dialysator nimmt.

Schauen Sie in die Produktinformation Ihrer Dialysatoren. Dort finden Sie die in vitro gemessenen Clearancedaten bei entsprechendem effektivem Blutfluss. Bei High-Flux-Dialysatoren sind durchaus noch Clearancesteigerungen jenseits der 300-ml-Blutflussrate zu erzielen.

Effektiver Blutfluss

Nur der effektive Blutfluss zählt! Moderne Dialysegeräte zeigen diesen Wert an und berechnen ihn aus dem Durchmesser des Pumpensegments, der Drehgeschwindigkeit der Pumpe und dem arteriellen Unterdruck. Bei zunehmendem arteriellem Unterdruck reduziert sich der Querschnitt des Pumpen-

Tab. 13.1 Empfehlungen zu Kanülenstärke und Blutfluss

Gauge	Durchmesser (mm)	Länge (mm)	Max. Blutfluss (ml/min)
17 G	1,5 mm	20 mm	220 ml/min
16 G	1,6 mm	20 mm	300 ml/min
15 G	1,8 mm	20 mm	360 ml/min

segments und es kommt zur Abweichung zwischen eingestelltem und tatsächlichem (effektivem) Blutfluss. Der effektive Blutfluss kann bis zu 15 % unter dem eingestellten liegen.

Verantwortlich für den arteriellen Unterdruck sind das Blutangebot und der Durchmesser der Punktionskanüle. Passen Sie daher die Kanülenstärke dem jeweiligen gewünschten Blutfluss an (➤ Tab. 13.1). Eine Blutpumpengeschwindigkeit von > 300 ml/min erfordert meist auch Punktionskanülen mit einem Durchmesser von 1,8 mm.

ACHTUNG

Passen Sie die Kanülenstärke dem eingestellten Blutfluss an. Hilfe dazu gibt es in ➤ Tab. 13.1.

Anmerkung: Da konkrete Angaben zu maximalem Blutfluss und Kanülenstärke in der Literatur fehlen, enthält ➤ Tab. 13.1 die Empfehlungen des Autors.

Ein hoher Blutfluss in Kombination mit zu dünnen Kanülen führt zu einem ausgeprägten arteriellen Unterdruck, zu einer reduzierten effektiven Blutflussrate und erhöht zudem die traumatische Belastung der Blutzellen. Es wird empfohlen, einen arteriellen Unterdruck unter -140 mmHg nicht zu tolerieren.

Dialysatfluss

In den 1970er Jahren wurde das Verhältnis zwischen Dialysat- und Blutflussrate mit einem festen Faktor von 2,5 definiert. Bei einer seinerzeit üblichen Blutflussrate von 200 ml/min ergab sich somit eine Dialysatflussrate von 500 ml/min, die oft heute noch standardmäßig eingestellt wird. Werte über 500 ml/min führen zu keiner nennenswerten Clearancesteigerung. Aber wie verhält sich die Clearance bei einem Dialysatfluss von < 500 ml/min? Die Forderung nach mehr Ökonomie und Ökologie im Umgang mit Wasser und Strom, gerade in Zeiten zunehmender Energieverknappung, führten zu neuen Untersuchungen. Diese ergaben, dass ein automatisch gesteuerter, am Blutfluss angepasster variabler Dialysatfluss von < 500 ml/min zu keiner signifikanten Verschlechterung der Clearance führt.

Folglich hat sich eine vom Dialysegerät automatisch gesteuerte variable Dialysatflussrate von ≤ 500 ml/min durchgesetzt. So werden bei annähernd gleicher Dialyseleistung viel Wasser und Strom eingespart.

Dialysefrequenz

Vermutlich waren es die Babylonier, die in der Antike zwischen den vier Mondzyklen jeweils sieben Tage zählten, und so die Woche erfanden. Allerdings kannten sie noch keine Dialyse, ansonsten hätten Sie der Woche sechs statt sieben Tage gegeben. Denn üblicherweise erhält jeder Patient drei Dialysebehandlungen pro Woche. Leider lassen sich diese, wegen der 7 Tage pro Woche, nicht gleichmäßig verteilen. Am Wochenende beträgt die dialysefreie Zeit immer zwei Tage, statt sonst nur einen Tag. Nach dem „langen Intervall" ist dann die Konzentration harnpflichtiger Substanzen im Körper des Patienten besonders hoch.

In ➤ Abb. 13.4 sind die Konzentrationen und die Konzentrationsspitzen harnpflichtiger Substanzen im Körper als Wochen-

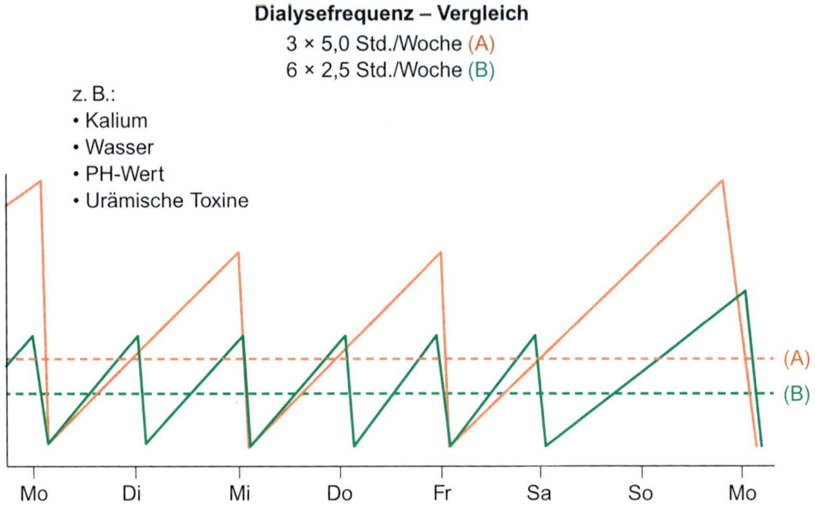

Abb. 13.4 Dialysefrequenz; 3 x 5 Std. vs.6 x 2,5 Std. in der Heimhämodialyse. [M227/L143]

verlauf abgebildet. Deutlich wird hier der Unterschied zwischen dem klassischen Behandlungsregime mit 3 x 5 Stunden pro Woche im Vergleich zur täglichen Heimhämodialyse mit 6 x 2,5 Stunden pro Woche (am Sonntag meist keine Dialyse). Obwohl in der Summe die Gesamtzeiten beider Behandlungsregime mit 15 Stunden pro Woche identisch sind, so scheint eine tägliche kurze Behandlung effektiver zu sein als drei lange Dialysen pro Woche.

Tägliche Heimhämodialyse (HHD)

Warum sind sechs kurze Behandlungen besser als drei lange Behandlungen pro Woche?

1. Im Verlauf einer Dialysebehandlung reduziert sich die Konzentration harnpflichtiger Substanzen im Blut. Der Gradient zwischen Blut und Dialysierlösung wird kleiner und die Clearance sinkt. **Fazit:** Die letzten Dialysestunden einer langen Dialyse sind nicht mehr effektiv.
2. Im Verlauf einer Dialysebehandlung kommt es zu einer Kreislaufzentralisation als Reaktion auf die Ultrafiltration. Sie dient der Aufrechterhaltung des Blutdrucks. Die Minderperfusion der Extremitäten führt zu einer nachlassenden Mobilisierung harnpflichtiger Substanzen aus dem Gewebe. Dieses Phänomen ist weniger zu Beginn, sondern eher im letzten Drittel einer Dialyse zu beobachten. **Fazit:** Besser die letzten Stunden weglassen und dafür häufigere kurze Dialysen.
3. Bei kleineren, weniger ausgeprägten Kaliumspitzen in der Woche reduziert sich auch das Risiko für eine Hyperkaliämie.
4. Weniger hohe Spitzen bei der Konzentration von Urämietoxinen ermöglichen eine schonende Dialysebehandlung.
5. Die Effektivität ist im ersten Dialysedrittel am höchsten. Lieber häufiger das erste Drittel anbieten und dafür das dritte Drittel weglassen.

Es kann konstatiert werden, dass bisher gemachten Erfahrungen mit einer täglichen kurzen Dialyse überaus positiv ausfallen.

- Die Laborwerte zeigen keine Verschlechterung
- Behandlungskomplikationen wie Hypotonie, Muskelkrämpfe kommen so gut wie nicht mehr vor

- Die Dialysen als solche werden vom Patienten als schonender und angenehmer beschrieben. Auch die Müdigkeit nach der Behandlung sei geringer.

Fazit:

Die tägliche Heimhämodialyse (HHD) mit hoher Dialysefrequenz pro Woche zeigt deutliche Vorteile zum klassischen Dialyseregime. Viele Patienten mit dem 6-Tage-Regime dialysieren freiwillig täglich 3 Stunden und erzielen dadurch einen Kt/V von fast 2, also weit oberhalb der sonst angestrebten ≥ 1,4. Folgt man diesen Erkenntnissen, die physikalisch belegt, klinisch bestätigt und vom Patienten oft als angenehm beschrieben werden, bietet die tägliche HHD deutliche Vorteile im Vergleich zu anderen Hämodialyseverfahren. Die tägliche kurze Hämodialyse ist derzeit nur als Heimdialyseverfahren möglich.

MERKE

Sechs kurze Dialysen sind effektiver als drei lange Dialysen pro Woche.

Die ➤ Abb. 13.4 zeigt deutlich, dass je häufiger Dialysen pro Woche angeboten werden, umso kleiner fallen die Vergiftungsspitzen von Urämietoxinen und auch Kalium, Wasser und sauren Produkte aus.

Peritonealdialyse (PD)

Mit der Erkenntnis darüber, dass bei den Hämodialyseverfahren häufige kurze Dialysen effektiver sind als wenige lange Dialysen, lässt sich auch die Clearance bei der Peritonealdialyse erklären. Mit jedem Beutelwechsel beginnt eine neue kleine Dialyse, die es verhindert, dass es zu solchen „Vergiftungsspitzen" wie bei den Hämodialyseverfahren (vgl. ➤ Abb. 13.4) kommt. Bei der PD erfolgt die Clearance, zwar mit Schwankungen, rund um die Uhr und kommt damit der normalen menschlichen Nierenfunktion am nächsten. Das heißt jedoch nicht, dass auch die Gesamt-Eleminationsrate bei der PD im Vergleich zur HD besser ist, sondern beschreibt lediglich die deutlich flacheren Vergiftungsspitzen. Dies hat für die Patienten den Vorteil, dass sie z. B. weniger auf ihre Kaliumzufuhr achten müssen.

Fazit:

Sie sollen bei einem Ihrer Patienten eine hoch-effektive Dialyse durchführen? Dann benötigen Sie eine lange Dialysezeit, einen High-Flux-Dialysator, einen hohen Blutfluss von mindestens 300 ml/min, und folglich einen guten Shunt, der das Blutvolumen hergibt. Sie koppeln die Anschlüsse für Dialysierlösung und Dialysat im Gegenstrom am Dialysator an, wählen eine ausreichend hohe Dialysatflussrate und empfehlen bei der Heimdialyse mind. 6 Behandlungen pro Woche.

MERKE

Die Dialysezeit hat den größten Anteil an der Dialyseeffektivität.

13.3 Effektivitätsreduzierende Faktoren

Nachdem Sie nun die Stellschrauben kennen gelernt haben, mit der Sie die Dialyseeffektivität erhöhen, oder auch bei Bedarf senken können, so sollen Sie jetzt erfahren, welche Umstände die Dialyseeffektivität ungewollt reduzieren.

Nachlassende Dialysatorclearance

In einem Kapillardialysator befinden sich je nach Produkt zwischen 7.000 und 14.000 Hohlfasern. Verschließen sich während der Behandlung Teile dieser Fasern durch Thrombosierung (Clotting), so reduziert sich im gleichen Verhältnis die Kontaktoberfläche zwischen Blut und Dialysierlösung und die Clearanceleistung des Dialysators sinkt. Ursachen für Clotting im Dialysator können mangelnde Antikoagulation oder Lufteinschlüsse in den Hohlfasern sein, die bei der Vorbereitung zur Dialysebehandlung nicht vollständig ausgespült wurden.

Eine weitere Ursache für eine nachlassende Dialysatorclearance ist die Bildung einer Sekundärmembran: Hier entsteht im Inneren der Hohlfasern ein Film aus Lipiden, Eiweißen und Thrombozyten, die die Poren der Membran teilweise verschließen und folglich die Durchlässigkeit für Moleküle und für Plasmawasser reduzieren. Ein eindeutiger Hinweis auf Clotting oder Sekundärmembran ist der steigende Transmembrandruck (TMP) während der Behandlung. Allerdings ist dieser Effekt nur noch selten bei Low-Flux-Dialysatoren zu beobachten.

Rezirkulation im Shuntgefäß

Eine Rezirkulation im Shuntgefäß bedeutet, dass Teile des Blutes, welches über die venöse Kanüle zum Patienten zurückgegeben wird, **nicht** in den großen Körperkreislauf fließen, sondern im Shuntgefäß zurück und wieder über die arterielle Punktionskanüle dem Dialysator zugeführt werden, ohne sich zuvor neu mit harnpflichtigen Substanzen beladen zu haben. Eine Rezirkulation des Blutes reduziert im Dialysator den Konzentrationsgradienten harnpflichtiger Substanzen zwischen Blut und Dialysierlösung und die Dialyseleistung wird schlechter. Der Grund einer solchen Rezirkulation sind meist Stenosen im Shuntgefäß, mit einer zu hoch eingestellten Blutflussrate. Nach Erkennen der Stenosen und Rezirkulation hilft oft schon die Änderung der Punktionsgebiete.

TIPPS FÜR DIE TÄGLICHE PRAXIS

- Wählen Sie stets den größtmöglichen Abstand zwischen den Punktionsstellen.
- Punktieren Sie die arterielle Kanüle auch in Richtung Hand, also gegen die Blutflussrichtung. Damit vergrößern Sie auch den Abstand der Kanülenöffnungen zueinander.
- Hat der Patient mehr als ein punktionsfähiges Shuntgefäß, dann punktieren Sie in einem die arterielle Kanüle und im anderen Shuntgefäß die venöse Kanüle. Rezirkulationseffekte werden dadurch deutlich reduziert.

Kreislaufzentralisation

Bei konstant latenter Hypotonie während der Dialysebehandlung kommt es zur Kreislaufzentralisation mit peripherer Hypoperfusion (Minderdurchblutung). Dies ist ein Anpassungsmechanismus des Kreislaufs an eine Verminderung des zirkulierenden Blutvolumens. Durch eine Vasokonstriktion (Engstellung der Blutgefäße) wird die Durchblutung in peripheren Gefäßgebieten wie Haut und Muskulatur zugunsten der Durchblutung der Gehirn- und Herzkranzgefäße gedrosselt. Harnpflichtige Substanzen aus schlecht durchbluteten Geweben werden während der Dialysebehandlung nur unzureichend mobilisiert und über das Blut zum Shunt und Dialysator transportiert. Die Ursache für eine Hypotonie ist oft eine zu kurze Dialysezeit mit einer damit verbundenen (zu) hohen Ultrafiltrationsrate pro Stunde.

In solchen Fällen ist eine Verlängerung der Dialysezeit angemessen. Sie ermöglicht kleinere UF-Raten pro Stunde mit einer geringeren Gefahr der Hypotonie und Kreislaufzentralisation.

Eine interessante Idee, auch um hypotonen Blutdruckepisoden vorzubeugen, ist die aktive sportliche Betätigung während der Dialyse mittels eines am Behandlungsbett angebrachten Fahrradergometers. Sport während der Hämodialyse bedeutet eine bessere Durchblutung der Peripherie, was wiederum mit einer besseren Entgiftung gleichzusetzen ist. Leider ist in der Vergangenheit in so vielen Dialyseeinrichtungen der Sport an der Dialyse der Wirtschaftlichkeit und/oder dem Personalmangel zum Opfer gefallen.

13.4 Kt/V – Bestimmung der Dialyseeffektivität

Zur Bestimmung der Dialyseeffektivität wurde 1985 von *Gotch* und *Sargent* in den USA erstmalig das Kt/V als Parameter eingeführt. Es trifft eine Aussage über die Menge der Urämietoxine, die während einer Dialysebehandlung aus dem menschlichen Körper entfernt werden. Dabei steht Harnstoff repräsentativ für die Urämietoxine mit einem kleinen Molekulargewicht. Bei der Kt/V-Berechnung wird die Harnstoffclearance pro Behandlung im Verhältnis zum Körperwasser des Patienten gesetzt. Die Buchstaben haben folgende Bedeutung:

K = Harnstoffclearance im Dialysator in ml/min

t = Behandlungszeit in min

V = Harnstoffverteilungsvolumen bzw. Körperwasser des Patienten in ml

Kt/V ist eine mathematische Formel, die aufgelöst heißt: (**K**) Harnstoff-Clearance multipliziert mit (**t**), der Behandlungszeit in Minuten, und dividiert durch **V**, dem Flüssigkeitsvolumen des Patienten in ml, wobei 1 kg Körpergewicht mit 1 Liter Wasser bzw. 1.000 ml Wasser gleichgesetzt werden. Mit einem Taschenrechner lässt sich so schnell und einfach der „theoretische" Kt/V für jede einzelne Dialysebehandlung berechnen.

Zuerst ermitteln Sie **K**, die theoretische Harnstoffclearance in ml/min. Diesen Wert finden Sie in der Clearancetabelle der Produktbeschreibung des verwendeten Dialysators unter Berücksichtigung der effektiven Blutflussrate während der Dialyse. Sie erhalten **t**, wenn Sie die Behandlungszeit in Minuten umrechnen. Als Drittes benötigen Sie das Harnstoffverteilungsvolumen **V** bzw. die Menge Körperwasser des Patienten. Nehmen Sie bei Frauen 55 % des Körpergewichts in kg und bei Männern 60 %, so erhalten Sie den ungefähren Wasseranteil des Körpers in Litern. Rechnen Sie den Wert in Milliliter um, indem Sie die Zahl mit 1.000 multiplizieren. Nach Ermittlung der drei Parameter **K, t** und **V** werden Sie mit Ihrem Taschenrechner am Beispiel von Herrn Maier aktiv:

Vereinfachte Rechnung

K: Herrn Maier wurde ein High-Flux-Dialysator angeordnet, der laut Produktbeschreibung bei einem effektiven Blutfluss von 300 ml/min eine Harnstoffclearance von 265 ml/min erzielt.

t: Die Dialysezeit von Herrn Maier beträgt laut seinem Behandlungsregime 4,5 Stunden, also 270 min pro Behandlung.

V: Das Harnstoffverteilungsvolumen (Körperwasser) beträgt bei einem 80 kg schweren männlichen Patienten 48.000 ml (60 % von 80 kg = 48 kg, entsprechend V = 48.000 ml).

Rechnung:

$$\frac{K \times t}{V}$$

K = 265 ml/min

T = 270 min

V = 48.000 ml

$$\frac{250\,ml\,/\,min \times 270\,min}{48.000\,ml} \cong 1{,}41$$

Nach dieser Berechnung würde ein Kt/V von 1,49 erreicht werden. Das ist erst einmal ein guter Wert. Allerdings wird in dieser stark vereinfachten Berechnung davon ausgegangen, dass die Clearance über die gesamte Dialysezeit stabil hoch bleibt und sich keine effektivitätsreduzierenden Faktoren einstellen.

Blutabnahmen zur Harnstoffbestimmung

Um also den Kt/V richtig zu bestimmen, bedarf es zweier Harnstoffmessungen aus dem Blut. Die erste Blutabnahme erfolgt vor der Dialyse und die zweite zum Ende der Dialyse. Bei der ersten Blutabnahme ist nichts Besonderes zu beachten, bei Abnahme der zweiten Probe allerdings schon. Um kleinste Rezirkulationsphänomene auszuschalten, die das Ergebnis der Harnstoffbestimmung verfälschen würden, müssen vor der zweiten Blutabnahme die Ultrafiltration und der Dialysatfluss ausgeschaltet und muss die Blutpumpe auf 100 ml/min eingestellt werden. Nun 30 Sekunden warten, dann die Blutpumpe stoppen, der arterielle Blutschlauch von der arteriellen Kanüle lösen und das Blut für die zweite Probe aus dem Kanülenschlauch der arteriellen Punktionskanüle entnehmen. Aus diesen beiden Harnstoffwerten und einigen weiteren Parametern berechnet ein Computerprogramm mit einer speziellen Formel den Kt/V. Die bekannteste und einfachste ist die Formel nach *Daugirdas*. Diese erfordert neben den beiden Harnstoffbestimmungen nur das Patientengewicht vor und nach der Dialyse und **keine** Urinuntersuchung.

Die Dialysedosis

Die amerikanischen Leitlinien, die DOQI-Guidelines (Disease Outcomes Quality Initiative), empfehlen einen Kt/V von ≥ 1,4 pro Behandlung. Bis in die 2000er Jahre hat man geglaubt, dass bei Werten oberhalb von 1,4 zusätzliche Lebensjahre gewonnen werden können und bei einer permanenten Unterschreitung des Ziel-Kt/V um 0,1–02 bereits ein erhöhtes Sterblichkeitsrisiko von bis zu 14 % entsteht. Dies alles hat sich in dieser Deutlichkeit nicht bestätigt. Der Kt/V hat daher auch an Bedeutung verloren. Jedoch ist der Kt/V bestens geeignet, ein Verständnis für die physiologischen Vorgänge im Körper zu bekommen. Ein Kt/V > 1,4 sollte kein Anlass dafür sein, die Dialysezeit zu reduzieren. „Dialysezeit ist Lebenszeit“, sagt man und ein Kt/V > 1,4 wirkt sich positiv auf die Lebensqualität aus. Folgt man auch noch den Gedanken aus ➤ Kap. 13.2, den Stellschrauben der Effektivität, so ist stets eine lange Dialysezeit anzustreben. Aber nicht um jeden Preis! Denn gerade für unsere ältesten Patienten bedeutet eine kurze Dialysezeit mehr Freiheit und mehr Lebensqualität.

MERKE

Der Kt/V hat heute nicht mehr so den richtungsweisenden Charakter, dient aber immer noch zur quantitativen Bestimmung der Dialyseleistung.

13.5 Historisch, aber nützlich

Solange es die Dialyse schon gibt, solange hat man sich die Frage gestellt, wie viel Dialyse oder Dialysezeit ein Patient mindestens benötigt, damit er sein Leben adäquat weiterleben kann. Im Folgenden werden zwei sehr einfache Methoden vorgestellt, die bis heute noch als erste grobe Richtschnur genutzt werden.

Harnstoffreduktionsrate

Die Harnstoffkonzentration im Blut ist ein Maß für den Grad der Urämie. Aktuelle Empfehlungen zur Dialysedosis fordern daher eine Reduzierung der Harnstoffmenge im Körper pro Behandlung von mindestens 65 % (Harnstoffreduktionsrate/URR ≥ 65). Diese Methode erfordert allerdings mindestens zwei Harnstoffbestimmungen.

Liter-Kilogramm-Regel

Die Liter-Kilogramm-Regel wurde **1971** von **Kopp** erstmals beschrieben. Diese Regel definiert das Verhältnis zwischen dem Körpergewicht des Patienten in Kilogramm und dem kumulierten Blutvolumen in Liter pro Dialysebehandlung. Demnach soll die Menge Blut (in Litern), die bei einer Behandlung durch den Dialysator fließt, (kumuliertes Blutvolumen) mindestens gleich dem Körpergewicht (kg) des Patienten sein.

Bleiben wir am Beispiel des Patienten Herrn Maier:

- Gewicht: 80 kg
- Kumumliertes BV: 80 Liter = 80.000 ml
- Blutfluss 300 ml/min, Blutfluss effektiv 275 ml/min.
- Rechnung nach Dialysezeit:
- 80.000 ml ÷ 275 ml/min = 290 min ≈ 4,8 Std. ≈ 4 ¾ Std. Dialysezeit

Fazit: Diese Regel kann auch heute noch als grobe Richtschnur dienen.

Resümee

Sie sind nun bestens gerüstet, eine Dialysebehandlung bezüglich ihrer Effektivität zu beurteilen und zu steuern. Nutzen Sie die Chance, dem Patienten neben einer hohen Behandlungsqualität auch eine möglichst effektive Dialyse zukommen zu lassen, indem Sie die leistungssteigernden Kriterien fördern und die leistungsreduzierenden Faktoren möglichst ausschalten. So tragen Sie als Pflegende einen maßgeblichen Anteil an der Ergebnisqualität in der Nierenersatztherapie bei.

Beim Streben nach immer mehr Leistung, auch in der Dialyse, darf auf keinen Fall die Lebensqualität unserer hoch betagten Patienten vergessen werden. Vielen von Ihnen fällt es sehr schwer, dreimal in der Woche vier Stunden und länger im Dialysezentrum im Bett ruhig zu liegen, am Dialysegerät angeschlossen zu sein und nur dann aufstehen zu dürfen, wenn die Pflegenden es ihnen erlauben. Versetzen Sie sich in diese Situation. Leicht verständlich, dass auch manchmal weniger Dialysezeit mehr Lebensqualität bedeutet.

VORSICHT: PRÜFUNG!

1. Nennen Sie die sechs Leistungskriterien der Hämodialyse!
2. Welches Leistungskriterium wirkt sich am meisten auf die Dialyseeffektivität aus?
3. In welcher Richtung sollen im Dialysator Blut und Dialysierlösung zueinander fließen, um die maximal mögliche Clearance zu erzielen?
4. Aus welchen Werten berechnet das Dialysegerät die effektive Blutflussrate?
5. Was ist das kumulierte Blutvolumen?
6. Was bedeutet V in der Kt/V-Formel?
7. Welches Ziel-Kt/V sollte bei jeder Hämodialysebehandlung mindestens erreicht werden?
8. Welchen Kt/V-Wert würde Herr Meyer nach der einfachen Berechnungsformel im nachfolgenden Beispiel maximal erzielen?
   - Gewicht: 100 kg
   - Dialysezeit: 5 Stunden
   - Harnstoffclearance: 280 ml/min

WISSENSBEREICH 4: MEDIZIN UND PFLEGE

Liebe Leserinnen und Leser,
die Dialyse ist eine ärztliche Maßnahme, die nicht dem Arztvorbehalt unterliegt. Der Arzt darf die Durchführung an nicht-ärztliches Personal delegieren. Das Krankenpflegegesetz schreibt für seine Berufsgruppen, dass diese im Rahmen der Mitwirkung Maßnahmen der Diagnostik und Therapie eigenständig durchführen können. Weil Medizin und Pflege so eng zusammenarbeiten, haben wir in dieser 6. Auflage die medizinisch-pflegerischen Themen zu einem Wissensbereich zusammengeführt.

Beginnen wir bei der Anatomie und Physiologie der Niere. Freuen sie sich auf den virtuellen Pathologen, der Sie durch die Niere hindurch bis zur Quelle des Urins führt. Nur wer den Aufbau kennt, kann seine Funktion verstehen. Sie werden begeistert sein, was dieses kleine Organ alles leistet. **Lesen Sie hierzu Kapitel 14.**

Ereignisse, die einen Druck- und Durchblutungsverlust der Nieren zur Folge haben, führen nicht selten zu einem akuten Nierenversagen. Anders beim chronischem Nierenversagen: Hier sind Krankheiten schuld, die schleichend und oft erst spät erkannt, zum Untergang der Nephrone und damit zum Funktionsverlust der Nieren führen. **Lesen Sie hierzu Kapitel 15.**

Nichts für die Kaffeepause sind die Folgeerkrankungen der chronischen Niereninsuffizienz, deren Namen wahre Zungenbrecher sind, wie die »Dialyse-assoziierte Amyloidose« oder der »sekundäre Hyperparathyreoidismus«, an denen Sie sich beim Versuch des Aussprechens verschlucken und Sie infolgedessen an einer Aspirationspneumonie erkranken könnten. Scherz beiseite: Die Folgeerkrankungen sind mindestens so spektakulär wie ihre Namen. Wir erwarten auch nicht von Ihnen, dass Sie den Mineralstoffwechsel bei einem sekundären Hyperpara... für alle Zeit wiedergeben können, aber Sie sollten einmal im Leben gehört und vielleicht auch verstanden haben, welche Beteiligung die Nieren, der Darm, die Knochen und die Schilddrüse haben. Dagegen ist die Anämie oder die Malnutrition ein Kinderspiel. **Lesen Sie hierzu Kapitel 16.**

Im Bereich »Pflege von Menschen mit dialysepflichtiger Niereninsuffizienz« sind die Pflegefachkräfte selbstständig mit der Planung und Durchführung individueller Pflegemaßnahmen tätig. Hier sind sie keine Erfüllungsgehilfen der Ärzte. Dieser Kompetenzbereich wird alleinig den Pflegefachkräften zugesprochen. **Lesen Sie hierzu Kapitel 17.**

KAPITEL

14 Anatomie und Physiologie der Niere

Gerd Breuch

Zunächst beschäftigen wir uns, wohl gemerkt in gebotener Kürze, mit der Anatomie und Physiologie der gesunden Niere. Vielen wird dieser Themenkomplex noch in – wir hoffen bester, aber befürchten grausiger – Erinnerung aus der Krankenpflegeschule oder der Ausbildung zur medizinischen Fachangestellten sein. Um die Prinzipien und Funktionsweisen aller Behandlungsverfahren des völligen Nierenversagens (terminale Niereninsuffizienz) zu verstehen, ist es jedoch unabdingbar, die Grundzüge von Aufbau und Funktion der menschlichen Niere verinnerlicht zu haben. Also: Wo befinden sich die Nieren genau? Wie sind sie aufgebaut? Wie funktionieren sie und was gehört neben der Urinproduktion zu ihren Aufgaben? Ein virtueller Pathologe begleitet uns bei unserem Ausflug in die Anatomie und Physiologie der Niere. Dabei betrachten wir zunächst die präparierten Nieren von außen.

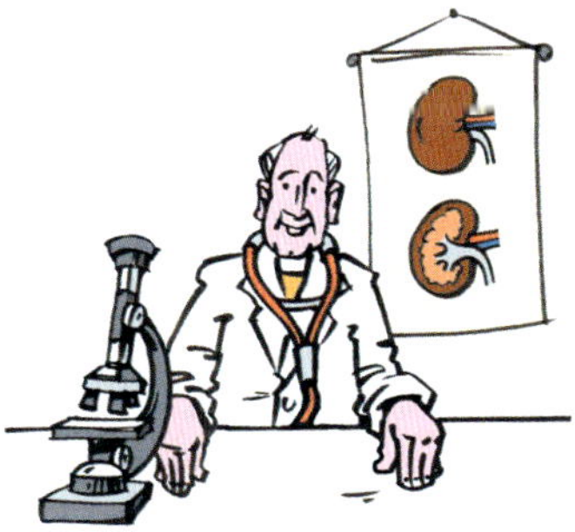

[M297]

14.1 Die Niere von außen betrachtet

Die **Nieren** (➤ Abb. 14.1, ➤ Abb. 14.2) sind paarig angelegt und befinden sich **retroperitoneal** (außerhalb der Peritonealhöhle) im hinteren oberen Bauchraum in Höhe des 11. oder 12. Brustwirbels bis zum 2. oder 3. Lendenwirbel. Die rechte Niere liegt zumeist tiefer, da sie durch die Leber etwas verdrängt wird. Jede Niere wiegt ca. 120–200 Gramm und ist etwa 4 cm dick, 7 (5,5) cm breit und 11 cm lang **(ganz einfach zu merken: 4711).** Die Nieren sind bohnenförmig und zur Körpermitte **(medial)** nach innen gekrümmt **(konkav).** In der konkaven Krümmung befindet sich eine Höhlung, die **Nierenpforte** oder auch **Hilus.** Dort treten die **Nierenarterie (A. re-**

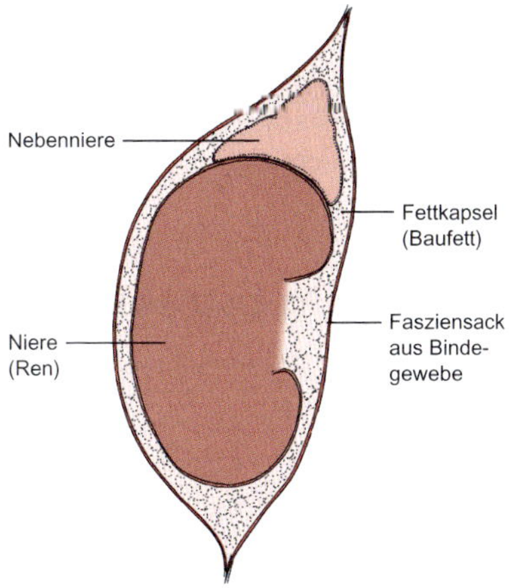

Abb. 14.1 Makroskopische Umgebung der Niere. [L190]

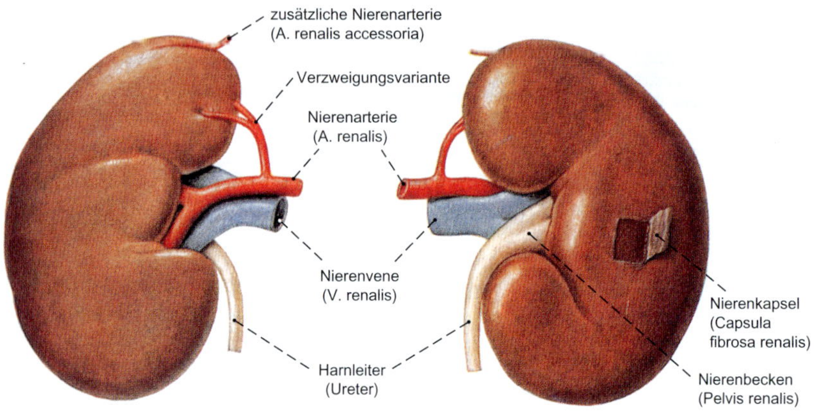

Abb. 14.2 Rechte Niere, von vorne und von hinten. [S700]

nalis) und Nerven in die Niere ein- und die **Nierenvene (V. renalis)** sowie Nerven und Lymphgefäße aus der Niere aus. Außerdem geht das Nierenbecken an dieser Stelle in den Harnleiter **(Ureter)** über. Äußerlich ist die Niere von einem Fettpolster aus Baufett umgeben. Abgegrenzt wird dieses Fettpolster von einem bindegewebigen Sack, dem sogenannten **Fasziensack.** Dieser umgibt nicht nur die Niere, sondern auch die **Nebenniere,** eine kleine endokrine Drüse, die am oberen Nierenpol angelagert ist.

So, jetzt wissen Sie ganz genau, wo die Nieren liegen und wie sie von außen betrachtet aussehen. Im nächsten Schritt halbiert unser virtueller Pathologe eine Niere mittels eines Längsschnitts, und wir sind gespannt, was es dann mit bloßem Auge zu entdecken gibt.

14.2 Die Grobstruktur der Niere

Im Längsschnitt durch die Niere (➤ Abb. 14.3) kann man mit bloßem Auge die Unterteilung in eine **äußere Rindenschicht** und eine **innere Markschicht** erkennen. Die Rinde ist fein gekörnt und reich an Blutgefäßen. Das Mark bildet in Richtung der Nierenpforte kegelförmige Vorbildungen, die sogenannten **Markpyramiden,** die eine feine Längsstreifung erkennen lassen. Die Spitzen dieser Pyramiden nennt man **Nierenpapillen.** Jede Nierenpapille ragt in einen trichterförmig erweiterten Hohlraum, den **Nierenkelch.** Die Nierenkelche wiederum führen den Harn in das Nierenbecken. Von dort aus transportiert der Harnleiter den Harn weiter in die Harnblase.

Langsam wird die Sache spannend. Als Nächstes präpariert der Pathologe eine Niere so, dass wir einen genauen Blick durchs Mikroskop auf die Feinstruktur der Niere werfen können, in der das Geheimnis dieses komplexen Organs verborgen ist.

14.3 Der Blick durchs Mikroskop

Den **Feinbau der Niere** verstehen wir am besten, wenn wir von ihrem Gefäßsystem ausgehen. Damit die Nieren ihre Aufgaben erfüllen können, müssen sie sehr gut durchblutet sein. In 24 Stunden werden die Nieren von rund 1.500 Litern Blut durchströmt.

Aus der Bauchschlagader entspringt für die Versorgung jeder Niere je eine Nierenarterie

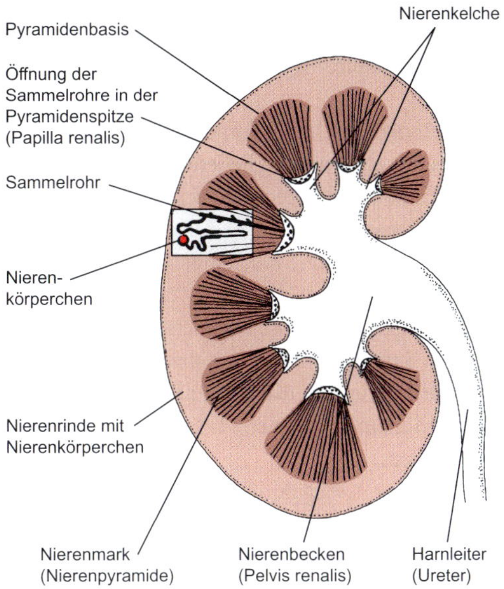

Abb. 14.3 Makroskopie der Niere. [L190]

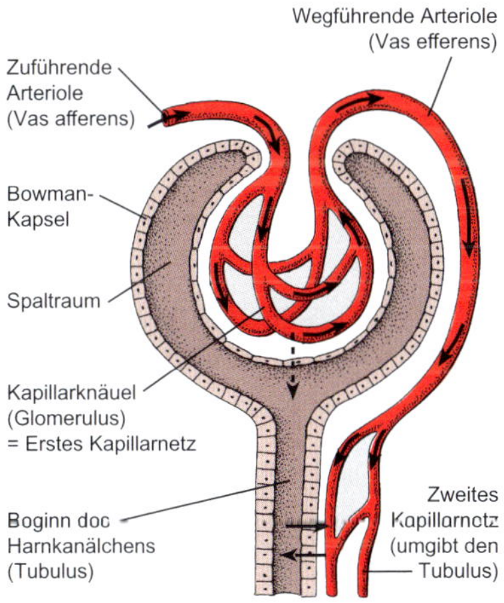

Abb. 14.4 Glomerulus. [L190]

(A. renalis). Die Nierenarterie tritt am Hilus in die Niere ein und verzweigt sich von dort immer weiter, bis sie in ein sehr feines Gefäßknäuel (Glomerulus) mündet. Die winzige Arterie (Arteriole), die in das Knäuel hineinführt, nennt man **Vas afferens,** das herausführende Gefäß **Vas efferens** (➤ Abb. 14.4). Jeder Glomerulus ist von einer Kapsel, der **Bowman-Kapsel,** umgeben. Zwischen der Bowman-Kapsel und dem Gefäßknäuel befindet sich ein Spalt, in den der **„Primärharn"** mithilfe des Blutdrucks aus dem arteriellen Blut des Gefäßknäuels abgepresst, gefiltert, wird. Glomerulus und Bowman-Kapsel bezeichnet man zusammen als **Nierenkörperchen.** In der Nierenrinde sehen wir unter dem Mikroskop in jeder Niere etwa eine Million dieser Nierenkörperchen.

Aus der Bowman-Kapsel führt das **Nierenkanälchen (Tubulus)** heraus, der Abflussweg für den **Primärharn.** Der erste Teil dieses Nierenkanälchens ist stark gewunden und befindet sich noch in der Nierenrinde **(proximaler Tubulus).** Diesem schließt sich die **Henle-Schleife** an, ein u-förmiger Teil des Nierenkanälchens, der oft bis ins Nierenmark hineinreicht. Im Anschluss wandert das Nierenkanälchen in gewundener Form wieder zurück in die Nierenrinde **(distaler Tubulus)** bis hin zum Nierenkörperchen.

Die Nierenkanälchen sind von einem Gefäßnetz (Kapillarnetz) umgeben, das aus dem **Vas efferens** entspringt. Zwischen diesem Gefäßnetz und den Nierenkanälchen findet ein reger Stoff- und Flüssigkeitsaustausch statt.

Schließlich gehen die Nierenkanälchen in **Sammelrohre** von größerem Durchmesser über. Die Sammelrohre befinden sich im Nierenmark.

Ein Nierenkörperchen (Glomerulus und Bowman-Kapsel) mit anschließendem Tubulus (die Sammelrohre gehören nicht mehr dazu) nennt man **Nephron** (➤ Abb. 14.5), es bildet die eigentliche Funktionseinheit der Niere, von ihm hat die Lehre von der Niere, die Nephrologie, ihren Namen.

Aus den Sammelrohren fließt der Harn über Papillargänge in die Nierenkelche. Diese wiederum leiten den Harn in das **Nierenbecken.**

Auf dem langen Weg durch das Tubulussystem bis ins Nierenbecken wird aus dem Primärharn der **Sekundärharn** oder **Endharn** (Urin) gebildet, der weiter durch die **Harnleiter** in die **Harnblase** fließt. Der in der Harnblase gesammelte Urin wird letztlich über die **Harnröhre** ausgeschieden.

Nach der arteriellen Versorgung des Nierengewebes mit Sauerstoff und Nährstoffen, der Bildung des Glomerulus und schließlich des Gefäßnetzes um die Nierenkanälchen, sammelt sich von dort das nunmehr venöse Blut in immer größer werdenden Venen bis es am Nierenhilus aus der Niere als Nierenvene (V. renalis) austritt. Von dort mündet diese abschließend in die **untere Hohlvene (V. cava inferior).**

Ein perfektes System, aber ganz schön kompliziert, oder? Wir empfehlen Ihnen, diesen Abschnitt zweimal zu lesen und parallel dazu die Abbildungen zu studieren.

MERKE

Der Primärharn (ca. 170–180 Liter pro Tag) wird im Nierenkörperchen aus dem Gefäßknäuel (Glomerulus) abgepresst, in das Nierenkanälchen (Tubulus) geleitet und fließt von dort über ein Sammelrohr bis ins Nierenbecken. Auf dem Weg durchs Tubulussystem wird aus dem Primärharn der Endharn (1,5–2 Liter pro Tag) gebildet.

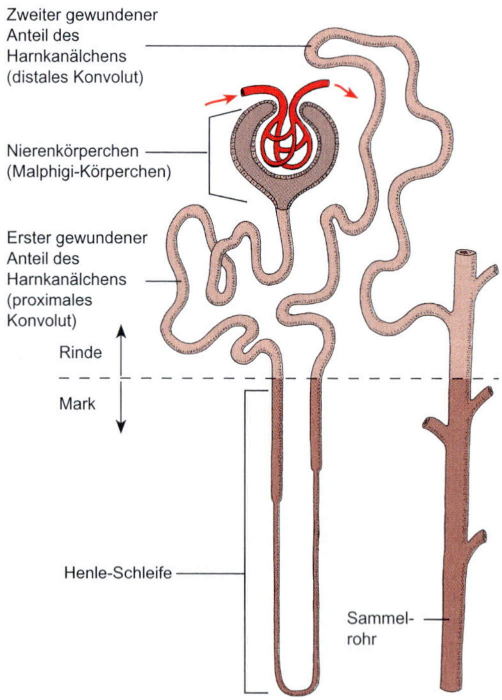

Abb. 14.5 Nephron. [L190]

Aus dem Glomerulus entspringt ein weiteres Gefäßnetz, das die Nierenkanälchen umschließt. Zwischen den Nierenkanälchen und diesem Gefäßnetz findet ein reger Stoff- und Flüssigkeitsaustausch statt.
Einprägen sollten Sie sich an dieser Stelle auch zwei Begriffe, die in der Medizin und insbesondere in der Anatomie ständig verwendet werden: **proximal** bedeutet „näher zur Körpermitte hin" oder „näher gelegen", **distal** hingegen bedeutet „weiter von der Körpermitte weg" oder „entfernt gelegen".

Nachdem wir die Nieren mithilfe unseres virtuellen Pathologen von außen und innen genau unter die Lupe genommen haben, wenden wir uns nun der Nierenphysiologie – also den Funktionen der Niere – zu.

14.4 Funktionen der Niere

14.4.1 Harnbildung

Primärharn

Im Glomerulus herrscht bei normalem Körperblutdruck ein Druck von ca. 50 mmHg. Dieser Druck führt dazu, dass aus dem Blut durch die Wände der Gefäßschlingen Flüssigkeit (Primärharn) abgepresst wird (**Glomeruläre Filtration:** 0,12 Liter pro Minute = 170 Liter pro Tag). Der Blutdruck des Körpers unterliegt normalerweise im Tagesverlauf gewissen Schwankungen: Im Schlaf ist er z. B. niedriger als bei körperlicher Anstrengung oder Stress. Für die Filtration in den Glomeruli ist aber ein konstanter Blutdruck wichtig. Deshalb hat die Niere die Fähigkeit, den Blutdruck in den Glomeruli recht konstant zu halten. Man nennt dies **Autoregulation der Niere.** Dies geschieht im Wesentlichen über die glatte Muskulatur der zu- und ableitenden Gefäße der Nierenkörperchen, die ihre Gefäßweite regulieren, sodass der glomeruläre Blutdruck auf etwa **50 mmHg** eingestellt wird.

Diese Autoregulation funktioniert jedoch nur bei einem arteriellen Blutdruck zwischen **80 und 180 mmHg.** Fällt der arterielle Blutdruck, z. B. im Rahmen eines Schocks, unter 40 mmHg, fällt der glomeruläre Blutdruck ebenfalls, die Filtration kommt zum Erliegen und die Niere stellt die Harnbildung mehr oder weniger ein. Es kommt zu einer **Oligurie** (unter 500 ml Harnvolumen in 24 Std.) oder **Anurie** (unter 100 ml Harnvolumen in 24 Std.).

Da wir an dieser Stelle jedoch den gesunden Organismus betrachten, interessiert uns als Nächstes die Zusammensetzung des Primärharns. Dieser enthält nicht nur ausgepresstes Wasser, sondern auch im Blutplasma gelöste Substanzen und somit auch viele zu entsorgende Giftstoffe. Allerdings können nur kleine und mittelgroße Substanzen den glomerulären Filter (die Gefäßwand) passieren. Große, wir nennen sie auch hochmolekulare (große Molekülgröße) Substanzen wie Eiweiße oder kleine Stoffe, die an Eiweiße gebunden sind, werden nicht abfiltriert und bleiben im Blut.

In gleicher Weise wie die Primärharnbildung in der Niere (Filtration mittels Druck) funktioniert auch die Entgiftung bei der Hämofiltration.

MERKE

Der Primärharn ist eine eiweißfreie, wässerige Lösung. Sie enthält die im Blutplasma gelösten klein- und mittelmolekularen Substanzen.

Endharn

Der **Endharn** wird aus dem Primärharn auf dessen Weg durch die Nierenkanälchen (Tubuli) gebildet. Notwendig ist dazu ein reger Stoff- und Flüssigkeitsaustausch zwischen den Blutgefäßen und den Nierenkanälchen in beide Richtungen. Dabei laufen unterschiedliche Vorgänge gleichzeitig ab.

14

Wasserrückresorption

Man unterscheidet zwei Prozesse, die zu einer **Wasserrückresorption** (Wasserrückgewinnung) aus den Nierenkanälchen in die umgebenden Blutgefäße führen:

- In den Zellen des proximalen Tubulus befindet sich eine **Natriumpumpe.** Die Natriumpumpe ist ein in der Zellmembran verankertes Transportprotein; sie pumpt vereinfacht dargestellt Natrium aus dem Tubulus in die umliegenden Blutgefäße. Dadurch entsteht ein osmotisches Druckgefälle (Osmose ➤ Kap. 2.2), was dazu führt, dass das Wasser aus den Nierenkanälchen dem Natrium in die Blutgefäße passiv folgt. Auf diese Weise werden ca. 80 % des im Primärharn befindlichen Wassers (120 Liter/24 Std.) ins Blut rückresorbiert.
- Ein Hormon aus der Hypophyse namens Adiuretin, besser bekannt als das **Antidiuretische Hormon (ADH),** ermöglicht es, in Zusammenarbeit mit der uns schon vertrauten Henle-Schleife, reines Wasser (ohne gelöste Substanzen) aus dem distalen Tubulus der Nierenkanälchen und den Sammelrohren zurück ins Blut zu resorbieren. Auf diese Weise werden weitere 18–19 % des Primärharns rückresorbiert, sodass letztlich nur 1,5–2 Liter Endharn übrig bleiben und ausgeschieden werden.

Aus dem Primärharn wird nicht nur Wasser entfernt. Lebenswichtige Substanzen werden ebenfalls ins Blut rückresorbiert und harnpflichtige, bis dahin nicht filtrierte Substanzen aktiv aus dem Blut in das Tubulussystem sezerniert (abgesondert).

Austausch von Stoffen zwischen Nierenkanälchen und Blut

Harnpflichtige Substanzen

Welche „harnpflichtigen" Substanzen im Einzelnen im Primärharn und Endharn enthalten sind und somit letztendlich für die Vergiftung (Urämie) bei niereninsuffizienten Patienten verantwortlich sind, ist weitestgehend unbekannt. Man weiß jedoch, dass harnpflichtige Substanzen wie **Kreatinin** (Abbauprodukt des Muskelstoffwechsels) oder **Harnstoff** (Endprodukt des Eiweißstoffwechsels) gute Blutparameter sind, die auf eine Vergiftungssituation hinweisen können. Kreatinin z. B. ist keine giftige Substanz. An einem langsamen Kreatininanstieg im Blut lässt sich aber die nachlassende Nierenfunktion ablesen.

Ob bekannt oder unbekannt, der größte Teil der harnpflichtigen Substanzen gelangt durch die oben beschriebene Filtration in den Harn. Ein kleinerer Teil, vor allem z. B. die **Harnsäure,** wird aktiv durch Sekretion aus dem Blut in die Nierenkanälchen transportiert. Sekretion funktioniert ähnlich wie die Wasserrückgewinnung über Transportmoleküle in den Zellmembranen der Nierentubuli. Harnsäure wird später wieder zu fast 90 % ins Blut rückresorbiert. Auch Harnstoff diffundiert teilweise zurück ins Blut. Die noch verbleibenden harnpflichtigen Substanzen werden schließlich mit dem Endharn ausgeschieden.

Elektrolyte

Die **Blutsalze (Elektrolyte)** Kalium und Natrium sind für die Funktion von Nerven- und Muskelzellen von größter Bedeutung. Ihre Blutkonzentration wird durch fein abgestimmte Prozesse (Resorption und Sekretion) im Tubulussystem gesteuert. Beeinflusst wird dieser Vorgang durch das Hormon **Aldosteron** aus der Nebenniere. Es fördert im Tubulus die Resorption von Natriumionen und die Sekretion von Kalium- und Wasserstoffionen, hemmt also die Ausscheidung von Natrium und steigert die Ausscheidung von Kalium. Die Aldosteronfreisetzung ist von der Natrium- und Kaliumkonzentration im Blut abhängig. Sinkt der Natriumgehalt im Blut ab, so wird aus Zellen, die sich zwischen dem Vas afferens des Nierenkörperchens und dem aufsteigenden gewundenen Teil des distalen Tubulus befinden **(juxtaglomerulärer Apparat),** ein Molekül namens **Renin** freigesetzt. Renin wiederum wirkt durch Umwandlung von Bluteiweißkörpern **(Angiotensin)** anregend auf die Freisetzung von Aldosteron.

Auch die Konzentration von Calcium im Blut wird, ähnlich wie bei Natrium und Kalium, unter Beteiligung der Niere und unter Kontrolle des Hormonsystems eingestellt.

Phosphat wird im Glomerulus filtriert und mit dem Endharn ausgeschieden. **Parathormon,** ein Hormon aus der Nebenschilddrüse, erhöht die Phosphatausscheidung der Niere.

MERKE

Die kranken Nieren eines Dialysepatienten sind in der Regel nicht mehr in der Lage, ausreichende Mengen an Phosphat und Kalium auszuscheiden. Dies hat zur Folge, dass die Blutkonzentration dieser Substanzen über dem Normwert liegt. Erhöhte Kaliumwerte führen zu lebensbedrohlichen Herzrhythmusstörungen, erhöhte Phosphatwerte beeinflussen den Knochenstoffwechsel negativ. Regelmäßige Kaliumkontrollen, vor allem nach dem langen Dialyseintervall, geben dem Patienten, aber auch Ihnen ein sicheres Gefühl in Bezug auf eine hinreichende Senkung des Serumkaliums während der Dialyse. Zur adäquaten Senkung des Phosphatwertes sind lange Dialysezeiten (z. B. 5 Std.) unumgänglich. Außerdem gehört zur Optimierung des Blutsalzhaushalts immer unbedingt eine gezielte Ernährungsberatung (➤ Kap. 20)!

Glucose

Glucose gehört zu den wichtigsten Energielieferanten im Stoffwechsel der Zelle. Sie wird im Glomerulus uneingeschränkt filtriert, d. h., die Glucosekonzentration im Primärharn ist genauso hoch wie im Blut. Während die Glucose durch das Tubulussystem fließt, kehrt sie mithilfe eines Transporteiweißes wieder vollständig aus dem Primärharn ins Blut zurück. Bei sehr hohen Glucosekonzentrationen im Blut (> 180 mg/dl) und damit auch im Primärharn, wird die mögliche Rückresorptionsrate aus dem Primärharn ins Blut überschritten. Es kommt zur Glucoseausscheidung im Harn **(Glucosurie).** Dies kann z. B. bei der Zuckerkrankheit (Diabetes mellitus) der Fall sein. Darüber hinaus ist die Niere in der Lage, in Zeiten eines Zuckermangels im Blut, auch selber Glucose herzustellen. Auf diese Weise nehmen die Nieren bei der Regulation des Zuckerstoffwechsels eine wichtige Rolle ein.

Säure-Basen-Haushalt

Die Resorptions- und Sekretionsvorgänge im Tubulussystem sind an der Einstellung des Säure-Basen-Haushalts **(pH-Wert)** im Blut beteiligt und wirken damit einer Übersäuerung **(Azidose)** bzw. einer Verschiebung des Blut-pH-Werts (Normwert 7,36–7,44) in den basischen Bereich **(Alkalose)** entgegen.

In der Tubuluszelle verbindet sich Kohlendioxid (CO_2) mit Wasser (H_2O) zu Kohlensäure (H_2CO_3), die ihrerseits in **Bicarbonat** (HCO_3, Base) und Wasserstoffionen (H^+, Säure) zerfällt. **Wasserstoffionen** (H^+), also Säure, werden aus dem Tubulussystem mit dem Harn ausgeschieden. Bicarbonat (HCO_3) verbindet sich in der Tubuluszelle mit Natrium zu **Natriumbicarbonat** ($NaHCO_3$), einer Base, die ins Blut übergeht.

Auch die Lunge ist aktiv an der Einstellung des Säure-Basen-Haushalts beteiligt. Im Rahmen einer Azidose (Zunahme der H^+-Ionenkonzentration → Übersäuerung) verbinden sich H^+ und HCO_3 zu H_2CO_3, das in CO_2 und H_2O zerfällt. CO_2 (Säure) wird zum Ausgleich der Azidose über die Lunge ausgeschieden.

Der Endharn selbst ist in der Regel schwach sauer (pH-Wert: 5,5).

MERKE

In der gesunden Niere wird Säure (Wasserstoffionen, H^+) mit dem Harn ausgeschieden und eine Base (Natriumbicarbonat, $NaHCO_3$) ins Blut rückresorbiert. Der Dialysepatient ist in der Regel übersäuert, da er keine Wasserstoffionen (H^+, Säure) mehr ausscheidet und zu wenig Natriumbicarbonat ($NaHCO_3$, Base) zum Ausgleich der Übersäuerung ins Blut rückresorbiert. Dieses Ungleichgewicht zwischen Säuren und Basen kann man während der Dialyse leicht ausgleichen. – Aber wie?

Genau, wir stellen die Konzentration von Natriumbicarbonat (Base) in der Dialysierlösung am Dialysegerät höher ein, als sie im Blut des Dialysepatienten ist (z. B. auf 32 mmol/l). Dies hat zur Folge, dass Natriumbicarbonat (Base) aus der Dialysierlösung ins Blut übertritt und die Übersäuerung ausgleicht.

Neben den oben beschriebenen Prozessen beherrscht die Niere noch ein ganz anderes Metier: Sie produziert auch Hormone. Nicht verwechselt werden darf die hier geschilderte Hormonproduktion der Nieren mit der ebenfalls umfangreichen Produktion der Nebennieren.

14.4.2 Hormonproduktion

Renin

Renin ist ein Hormon, das in der Niere gebildet wird. Genauer gesagt im oben bereits erwähnten **juxtaglomerulären Apparat.** Die Niere reagiert mit einer Reninfreisetzung auf eine verminderte Nierendurchblutung z. B. durch erniedrigten Blutdruck (im gesamten Kreislauf oder auch bei einer Verengung der Nierenarterien) oder Flüssigkeitsmangel **(Hypovolämie)** im Körper, z. B. bei Erbrechen und Durchfall. Zudem kommt es auch bei erniedrigtem Serumnatrium zur Reninfreisetzung.

Renin ist ein Teil des sogenannten **Renin-Angiotensin-Aldosteron-Systems** (RAA-System; ➤ Abb. 14.6). Hauptaufgabe dieses Systems ist es, den Blutdruck und das

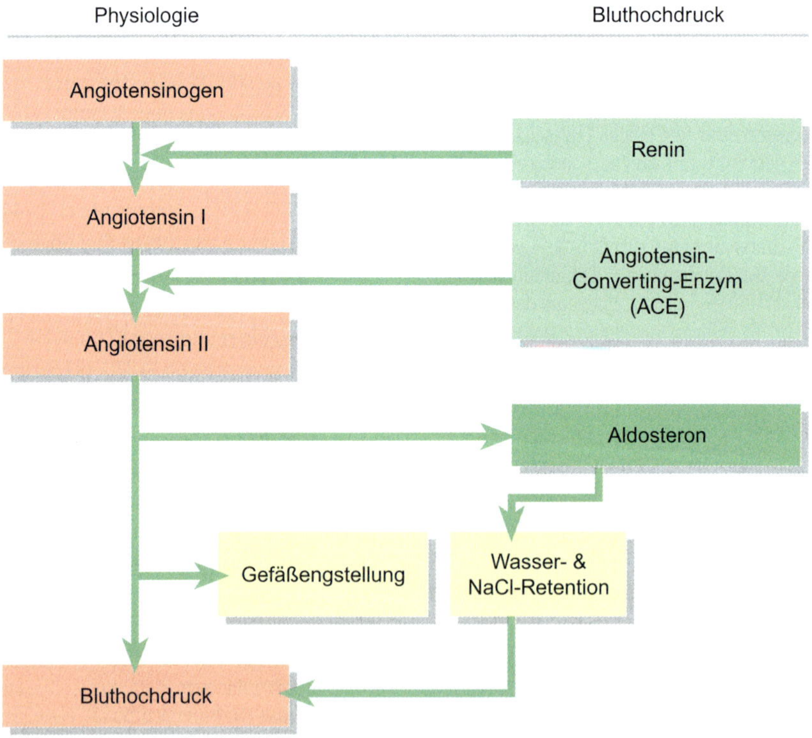

Abb. 14.6 Renin-Angiotensin-Aldosteron-System (RAA-System). [L138]

Flüssigkeitsvolumen im Kreislauf sowie den Natrium- und Kaliumhaushalt auf konstantem Niveau zu halten. Renin spaltet von dem in der Leber gebildeten Angiotensin ein Peptid ab, **das Angiotensin I,** welches wiederum von dem in der Lunge hergestellten Enzym **ACE** in **Angiotensin II** verwandelt wird. Angiotensin II bewirkt eine Gefäßverengung (Vasokonstriktion) der Arteriolen im gesamten Herz-Kreislauf-System und führt dadurch zu einer Steigerung des Blutdrucks. Ferner führt es zu einer Freisetzung von **Aldosteron** in der Nebennierenrinde, was wiederum die Resorption von Natrium und die Sekretion von Kalium im Tubulus erhöht.

Mit dieser Information können Sie sich jetzt leicht erklären, auf welche Weise die Medikamentengruppen der **ACE-Hemmer** und der **Angiotensin-Rezeptor-Gegenspieler** (Sartane) den Blutdruck senken.

Erythropoetin

Erythropoetin (EPO) ist ein Hormon, das die Bildung und Reifung der roten Blutkörperchen (Erythrozyten) im Knochenmark anregt. Da Erythrozyten beim gesunden Menschen eine Lebensdauer von nur etwa 120 Tagen haben, müssen sie kontinuierlich neu produziert werden. Die wichtigste Aufgabe der roten Blutkörperchen besteht darin, die Atemgase Sauerstoff und Kohlendioxid mithilfe des in ihnen enthaltenen roten Blutfarbstoffs (Hämoglobin) zu transportieren.

Den größten Teil (> 90 %) des Erythropoetins bilden die Nieren, ein kleiner Teil entsteht in der Leber. Die von den Nieren hergestellte Menge an Erythropoetin hängt im Wesentlichen vom Sauerstoffgehalt im Blut ab. Fortgeschrittene Erkrankungen der Nieren (chronische Niereninsuffizienz) führen dazu, dass relativ zu wenig Erythropoetin gebildet wird. Der Erythropoetinspiegel kann bei bestehender renaler Anämie vermindert (wie man erwarten würde), normal oder sogar leicht erhöht (aber eben nicht angemessen erhöht) sein. Bei nierengesunden Menschen besteht eine eindeutige Beziehung zwischen Hämoglobinkonzentration und Erythropoetinspiegel. Niedrige Hämoglobinwerte werden mit adäquat hohen Erythropoetinspiegel beantwortet. Normale oder leicht erhöhte Spiegel bei niereninsuffizienten Patienten sind jedoch in Relation zum Hämoglobinwert inadäquat (zu niedrig), und entsprechen somit einem **relativen Erythropoetinmangel.** Der fehlende Anstieg des Erythropoetinspiegels ist der Hauptgrund für die Entwicklung der renalen Anämie. Seit einigen Jahren steht gentechnisch hergestelltes Erythropoetin therapeutisch zur Verfügung.

Leider wird das gentechnisch hergestellte Erythropoetin nicht nur zu therapeutischen Zwecken, sondern häufig als Doping-Substanz im Leistungssport eingesetzt. Der Sportler erspart sich damit ein aufwändiges Höhentraining. Der wesentliche Wirkfaktor des Höhentrainings ist die Hypoxie (Sauerstoffmangel). In größeren Höhen nimmt die Hypoxie zu, da der Sauerstoffdruck in der Luft abnimmt. Höhentraining kann im Gebirge stattfinden oder in sogenannten Barokammern, die die Hypoxie durch einen Unterdruck künstlich hervorrufen. Beim Höhentraining reagiert der Körper aufgrund des Sauerstoffmangels und der damit verbundenen geringeren Sauerstoffsättigung des Blutes mit einer Steigerung der Erythropoetinproduktion. Dies hat eine relative Zunahme der roten Blutkörperchen und somit der Leistungsfähigkeit zur Folge.

Vitamin D und Parathormon

Vitamin D ist kein Vitamin im eigentlichen Sinne, sondern in seiner aktiven Form, dem **Vitamin D_3** oder **1,25-Cholecalciferol,** ein Hormon.

Vitamin D wird aus einem Abbauprodukt des Cholesterins (Cholesterol) unter Einfluss von UV-Licht vom Körper selbst produziert. Schon eine 10- bis 15-minütige Besonnung von Händen, Gesicht und Armen an mehreren Tagen der Woche reicht bei jungen Menschen aus, um eine ausreichende Menge Vitamin D zu synthetisieren. Der letzte Schritt der Umwandlung von Vitamin D in die aktive Form (Vitamin D_3) findet in der Niere statt (➤ Abb. 14.7). Vitamin D_3 fördert unter anderem die Calciumaufnahme aus der Nahrung.

Die Wirkungen des aktiven Vitamin D werden z. T. mit einem Hormon aus der Nebenschilddrüse, dem **Parathormon,** gesteuert. Auf einen zu niedrigen Calciumspiegel im Blut **(Hypocalcämie)** reagieren die Nebenschilddrüsen mit einer vermehrten Parathormonausschüttung. Das Parathormon stimuliert wiederum die Vitamin-D-Produktion.

Bei Patienten mit zunehmender Einschränkung der Nierenfunktion kann die Niere immer weniger Vitamin D in die aktive Form Vitamin D_3 umwandeln. Dies führt zu einer Verringerung der Calciumaufnahme aus der Nahrung, der Calciumspiegel im Blut sinkt. Auf diese Hypocalcämie reagieren die Nebenschilddrüsen mit einer vermehrten Ausschüttung von Parathormon. Zum Ausgleich des Calciumspiegels im Blut löst das Parathormon Calcium aus den Knochen. Dieser Prozess ist eine

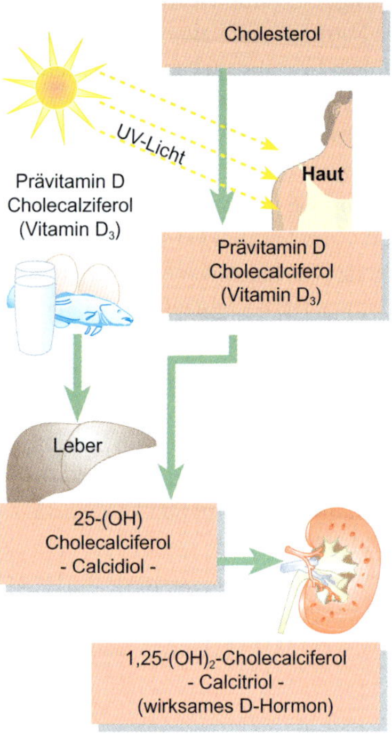

Abb. 14.7 Vitamin-D-Synthese. [L138]

Ursache für die Entwicklung der **renalen Osteopathie,** einer Langzeitkomplikation bei Dialysepatienten, die unbehandelt zu belastungsabhängigen Knochenschmerzen bis hin zu Knochendeformationen oder Knochenbrüchen führen kann.

Resümee

So viel zur Anatomie und Physiologie der Niere. Zugegeben, die Niere ist schon ein komplexes Organ. Man könnte sie auch als den Workaholic unter den Organen bezeichnen.

VORSICHT: PRÜFUNG!

1. Wo liegen die Nieren?
2. Aus welchen Bestandteilen setzt sich ein Nephron zusammen?
3. Beschreiben Sie das Prinzip der Primärharnbildung!
4. Neben den Glomeruli gibt es in der Niere ein weiteres Gefäßnetz, beschreiben Sie Lage und Funktion dieses Gefäßnetzes!
5. Welche Vorgänge steuern die Wasserrückresorption aus dem Primärharn?
6. Wie beeinflussen die Nieren das Säure-Basen-Gleichgewicht im Blut?
7. Wann schüttet die Niere das Hormon Renin aus und was bewirkt dies?

KAPITEL

15

Gerd Breuch

Chronisches und akutes Nierenversagen

An dieser Stelle kommen wir nicht umhin, Ihnen einen Crashkurs zum Thema „Nephrologie für Einsteiger“ zuzumuten. Wir haben uns bemüht, alles Wissenswerte rund um die Ursachen der Niereninsuffizienz in kompakter und verständlicher Form aufzubereiten. Ob dies gelungen ist, können Sie erst am Ende des Kapitels beurteilen. Also, nur zu.

Der Funktionsverlust der Niere wird auch als Niereninsuffizienz bezeichnet. Der Begriff „Insuffizienz“ kommt aus dem Lateinischen und bedeutet „unzureichend, ungenügend“. Unter chronischer Niereninsuffizienz oder chronischem Nierenversagen versteht man eine nicht mehr rückgängig zu machende (irreversible) Einschränkung der Nierenfunktion. Das bedeutet, die Nieren können ihrer wesentlichen Aufgabe, nämlich Flüssigkeit und Giftstoffe aus dem Körper zu entfernen, nicht mehr in ausreichendem Maße nachkommen.

Nierenerkrankungen gehören zu den zehn häufigsten Todesursachen weltweit. Von der Weltbevölkerung sind 8–10 % von einer chronischen Nierenerkrankung (CKD) betroffen und mehr als 2 Millionen Menschen benötigen derzeit weltweit eine lebenserhaltende Nierenersatztherapie. Im Jahr 2040 werden Nierenerkrankungen voraussichtlich zu den fünf häufigsten Todesursachen weltweit gehören.

Die häufigsten Ursachen eines chronischen Nierenversagens sind Diabetes mellitus und Bluthochdruck.

Eine akute Niereninsuffizienz birgt immer die Möglichkeit der vollständigen Wiederherstellung der Nierenfunktion in sich, sie wird oft nicht erkannt, da sie sich in erster Linie durch einen Anstieg der Nierenwerte im Blut definiert.

15.1 Diagnose, Stadien und Symptome der Niereninsuffizienz

Eine chronische Niereninsuffizienz entsteht sehr langsam und bleibt typischerweise für längere Zeit unbemerkt. Betroffene spüren von den schleichenden Verschlechterungen so gut wie nichts. Nur die Untersuchung von Blut und Urin kann letztendlich Aufschluss über eine mögliche Schädigung geben. Meist kommt es erst zu Beschwerden, wenn die Nierenfunktion bereits stark eingeschränkt ist.

Eine erhöhte Eiweißausscheidung (vor allem das Eiweiß Albumin) im Urin kann ein erstes Zeichen für eine Nierenschädigung unabhängig von der Nierenfunktion sein. Sie kann eine Nierenschädigung anzeigen, wenn die Funktion noch normal ist.

Ob die Nierenfunktion eingeschränkt ist, kann u. a. durch die Bestimmung von Kreatinin, Harnstoff oder Cystatin C im Blut festgestellt werden. Das Serumkreatinin wird aber erst pathologisch, wenn die Nierenfunktion bereits um mehr als 50 % vermindert ist. Deshalb ist Kreatinin als isolierter Marker für die Früherkennung einer Nierenerkrankung ungeeignet. Cystatin C besitzt eine größere diagnostische Sensitivität als das Serumkreatinin und ist ein Marker, der bereits moderate Einschränkungen der GFR im sogenannten Kreatinin-blinden Bereich nachweisen kann.

Mittels einer Ultraschalluntersuchung lässt sich die Nierengröße und die Beschaffenheit des Nierengewebes bestimmen. Sind die Nieren beispielsweise sehr klein, ist dies ein Hinweis auf eine schon länger bestehende Nierenschädigung.

Die Niereninsuffizienz wird nach ihrem Schweregrad in fünf Stadien eingeteilt. Je höher das Stadium, umso fortgeschrittener ist die Erkrankung.

Das formale Hauptkriterium für diese Einteilung ist ein Laborwert, die sogenannte **glomeruläre Filtrationsrate (GFR).**

Die GFR ist das pro Zeiteinheit von den Glomeruli (Nierenkörperchen) filtrierte Flüssigkeitsvolumen. Es wird in der Regel in der Einheit ml/min angegeben. Die Ermittlung der GFR ist durch die Bestimmung der Clearance (➤ Kap. 3.4) von Inulin oder Kreatinin möglich. Hierzu wird neben der Plasma Kreatinin- bzw. Inulinkonzentration auch die Menge an ausgeschiedenem Urin sowie die Konzentration von Kreatinin bzw. Inulin im 24-h-Sammelurin benötigt.

Um sich die Urinsammelzeit zu sparen, kann man alternativ die eGFR bestimmen.

Die geschätzte glomeruläre Filtrationsrate, kurz eGFR („e“ für „estimated“), dient der Abschätzung der GFR anhand des Serumkreatinins und weiterer Angaben zum Patienten (z. B. Alter und Geschlecht). Die aufwändige und mit Fehlern behaftete Sammlung des 24-h-Sammelurins entfällt hierbei.

Es gibt verschiedene Formeln zur Berechnung der $eGFR_{Crea}$, wie z. B. die CKD-EPI-Formel oder die MDRD-Formel.

Der Normalwert der GFR für Kreatinin (Kreatinin-Clearance) liegt bei 90–120 ml pro Minute. Das heißt, eine gesunde Niere reinigt pro Minute mindestens 90 ml Blut von Kreatinin und scheidet es über den Urin aus. Erst wenn dieser Wert um mehr als 50 % unterschritten wird, steigt auch der Kreatininwert im Blut. Daraus wird deutlich, dass der Kreatininwert nur bedingt zur Beurteilung der Nierenleistung herangezogen werden kann.

Stadium 1: GFR größer 90 ml/min

In diesem Stadium arbeiten die Nieren noch normal. Die Blutwerte der harnpflichtigen Substanzen sind zu diesem Zeitpunkt im Normbereich. Ein Indiz für eine Nierenschädigung im Frühstadium ist ein möglicherweise bereits nachweisbarer Eiweißverlust im Urin. Da die Patienten keinerlei Symptome aufweisen, wird die Diagnose Niereninsuffizienz meist zufällig gestellt, z. B. durch eine Routine-Urinkontrolle.

Stadium 2: GFR zwischen 60 und 89 ml/min

Auch im Stadium 2 sind die Blutwerte der harnpflichtigen Substanzen weiterhin im Normbereich. Die Nieren funktionieren oberflächlich betrachtet tadellos. Ein erfahrener Nephrologe weiß jedoch, dass es jetzt höchste Zeit ist, den Patienten sehr sorgfältig und engmaschig zu untersuchen und zu therapieren. Bluthochdruck und Diabetes gehören zu den Erkrankungen, die besonders häufig zu einer Nierenschädigung führen. Liegt eine solche Erkrankung vor, muss sie zwingend optimal behandelt werden. Nur so lässt sich ein Fortschreiten der Nierenschädigung wirkungsvoll verhindern.

Oberstes Ziel ist es, die chronische Niereninsuffizienz so lange wie möglich in diesem Stadium zu halten. Bei sorgfältiger Therapie kann man dieses Stadium über Jahre hinweg stabil halten.

Stadium 3: GFR zwischen 30 und 59 ml/min

Die Nierenschädigung ist nun so weit fortgeschritten, dass auch im Blut erhöhte Kreatinin- und Harnstoffwerte nachzuweisen sind. Im Körper kann es zu ersten Wasseransammlungen kommen und der Blutdruck kann steigen.

In Stadium 3 steigt auch das Risiko von Herz-Kreislauf-Erkrankungen deutlich an. Medikamente, die normalerweise über die Nieren wieder ausgeschieden werden, müssen jetzt in ihrer Dosis reduziert oder ganz abgesetzt werden, damit sie keine Nebenwirkungen verursachen. Ab dem Stadium 3 kann die Schädigung der Nieren nicht mehr vollständig kompensiert werden.

Stadium 4: GFR zwischen 15 und 29 ml/min

In diesem Stadium treten weitere Beschwerden auf – dazu zählen unter anderem Ermüdung, Appetitlosigkeit, Erbrechen, Übelkeit, Nervenschmerzen, Juckreiz und Knochenschmerzen sowie ein gestörter Schlaf-Wach-Rhythmus. Aufgrund der mangelnden Ausscheidung von Salzen und Wasser kommt es zu Wassereinlagerungen, den Ödemen. Die mangelhafte Ausscheidung der Giftstoffe zieht jetzt den gesamten Organismus in Mitleidenschaft.

Lange Zeit machte man dafür nur einen Grund verantwortlich: das ständige Ansteigen der harnpflichtigen Substanzen im Blut. In Studien zeigte sich aber, dass die Menge dieser Stoffe im Blut und die Schwere der Symptome nur bedingt miteinander in Beziehung stehen. Die Niere ist eben mehr als ein Filter, sie hat Einfluss auf viele Körperfunktionen, z. B. den Blutdruck, die Vitamin-D-Bildung und die Bildung roter Blutkörperchen (Erythropoetin). Wenn die Nierenfunktion zunehmend eingeschränkt ist, gerät der gesamte Organismus aus dem Takt – es kommt nicht „nur" zu einer Vergiftung, sondern unter anderem auch zu einem Mangel an lebenswichtigen Hormonen und Signalstoffen.

Spätestens in diesem Stadium muss ein Nephrologe mit in die Behandlung einbezogen werden. Durch eine sensible Dosierung der richtigen Medikamente, eine optimale Blutdruckeinstellung, die Therapie einer metabolischen Azidose, die Vermeidung potenziell schädigender Medikamente und ggf. eine Änderung von Lebensgewohnheiten (kein Nikotin!) kann auch dieses Stadium oft noch einmal vorübergehend in die vorhergehende Phase zurückgeführt oder zumindest das Fortschreiten verlangsamt werden. Nicht zu unterschätzen ist die disziplinierte Mitarbeit des betroffenen Patienten, z. B. was die korrekte und pünktliche Medikamenteneinnahme betrifft oder das Einhalten einer eventuell empfehlenswerten „Diät".

Stadium 5: GFR unter 15 ml/min

In Stadium 5 erlischt die Funktion der Nieren schließlich (fast) vollständig, man spricht deshalb auch von einer terminalen Niereninsuffizienz. Spätestens jetzt muss mit den vorbereitenden Maßnahmen für eine geeignete Nierenersatztherapie (Dialyse) begonnen werden.

Die Dialyse kann die Funktion der Nieren nur sehr bedingt ersetzen. Trotz Dialyse bleiben die Blutwerte der harnpflichtigen Substanzen erhöht. Ohne Dialyse würden die Patienten jedoch nicht überleben.

Insbesondere am Anfang erschwert der stumme Verlauf von Nierenerkrankungen häufig eine rechtzeitige Diagnose und verzögert die daraus resultierende Therapie. Der Routinecheck beim Hausarzt erfasst nicht zwingend eine schon fortgeschrittene Erkrankung der Niere.

MERKE

Der Serum-Kreatininwert ist kein verlässlicher Parameter zur Überprüfung der Nierenfunktion. Nur über die Bestimmung der GFR und einer Eiweißausscheidung im Urin lässt sich eine Nierenschädigung rechtzeitig erkennen.

Nachdem wir uns den einzelnen Stadien der Niereninsuffizienz gewidmet haben, richten wir unseren Fokus in den nächsten

Abschnitten auf die dahinterstehenden Nierenerkrankungen.

15.2 Nierenerkrankungen

Nachfolgend werden mögliche Ursachen beschrieben, die einer chronischen Niereninsuffizienz zugrunde liegen können. Wir müssen zuvor noch kurz einen Aspekt streifen, der in früheren Zeiten weniger Beachtung fand: die **Niere im Alter.**

Wie der Gesamtorganismus unterliegen auch die Nieren einem physiologischen Alterungsprozess. Ab dem 40. Lebensjahr nimmt der renale Blutfluss kontinuierlich ab, ohne dass es zu einer Änderung der gemessenen Nierenfunktionsparameter kommt. Man geht pro Lebensjahrzeit ungefähr von einem Verlust von 7,5 ml GFR aus, sodass jenseits des 70. Lebensjahres etwa die Hälfte der sonst gesunden Erwachsenen eine GFR unter 60 ml/min aufweist. Ursächlich sind verschiedene strukturelle Veränderungen, wie vor allem eine zunehmende Sklerosierung und schließlich eine komplette Vernarbung von Glomeruli (Nierenkörperchen), was zu einer messbaren Abnahme des Nierenvolumens, im Wesentlichen der Nierenrinde, führt. Das Alter per se hat keinen Einfluss auf die Rate einer etwaigen Albuminausscheidung.

Von einer „echten" Niereninsuffizienz sollte man oberhalb einer Clearance von 60 ml/min nur im Zusammenhang mit anderen pathologischen Befunden, wie z. B. einer Albuminurie, sprechen. Insofern sollte mit der „Diagnose Niereninsuffizienz" vorsichtig umgegangen werden.

Neben einer absinkenden GFR kommt es bei der Alterung zu einer Einschränkung der Regulierung des Natrium- und Säure-Basen-Haushalts sowie zu einer Einschränkung der Urinkonzentrationsfähigkeit.

Offenbar sind diese Änderungen als physiologisch zu betrachten, da sie weder zu verhindern noch umzukehren sind. Ganz wesentlich ist es allerdings, bei vorliegender Funktionseinschränkung die Medikamentendosierungen an die Nierenfunktion anzupassen bzw. Kontraindikationen streng zu beachten.

15.2.1 Chronische Nierenerkrankung/Niereninsuffizienz

MERKE

Eine chronische Nierenerkrankung wird definiert als eine abnorme Veränderung der Nierenstruktur oder -funktion, die über drei Monate besteht und Konsequenzen für die Gesundheit hat.
Sie wird eingeteilt nach Ursache der Störung, Höhe der glomerulären Filtrationsrate (GFR) und Ausmaß der Albuminurie.

Die Einschränkung der GFR wird dabei nach den neuesten Richtlinien (KDIGO 2024 Clinical Practice Guideline for the Evaluation and Management of Chronic Kidney Disease) gemäß ➤ Tab. 15.1 kategorisiert:

Tab. 15.1 Kategorien der GFR nach KDIGO 2024

GFR Kategorie	GFR (ml/min/1,73 m²)	Bezeichnung
G1	≥ 90	normal oder hoch
G2	60–89	leicht eingeschränkt (bei jungen Erwachsenen)
G3a	45–59	leicht- bis mittelgradig eingeschränkt
G3b	30–44	mittel- bis hochgradig eingeschränkt
G4	15–29	hochgradig (schwer) eingeschränkt
G5	< 15	Nierenversagen

GFR: glomeruläre Filtrationsrate; KDIGO: Kidney Disease – Improving Global Outcomes.

Tab. 15.2 Kategorien der Albuminurie nach KDIGO 2024

Kategorie	Albuminexkretion (mg/24 Std)	Albumin-Kreatinin-Ratio (ACR)		Bezeichnung
		(mg/mmol)	(mg/g)	
A1	< 30	< 3	< 30	normal bis leicht erhöht
A2	30–300	3–30	30–300	mäßig erhöht
A3	> 300	> 30	> 300	stark erhöht

KDIGO: Kidney Disease – Improving Global Outcomes.

Die Kategorien der Albuminurie zeigt ➤ Tab. 15.2.

Diabetische Nephropathie

In Deutschland sind > 80.000 Patienten dialysepflichtig. Über 30 % davon haben Diabetes (rund 70 % Typ 1, 30 % Typ 2). Typ-1-Diabetiker sowie Typ-2-Diabetiker, deren Erkrankung sich schon im mittleren Erwachsenenalter manifestiert hat, haben ein Risiko von ca. 30 %, terminal niereninsuffizient zu werden.

Unter einer **diabetischen Nephropathie** versteht man Veränderungen an den Nieren, die als Folgeerkrankung eines über Jahre bestehenden Diabetes entstehen. In der Regel erhöht sich das Risiko, wenn der Diabetes nicht „gut" eingestellt ist. Die diabetische Nephropathie ist kein klar definiertes Krankheitsbild, sondern die Summe unterschiedlichster Veränderungen, die als Folge der diabetischen Stoffwechsellage oft kombiniert mit hohem Blutdruck in den Nieren entstehen können. Sowohl eine mangelnde Durchblutung der Nieren als auch Veränderungen des Nephrons bedingen eine diabetische Nephropathie. Die Basalmembran wird dicker, die Glomeruli hyalinisieren (d. h., deren Gewebe wird so umgewandelt, dass die Eiweißkörper glasartig durchscheinen) und werden durchlässig für Eiweiß. Zunächst kommt es nur zu einer sehr geringen Albuminausscheidung **(Mikroalbuminurie),** im Verlauf kann sich diese aber zu einer **Makroalbuminurie oder Makroproteinurie** steigern, bis hin zum massiven Eiweißverlust mit Eiweißmangel im Körper. Der Blutdruck kann entgleisen, es entwickeln sich Ödeme und eine diabetische Retinopathie (diabetische Netzhauterkrankung).

Nicht alle Diabetiker sind gleich empfänglich für die Entwicklung einer diabetischen Nephropathie. Eine genetische Prädisposition (Veranlagung) fördert die Entwicklung offenbar entscheidend.

Das Fortschreiten einer diabetischen Nephropathie kann nur verzögert, aber nicht vollständig aufgehalten werden. Beim Nachweis einer Mikroalbuminurie sind therapeutische Konsequenzen wie Blutzucker- und Blutdruckoptimierung, Nikotinverzicht und ausreichende Bewegung (Sport) zwingend erforderlich. Im Mittelpunkt steht das Erreichen eines optimalen Blutdruckwertes (< 120/80 mmHg). Dazu muss in der Regel ein Antihypertensivum verordnet werden, das den systemischen und intraglomerulären Blutdruck beeinflusst (ACE-Hemmer oder Sartane). Zusätzlich ist heute die Gabe eines SGLT-2-Inhibitors (Dapagliflozin oder Empagliflozin), der zu einer vermehrten Ausscheidung von Glucose durch den Urin führt, eine essenzielle Therapiesäule, die die Progression bei den meisten Nierenerkrankungen aufhalten kann.

Sonografisch ist eine diabetische Nephropathie in frühen Stadien eher durch große Nieren gekennzeichnet. Viele andere Nierenerkrankungen führen dagegen zu Schrumpfnieren.

Hypertone vaskuläre Nephropathie

Eine Nierenschädigung kann auch die Folge von Bluthochdruck (arterieller Hypertonie) sein. Eine arterielle Hypertonie liegt vor, wenn bei mindestens zwei Gelegenheitsblutdruckmessungen an zwei unterschiedlichen Tagen Blutdruckwerte von ≥ 140 mmHg systolisch und/oder ≥ 90 mmHg diastolisch ergeben. Diese Definition bezieht sich auf manuelle Messungen im klinischen Umfeld, die durch einen Arzt oder geschultes medizinisches Personal durchgeführt werden. Bei eigenen Messungen zu Hause in Ruhe gelten Werte von > 135/85 mmHg als Diagnosekriterien.

Eine langjährig bestehende und unzureichend behandelte arterielle Hypertonie führt häufig durch eine arteriosklerotische Schädigung der glomerulären Gefäße zu chronischem Nierenversagen.

Ein schlecht eingestellter Bluthochdruck erhöht zudem das Risiko einer vorzeitigen Arteriosklerose der großen und kleinerer Gefäße. Es kommt zu arteriosklerotischen Verengungen im gesamten Stromgebiet der Nierenarterien, sogenannten **Nierenarterienstenosen.** Wenn diese Verengungen beidseits auftreten, kann letztendlich eine chronische Niereninsuffizienz die Folge sein. Eine einseitige Nierenarterienstenose aktiviert das Renin-Angiotensin-System (➤ Kap. 14.4.2) und unterstützt somit einen schon bestehenden Hypertonus.

Zeichen der Nierenschädigung durch Bluthochdruck ist nicht nur die Funktionsverschlechterung der Niere mit Abfall der glomerulären Filtrationsrate, sondern vor allem die **Mikroalbuminurie,** die einer Nierenfunktionseinschränkung lange vorausgehen kann. Die Mikroalbuminurie wird heute als Marker einer hypertensiv bedingten Gefäßschädigung an allen Endorganen gesehen.

Glomerulonephritis

In Zusammenhang mit glomerulären Erkrankungen fallen oft die Begriffe **nephrotisches und nephritisches Syndrom.** Sie fassen häufig vorkommende klinische Kriterien sowie Laborparameter in Blut und Urin zusammen, die immer wieder bei den Verlaufsformen glomerulärer Erkrankungen zu beobachten sind (➤ Tab. 15.3). Damit werden keine Erkrankungen im engeren Sinne bezeichnet, denn beiden Syndromen können verschiedene glomeruläre Nierenerkrankungen zugrunde liegen. Ein nephrotisches Syndrom ist gekennzeichnet durch

Tab. 15.3 Merkmale des nephrotischen und nephritischen Syndroms

Nephrotisches Syndrom	Nephritisches Syndrom
• Proteinurie – Ausscheidung von Proteinen (Eiweißen) mit dem Urin über 3 g in 24 Stunden • Ödeme an den Extremitäten, die häufig stark ausgeprägt sind, bedingt durch Hypoalbuminämie • Hypoproteinämie – Verminderung des Proteingehalts im Serum • Hyperlipoproteinämie – durch eine verstärkte Herstellung von Cholesterin in der Leber kommt es zu einer Erhöhung von VLDL und LDL und später auch von Triglyzeriden	• Hämaturie – Ausscheidung von Erythrozyten mit dem Urin • Zylindrurie – Auftreten von Harnzylindern (im Harnsediment vorkommende walzenförmige Ausgüsse der unteren Abschnitte der Nierenkanälchen) im Blut • Vermehrte Ansammlung von Salz und Wasser im Körper • Ödeme, insbesondere Lidödeme, durch Überwässerung • Arterieller Bluthochdruck • Evtl. Oligurie oder Anurie (wenig oder kein Urin), verbunden mit einem Lungenödem (Flüssigkeitsstau in der Lunge)

eine Proteinurie von mehr als 3,5 g/24 Stunden mit nachfolgendem Eiweißmangel im Serum (Hypalbuminämie, Gesamteiweißmangel), einer Hyperlipidämie und oft ausgeprägten Ödemen infolge des Eiweißmangels. Folge der Ödementwicklung ist eine Gewichtszunahme und evtl. Dyspnoe. Infektanfälligkeit und Thromboseneigung sind durch Verlust spezifischer Eiweiße begründet. Unterhalb eines Serumalbuminspiegels von 2,0 g/dl ist meist eine Antikoagulation notwendig.

Die Glomerulonephritis ist eine entzündliche Nierenerkrankung, die diffus oder herdförmig an den Nierenkörperchen (Glomeruli) abläuft. Sie führt dort zu einer Schädigung der Filtermembran, sodass Proteine und Erythrozyten die glomeruläre Gefäßmembran passieren können und somit im Urin nachweisbar sind.

Eine Glomerulonephritis kann kurz und heftig **(akute Glomerulonephritis),** rasch fortschreitend **(rapid progressive Glomerulonephritis)** oder langsam bzw. schleichend **(chronische Glomerulonephritis)** verlaufen.

Die Vorgänge im Einzelnen sind bei den meisten Glomerulonephritiden nicht geklärt, bekannt sind jedoch verschiedene zugrunde liegende Mechanismen, bei denen stets das Immunsystem beteiligt ist. Wir stellen Ihnen im Folgenden die wichtigsten **Ursachen für eine Glomerulonephritis** vor:

- Eine wichtige Waffe des Immunsystems gegen Krankheitserreger sind erregerspezifische Antikörper, die gegen Antigene auf der Oberfläche der Krankheitserreger gerichtet sind. Im Blut zirkulierende Komplexe aus Antigenen und Antikörpern nennt man Immunkomplexe. Derartige Immunkomplexe lassen sich im Nierengewebe von Patienten mit Glomerulonephritis häufig nachweisen. Sie sind in der Lage, an den Glomeruli entzündliche Gewebeveränderungen hervorzurufen. Beispiele für durch Immunkomplexe ausgelöste Glomerulonephritiden sind die **Poststreptokokken-Glomerulonephritis und die IgA-Nephrits.**
- Glomerulonephritiden werden häufig bei Systemerkrankungen wie dem systemischen Lupus erythematodes oder Vaskulitiden wie Granulomatose mit Polyangiitis (früher Morbus Wegener) oder mikroskopischer Polyangiitis nachgewiesen. Diese Erkrankungen sind allgemein durch eine Überaktivität und Fehlsteuerung des Immunsystems gekennzeichnet. Diese Fehlsteuerung führt zu einem Angriff des Immunsystems auf körpereigene Strukturen. Man spricht daher von **Autoimmunerkrankungen.** Sie manifestieren sich an zahlreichen Organen, typisch ist der Befall von Gelenken und der Haut. Eine Nierenbeteiligung in Form einer Glomerulonephritis ist häufig ein Zeichen erhöhter Krankheitsaktivität und führt nicht selten zum terminalen Nierenversagen.
- Seltener (ca. 5 %) wird eine Glomerulonephritis durch Autoantikörper verursacht, die der Körper speziell gegen die Basalmembran des Glomerulus produziert. Zu diesen Erkrankungen gehört die **Anti-Basalmembran-Antikörper-Nephritis.** Bei der Mehrzahl dieser wenigen Patienten besteht gleichzeitig eine Miterkrankung der Lungen („pulmorenale Erkrankung").
- Darüber hinaus existiert eine Vielzahl seltener Glomerulonephritiden, die sich im Einzelnen hinsichtlich des Verlaufs, der mikroskopisch sichtbaren Veränderungen, der Therapie und der Prognose unterscheiden.

MERKE

Der Begriff **Glomerulonephritis** bezeichnet eine ganze Reihe verschiedener Nierenerkrankungen. Allen gemeinsam sind der Ort des Krankheitsgeschehens, die Glomeruli (Nieren-

körperchen), und eine Beteiligung des Immunsystems.
Es kann sich dabei um Entzündungen handeln, die nur an den Nierengefäßen (Gefäßknäuel) ablaufen. Diese werden meist durch Ablagerung von Immunkomplexen hervorgerufen. Glomerulonephritiden können aber auch durch eine Nierenbeteiligung bei entzündlichen Gefäßerkrankungen des ganzen Körpers vorkommen (z. B. beim systemischen Lupus erythematodes oder bei Granulomatose mit Polyangiitis (Morbus Wegener). Entscheidend für die Behandlung einer Glomerulonephritis sind Ursache und Verlaufsform.

Glomerulonephritiden machen häufig keine subjektiven Beschwerden. Auftreten können Proteinurie, Hämaturie, Ausscheidung von Harnzylindern, Oligurie, Hypertonie, Ödeme, Nierenschmerzen und evtl. ein nephrotisches Syndrom (➤ Tab. 15.3).

Die Diagnose einer Glomerulonephritis erfolgt primär auf der Basis der Labordiagnostik von Blut und Urin. Eine gesicherte und spezifische Diagnose ist jedoch nur mittels einer Nierenbiopsie möglich.

Die Therapie ist abhängig vom Typ der Glomerulonephritis. Im Vordergrund steht die Behandlung der Grunderkrankung, daneben werden je nach Bedarf Antihypertonika, Kortikoide oder Immunsuppressiva verordnet.

Interstitielle Nierenerkrankungen

Nierenerkrankungen können nicht nur die Glomeruli, sondern auch das Bindegewebe (Interstitium) zwischen den Glomeruli und den Tubuli betreffen.

MERKE

Erkrankungen, die primär das Nierenbindegewebe betreffen, nennt man interstitielle Nierenerkrankungen.

Interstitielle Nierenerkrankungen (interstitielle Nephritiden) können akut auftreten und zu einer raschen Nierenfunktionsverschlechterung führen, aber auch einen chronischen Verlauf nehmen.

Die **akute interstitielle Nephritis** führt zu einer plötzlichen Entzündung des Bindegewebes in der Niere und meist zu einer akuten Nierenfunktionseinschränkung. Diese Verlaufsform ist entweder allergisch-medikamentös-toxisch (durch Antibiotika, Diuretika), infektiös (durch systemische Infektionen, Pyelonephritis) oder immunologisch (durch systemischen Lupus erythematodes) bedingt. Insbesondere die beiden ersten Gruppen sind klinisch bedeutsam. Die akute interstitielle Nephritis kann von Hautausschlägen, Fieber und Gelenkbeschwerden begleitet sein. Das klinische Spektrum reicht von leichten Funktionseinschränkungen der Nieren bis hin zur dialysepflichtigen Niereninsuffizienz. Therapeutisch steht die Vermeidung bzw. Behandlung der auslösenden Ursache im Vordergrund. Ferner können Kortikoide eingesetzt werden.

Unter dem Begriff **chronische interstitielle Nephritis** werden chronische Entzündungen des Interstitiums der Niere unterschiedlichster Ursache zusammengefasst.

Analgetikanephropathie

Eine wichtige Rolle unter den chronisch interstitiellen Nierenerkrankungen spielt die **Analgetikanephropathie,** die in der Vergangenheit meist durch das Schmerzmittel Phenacetin hervorgerufen wurde. Phenacetin war früher Bestandteil zahlreicher Mischanalgetika, inzwischen ist die Substanz vom Markt verschwunden. Doch auch die noch zugelassenen Analgetika und nicht steroidalen Entzündungshemmer (Antiphlogistika), wie das sehr gebräuchliche Diclofenac, besitzen ein nierentoxisches Potenzial. Sie sollten mit Vorsicht eingenommen werden, vor allem wenn die

Nieren bereits durch andere Erkrankungen vorgeschädigt sind. Man vermutet, dass die Abbauprodukte der Analgetika sich im Nierenmark anreichern und dort zur lokalen Minderdurchblutung, Sauerstoffunterversorgung und sukzessive zum Absterben des Gewebes führen.

Pyelonephritis

Eine **Pyelonephritis** (Nierenbeckenentzündung) kann ebenfalls zu einer chronisch interstitiellen Nephritis führen. Sie tritt bei beiden Geschlechtern und in jeder Altersklasse auf, häufiger aber bei Mädchen und Frauen. Im höheren Alter wiederum sind vermehrt Männer betroffen – Ursache ist dann meist eine vergrößerte Prostata (Vorsteherdrüse), die den Harnabfluss behindert. Die Pyelonephritis nimmt entweder einen akuten oder chronischen Verlauf.

An dieser Stelle erlauben wir uns einen kurzen **Exkurs:** Die Pyelonephritis oder Nierenbeckenentzündung ist eine meist durch bakterielle Infektionen verursachte, akut oder chronisch verlaufende Entzündung des Nierenbeckens, die nicht zu den interstitiellen Nierenerkrankungen gehört, aber dennoch in diesem Kontext erläutert werden sollte.

Die **akute Pyelonephritis** tritt meist einseitig auf. Sie entwickelt sich üblicherweise aus einer aufsteigenden Harnwegsinfektion. Bakterien „wandern" über einen Harnleiter von der Blase aufwärts in die Niere und vermehren sich dort. In 80 % der Fälle sind *E.-coli*-Bakterien, normalerweise harmlose Bewohner des menschlichen Darms, die Erreger. Symptome sind schmerzhaftes und häufiges Wasserlassen, hohes Fieber (bis 40 °C), Schüttelfrost, Abgeschlagenheit sowie Rücken- und Flankenschmerzen.

Eine **chronische Pyelonephritis** kann dagegen lange Zeit symptomlos bleiben. Somit besteht die Gefahr, dass sie nicht früh genug erkannt und behandelt wird. Nicht rechtzeitig behandelte Nierenbeckenentzündungen schädigen die Nieren unter Umständen so weit, dass es zu einem vollständigen Nierenversagen (terminale Niereninsuffizienz) kommt und eine Nierenersatztherapie notwendig wird.

Die Pyelonephritis ist ein Beispiel dafür, wie wichtig die Zusammenarbeit zwischen Urologen und Nephrologen ist. Bei wiederholt auftretenden Nierenbeckenentzündungen sollte unbedingt auch ein Urologe zurate gezogen werden, um möglichen Harnabflussstörungen auf die Spur zu kommen. Diagnostiziert wird eine Pyelonephritis durch den Nachweis zahlreicher weißer Blutkörperchen (Leukozyten) sowie von Bakterien im Urin.

Sowohl die akute als auch die chronische Pyelonephritis wird mit Antibiotika behandelt. Jede Nierenbeckenentzündung muss sehr sorgfältig austherapiert und kontrolliert werden, um Rezidive zu vermeiden. Liegen Engstellen der ableitenden Harnwege vor, sollten diese beseitigt werden.

Tubuläre Syndrome

Die direkte Nachbarschaft des Nierenbindegewebes zum Tubulussystem führt bei interstitiellen Nierenerkrankungen neben der akuten oder chronischen Nierenfunktionsverschlechterung auch zu Störungen der Transporteigenschaften der Tubuli. Diese Störungen werden unter dem Begriff **tubuläre Syndrome** zusammengefasst. Tubuläre Syndrome äußern sich in einer gestörten Rückresorption von Elektrolyten, Puffersubstanzen, Aminosäuren und Glucose. Bedeutende tubuläre Syndrome sind der **nephrogene Diabetes insipidus** und die **renale tubuläre Azidose.** Der nephrogene Diabetes insipidus ist eine Erkrankung des distalen Tubulus, bei der das antidiuretische Hormon (ADH; ➤ Kap. 14.4.1) die Wasserrückresorption aus dem Primärharn nicht mehr steuern kann. Dies führt zu einer enormen Produktion eines gering konzentrierten Urins (Polyurie) und dem daraus resultierenden Wasserverlust. Bei der renalen tubulären Azidose unterscheidet man eine distale und eine proximale Form. Die distale Form zeichnet sich durch eine Störung der aktiven Säuresekretion in das Tubulussystem aus. Bei der proximalen Form entsteht die Azidose durch eine ungenügende tubuläre Rückresorption von Bicarbonat. Dies wiederum ist häufig ein Symptom des **Fanconi-Syndroms,** bei dem neben der Übersäuerung (Azidose) weitere tubuläre Transportprozesse gestört sind. Dabei kommt es zu einer erhöhten Ausscheidung von Aminosäuren, Glucose und Phosphat. Das Fanconi-Syndrom ist häufig ein Indikator für eine Nierenschädigung durch Schwermetalle, z. B. bei starker Bleibelastung.

Infektionen durch EHEC

Escherichia (E.) coli ist ein häufiger und in der Regel harmloser Bewohner des menschlichen Darms und Bestandteil der natürlichen Darmflora. Das **enterohämorrhagische** *Escherichia coli* **(EHEC)** hingegen gehört zu einem genetisch veränderten Stamm der *E. coli*-Bakterien, der bestimmte Toxine produziert und schwerste Krankheitsbilder vor allem bei Kleinkindern und älteren Menschen hervorrufen kann.

EHEC lassen sich aufgrund bestimmter Merkmale in mehrere Untergruppen einteilen, von denen der Typus O157:H7 in Deutschland am häufigsten nachgewiesen wird. Der Keim kommt vor allem im Darm von Wiederkäuern wie Rindern, Schafen oder Ziegen vor. Mehrere Untergruppen von EHEC produzieren das sogenannte Shiga-Toxin. Durch Bindung des Toxins an bestimmte Rezeptoren der Zellwand wird die Proteinsynthese gehemmt und schließlich der Zelltod ausgelöst.

Die Infektion mit dem gefährlichen Erreger erfolgt über mehrere Wege. Ein wichtiger Übertragungsweg ist der Verzehr von verunreinigten Lebensmitteln. Die Inkubationszeit beträgt nur wenige Tage. Der Erreger wird von den Infizierten über den Stuhl ausgeschieden und kann längere Zeit infektiös bleiben.

Die durch eine EHEC-Infektion ausgelöste Symptomatik umfasst ein relativ breites Spektrum, das von wässrigem Durchfall bis zu blutiger Diarrhö mit Bauchkrämpfen reicht. Eine gefürchtete Verlaufsform ist das sogenannte **hämolytisch-urämische Syndrom (HUS),** das rund 5–10 % der Infizierten entwickeln. Eine mögliche Folge ist akutes Nierenversagen und der massive Zerfall von roten Blutkörperchen und Blutplättchen (hämolytische Anämie). Häufig ist eine Dialysebehandlung notwendig.

Plasmozytom/Multiples Myelom

Ein **Plasmozytom** (auch Multiples Myelom) ist eine bösartige Erkrankung der Plasmazellen, diese befinden sich im Knochenmark. Pro 100.000 Einwohner werden pro Jahr 4 Neuerkrankungen diagnostiziert.

Gesunde Plasmazellen produzieren Antikörper (Immunglobuline), die für das Abwehrsystem notwendig sind. Eine kranke Plasmazelle hingegen produziert entartete Antikörper, die Paraproteine. Bei Fortschreiten der Erkrankung werden die normalen Blutzellen verdrängt. Dies führt zu Blutarmut (Anämie) durch zu wenige rote Blutkörperchen, zu erhöhter Infektanfälligkeit bei zu wenigen weißen Blutkörperchen (Leukopenie) und zu einer Blutungsneigung bei zu wenigen Thrombozyten (Thrombopenie).

Jederzeit kann auch eine Mitbeteiligung der Niere auftreten. Das heißt, die Nierenkanälchen können durch die Ausscheidung der Paraproteine geschädigt werden. Im Spätstadium der Erkrankung kommt es in etwa jedem zweiten Fall zum Nierenversagen.

Ferner bilden die kranken Plasmazellen Substanzen, die knochenabbauende Zellen (Osteoklasten) aktivieren und zu einer Schwächung der Knochenstruktur (Osteoporose) führen. Besonders betroffen sind die

Wirbelsäule, Beckenknochen, Rippen und Schädel. Da Knochen sehr calciumreich sind, führt dieser Prozess zur Freisetzung von Calcium aus dem Knochen. Der Calciumspiegel im Blut steigt an. Dies wiederum kann zu Übelkeit, Erbrechen, Verwirrtheit, Nierenschäden bis hin zum Nierenversagen führen.

Ein Plasmozytom/Multiples Myelom kann über lange Zeit ohne Krankheitszeichen verlaufen. Die oben beschriebenen Auswirkungen treten oft erst nach längerem Krankheitsverlauf auf.

Amyloidose

Als **Amyloidose** bezeichnet man die Anreicherung von abnorm veränderten Proteinen im Interstitium (Zwischenzellgewebe). Diese unlöslichen Ablagerungen liegen in Form kleiner Fasern, sogenannter Fibrillen, vor und werden als Amyloid bezeichnet. Der Nachweis von Amyloid erfolgt durch mikroskopische Untersuchung von Gewebeproben. Amyloidose selbst ist keine eigenständige Erkrankung, sondern ein krankhafter Ablagerungsprozess, der von unterschiedlichen Stoffwechseldefekten ausgelöst wird und – je nach betroffenem Organ – zu verschiedenen chronischen Erkrankungen führen kann.

Die Anzahl der Neuerkrankungen (Inzidenz) systemischer (den ganzen Körper betreffender) Amyloidosen beträgt etwa 1 Fall pro 100.000 Einwohner und Jahr. Betroffen sind vorwiegend ältere Patienten um 65 Jahre.

Die krankhaften Proteine können sich um zu- und ableitende Gefäße (vaskulär betonte Amyloidose) oder um die Kapillargefäße des Nierenkörperchens (glomerulär betonte Amyloidose) ansammeln. Die Folge ist in den meisten Fällen eine stark erhöhte Eiweißausscheidung (nephrotisches Syndrom) und ein fortschreitender Nierenfunktionsverlust. Bei der vaskulär betonten Amyloidose (etwa 10 % der Fälle) kann es zum Nierenfunktionsverlust kommen, ohne dass eine erhöhte Eiweißausscheidung im Urin nachweisbar ist.

Erbliche Nierenerkrankungen

Erbliche Zystennieren

In Mitteleuropa sind **Zystennieren** (➤ Abb. 15.1) die bedeutendsten unter den

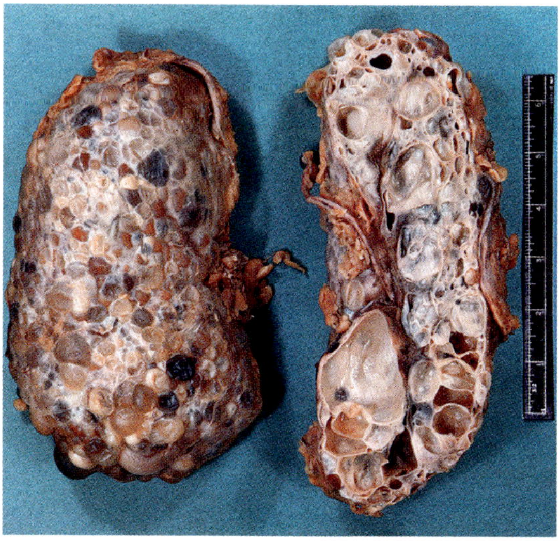

Abb. 15.1 Zystenniere. [E885]

erblichen Nierenerkrankungen, die zum chronischen Nierenversagen führen. Sie sind klar zu unterscheiden von einzelnen oder mehreren Nierenzysten, die ein- oder beidseitig auftreten, meist harmlos sind, keine Beschwerden machen und oft nur zufällig im Ultraschall entdeckt werden.

Bei den erblichen Zystennieren werden verschiedene Formen unterschieden. Am häufigsten ist die **autosomal-dominant vererbte polyzystische Nephropathie,** die durch eine Mutation auf dem Chromosom 16 verursacht wird. Die Wahrscheinlichkeit der Weitervererbung liegt bei 50 %.

Normalerweise bilden sich die Zysten zwischen dem 30. und 50. Lebensjahr. Sie durchsetzen beide Nieren und verdrängen das funktionsfähige Nierengewebe. Die Bowman-Kapsel und die tubulären Strukturen weiten sich allmählich und werden zu Zysten, die mit einer urinähnlichen Flüssigkeit gefüllt sind. Die Betroffenen leiden schon frühzeitig unter einer schweren Hypertonie. Entwickeln sich sehr große Zysten, füllen die Nieren einen großen Teil des Bauchraums aus und sind von außen gut zu tasten.

Durch aufsteigende Harnwegsinfekte können sich Zysten infizieren. Ferner sind sie durch stumpfe Verletzungen von außen rupturgefährdet. Häufig treten Zysten auch in der Leber und der Bauchspeicheldrüse auf, darüber hinaus findet man häufiger pathologische Aufweitungen von arteriellen Gefäßen (Aneurysmen).

Das Voranschreiten einer polyzystischen Nierenerkrankung lässt sich therapeutisch nicht beeinflussen. Im Fokus der Therapie stehen die Vermeidung von Harnwegsinfekten und eine möglichst gute Senkung des Bluthochdrucks. Eine polyzystische Nephropathie ist bei ca. 10 % aller dialysepflichtigen Patienten in Europa die Ursache des Nierenversagens. Bei 50 % der Betroffenen führt sie vor dem 60. Lebensjahr zur terminalen Niereninsuffizienz und damit zur Dialysepflicht. Ist eine Transplantation geplant, muss bei großen, raumfordernden Zysten häufig eine Niere entfernt werden.

Alport-Syndrom

Das **Alport-Syndrom** ist eine erbliche Nierenerkrankung, bei der eine qualitative Störung der Kollagensynthese vorliegt. Die X-chromosomal vererbte Erkrankung beeinträchtigt nicht nur die Nieren, sondern auch Ohren und Augen.

An den Nieren kommt es aufgrund einer Schädigung der glomerulären Basalmembran zu einer mikroskopischen Hämaturie sowie einer Proteinurie. Darüber hinaus leiden viele Patienten an einer Innenohrschwerhörigkeit. Die Augen sind seltener betroffen.

Der Verlauf ist bei Männern in der Regel schwerer als bei Frauen, da Männer nur das kranke X-Chromosom haben, Frauen dies jedoch mit dem 2. gesunden X-Chromosom ausgleichen können. Die terminale Niereninsuffizienz tritt bei Männern ohne Therapie um das 25. Lebensjahr ein.

Eine kausale (ursächliche) Therapie steht bisher nicht zur Verfügung. Basis der progressionsverzögernden Therapie sind wie bei fast allen Erkrankungen der Nieren Hemmer des RAS (ACE-Hemmer und Angiotensin-I-Antagonisten). Vielversprechende Studienergebnisse deuten darauf hin, dass eine derartige Therapie den Verlauf der Nierenerkrankung um mehrere Jahre oder gar Jahrzehnte hinauszögern kann.

Nierentumore

Die Mehrzahl der bösartigen Nierentumore sind sogenannte **Nierenzellkarzinome** (➤ Abb. 15.2), die in den Industriestaaten innerhalb der letzten 20 Jahre an Häufigkeit deutlich zugenommen haben. Männer sind ungefähr doppelt so häufig betroffen wie Frauen. Die Ursache dieser geschlechtsspezifischen Verteilung ist ungeklärt. Als

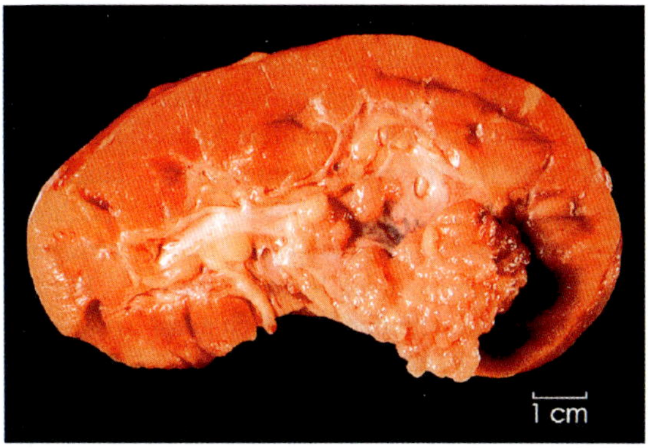

Abb. 15.2 Nierenzellkarzinom. [E720]

Risikofaktoren für die Entwicklung eines bösartigen Nierentumors gelten das Rauchen, Übergewicht bei Frauen sowie der regelmäßige und enorme Verbrauch von Schmerzmitteln und ausscheidungsfördernden Medikamenten (Diuretika). Die wachsende Zahl der Nierenzellkarzinome, insbesondere in den Industriestaaten, hängt möglicherweise mit einer steigenden Belastung des Organismus mit Schwermetallen wie Kadmium und Blei zusammen. Neben diesen äußeren Risikofaktoren wurden zahlreiche Veränderungen des Erbguts identifiziert, die zu einer frühen Tumorentwicklung beitragen. Eine Untersuchung der genetischen Disposition empfiehlt sich insbesondere in Familien, bei denen mehr als ein Mitglied an einem bösartigen Nierentumor erkrankt ist, oder bei Patienten, die in beiden Nieren bösartige Tumore entwickeln.

Das Nierenzellkarzinom bleibt im Frühstadium der Erkrankung völlig symptomlos. Es wird meist zufällig im Rahmen von Ultraschalluntersuchungen des Bauchraums entdeckt. Symptome eines Nierentumors im fortgeschrittenen Stadium sind in erster Linie Flankenschmerzen sowie die sichtbare Beimengung von Blut im Urin (Makrohämaturie).

Mithilfe der Ultraschalluntersuchung kann lediglich diagnostiziert werden, ob ein raumfordernder Prozess vorliegt, nicht aber ob es sich um einen gutartigen oder bösartigen Nierentumor handelt. Die weitere Differenzierung erfolgt in der Regel durch die Computertomografie des Bauchraums.

Die Behandlung der Wahl besteht in der operativen Entfernung des Tumors. Die komplette Entfernung der tumortragenden Niere ist heute eher selten.

Die Heilungsraten des Nierenzellkarzinoms sind stark vom Tumorstadium und dem Vorliegen von Lymphknoten- oder Fernmetastasen bestimmt. Bei kleinen, organbegrenzten Nierentumoren ist von einer Heilungsrate von ca. 95 % der Patienten auszugehen. Auch bei großen, aber noch auf das Organ Niere begrenzten Tumoren kann mit einer günstigen Heilungsrate von 85–90 % gerechnet werden. Sind Lymphknoten oder andere Organe befallen, so sinkt die Heilungsrate ohne zusätzliche Therapie auf 20 %.

Nephroblastom (Wilms-Tumor)

Das Nephroblastom ist der häufigste Tumor im Kindesalter mit dem Häufigkeitsgipfel im Lebensalter zwischen 11 und 24 Monaten. Es ist nach dem Chirurgen Wilms benannt. Symptomatisch für den häufig zufällig entdeckten Tumor sind Allgemeinsymptome wie Appetitlosigkeit, Erbrechen, Müdigkeit sowie Anämie, gelegentlich Hämaturie, der auffallende Flankentumor sowie in 60 % der Fälle eine Hypertonie. Der solide oder zystische Nierentumor wird sonografisch entdeckt und mittels i. v.-Pyelogramm und/oder Computertomografie gesichert. Insbesondere die lokale Infiltration umliegender Organe und die Tumoraussaat über die Nierenvenen sind gefürchtete Komplikationen. Die Therapie besteht in einer operativen Entfernung, unter Umständen mit präoperativer Chemotherapie und postoperativer Nachbestrahlung. Je nach Tumorstadium und Ausdehnung überleben nach zwei Jahren 50–95 % der Kinder.

Kardiorenales Syndrom (CRS)

Es gibt zahlreiche wechselseitige Beeinflussungen von Niere und Herz. Von einem **CRS** spricht man, wenn die Möglichkeiten der Behandlung einer Herzinsuffizienz durch eine Niereninsuffizienz begrenzt sind. Die Häufigkeit einer Niereninsuffizienz mit einer GFR unter 60 ml/min bei Patienten mit Herzinsuffizienz liegt bei 30–60 %.

Ursächlich für die Reduktion der GFR bei Herzinsuffizienz sind im Wesentlichen:

- Linksherzversagen mit Aktivierung sympathischer Nerven und Drosselung der Nierendurchblutung
- Linksherzversagen mit arterieller Hypotonie und entsprechender Mangeldurchblutung der Nieren
- Erhöhter Venendruck im Bauchraum (Rechtsherzversagen) mit Verschlechterung der Nierenleistung.

Die Behandlung des kardiorenalen Syndroms ist schwierig und erfordert die unbedingte Zusammenarbeit von Nephrologen, Intensivmedizinern, Kardiologen und Hausärzten.

15.2.2 Akutes Nierenversagen

Eine **akutes Nierenversagen,** auch **AKI (acute kidney injury),** ist definiert durch einen Anstieg des Serumkreatinins von ≥ 0,3 mg/dl innerhalb von 48 Stunden bzw. um das 1,5-Fache des Ausgangswertes. Eine Urinausscheidung von weniger als ≤ 35 ml Stundenurin bei einem 70 kg schweren Menschen wird ebenfalls als akutes Nierenversagen bezeichnet. Hält das Problem länger als vier Wochen bzw. drei Monate an, spricht man von einem chronischen Nierenversagen.

Für Diagnose und Prognose sind Serum-Kreatinin und Urinausscheidung die wichtigsten Parameter neben Anamnese (Medikamentenanamnese!) und körperlicher Untersuchung.

MERKE

Das akute Nierenversagen (ANV) ist eine Form der Niereninsuffizienz, die sich durch eine schnelle Abnahme der Nierenfunktion auszeichnet und sich wieder zurückbilden kann. Die Dauer eines akuten Nierenversagens schwankt zwischen einigen Stunden und mehreren Monaten.

Klinisch unterteilt man das akute Nierenversagen in **ein oligurisches ANV** (Harnmenge < 400 ml/d) und in ein **normurisches ANV** (Harnmenge normal). Die Prognose ist für die normurische Form besser. Pathophysiologisch unterscheidet man im Fall des akuten Nierenversagens prärenale (70 %), renale (20 %) und postrenale Formen (10 %).

Alle Formen des **prärenal** (vor der Niere) ausgelösten akuten Nierenversagens beruhen auf einer Verminderung des Blutvolumens. Dadurch bedingt kommt es zu einer Minderdurchblutung mit möglicher Schädigungen von Nephronen.

Die wichtigsten Ursachen der prärenalen Form sind:

- Massive Blutverluste, z. B. im Rahmen von schweren Verletzungen oder Operationen
- Verbrennungen (Verlust von Plasmaproteinen und Flüssigkeit)
- Flüssigkeitsverluste, z. B. durch Diarrhö
- Perforationen von Hohlorganen mit Flüssigkeits- und/oder Blutverlust in Körperhöhlen
- Hypoproteinämie (Eiweißmangel)

- Herzinsuffizienz
- Sepsis oder septischer Schock
- Hepatorenales Syndrom
- Kardiorenales Syndrom

Der Organismus versucht im Rahmen der Minderdurchblutung der Niere, durch Aktivierung des Renin-Angiotensin-Aldosteron-Systems (RAAS; ➤ Kap. 14.4.2), Katecholamin-Ausschüttung und erhöhte ADH-Ausschüttung gegenzusteuern. Dies wiederum führt zu einer verminderten Ausscheidung von Wasser und Natrium.

Intrarenal ausgelöste Formen des akuten Nierenversagens zeichnen sich durch eine direkte Schädigung von Nephronen aus. Im Rahmen dieser Schädigung kommt es häufig zu ausgedehnten Tubulusnekrosen, die zur Ablagerung von Zelltrümmern im Tubulussystem führen.

Die Ursachen für die intrarenale Form können sowohl toxisch, entzündlich als auch infektiös sein. Hervorgerufen wird sie häufig durch:

- Medikamente
  - Zytostatika
  - Antibiotika
- Drogen (im Sinne von Rauschmitteln)
- Rhabdomyolyse (akute Degeneration quergestreifter Muskeln)
- Bence-Jones-Proteinen und Hypercalcämie im Rahmen eines Plasmozytoms
- Glomerulonephritis, z. B. im Rahmen eines Goodpasture-Syndroms
- Infektion mit dem Hantavirus

Postrenale Formen des Nierenversagens entstehen durch Obstruktionen (Verstopfungen) in den ableitenden Harnwegen, aufgrund derer es zur Anurie und zur Druckerhöhung oberhalb des Abflusshindernisses (Harnstauungsnieren) kommt. Die Durchblutung der Niere wird gedrosselt.

Mögliche Ursachen für Obstruktionen in den ableitenden Harnwegen sind:

- Urolithiasis (Nierensteine; ➤ Abb. 15.3)
- Prostatahypertrophie
- Tumore der Harn- und Geschlechtsorgane und des Retroperitonealraums
- Stenosen des Ureters und der Urethra
- Andere mechanische Hindernisse

In der Anfangsphase des akuten Nierenversagens bleibt die Niere meist asymptomatisch. Vielmehr steht die Symptomatik der jeweils auslösenden Grunderkrankung im Vordergrund. Wenn sich im Verlauf das Nierenversagen manifestiert, äußert sich dies in einer stetigen Abnahme der glomerulären Filtrationsrate (GFR) und einer daraus resultierenden Erhöhung der Retentionswerte (z. B. Kreatinin). Dieses Stadium des akuten Nierenversagens kann bis zu mehrere Monate dauern.

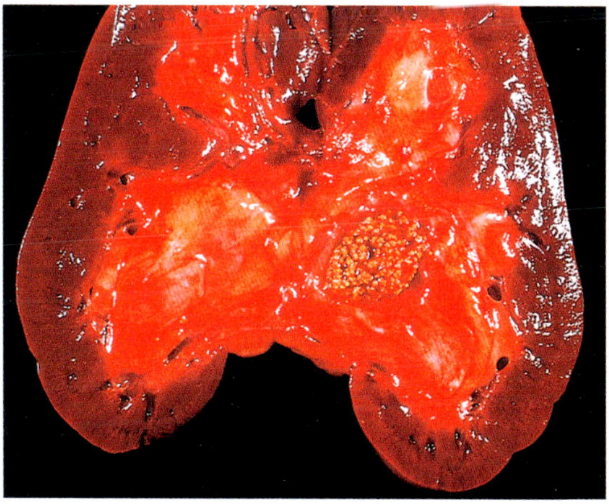

Abb. 15.3 Nierensteine. [E656]

Im günstigen Falle folgt eine **polyurische Phase,** die die Wiederherstellung der Nierenfunktion einleitet. Diese ist jedoch mit Tücken behaftet, da durch die massive Ausscheidung von bis zu 10 l Harn pro Tag der Wasser- und Elektrolythaushalt sehr hohen Schwankungen unterworfen ist. Die polyurische Phase besitzt daher eine hohe Mortalität (Sterblichkeit).

Eine kausale Therapie des akuten Nierenversagens bietet sich nur im Fall einer postrenalen Obstruktion an. Hier besteht die Möglichkeit, den Grund für die Obstruktion zu entfernen bzw. zu beheben. Deshalb ist es wichtig, bei einem akuten Nierenversagen Nieren und Harnwege zum Ausschluss eines postrenalen Abflusshindernisses zu sonografieren.

Bei den prärenalen und intrarenalen Formen des akuten Nierenversagens orientiert sich die Therapie an den Symptomen und Komplikationen, eine zeitweilige Nierenersatztherapie kann erforderlich werden. Nur durch die Behandlung der Ursache kann das akute Nierenversagen therapiert werden.

Resümee

Die Ursachen der chronischen Niereninsuffizienz sind vielfältig und oft sehr heimtückisch. Leider werden auch heute noch viele Erkrankungen erst entdeckt, wenn die Niereninsuffizienz schon in einer terminalen Phase angelangt ist. Bereits ein leichter Kreatininanstieg im Routine-Laborcheck beim Hausarzt kann ein ernst zu nehmender Hinweis sein, dem zwingend durch eine differenzierte Diagnostik nachgegangen werden muss.

VORSICHT: PRÜFUNG!

1. Welcher Laborwert ist entscheidend für die Beurteilung der Nierenfunktion?
2. Durch welche Maßnahmen kann das Fortschreiten einer diabetischen Nephropathie verzögert werden?
3. Welche drei Verlaufsformen einer Glomerulonephritis kennen Sie?
4. Welche Strukturen der Niere sind bei interstitiellen Nierenerkrankungen primär betroffen?
5. Ab welchen Blutdruckwerten spricht man von einer arteriellen Hypertonie?
6. Nennen Sie die häufigste erbliche Nierenerkrankung.
7. Wie unterteilt man klinisch das akute Nierenversagen?

KAPITEL

16

Gerd Breuch

Folgeerkrankungen der chronischen Niereninsuffizienz

In diesem Kapitel versuchen wir, die komplexen Auswirkungen der chronischen Niereninsuffizienz auf die für den klinischen Alltag relevanten Probleme zu reduzieren. Wir stellen besonders die Komplikationen der chronischen Niereninsuffizienz ausführlicher dar, mit denen Sie im beruflichen Alltag, z. B. im Rahmen einer Visite oder bei Fragen Ihrer Patienten, häufiger konfrontiert werden.

16.1 Elektrolytstörung (Hyperkaliämie)

Kalium ist ein Mineralstoff, der im Körper unterschiedlichste Aufgaben erfüllt. Es reguliert den Flüssigkeitsgehalt in den Zellen, ist an der Reizweiterleitung der Nerven beteiligt und ist essenziell für die Funktion der Muskeln, einschließlich des Herzens. Die Ausscheidung des Kaliums erfolgt zu 95 % über die Nieren. Deshalb kann es bei eingeschränkter Nierenfunktion zu einem erhöhten Kaliumspiegel im Blut kommen. Sollte der Kaliumspiegel bei Patienten mit chronischer Niereninsuffizienz im Blut auf > 5,5–6 mmol/l ansteigen, spricht man von einer Hyperkaliämie. Kalium wird während der Dialysebehandlung zwar effektiv entfernt, steigt aber zwischen den Behandlungen, abhängig von der Ernährung (➤ Kap. 20.5.1) und der noch vorhandenen Restausscheidung, wieder an. Eine ausgeprägte metabolische Azidose verstärkt die Hyperkaliämie (➤ Kap. 16.11).

Symptome einer Hyperkaliämie

- Taubheitsgefühl (meist beginnend im Gesicht)
- Muskelschwäche (v. a. Arm- und Beinmuskulatur)
- Pelziges Gefühl auf der Zunge
- Herzrhythmusstörungen bis hin zum Herzstillstand. Es sind sowohl bradykarde als auch tachykarde Herzrhythmusstörungen möglich.

Therapie und medikamentöse Prophylaxe

- Kaliumbinder im dialysefreien Intervall: pulverförmiges Harz, das im Austausch gegen z. B. Calcium oder Natrium, Kalium bindet (CPS®, Resonium®, Lokelma®, Veltassa®). Dabei ist auf einen ausreichenden Zeitabstand zwischen der Einnahme des Kaliumbinders und anderen Medikamenten zu achten, da die Kaliumbinder die Resorption anderer Substanzen hemmen können
- Liegt gleichzeitig eine starke Übersäuerung des Bluts vor, ist die Bicarbonatkonzentration in der Dialysierlösung im Vergleich zu den vorherigen Dialysen anzuheben.
- Bei häufig auftretender latenter Hyperkaliämie sollte primär die Dialysezeit verlängert werden
- Überprüfung der Shuntrezirkulation durch geeignete Maßnahmen (Rezirkulationsmessung am Dialysegerät, Farbduplexsonografie)

- Regelmäßige Blutgasanalysen

ACHTUNG

Monitorüberwachung ist zwingend erforderlich! Calciumgluconat niemals in Kombination mit Bicarbonat 8,4 % i. v. verabreichen (Gefahr der Bildung von Hautnekrosen)!

- Liegt gleichzeitig eine starke Übersäuerung des Bluts vor, ist die Bicarbonatkonzentration in der Dialysierlösung im Vergleich zu den vorherigen Dialysen anzuheben.
- Bei häufig auftretender latenter Hyperkaliämie sollte primär die Dialysezeit verlängert werden.
- Überprüfung der Shuntrezirkulation durch geeignete Maßnahmen (Rezirkulationsmessung am Dialysegerät, Farbduplexsonografie)
- Regelmäßige Blutgasanalysen

16.2 Sekundärer Hyperparathyreoidismus

Sie kennen die Aversion mancher Patienten gegen die Einnahme von z. B. 3 × 2 Calciumkarbonat-Tabletten täglich? Genau, das hat etwas mit dem **sekundären Hyperparathyreoidismus (HPT)** zu tun. Wenn wir das schier unaussprechliche Wort Hyperparathyreoidismus zerlegen und erneut zusammensetzen, erschließt sich uns die Bedeutung: *griech.* hyper = übermäßig, *griech.* para = neben, *griech.* thyreoidea = Schilddrüse → Überfunktion der Nebenschilddrüse. Es geht also um die Nebenschilddrüse, die wir uns hier kurz näher ansehen:

Normalerweise besitzt jeder Mensch vier Nebenschilddrüsen (Epithelkörperchen). Sie liegen an der hinteren Seite der beiden Schilddrüsenlappen. Die Nebenschilddrüsen haben zunächst die Aufgabe, den Calciumspiegel im Blut zu messen. Hierzu verfügen sie über Sensoren, die sogenannten Calcium-Sensing-Rezeptoren (CaSR). Ist der Calciumspiegel im Blut ausreichend hoch, so besetzen Calciummoleküle die Bindungsstellen der Rezeptoren. Bei niedrigen Calciumspiegeln und damit freien Bindungsstellen reagiert die Nebenschilddrüse mit einer gesteigerten Produktion von Parathormon (PTH), bei hohen Calciumkonzentrationen mit einer verminderten Parathormonfreisetzung.

Calcium und Phosphat sind für eine Reihe von Körperfunktionen unentbehrlich. Daher ist es äußerst wichtig, dass der Calcium-Phosphat-Haushalt präzise geregelt wird. Calcium wird mit der Nahrung aufgenommen und zu 99 % im Skelett gespeichert. Bei ungenügender Zufuhr bzw. bei Calciummangel stehen dem Körper eine Reihe von Mechanismen zur Verfügung, diesen wieder auszugleichen. Doch dazu kommen wir später. Neben seiner Bedeutung für die Stabilität der Knochen ist Calcium u. a. für die Blutgerinnung, die normale Erregbarkeit von Nerven und Muskelgewebe sowie für die Muskelkontraktion von Bedeutung. Phosphat ist in vielen Zellbestandteilen, z. B. in Zellmembranen und im Erbgut, enthalten und dient als Energieträger. Ähnlich wie bei Calcium liegt auch bei Phosphat der Großteil, nämlich ca. 80 % des Gesamtkörperbestands, im Knochengewebe gespeichert vor. Der Rest verteilt sich in Weichteilgeweben und im Blut.

Bevor wir die Veränderung der Calcium-Phosphat-Regulation infolge einer chronischen Niereninsuffizienz näher betrachten, schauen wir uns zunächst den Calcium- und Phosphat-Haushalt eines gesunden Menschen an (➤ Abb. 16.1). Dieser funktioniert folgendermaßen: Sinkt der Calciumgehalt im Blut stark ab, so schüttet die Nebenschilddrüse verstärkt Parathormon aus. Das Parathormon hat unter anderen folgende Wirkungen:

- Es stimuliert die Freisetzung von Calcium und Phosphat aus den Knochen.
- Es regt die Niere an, mehr Calcium aus dem Primärharn zurückzubehalten.
- Es regt die Niere an, vermehrt Phosphat auszuscheiden.

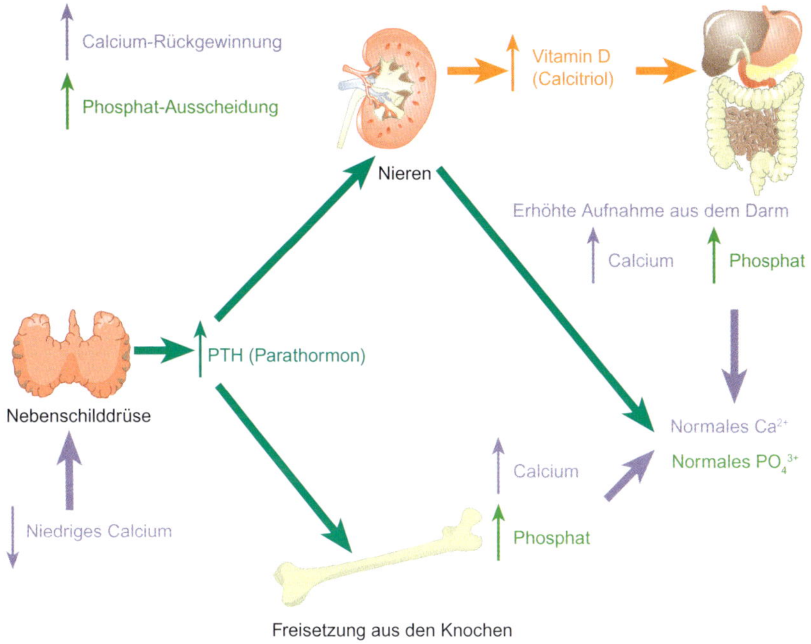

Abb. 16.1 Mineralstoffwechsel beim Gesunden. [L138]

- Es regt die Niere an, mehr aktives Vitamin D (Calcitriol) zu bilden. Aktives Vitamin D_3 bewirkt, dass Calcium aus den Knochen freigesetzt und im Darm vermehrt aufgenommen wird.

In der Summe dienen diese Maßnahmen dazu, den Calcium- und den Phosphatspiegel auf ein Normalniveau zu regulieren. Wenn der Calciumspiegel im Blut wieder einen normalen Wert erreicht hat, reduziert die Nebenschilddrüse die Ausschüttung von Parathormon und die oben beschriebenen Freisetzungsprozesse unterbleiben.

Nun aber zurück zur Nebenschilddrüsenüberfunktion, dem Hyperparathyreoidismus (HPT). Man unterscheidet zwei drei Formen:

- Der **primäre Hyperparathyreoidismus** entsteht durch eine Erkrankung (Überfunktion) der Nebenschilddrüse selbst.
- Der **sekundäre Hyperparathyreoidismus** ist auf die Erkrankung eines anderen Organs zurückzuführen. Zumeist handelt es sich dabei ursächlich um eine chronische Niereninsuffizienz. Bei Besserung der Nierenfunktion (z. B. nach Transplantation) kann sich die Parathormon-Produktion wieder normalisieren.
- Vom **tertiären Hyperparathyreoidismus** spricht man, wenn sich die Hormonproduktion bei sekundärem HPT der Steuerung durch einen Regelkreis entzieht und verselbstständigt hat. Nach Besserung der Nierenfunktion bleibt der HPT bestehen.

Wir interessieren uns natürlich für den sekundären Hyperparathyreoidismus bei chronischer Niereninsuffizienz (➤ Abb. 16.2):

Eine kranke Niere produziert weniger aktives Vitamin D. Dies hat eine verringerte Aufnahme von Calcium aus der Nahrung im Darm zur Folge. Gleichzeitig scheidet die Niere weniger Phosphat aus. Der Phosphatspiegel im Blut steigt, während der Calciumspiegel vorübergehend sinkt. Der niedrige

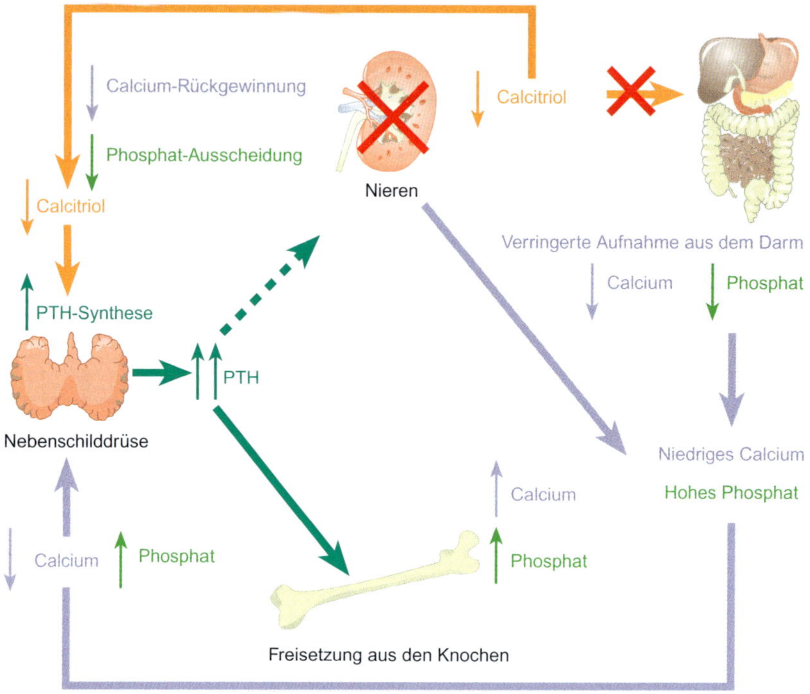

Abb. 16.2 Mineralstoffwechsel bei chronischer Niereninsuffizienz. [L138]

Calciumspiegel und der Mangel an aktivem Vitamin D aktivieren die Parathormonausschüttung in der Nebenschilddrüse. Das Parathormon steigert den Calciumabbau in den Knochen und normalisiert so den Calciumspiegel, der Knochen wird dadurch strukturell schlechter. Zusätzlich sind auch die Blutgefäße betroffen, Ab einer bestimmten Konzentration von Phosphat und Calcium im Blut bildet der Körper daraus ein Salz (Calciumphosphat = Hydroxylapatit). Hydroxylapatit kann sich im gesamten Körper ablagern, v. a. aber in den Blutgefäßen, wodurch gefährliche Gefäßverkalkungen entstehen. Bei schweren Verkalkungsprozessen sinkt der Calciumspiegel bisweilen noch weiter ab, sodass vorübergehend ein messbarer Calciummangel (Hypocalcämie) entstehen kann.

MERKE

Der sekundäre Hyperparathyreoidismus bei chronischer Niereninsuffizienz hat vielfältige Folgen. Besonders die Verkalkung von Gefäßen und Weichteilen sowie die Schädigung des Knochenstoffwechsels führen zu schweren Komplikationen.

Infolge des gestörten Calcium-Phosphat-Haushalts kann es zu Kalkablagerungen in Gefäßen und Weichteilen kommen. Die Kalkablagerungen verhärten die entsprechenden Gefäße und Gewebe. Die Betroffenen haben ein erhöhtes Risiko, einen Schlaganfall oder Herzinfarkt zu erleiden.

Bilden sich Verkalkungsherde in der Haut, können daraus schlecht heilende Geschwüre entstehen. Man spricht dabei von einer **Calciphylaxie.** Die Calciphylaxie ist eine schwere und schmerzhafte Verlaufsform des Knochenabbaus bei Nierenerkrankungen. Sie ist durch krankhafte

Einlagerungen von Calcium- und Phosphat-Salzen in die Blutgefäßwände und in das Unterhautfettgewebe charakterisiert. Diese Einlagerungen führen zur ernsthaften Schädigung und Entzündung der betroffenen Blutgefäße (Vaskulitis) und des Unterhautfettgewebes (Pannikulitis) und können ein Absterben (Nekrose) der betroffenen Gewebe und Gefäße nach sich ziehen.

Oftmals verursachen der erhöhte Parathormonspiegel bzw. die Calciumphosphat-Ablagerungen auch ein lästiges Hautjucken.

Weil die Niere Einfluss auf den Calcium- und Phosphat-Haushalt, auf Vitamin D und den Parathormonspiegel (PTH-Spiegel) ausübt, ist sie auch am Knochenstoffwechsel beteiligt. Im Rahmen der chronischen Niereninsuffizienz kommt es daher zu einer Reihe von Veränderungen im Bereich des Knochens. Diese werden unter dem Begriff **renale Osteopathie** zusammengefasst und sind bei fast allen Patienten mit fortgeschrittener Niereninsuffizienz zu finden.

Zum besseren Verständnis wieder ein kurzer anatomischer Exkurs: Unsere Knochen werden ständig „renoviert und repariert". Der **Knochenumbau** ist ein konstant ablaufender Prozess, in dessen Verlauf altes Knochengewebe von Osteoklasten abgebaut und von Osteoblasten neu gebildet wird. Innerhalb von 7–10 Jahren wird die gesamte Knochenmasse des Menschen einmal abgebaut und neu aufgebaut.

Kleinste Frakturen, die der Mensch gar nicht wahrnimmt, werden so behoben. Eine Matrix aus Kollagenfasern (Elastizität) und Calciumphosphat-Partikeln (Festigkeit) bildet das Knochengewebe, das von einer mit Nerven und Blutgefäßen durchzogenen Knochenhaut umschlossen wird.

Was passiert nun mit den Knochen bei einer renalen Osteopathie? Ein erhöhter Knochenumsatz durch eine Stimulierung der Osteoklasten und -blasten führt zu minderwertiger und brüchiger Knochensubstanz. Erhöhte Knochenumsätze können infolge eines hohen PTH-Spiegels entstehen. Bei einem erniedrigten Knochenumsatz entsteht eine unzureichend mineralisierte Knochensubstanz. Die Knochen werden weich. Der Knochenumsatz geht zurück, wenn durch einen hohen PTH-Spiegel ein Minderangebot an Calcium und/oder Phosphat im Knochen entsteht. Die renale Osteopathie stellt vereinfacht dargestellt eine Kombination aus Osteomalazie (verminderte Knochenmineralisierung durch Mangel an aktivem Vitamin D) und Osteoklasie (vermehrter Knochenabbau durch Hyperparathyreoidismus) dar.

Symptome der renalen Osteopathie und des Hyperparathyreoidismus können sein:

- Belastungsabhängige Knochenschmerzen
- Knochendeformierungen (Femur, Tibia)
- Pathologische Frakturen (eher selten)
- Patellafraktur, Sehnenausriss (Achillessehne)
- Reduktion der Körpergröße durch Abnahme der Wirbelkörper
- Kutane Kalkablagerungen, Red-Eye-Syndrom, Pruritus, Pseudogicht
- Weichteilverkalkungen insbesondere auch in den Koronararterien, Herzklappen und Lungengeweben bis zur „Bimssteinlunge"

Laborchemisch finden sich beim sekundären Hyperparathyreoidismus normale bis erniedrigte Serumcalciumwerte und erhöhte Serumphosphatwerte. Die alkalische Phosphatase (AP) ist gelegentlich deutlich erhöht und zeigt den gesteigerten Knochenumbau an. Das Parathormon im Serum ist erhöht.

Zur genauen Feststellung, ob ein Knochenschaden bei einem Dialysepatienten aufgrund eines sekundären Hyperparathyreoidismus entstanden ist, müsste theoretisch eine Knochenbiopsie erfolgen. Die Knochenhistologie würde die Unterscheidung der Osteopathie infolge eines Hyperparathyreoidismus (Ostitis fibrosa, High-Turnover-Osteopathie) von der sogenannten

16

Low-Turnover-Osteopathie (Osteomalazie, adynamische Osteopathie) erlauben. Dies wird aber sehr selten durchgeführt und ist nur in Ausnahmefällen empfohlen, da man sich in der Steuerung der Therapie am PTH-Wert orientiert.

Ab einem mittelschweren Grad des sekundären Hyperparathyreoidismus zeigen sich auch radiologisch erste Hinweise auf eine renale Osteopathie. Am besten lassen sich diese Veränderungen an den Handknochen darstellen.

MERKE

Bei der Therapie des sekundären Hyperparathyreoidismus geht es zunächst darum, einen erhöhten Phosphatspiegel zu korrigieren, die Parathormonspiegel innerhalb des empfohlenen Zielbereichs einzustellen, den Serumcalciumspiegel zu normalisieren und den Vitamin-D-Mangel auszugleichen. Langfristiges Ziel ist, die Regulationsfähigkeit der Nebenschilddrüsen aufrechtzuerhalten, kardiovaskuläre Folgen zu verringern und einen normalen Knochenumsatz zu gewährleisten.

Da die Niere mit zunehmender Niereninsuffizienz weniger Phosphat ausscheidet (die Nieren sind für 80 % der Phosphatausscheidung zuständig), muss versucht werden, primär über die Ernährung die Phosphataufnahme zu reduzieren. Dies fällt jedoch den meisten Patienten sehr schwer, da Phosphat in der modernen Ernährung fast allgegenwärtig ist. Zusätzlich oder alternativ stehen zur Reduktion des überschüssigen Phosphats **„Phosphatbinder“** zur Verfügung. Dabei handelt es sich um Medikamente, die das im Speisebrei vorhandene Phosphat binden und dadurch die Aufnahme ins Blut verhindern.

Als Phosphatbinder wurden ursprünglich aluminiumhaltige Präparate eingesetzt. Diese haben sich aber als problematisch erwiesen, da schon eine geringe Ansammlung von Aluminium im Körper auf Dauer schwere Nebenwirkungen hervorrufen kann. Sie sollten heute nicht länger als zwei Monate lang gegeben werden. Basis der Phosphattherapie sind inzwischen calciumhaltige Phosphatbinder, da Calcium weniger toxisch als Aluminium ist. Mit den konventionellen Phosphatbindern, Calciumcarbonat und Calciumacetat, kann zwar eine Hyperphosphatämie behandelt werden, langfristig besteht jedoch unter calciumhaltigen Phosphatbindern, speziell bei gleichzeitiger Therapie mit aktivem Vitamin D, die Gefahr der Hypercalcämie und einer daraus resultierenden Gefäßverkalkung. Deshalb werden seit geraumer Zeit calciumfreie Phosphatbinder eingesetzt. Sie basieren entweder auf einem phosphatbindenden Harz (Sevelamer), auf Lanthan (z. B. Fosrenol®) oder Eisen (Eisenoxihydroxid). Der entscheidende Vorteil ist die Einsparung von Calcium. Leider werden die Phosphatbinder häufig nicht gut vertragen (Magenbeschwerden), so dass die Patienten sie oft nicht regelmäßig einnehmen..

MERKE

Wichtig ist, dass Phosphatbinder zu den Mahlzeiten eingenommen werden und dass deren Dosis individuell auf den Phosphatgehalt des jeweiligen Essens abgestimmt wird.

Durch die Verabreichung von inaktivem Vitamin D (Cholecalciferol) und/oder aktivem Vitamin D (Calcitriol) wird zunächst der Vitamin-D-Mangel ausgeglichen. Darüber hinaus reduziert Vitamin D die Produktion von Parathormon. Dieser Effekt wurde bislang dazu genutzt, den Parathormonspiegel zu normalisieren. Vitamin D hat jedoch die Eigenschaft, die Aufnahme von Calcium und Phosphat zu steigern. Bei einer zu hohen Dosierung von Calcitriolpräparaten kann es daher zu erhöhtem Calcium- und Phosphatspiegel und dem damit verbundenen Verkalkungsrisiko kommen (das gleiche Problem wie bei den calciumhaltigen Phosphatbindern). Eine Alternative ist Paricalcitol (ZEMPLAR®), das zwar wie aktives Vitamin D wirkt, jedoch weniger Hypercalciämie verursacht.

Die dritte Säule der medikamentösen Therapie des sekundären Hyperparathyreoidismus bilden die **Calcimimetika** Cinacalcet und Etecalcetid. Sie verändern die Calcium-Sensing-Rezeptoren auf den Nebenschilddrüsen, indem sie sich an sie binden und der Nebenschilddrüse ein hohes Calcium „vorgaukeln". Unabhängig vom Calciumspiegel wird somit die Ausschüttung von Parathormon stark unterdrückt. Neben einer Reduktion des Parathormonspiegels kommt es gleichzeitig zu einer Absenkung der Calcium- und Phosphatwerte. Cinacalcet (Mimpara®) wird als Tablette eingenommen, die Gabe von Etecalcetid (Parsabiv®) als Kurzinfusion nach der Dialyse setzt sich jedoch immer mehr durch und ist nebenwirkungsärmer.

Reichen all diese Maßnahmen nicht aus, steht als letzte therapeutische Möglichkeit eine Parathyreoidektomie (chirurgische Entfernung der Nebenschilddrüsen) zur Verfügung.

16.3 Renale Anämie

Eine weitere Folgeerkrankung der chronischen Niereninsuffizienz, mit der Sie in Ihrem beruflichen Alltag täglich zu tun haben, ist die **renale Anämie** – oder wer verabreicht den Patienten regelmäßig ihre Erythropoetindosis?

Bei chronischem Nierenversagen nimmt die Leistungsfähigkeit der Nieren kontinuierlich ab. Dabei geht die Verminderung der Reinigungs- und Entwässerungsfunktion der Nieren oft mit der Entstehung einer Blutarmut (Anämie) einher. Diese wird auch als „renale Anämie" bezeichnet, da sie infolge einer Nierenerkrankung (*lat.* ren = Niere) entsteht. Im Laufe der chronischen Nierenerkrankung entwickeln ca. 90 % aller Betroffenen mit chronischer Niereninsuffizienz eine Anämie. In Abhängigkeit vom Ausmaß der Nierenfunktionseinschränkung, beginnend bei einer glomerulären Filtrationsrate von ca. < 60 ml/min, sind bei Erreichen der Dialysepflichtigkeit nahezu alle Patienten anämisch. Das Ausmaß der Anämie ist auch von der Erkrankung abhängig, die zur Niereninsuffizienz geführt hat. So entwickelt sich eine ausgeprägte Anämie bei Patienten mit Zystennieren später als bei Patienten mit Glomerulonephritis oder diabetischer Nephropathie.

MERKE

Hauptursache der Anämie bei Niereninsuffizienz ist, neben der Urämie mit verkürzter Überlebenszeit der roten Blutkörperchen, die verminderte Produktion des in der Niere gebildeten Hormons **Erythropoetin** (EPO), das die Blutbildung im Knochenmark stimuliert; dazu kommt ein relativer oder absoluter Eisenmangel.

Im Laufe der Niereninsuffizienz entwickelt sich kein absoluter, sondern lediglich ein relativer Mangel an Erythropoetin. Dies bedeutet, dass die EPO-Plasmaspiegel der betroffenen Patienten trotz einer unter Umständen ausgeprägten Anämie überwiegend im Normbereich nicht-anämischer Patienten liegen. Der unzureichende Anstieg des EPO-Spiegels trotz Anämie ist der entscheidende Grund, warum niereninsuffiziente Patienten nicht in der Lage sind, ihre Anämie zu korrigieren.

Darüber hinaus müssen zusätzliche Faktoren berücksichtigt werden, um zu erklären, warum sich überhaupt eine Anämie entwickelt. Eine wichtige Rolle spielen hierbei:

- Die Verkürzung der Erythrozytenüberlebenszeit auf etwa die Hälfte der Norm (Normwert: 120 Tage), verursacht durch eine urämiebedingte Hämolyse.
- Die Hemmung der Erythropoese (Bildung von Erythrozyten) durch Urämietoxine.
- Die Fibrosierung (Vermehrung des Bindegewebes) des Knochenmarks bei sekundärem Hyperparathyreoidismus.
- Ein möglicher Mangel an Eisen oder Vitaminen (Vitamin B_{12}, Folsäure) sowie Blutverluste durch Restblut im extra-

korporalen System durch häufige Blutabnahmen und intestinale Blutungen aufgrund einer urämischen Gastritis.

Die renale Anämie gilt seit Beginn der Nierenersatztherapie als ein wesentlicher Faktor, der zur Reduzierung der Leistungsfähigkeit und Lebensqualität von Dialysepatienten beiträgt. Wie bedeutend die Auswirkungen der Anämie sind, wurde aber erst durch die Therapiemöglichkeit mit Erythropoetin offensichtlich. Viele der Symptome, die bis dahin als Ausdruck der Urämie galten, besserten sich oder verschwanden gänzlich durch die Behandlung mit EPO. Zahlreiche Körperfunktionen wie die geistige und körperliche Leistungsfähigkeit, die Skelettmuskelfunktion, die Funktion des Immunsystems, die Sexualfunktion, der urämische Pruritus (Juckreiz) sowie die mit der Niereninsuffizienz assoziierte Blutungsneigung bessern sich unter einer Anämietherapie mit EPO erheblich. Obwohl die Ursachen vieler dieser Störungen komplexer Natur sind, ist es bemerkenswert, dass sie offensichtlich direkt oder indirekt mit der Sauerstoffversorgung in Zusammenhang stehen.

Ferner ist die Anämie ein Risikofaktor für die Entwicklung einer linksventrikulären Hypertrophie des Herzens und kann dadurch zur kardiovaskulären Morbidität und Sterblichkeit beitragen. Ursache dafür ist ein Anstieg des Herzzeitvolumens, durch den der Abfall der Sauerstofftransportkapazität aufgrund der verringerten Erythrozytenzahl ausgeglichen wird. Langfristig führt die damit verbundene Volumenbelastung des Herzens zu einer Größenzunahme des linken Herzventrikels.

Die Diagnose der renalen Anämie ergibt sich im Wesentlichen aus den nachfolgenden drei Aspekten:

- Abfall der Hämoglobinkonzentration (Hb) im Blut
- Ausmaß der gleichzeitigen Nierenfunktionsverschlechterung
- Fehlende Hinweise für andere Anämie-Ursachen

Grundsätzlich ist jeder Abfall der Hb-Konzentration unter den geschlechtsspezifischen Normbereich (Männer 14–18 g/dl, Frauen 12–16 g/dl) abklärungsbedürftig. In den Therapierichtlinien zur Behandlung der renalen Anämie wird eine Abklärung bzw. Therapie bei Hb-Werten unter 12 g/dl (Frauen) und unter 13 g/dl (Männer) empfohlen (KDIGO Clinical Practice Guideline for Anemia in Chronic Kidney Disease; 2012).

In der Regel ist mit Hb-Werten unter 12 g/dl zu rechnen, wenn die glomeruläre Filtrationsrate auf ein Drittel der Norm reduziert ist. Insbesondere bei Diabetikern kann es auch bei weniger ausgeprägter Niereninsuffizienz zur Anämie kommen. Die renale Anämie ist normochrom (der Hb-Gehalt des einzelnen Erythrozyten ist normal) und normozytär (die Erythrozyten sind normal groß).

Ergibt sich aus der Bestimmung des Blutbilds und der klinischen Untersuchung kein Hinweis auf eine andere Anämie-Ursache und liegt eine entsprechende Nierenfunktionsstörung vor, ist keine weitere Diagnostik notwendig.

Bis Mitte der 1980er Jahre bestand die Therapie der renalen Anämie im Wesentlichen aus der mehr oder minder regelmäßigen Gabe von Bluttransfusionen. Erst durch die Verfügbarkeit von gentechnologisch hergestelltem Erythropoetin wurde die Anämie zu einer weitgehend vermeidbaren Komplikation der chronischen Niereninsuffizienz.

Der erste Schritt bei der Behandlung der renalen Anämie ist zunächst die Auffüllung von Eisenspeichern.

Eine **Eisensubstitution** sollte bei einer Transferrinsättigung von < 30 %, einem Ferritinspiegel von 500 ng/ml (µg/l) und einem Hb von < 10 g/dl erfolgen, in jedem Fall aber unterhalb eines Ferritinspiegels von 200 ng/ml.

Eine Überprüfung der Eisenspeicher erfolgt mindestens alle drei Monate, häufigere Kontrollen sind vor allem notwendig bei aktiven Blutungen (Blutverluste bei Dialyse beachten) und nach Beginn einer ESA-Therapie (Erythropoese-stimulierende Agenzien **(ESA),** wie Epoetin alfa, Epoetin beta, Epoetin zeta und Darbepoetin alfa). Bei systemischen Infekten sollte die Eisentherapie unterbrochen werden, auch weil Eisen „Futter" für Krankheitserreger sein kann.

Zu beachten sind Eisenverluste resultierend zum einen aus latenten Blutverlusten im Gastrointestinaltrakt sowie bei Hämodialysepatienten aus Blutverlusten während der Hämodialyse (Blutverluste während Shuntkompression oder im Schlauchsystem). Diese Eisenverluste liegen in einer Größenordnung von 1–2 g/Jahr (ca. 1 g bei PD) – eine Menge, die nicht durch Nahrung (Fleischkonsum) allein ergänzt werden kann.

Eine Eisensubstitution kann bei HD-Patienten und bei der PD prinzipiell durch orale oder intravenöse Gabe erfolgen. Dabei ist ein möglichst weiter Abstand zwischen Einnahme und Mahlzeit bei der oralen Gabe unbedingt zu beachten. Säureblocker (PPIs – Protonenpumpen-Inhibitoren) können die Eisenresorption beeinträchtigen.

Bei Hämodialysepatienten erfolgt die Behandlung i. d. R. aber durch langsame i. v.-Injektion oder -Infusion im Rahmen der Dialysebehandlung.

Die intravenöse Gabe von Eisen ist nicht ohne Risiko. Mögliche Komplikationen umfassen Übelkeit, Bauch- und Brustschmerzen, Juckreiz, Flush und Ausschlag sowie Thrombophlebitis mit Shuntthrombose.

Zu den schweren Komplikationen gehören:

- Hämolyse
- Anaphylaktischer Schock mit Blutdruckabfall
- Lungenödem, Schwellung der Bronchialschleimhaut, Atembeschwerden

Bei intravenöser Eisengabe treten diese Komplikationen, wenn, dann i. d. R. innerhalb von 5 min nach Injektion auf. Sie wurden aber auch mit 45 min Verspätung sowie bis zu 7 Tage nach Therapiebeginn beobachtet.

Anaphylaktische Reaktionen treten bei ca. 0,5 % der Patienten auf (v. a. bei Eisendextran).

Nach erfolgreicher Eisensubstitution kann mit der ESA-Therapie begonnen werden.

Grundsätzlich können ESA-Präparate sowohl i. v. als auch s. c. verabreicht werden. Die Applikationsintervalle sind, abhängig vom gewählten Präparat und der Applikationsform, sehr unterschiedlich. Bei Hämodialysepatienten werden ESA häufig dreimal wöchentlich im Zusammenhang mit der Dialyse verabreicht. In der Therapie der renalen Anämie bei Patienten, die nicht dreimal pro Woche in das Dialysezentrum kommen (nephrologische Sprechstunde, PD- oder Heimhämodialyse-Ambulanz), sind ESA-Präparate mit längerer Halbwertszeit üblich. Das gilt für Darbepoetin α (Aranepp®), für das ein- oder zweiwöchentliche Verabreichung empfohlen wird. Eine noch längere Wirkungsdauer besitzt das ESA-Derivat CERA (Mircera®), das in der Regel einmal pro Monat appliziert wird. Die Serumhalbwertszeit nach i. v. Gabe von CERA *(continuous erythropoiesis receptor activator)* ist mehr als fünfmal länger als bei Darbepoetin α. Aufgrund der sehr langen Halbwertszeit eignet sich CERA insbesondere für Peritonealdialysepatienten und Patienten in der Prädialyse, da die Applikationsintervalle auf mehrere Wochen gestreckt werden können. Eine engmaschige Therapiekorrektur ist mit CERA jedoch nicht möglich.

Bei gleichen Applikationsintervallen ist der Dosisbedarf bei kurzwirksamen ESA-Präparaten unter s. c.-Gabe im Mittel um ca. 25 % geringer als bei einer i. v.-Applikation.

Nahezu alle Hämodialysepatienten, viele Peritonealdialysepatienten, aber auch Patienten, die noch nicht dialysiert werden, benötigen eine regelmäßige Eisentherapie, um kontinuierliche Eisenverluste und/oder eine mangelnde Eisenaufnahme auszugleichen und eine optimale Effizienz von ESA zu sicherzustellen.

Mittels der ESA-Therapie ist vielfach eine Normalisierung des Hb-Werts möglich. Die Zielwerte der KDIGO Anämie-Guidelines (2012) streben einen Hb-Zielwert von 10–11,0 g/dl unter einer ESA-Therapie an. Dieser Wert ist niedriger als der Normalwert, da die Therapie mit einem ESA-Präparat auch Nebenwirkungen beinhaltet.

Bisher wurden folgenden **Nebenwirkungen** beschrieben:

- Bei ca. 20 % der Patienten kommt es zur Verschlechterung oder Entwicklung einer arteriellen Hypertonie.
- Als Folge des Hämatokritanstiegs kann die Dialyseeffektivität abnehmen. Dieser Effekt ist jedoch gering und steht in keinem Verhältnis zum Nutzen einer Anämiekorrektur.
- In sehr seltenen Fällen kann die ESA-Therapie zu einer Antikörperbildung (nur bei s. c.-Applikation) führen. Die Antikörper neutralisieren nicht nur die Wirkung des verabreichten ESA-Präparats, sondern führen zu schweren Anämien mit regelmäßigem Transfusionsbedarf.
- Der Anstieg der Hb-Konzentration bewirkt eine Zunahme der Blutviskosität. Dies kann einen ungünstigen Einfluss auf kardiovaskuläre Komplikationen haben und eine erhöhte Verschlussrate von Dialysefisteln nach sich ziehen.

Die renale Anämie wird, wie dargestellt, in der Regel mit gentechnisch hergestellten ESA-Produkten behandelt. ESAs werden intravenös oder subkutan (Ausnahme: die Biosimilars Epoetin alfa und Epoetin zeta nur intravenös) appliziert. Alternativ stehen nun auch sogenannte HIF-Stabilisatoren zur Verfügung. HIF bedeutet Hypoxie-induzierbarer Faktor. HIF-Stabilisatoren reagieren, wenn es in den Zellen zu einem Sauerstoffmangel (Hypoxie) kommt. Dies ist bei einer Anämie der Fall, da bedingt durch die Nierenerkrankung die Menge der sauerstofftransportierenden roten Blutkörperchen (Erythrozyten) abnimmt. Der HIF aktiviert bei reduziertem Sauerstoffgehalt die Produktion von Erythropoetin (EPO) und damit die Bildung von Erythrozyten. HIF-Stabilisatoren werden in Form von Tabletten gegeben. In Deutschland sind die HIF-Stabilisatoren Roxadustat (Evrenzo™) und Vadadustat (Vafseo®) für die Behandlung einer renalen Anämie vor und während der Dialysepflicht zugelassen.

16.4 Kardiovaskuläre Erkrankungen

Dialysepatienten haben im Vergleich zu nierengesunden Patienten eine erhöhte Morbidität und Mortalität an **kardiovaskulären Erkrankungen.** Sie leiden wesentlich häufiger an einem arteriellen Hypertonus (➤ Kap. 16.5) und Diabetes mellitus. Darüber hinaus spielen auch andere Gefäßrisikofaktoren eine gewichtige Rolle bei der Entstehung von kardiovaskulären Komplikationen:

- **Veränderungen des Lipidstoffwechsels (Fettstoffwechsels)**
  Ungefähr ein Drittel der Dialysepatienten weist eine Hyperlipidämie mit Triglyzeridwerten von 200–300 mg/dl auf, gelegentlich sogar mit Werten über 600 mg/dl. Neben dieser Veränderung findet man meist auch eine Erniedrigung des HDL-Cholesterins und häufig auch des LDL-Cholesterins. Ferner sind bei vielen Dialysepatienten erhöhte Lipoprotein-(a-)Werte nachweisbar. Lipoprotein (a) ist ein eigenständiger kardiovaskulärer Risikofaktor.
  Aktuelle Leitlinien zur Behandlung der Fettstoffwechselstörung bei chronischer Niereninsuffizienz schlagen hinsichtlich des Einsatzes von Statinen ein risikoadaptiertes Vorgehen vor und haben davon Abstand genommen, das Erreichen

eines spezifischen LDL-Zielwertes zu empfehlen
- **Hyperparathyreoidismus** (➤ Kap. 16.2)

Wichtig ist eine kardiovaskuläre Prophylaxe bereits in frühen Stadien der Niereninsuffizienz durch eine konsequente Therapie der behandelbaren Risikofaktoren:
- Einstellung des Hypertonus
- Einstellung von erhöhten Cholesterin- und Blutzuckerwerten
- Nikotinkarenz
- Strenge Kontrolle des Calciumphosphatprodukts

16.5 Arterieller Hypertonus

Die Mehrzahl aller Dialysepatienten leidet an einem Bluthochdruck. Eine **arterielle Hypertonie** liegt vor, wenn bei mindestens zwei Gelegenheitsblutdruckmessungen an zwei unterschiedlichen Tagen Blutdruckwerte von ≥ 140 mmHg systolisch und/oder ≥ 90 mmHg diastolisch vorliegen. Diese Definition bezieht sich auf manuelle Messungen im klinischen Umfeld, die durch einen Arzt oder geschultes medizinisches Personal durchgeführt werden. Bei Messungen zu Hause sind die Definitionskriterien strenger: Hier gelten Blutdruckwerte > 135/85 mmHg an 7 aufeinanderfolgenden Tagen als arterielle Hypertonie.

Die Ursache dieser Hypertonie ist multifaktoriell, was bedeutet, dass meist mehrere Faktoren, z. B. die Nierenerkrankung selbst (renale Hypertonie), aber auch bis dato unbekannte Faktoren (essenzielle Hypertonie) an der Entstehung beteiligt sind. Der Hypertonus ist einer der wichtigsten Risikofaktoren für eine Reihe von Komplikationen, die besonders das kardiovaskuläre System betreffen. Ein hoher Blutdruck beschleunigt die Entwicklung der Arteriosklerose, führt zu koronarer Herzkrankheit (KHK) und Myokardinfarkt und ist die Hauptursache der linksventrikulären Hypertrophie (Vergrößerung des linken Ventrikels). Dabei ist zu bedenken, dass das Herz der Dialysepatienten nicht nur einer erhöhten Druckbelastung durch die Hypertonie, sondern auch einer chronischen Volumenbelastung durch die Überwässerung ausgesetzt ist.

Ferner kann auch das Gefäßsystem der Netzhaut durch den hohen Blutdruck (Arteriosklerose) geschädigt werden. Die geschädigten Gefäße können verstopfen und platzen, was zu einer zunehmenden Verschlechterung der Sehschärfe führt. Grundsätzlich kann die **Retinopathie** bei jeder Art des Bluthochdrucks auftreten.

Auch an den Gefäßen des zentralen Nervensystems führt die Hypertonie zu einer Arteriosklerose mit den möglichen Folgen ischämischer Insulte (Schlaganfall) und intrazerebraler Blutungen (Gehirnblutungen).

MERKE

Wichtig ist eine rigorose Einstellung des Blutdrucks (idealerweise auf ca. 120/80 mmHg), um mögliche Spätfolgen hinauszuzögern.

Die Normalisierung einer bestehenden Überwässerung (Optimierung des Trockengewichts) ist bei höhergradiger Niereninsuffizienz oder bei Dialysepatienten häufig die effektivste Maßnahme zur Senkung des Blutdrucks. Solange der Patient überwässert ist, wird die beste Medikation kaum wirken. Des Weiteren können sich die Erhöhung der Dialysedosis und eine kochsalzarme Diät günstig auswirken. Unter den antihypertensiv wirksamen Medikamenten haben ACE-Hemmer, AT-II-Rezeptor-Antagonisten, Calciumantagonisten und β-Blocker einen besonderen Stellenwert.

MERKE

Ihr wichtigster Beitrag zur Blutdruckeinstellung ist eine regelmäßig und vor allem genaue Messung des Blutdrucks vor, während und nach der Dialyse.

16.6 Infektionen

Dialysepflichtige Patienten entwickeln häufiger **Infektionen** als nierengesunde Patienten. Die Ursachen dafür sind:

- Ein beeinträchtigtes Immunsystem
- Regelmäßige Verletzungen der Haut durch die dreimal wöchentliche Punktion der Fistel oder Einschleppung von Keimen über liegendes Fremdmaterial (Dialysekatheter)
- Einschleppen von Keimen während der Dialysebehandlung durch den extrakorporalen Kreislauf
- Mangelernährung

Zudem scheinen bakterielle Infekte bei Dialysepatienten sowohl einen schnelleren Verlauf als auch eine langsamere Heilungstendenz zu zeigen als bei nierengesunden Patienten.

Deshalb sollte bei einem ausreichenden Verdacht frühzeitig mit einer antibiotischen Therapie begonnen werden, auch ohne Nachweis eines Erregers oder ausgeprägte Entzündungszeichen.

MERKE

Viele urämische Patienten haben eine leicht erniedrigte Körpertemperatur und reagieren im Rahmen einer Infektion nicht mit dem zu erwartenden Temperaturanstieg.

Der Gefäßzugang ist in etwa der Hälfte der Fälle die Eintrittspforte für bakterielle Erreger. Dabei sind temporäre Gefäßzugänge (Katheter) häufiger ursächlich als permanente Gefäßzugänge (Fistel).

MERKE

Sollten Sie im Vorfeld einer Behandlung eindeutige Infektionszeichen (Rötung, Schwellung, Überwärmung, eitriges Sekret) am Gefäßzugang beobachten, darf die Dialyse auf keinen Fall begonnen werden. Entwickelt der Patient während einer Behandlung Fieber oder Schüttelfrost, sollten sofort Blutkulturen während der Dialyse abgenommen werden. Bei besonders dramatischem Verlauf muss die Dialyse abgebrochen werden, da der Gefäßzugang als mögliche Infektionsquelle die wahrscheinlichste Ursache darstellt.

Darüber hinaus möchten wir Sie noch auf zwei nicht zu unterschätzende **Infektionswege** hinweisen, die Ihnen unter dem Aspekt einer ganzheitlichen Krankenbeobachtung geläufig sein sollten:

- Dialysepatienten leiden überaus häufig an Harnwegsinfekten, die insbesondere auf Störungen des Harnabflusses bei verminderter oder fehlender Restdiurese zurückzuführen sind.
- Entwickelt ein Dialysepatient aufgrund eines zu hoch gewählten Sollgewichts eine latente oder manifeste pulmonale Stauung, besteht die Gefahr, dass es in diesen Regionen der Lunge zu einer bakteriellen Besiedlung und einer daraus resultierenden Pneumonie kommt.

16.7 Hauterkrankungen

Dialysepatienten leiden sehr oft unter **Hautveränderungen,** deren Ursachen bisher noch nicht abschließend geklärt sind. Im Verdacht stehen, wie so oft, die Urämietoxine, wobei die letztendlich verantwortlichen Substanzen bisher unbekannt sind. Die häufigsten Hautveränderungen bei Dialysepatienten:

- Juckreiz (Pruritus) sowohl während der Dialyse als auch im dialysefreien Intervall
- Trockene Haut
- Verminderte Schweißsekretion
- Gelb-grau vorgealtertes Hautkolorit
- Nagelveränderungen
- Haarausfall
- Hautverkalkungen

- Punktförmige Haut- oder Schleimhautblutungen (Petechien), begünstigt durch die urämische Blutungsneigung
- Flächenhafte Dunkelfärbung (Hyperpigmentierung) der Haut oder Schleimhaut durch vermehrte Ablagerung von Melanin (Melanose)
- Ischämische Ulzerationen

Der Verlauf vieler dieser Hautveränderungen ist mitunter schicksalhaft und kann selbst durch eine Erhöhung der Dialyseeffektivität oft nur unwesentlich beeinflusst werden. Lesen Sie in diesem Zusammenhang auch die Ausführungen in ➤ Kap. 17. Dort finden Sie therapeutische Ansätze und pflegerische Interventionsmöglichkeiten, die zur Linderung dieser oft lästigen und quälenden Hautveränderungen beitragen können.

16.8 Polyneuropathie

Eine Reihe von chronisch niereninsuffizienten Patienten entwickelt als Folge der eingeschränkten Nierenfunktion zunehmend **neurologische Schädigungen,** vor allem des peripheren und autonomen Nervensystems.

Anfänglich kommt es häufig zu Störungen der Oberflächen- und Tiefensensibilität an Händen und Füßen. Die Patienten klagen, insbesondere nachts, über Brennen und Kribbeln in den betroffenen Gebieten bei einer gleichzeitig herabgesetzten Empfindung. Häufig münden diese Beschwerden in ein sogenanntes Restless-Legs-Syndrom (ruhelose Beine), bei dem es zu unwillkürlichen Beinbewegungen in kurzen Zeitabständen kommt. Des Weiteren klagen die Patienten vielfach über brennende Füße (Burning Feet). Diese Beschwerden beeinträchtigen die Betroffenen nicht selten derartig, dass eine geregelte Nachtruhe oder gar ein normaler Lebenswandel nicht mehr möglich ist.

MERKE

Das Auftreten von sensorischen Störungen bei urämischen Patienten im Prädialysestadium kann eine Indikation für den Dialysebeginn sein.

Erst in einem späteren Stadium kommt es zu motorischen Ausfällen einhergehend mit Lähmungen und einer Atrophie (Schwund) der peripheren (oberflächlichen) Extremitätenmuskulatur.

MERKE

Störungen des autonomen Nervensystems äußern sich vor allem in einer verschlechterten Herz-Kreislauf-Regulation. Dies hat zur Folge, dass der Blutdruck bei einer Lageveränderung (Aufstehen aus dem Bett) oder bei einem Blutdruckabfall während der Dialyse aufgrund einer mangelnden Aktivierung der Blutgefäße nicht mehr schnell genug durch eine Engstellung der peripheren Blutgefäße und einem Herzfrequenzanstieg aufgefangen werden kann.

Ein weiteres Problem ist der Ausfall der Schmerzleitung aus inneren Organen. Dies kann dazu führen, dass Dialysepatienten z. B. Schmerzen bei einem Herz- oder Darminfarkt nicht oder nur abgeschwächt wahrnehmen.

Chronisch niereninsuffiziente Patienten mit Diabetes mellitus entwickeln die beschriebenen neurologischen Störungen früher und mit einem rascheren Verlauf.

Eine Polyneuropathie ist in der Regel kaum durch eine erhöhte Dialyseeffektivität zu verbessern. Die einzig wirklich wirksame Therapie ist die Nierentransplantation. Sie führt nicht selten innerhalb von Tagen zu einer deutlichen Besserung der quälenden Beschwerden.

Eine Linderung der Beschwerden kann u. U. erzielt werden durch:

- Antikonvulsiva (auch Antiepileptika)
- Antidepressiva
- Schmerzmittel (opioide und nicht-opioide)
- Physikalische Maßnahmen (Elektrostimulation, Hochtontherapie)

16

- Psychologische Therapieansätze

16.9 Dialyseassoziierte Amyloidose und Arthropathien

Unter einer **Amyloidose** versteht man eine Gewebsentartung, bei der die betroffene Struktur durch Einlagerung von Amyloid (Protein-Polysaccharid-Komplex) starr, oft bretthart, speckig glänzend und durchscheinend wird.

Bei ca. 20–50 % aller Patienten kommt es im Laufe einer chronischen Hämodialysebehandlung zu einer dialyseassoziierten Amyloidose. Ursächlich verantwortlich dafür ist ein normalerweise über die Niere ausgeschiedenes Protein, das β_2-Mikroglobulin. Bei Patienten mit terminaler Niereninsuffizienz lagert es sich im Gegensatz zu anderen Amyloidoseformen fast ausschließlich in knöchernen Strukturen und in der Umgebung der Gelenke ab. Als Folge dieser Ablagerungen können eine Reihe eigener Krankheitsbilder entstehen.

Ca. 10 % aller Hämodialysepatienten, die länger als fünf Jahre dialysieren, leiden an einem **Karpaltunnelsyndrom.** Der Karpaltunnel ist eine physiologische Engstelle im Bereich des Handgelenks. Die Sehnen für die Fingerbeugemuskulatur und der Nervus medianus werden an dieser Stelle durch ein Sehnenhalteband (Retinaculum flexorum) gebündelt. Dieses Sehnenhalteband, das sich zwischen dem Ballen des kleinen Fingers und des Daumens spannt, und die Handwurzelknochen begrenzen den zur Verfügung stehenden Platz. Der Nervus medianus versorgt einen Teil des Daumens, den Zeige- und Mittelfinger und einen Teil des Ringfingers.

Durch eine Ablagerung von Amyloid in und um das Gewebe des Karpaltunnels herum wird der Nervus medianus zunehmend komprimiert. Die Patienten klagen über Schmerzen und Schwellungen der betroffenen Hand, Empfindlichkeitsstörungen (Ameisenlaufen, Kribbeln), Taubheitsgefühl und motorische Schwäche. Häufig kommt es nachts und insbesondere während der Dialyse zu einer Zunahme der Beschwerden. Diese Erkrankung tritt oft beidseitig auf, bei einseitigem Befall ist eher die Extremität mit der AV-Fistel (➤ Kap. 10.3) betroffen. Ähnliche Symptome können aufgrund einer urämischen oder diabetischen Polyneuropathie und einem Steal-Syndrom durch die AV-Fistel entstehen.

Eine zuverlässige Diagnose kann mithilfe einer neurophysiologischen Untersuchung mit Elektromyografie (EMG) und der Messung der Nervenleitgeschwindigkeit gestellt werden. Die Therapie der Wahl ist zunächst Krankengymnastik, oft ist aber auch ein frühzeitiger chirurgischer Eingriff in Lokalanästhesie, der den Nervus medianus entlastet, nötig. In der Regel führt dies zu einer sofortigen Schmerzlinderung, wobei Empfindlichkeitsstörungen und motorische Einschränkungen auch über längere Zeit noch fortbestehen können.

Eine weitere Folge der Amyloidablagerungen bei Hämodialysepatienten sind oft äußerst quälende Gelenkbeschwerden. Betroffen sind insbesondere Handgelenke, Schultern, Hüfte, Knie und Wirbelsäule. Diese Beschwerden werden unter den Begriffen Arthropathie und Arthritis zusammengefasst.

Arthropathie ist der medizinische Überbegriff für Gelenkerkrankungen allgemein. Der Begriff leitet sich ab von *griech.* arthros = Gelenk und *griech.* pathos = Leid oder Krankheit. Von **Arthritis** sprechen wir, wenn ein Gelenk oder Teile eines Gelenks infolge bakterieller, chemischer, thermischer oder mechanischer Reize entzündet sind. Typische Reaktionen sind lokale Rötungen, Schwellungen, Überwärmung, Funktionsbehinderungen und Schmerzen.

Ebenso vielfältig wie die zu Gelenkbeschwerden führenden medizinischen Ursachen sind auch die auftretenden Formen.

Sie können meistens weder klinisch noch laborchemisch ausreichend differenziert werden. Bei Dialysepatienten ist es wichtig, einen schweren Hyperparathyreoidismus mit den entsprechenden Veränderungen des Calcium-Phosphat-Haushalts auszuschließen, da in diesem Fall gezielte therapeutische Maßnahmen Linderung verschaffen können. Ferner ist es differenzialdiagnostisch bei Dialysepatienten schwer, eine nicht seltene bakterielle Arthritis von einer nichtinfektiösen Arthritis zu unterscheiden. Bei geringstem Verdacht sollte deshalb das betroffene Gelenk punktiert werden. Ist das Punktat eitrig, so muss nach Anlegen einer Kultur sofort mit einer systemischen Antibiotikatherapie begonnen werden.

16.10 Malnutrition (Protein- und Energie-Mangelernährung)

Die **Protein- und Energie-Mangelernährung** bei chronischen Dialysepatienten (beginnend in der prädialytischen Phase) stellt ein sehr häufiges Problem dar. Malnutrition ist eine wesentliche Ursache für eine erhöhte Morbidität (Krankheitshäufigkeit) und Mortalität (Sterblichkeitsrate) von Dialysepatienten. Der Ernährungsstatus gilt als einer der wichtigsten Faktoren mit Einfluss auf die Langzeitprognose von Dialysepatienten (➤ Kap. 20). Insbesondere ältere Dialysepatienten sind vielfach unterernährt. Soziale Vereinsamung, eine schlechte ökonomische Situation, Depressionen, ein schlecht sitzendes Gebiss, reduzierter Geschmacks- und Geruchssinn, gastrointestinale Erkrankungen, metabolische Azidose, die den Abbau von Muskelprotein verstärkt, Eiweißverlust während der Dialyse und Nebenwirkungen von Medikamenten stellen einige der komplexen Ursachen für eine Mangelernährung von Dialysepatienten dar. Oft ist das Dialyseteam die einzig wichtige soziale Bezugsgruppe, vor allem für ältere Dialysepatienten.

Beobachten Sie deshalb die von Ihnen betreuten Patienten regelmäßig unter dem Aspekt eines ausreichenden Ernährungszustands. Sie erfahren als Erste von sozialen Veränderungen, die auch die Qualität der persönlichen Ernährung beeinflussen können, Sie wiegen die Patienten regelmäßig und Sie beobachten, ob Patienten das Essensangebot im Dialysezentrum wahrnehmen.

MERKE

Die subjektive Einschätzung des Ernährungszustands im Rahmen der Krankenbeobachtung ist ein wesentliches Kriterium bei der Ermittlung eines individuellen Ernährungsstatus.

Ein wichtiger laborchemischer Marker diesbezüglich ist das Serumalbumin. Schon geringfügige Abfälle dieses Parameters können auf eine Mangelernährung hindeuten. Auch ein kontinuierlicher Abfall des Sollgewichts lässt auf eine Mangelernährung schließen. Die wichtigsten Möglichkeiten zur Vorbeugung und Therapie der Mangelernährung sind:

Prädialysepatienten

- Optimale diätetische Eiweiß- (0,8 g/kg/Tag) und Kalorienzufuhr (> 35 kcal/kg/Tag)
- Beginn der Dialysebehandlung, bevor Zeichen der Mangelernährung auftreten
- Korrektur der metabolischen Azidose durch orale Bicarbonatgabe

Dialysepatienten

- Ausreichende Eiweiß- (1,2 g/kg/Tag) und Energiezufuhr (> 35 kcal/kg/Tag)
- Effektive Dialysetherapie (Kt/V > 1,4) (➤ 13.2)
- Enterale oder parenterale Nahrungszusätze, wenn die Nahrungsaufnahme nicht ausreichend ist

- Ausgleich der metabolischen Azidose durch die Dialysebehandlung (Bicarbonat in der Dialysierlösung) oder orales Biarbonat zwischen den Dialysen
- Substituierung wasserlöslicher Vitamine (gehen bei der Hämodialyse verloren)
- Regelmäßige Ernährungsgespräche und genaue Beobachtung des Sollgewichts
- Attraktives und diätetisch angepasstes Ernährungsangebot im Dialysezentrum

Der Eiweißverlust bei **Peritonealdialysepatienten** ist höher als bei Hämodialysepatienten. Täglich kommt es bei Peritonealdialysepatienten zu einem Verlust von 5–15 g Aminosäuren über das Bauchfell. Bei einer Entzündung des Bauchfells (Peritonitis) ist der Eiweißverlust sogar noch größer. Deshalb sollte bei dieser Patientengruppe die Eiweißzufuhr noch höher liegen und 1,3 g Eiweiß pro kg Körpergewicht und Tag betragen (➤ Kap. 18.4.1).

16.11 Metabolische Azidose

Im Körper liegt ein exakt geregeltes Gleichgewicht zwischen Säuren und Basen vor, deren mengenmäßiges Verhältnis sich im pH-Wert ausdrückt. Der pH-Wert einer Flüssigkeit hängt von der Säuremenge, genauer gesagt von der Wasserstoffionenkonzentration (H^+) ab.

Achtung, jetzt wird's kompliziert: Der pH-Wert ist der negative Zehnerlogarithmus der H^+-Konzentration und steht damit in einem umgekehrt proportionalen Verhältnis zur Wasserstoffionenkonzentration. Das bedeutet nichts anderes, als dass mit einer steigenden Wasserstoffionenkonzentration der pH-Wert fällt und umgekehrt.

MERKE

Je mehr Säuren in einer Flüssigkeit vorhanden sind, desto niedriger ist der pH-Wert. Umgekehrt gilt natürlich, dass bei einem Basenüberschuss der pH-Wert steigt.

Wenn in einer Flüssigkeit genauso viele Säuren wie Basen enthalten sind, ist diese neutral. Eine neutrale Flüssigkeit hat einen pH-Wert von 7. Säuren haben einen pH-Wert von < 7, Basen zwischen 7 und 14.

Uns interessiert hier im Wesentlichen nur eine Flüssigkeit – Blut. Wie das Blut es mit den Säuren und Basen hält, schauen wir uns als Nächstes an.

In der menschlichen Zelle liegt der pH-Wert bei 6,9, außerhalb der Zellen bei 7,4 (7,36–7,44). Schon ein Abfall des pH-Werts auf unter 6,8 bzw. ein Anstieg über 7,7 führt zum Tod.

MERKE

Eine Abweichung des pH-Werts im Blut auf unter 7,36 nennt man Azidose (Säureüberschuss), eine Abweichung auf über 7,44 nennt man Alkalose (Basenüberschuss).

Durch den Stoffwechsel entstehen im Körper ständig Säuren, die meisten aus dem Abbau schwefelhaltiger Aminosäuren. Die Azidose schwebt also wie ein Damoklesschwert ständig über uns. Damit dieses Damoklesschwert nicht zu einer ernsthaften Gefahr wird, verfügt der Körper über zwei Organe, die in der Lage sind, den anfallenden Säureüberschuss zu eliminieren bzw. zu neutralisieren. Die gesunden Nieren scheiden über den Harn überschüssige Säuren (Wasserstoffionen) aus und resorbieren im Tubulussystem bei Bedarf Bicarbonat (Base) aus dem Primärharn zurück ins Blut. Ferner wird zur Konstanthaltung des pH-Werts Kohlendioxyd (CO_2), auch eine Säure, über die Lunge abgeatmet.

Dialysepatienten weisen in der Regel eine Azidose auf, genauer gesagt eine metabolische (stoffwechselbedingte) Azidose. Ursachen sind die mangelnde Rückgewinnung von Bicarbonat aus dem Primärharn im Tubulussystem und eine unzureichende oder sogar fehlende Ausscheidung von Säuren über die Niere. Der Körper versucht, diesen Ausfall der Nieren durch eine vermehrte Abatmung von CO_2 (Säure) in der Lunge auszugleichen. Gelingt dies mit Erfolg, so steigt der pH-Wert wieder in den Normbereich (7,36–7,44). Man spricht dann von einer metabolischen Azidose, die respiratorisch (über die Atmung) kompensiert wird. In den meisten Fällen gelingt diese Kompensation jedoch nicht gänzlich.

MERKE

Dialysepatienten haben in der Regel eine metabolische Azidose, die respiratorisch zumindest teilkompensiert wird.

In der Praxis werden Sie zur Bestimmung des Säure-Basen-Status eines Patienten eine Blutprobe aus dem Shunt entnehmen und eine Blutgasanalyse durchführen. Die Blutprobe entspricht meist einer arteriellen Blutprobe, da das venöse Shuntgefäß arterialisiertes Blut enthält. In der nachfolgenden Tabelle finden Sie den Normalwertbereich für eine Blutgasanalyse aus dem Shunt und die entsprechende Abweichung je nach Ursache und Auswirkung (➤ Tab. 16.1).

Die **Symptome einer metabolischen Azidose** sind unspezifisch. Häufig werden Sie bei Dialysepatienten eine erhöhte Atemfrequenz (Hyperventilation, Kußmaul-Atmung), mit dem Ziel einer respiratorischen Teilkompensation der Übersäuerung vorfinden. Darüber hinaus können Schwindel, Übelkeit, Schwäche und Kopfschmerzen auftreten. Aber auch nahezu alle anderen Organsysteme wie das Herz (Tachykardie, unzureichende Kontraktion) oder die Knochen (Demineralisierung) leiden unter einer metabolischen Azidose. Es kommt zu Störungen wie einem Anstieg des Parathormons (Aktivierung der Nebenschilddrüsen), einer Insulin- und Erythropoetinresistenz sowie einem Anstieg des ionisierten Calciums. Die metabolische Azidose kann katabole Auswirkungen (Eiweißabbau zur Energiegewinnung) haben und den Eiweißabbau in der Muskulatur fördern.

Auf zwei bedeutsame Aspekte für die tägliche Praxis möchten wir Sie hinweisen:

- **Die Azidose verstärkt eine ohnehin vorhandene Hyperkaliämie.** Zugrunde liegt dabei der Anstieg von Kaliumionen, die zur Erhaltung der elektrischen Neutralität der Zelle im Austausch für H^+-Ionen aus der Zelle freigesetzt werden. Durch diesen Mechanismus kann der Organismus auf Kosten eines Anstiegs der extrazellulären Kaliumkonzentration überschüssige Säure (H^+-Ionen) abpuffern. Die durch eine metabolische Azidose bedingte Hyperkaliämie kann eine Bradykardie auslösen. Wenn bei einem

Tab. 16.1 Blutgasanalysewerte

	Störung pH *	pCO_2 [mmHg]	Bicarbonat [nmol/l]	BE [nmol/l]
Normwerte	7,36–7,44	36–44	22–26	−2 – +2
Metabolische Azidose, z. B. bei Niereninsuffizienz	↓ oder ↔	↔ oder ↓	↓	Negativ
Metabolische Alkalose	↑ oder ↔	↔ oder ↑	↑	Positiv
Respiratorische Azidose	↓ oder ↔	↑	↔ oder ↑	Positiv
Respiratorische Alkalose	↑ oder ↔	↓	↔ oder ↓	Negativ

Faustregel: Metabolisch **M**iteinander – bei metabolischen Störungen verändert sich pH, Bicarbonat und pCO_2 stets gleichsinnig.

* Bei kompensierten Veränderungen ist der pH durch erhöhte oder erniedrigte Bicarbonatausscheidung bzw. CO_2-Abatmung noch im Normbereich; pCO_2, BE bzw. Standardbicarbonat sind jedoch pathologisch. BE: Base Excess (Basenabweichung); p: Partialdruck.

Patienten vor der Dialyse immer inakzeptable Kaliumwerte (> 5,9 mmol/l) vorliegen, sollten Sie neben einem meist ursächlichen Diätfehler auch an eine Blutgasanalyse zur Überprüfung des Säure-Basen-Status denken. Andererseits müssen Sie bedenken, dass Sie bei einem azidotischen Patienten durch den Ausgleich der Azidose während der Dialyse den Serumkaliumwert nicht unerheblich senken können (Vorsicht: Hypokaliämie)!
- **Die Azidose hat einen gefäßerweiternden Effekt (Vasodilatation).** Dies begünstigt Blutdruckabfälle, insbesondere während der Behandlung.

Nun zur entscheidenden Frage: *Was können wir gegen die Übersäuerung des Blutes bei chronischer Niereninsuffizienz und den damit verbundenen Konsequenzen unternehmen?* Die chronische metabolische Azidose bei Dialysepatienten wird im Wesentlichen durch zwei Vorgänge während der Dialyse behandelt bzw. ausgeglichen. Nach dem physikalischen Prinzip der Diffusion/Konvektion werden Säuren aus dem Blut entfernt. Dies spielt bei der Azidosekorrektur jedoch nur eine geringe Rolle. Entscheidend ist die Zufuhr von Bicarbonat (Puffersubstanz) während der Dialyse. Da die Bicarbonatkonzentration in der Dialysierlösung, je nach Einstellung am Dialysegerät, wesentlich höher ist als im Blut, diffundiert Bicarbonat zum Azidoseausgleich aus der Dialysierlösung ins Blut. Eine adäquate Azidosekorrektur ist erreicht, wenn die Bicarbonatkonzentration im Blut nach der Dialyse über 28 mmol/l und vor der Dialyse nicht geringer als 22 mmol/l ist (➤ Tab. 16.1). Zu diesem Zweck stellt man die Bicarbonatkonzentration in der Dialysierlösung, je nach Ausprägung der Azidose, auf einen Wert zwischen 30 und 36 mmol/l ein. Häufig werden orale Bicarbonatpräparate im dialysefreien Intervall angeordnet, um ein großes Delta zwischen der Bicarbonatkonzentration im Blutplasma und der Konzentration in der Dialysierlösung zu vermeiden.

16.12 Gastrointestinale Störungen (Störungen im Magen-Darm-Bereich)

Zu den möglichen **gastrointestinalen Störungen** bei chronischem Nierenversagen gehören Magenentleerungsstörungen, Störungen der Darmmotorik, der Verdauungsfunktionen, der Sekretion der Galle und der Bauchspeicheldrüse sowie Änderungen der Bakterienflora im Darm. Die Fettresorption im Darm ist verzögert. Klinisch besonders relevant sind die Störungen der Darmmotorik und die Tendenz zur Obstipation, die durch Phosphatbinder verstärkt werden kann. Bei einigen Patienten kommt es, vorwiegend medikamentös bedingt, auch zu Diarrhöen.

Eine **Gastroparese** (*lat.* paresis = Erschlaffung) tritt besonders ausgeprägt bei Patienten mit diabetischer Nephropathie und diabetischer Neuropathie auf, aber auch im Rahmen einer vorwiegend urämischen Polyneuropathie (autonome Neuropathie). Insbesondere bei einer ausgeprägten Urämie können sich Entzündungen und Ulzerationen im Magen- und Dünndarmbereich (Gastroduodenitis) entwickeln.

Vor allem Dialysepatienten mit polyzystischer Nierenerkrankung haben häufig Kolondivertikel (birnen- oder sackförmige Ausstülpungen im Dickdarm), die zu Blutungen, Obstruktion und Perforation führen können.

MERKE

Der Magen-Darm-Bereich kann bei Dialysepatienten immer eine potenzielle Blutungsquelle sein. Deshalb hier noch einmal der Hinweis für die tägliche Praxis: Gehen Sie grundsätzlich sparsam mit Antikoagulanzien (klassischem oder niedermolekularen Heparin) um!

16.13 Sexualfunktion

Die Nierenerkrankung verändert häufig das Verlangen nach sexueller Intimität.

Bei Männern kann es zu Impotenz oder Erektionsschwäche kommen. Diese **Störungen der Sexualfunktion** können sowohl organisch als auch psychisch bedingt sein. Die wesentlichen organischen Ursachen sind neben endokrinologischen Veränderungen Durchblutungsstörungen sowie eine autonome Neuropathie. Zur Abklärung von sexuellen Funktionsstörungen sollte nach Ausschluss psychologischer Faktoren die aktuelle Medikation (nimmt der Patient Betablocker?) überprüft sowie nach weiteren medizinischen Ursachen (z. B. Diabetes mellitus) geforscht werden. Bei erniedrigten Testosteronwerten kann eventuell eine Therapie mit Testosteron erwogen werden. Ferner scheinen die Erythropoetintherapie und eine effiziente Dialyse einen positiven Einfluss auf sexuelle Störungen des Mannes zu haben. Darüber hinaus kann Viagra (Sildenafil®) bei Männern mit chronischer Niereninsuffizienz zur Behandlung der erektilen Dysfunktion eingesetzt werden, jedoch nur mit Vorsicht und unter ärztlicher Aufsicht. Eine Anpassung der Dosis kann gegebenenfalls erforderlich sein.

Bei Frauen ist ein Nachlassen der Libido zu beobachten, unter anderem bedingt durch krankheitsbedingte Depression und hormonbedingte Veränderungen, die auch das Empfinden sexueller Lust verändern. Darüber hinaus kommt es zu einem Verlust der typischen zyklischen Veränderungen des Östrogenspiegels. Klinisch macht sich dies bei etwa der Hälfte aller Patientinnen mit einem Ausbleiben der Regelblutung bemerkbar. Wenn es weiterhin zu Regelblutungen kommt, so sind diese häufig unregelmäßig.

MERKE

Über die Medien wird ein leistungsorientiertes, oft wenig realistisches Bild von Sexualität vermittelt, gleichzeitig wird über die eigene Sexualität in unserer Gesellschaft traditionell nicht gesprochen – dies vergrößert die Probleme für Dialysepatienten. Selbst in ärztlichen Beratungsgesprächen taucht dieses Thema in der Regel nicht auf. Eine Grundvoraussetzung, um sexuelle Funktionsstörungen im Gespräch zwischen Arzt und Patient oder Pflegenden und Patient zu thematisieren, ist die Schaffung einer offenen, vertrauensvollen und professionellen Gesprächsatmosphäre.

Viele Patienten können nach einer erfolgreichen Nierentransplantation ihre Sexualität wieder neu genießen. Manche Transplantationsteams raten zu einer vier- bis sechswöchigen Abstinenz nach der Transplantation. Frauen sollten mindestens im ersten Jahr nach der Nierentransplantation sorgfältig verhüten, da eine Schwangerschaft in diesem Zeitraum zu risikoreich wäre. Die Methode der Empfängnisverhütung sollte mit dem Arzt abgeklärt werden.

Lesen Sie zu diesem Themenkomplex auch die Ausführung in ➤ Kap. 7 (➤ Kap. 17.10).

16.14 Dialyse und Schwangerschaft

Eine **Schwangerschaft** ist bei Dialysepatientinnen sehr selten. Die Empfängnisrate liegt bei Dialysepatientinnen bei 0,5 % (im Gegensatz zu 35 % bei Nierengesunden) bei Koitus zum optimalen Zeitpunkt. Die Schwangerschaft ist häufig unerwartet und führt auch oft zu frühem Abort.

Terminal niereninsuffiziente Schwangere müssen sehr frühzeitig und häufig dialysiert werden (mindestens 20 Stunden pro Woche bis sechs Dialyseeinheiten pro Woche), um hohe Harnstoffwerte möglichst zu vermeiden. Der Flüssigkeitshaushalt und eine neu auftretende oder zunehmende Hypertonie können oft mittels einer erhöhten Dialysefrequenz relativ gut kontrolliert werden.

MERKE

Blutdruckabfälle während der Dialyse müssen aufgrund der daraus resultierenden Minderdurchblutung der Plazenta (Mutterkuchen) zwingend vermieden werden.

Bei der Hämodialyse sollte eine niedrig dosierte Heparinisierung (ACT 100–120 Sekunden; ➤ Kap. 9.2) angesichts der speziellen Blutungsrisiken erfolgen. Wichtig ist eine optimale Behandlung der Anämie mittels ESA- (Erythropoese-stimulierende Agenzien) und Eisenpräparaten und eine bestmögliche Blutdruckeinstellung. Die Ernährung ist im Unterschied zur regulären Dialysekost auf die speziellen Erfordernisse der Schwangerschaft mit einer erhöhten Eiweiß- und Calciumzufuhr sowie einer Vitaminsubstitution einzustellen.

Die Peritonealdialyse (CAPD) bietet gegenüber der Hämodialyse den Vorteil eines konstanten Flüssigkeits- und Elektrolythaushalts. Außerdem sind die Schwankungen der Retentionswerte geringer, der Hämatokrit auch ohne ESA-Präparate höher und Blutdruckabfälle während der Behandlung nicht zu erwarten. Eine Blutungsgefährdung durch die bei der Hämodialyse zwingende Heparinisierung entfällt ebenfalls. Mit fortschreitender Uterusgröße ergeben sich jedoch Probleme mit dem Dialysatvolumen pro Austausch. Ferner kann eine Peritonitis (Bauchfellentzündung), nicht zuletzt aufgrund des nur eingeschränkt möglichen Antibiotikaeinsatzes, zu erheblichen Schwierigkeiten führen. Eine ausgetragene Schwangerschaft unter PD-Therapie ist sehr selten.

Das vorrangige Risiko für das Kind ist eine Wachstumsretardierung mit niedrigem Geburtsgewicht sowie die Frühgeburtlichkeit mit den damit verbundenen Komplikationen. Bei Frauen mit Nierenersatztherapie ist jedoch trotz der zu erwartenden Risiken keine medizinische Indikation zum Schwangerschaftsabbruch gegeben.

Resümee

Die chronische Niereninsuffizienz ist kein isoliertes Organgeschehen, sondern zieht oft zahlreiche Folgeerkrankungen nach sich. Das erfolgreiche Vermeiden bzw. Hinauszögern dieser Folgeerscheinungen setzt einen aufgeklärten und kooperativen Patienten voraus. Sie sind primärer Ansprechpartner und im besten Fall auch Vertrauensperson der Ihnen anvertrauten Patienten und sollten deshalb auch in der Lage sein, Ihre Patienten fundiert über die möglichen Konsequenzen der chronischen Niereninsuffizienz zu informieren.

VORSICHT: PRÜFUNG!

1. Wie entsteht der sekundäre Hyperparathyreoidismus bei chronischer Niereninsuffizienz?
2. Welche Nebenwirkungen können im Rahmen einer Erythropoetin-Therapie auftreten?
3. Nennen Sie die wichtigsten Maßnahmen zur Senkung eines erhöhten Blutdrucks bei Dialysepatienten!
4. Ein Patient entwickelt während einer Dialysebehandlung Fieber. Welche Ursache könnte dahinterstecken und wie reagieren Sie?
5. Welche behandlungsrelevanten Auswirkungen hat eine Polyneuropathie bei chronischer Niereninsuffizienz auf die Herz-Kreislauf-Regulation?
6. Erläutern Sie Entstehung und Auswirkungen des Karpaltunnelsyndroms!
7. Was versteht man unter einer respiratorisch teilkompensierten metabolischen Azidose im Rahmen einer chronischen Niereninsuffizienz?
8. Nennen Sie die wichtigsten gastrointestinalen Störungen bei chronischem Nierenversagen!

KAPITEL

17

Kerstin Gerpheide

Die Pflege von Menschen mit dialysepflichtiger Niereninsuffizienz

Die Nierenersatztherapie ist eine chronisch ambulante Routinetherapie mit intensivmedizinischem Charakter. In den frühen Phasen dieser Behandlungsmethode lag der Schwerpunkt der Ausbildung in der Dialyse hauptsächlich auf der technischen und medizinischen Durchführung der Therapie. Heutzutage ist jedoch klar, dass die Pflege dialysepflichtiger Patienten weit über die rein ärztlich delegierte Behandlungsabwicklung hinausgeht.

Dialysepflichtige Patienten erleben heute die Spätkomplikationen ihrer Erkrankung. Diese erfordern eine professionelle Betreuung und Pflege, die nicht nur von speziell ausgebildeten Pflegefachkräften, sondern auch von anderen qualifizierten Berufsgruppen, wie medizinischen Fachangestellten und Dialyseassistenten, erbracht wird. Diese Berufsgruppen spielen eine wichtige Rolle in der strukturierten und effektiven Versorgung der Patienten, auch wenn sie in einigen Bereichen nicht über dieselbe Tiefe an pflegerischen Kompetenzen verfügen wie spezialisierte Pflegekräfte.

Die Aufgaben der Pflegekräfte in der Dialyse umfassen Planung und Durchführung pflegerischer Maßnahmen, die Entwicklung psychosozialer und didaktischer Kompetenzen sowie patientenedukativer Ansätze (Ansätze zur Patientenausbildung). Gleichzeitig sind hygienische Standards strikt einzuhalten und qualitätssichernde Elemente in der nephrologischen Pflege umzusetzen. In diesem Kontext sind Teamarbeit und interprofessionelle Zusammenarbeit zwischen Pflegefachkräften, medizinischen Fachangestellten und Dialyseassistenten entscheidend, um eine qualitativ hochwertige Versorgung sicherzustellen.

Pflegemodelle können dabei helfen, die Komplexität der Patientenversorgung zu strukturieren. Wir nutzen die „Aktivitäten, Beziehungen und existenziellen Erfahrungen des Lebens" (ABEDL®) nach Monika Krohwinkel als Grundlage, um das Krankheitserleben, die Beeinträchtigungen und die Bewältigungsmöglichkeiten dialysepflichtiger Patienten besser zu erfassen. Dabei müssen jedoch die spezifischen Rollen und Kompetenzen der verschiedenen Berufsgruppen berücksichtigt werden, um eine effektive und realistische Pflegeplanung und -durchführung zu gewährleisten.

Streichungen von finanziellen Ressourcen im Gesundheitswesen haben auch die Dialysezentren erheblich beeinflusst. Personalabbau und die Integration von Hilfskräften erschweren eine vollständig individuelle Pflege. Trotzdem ist es unser Ziel, in diesem Kapitel ein praxisnahes und zugleich idealisiertes Bild nephrologischer Pflege zu vermitteln. Wir hoffen, dass es die Arbeitsbedingungen zumindest teilweise erlauben, diesem Bild nachzukommen, und dass alle Berufsgruppen in den Dialysezentren ihren Beitrag zur Versorgung leisten können.

Die nephrologische Pflege nach dem Modell der „Fördernden Prozesspflege" betont die Bedeutung der individuellen Lebensaktiväten des Menschen. Krankheiten wie die chronische Niereninsuffizienz destabilisieren das Gleichgewicht zwischen Unabhängigkeit und Abhängigkeit, was sowohl physische als auch psychosoziale Auswirkungen hat. Anhand des Modells der ABEDL® versuchen wir, die Bedürfnisse der Patienten, ihre Krankheitserlebnisse und mögliche Pflegeinterventionen zu beschreiben. Dabei spielen die Kommunikationsfähigkeit der Patienten sowie deren spezifische Pflegeprobleme eine zentrale Rolle. Pflegekräfte und andere Dialysemitarbeitende müssen in der Lage sein, diese Probleme strukturiert zu erkennen und angemessen darauf zu reagieren.

Es ist wichtig, dass sowohl Pflegefachkräfte als auch medizinische Fachangestellte und Dialyseassistenten entsprechend ihren Kompetenzen geschult und unterstützt werden, um einen gemeinsamen Beitrag zur optimalen Versorgung der Patienten zu leisten.

Die Definition der nephrologischen Fachpflege (Wiederhold & Gerpheide, 2012) beschreibt die Aufgaben. In ➤ Abb. 17.1 haben wir den Versuch unternommen, die Komplexität der täglichen Arbeit darzustellen.

Ziel dieses Kapitels ist es, das Leben von Menschen mit chronischer Nierenerkrankung besser zu verstehen, Instrumente zur Förderung der Therapietreue (Compliance

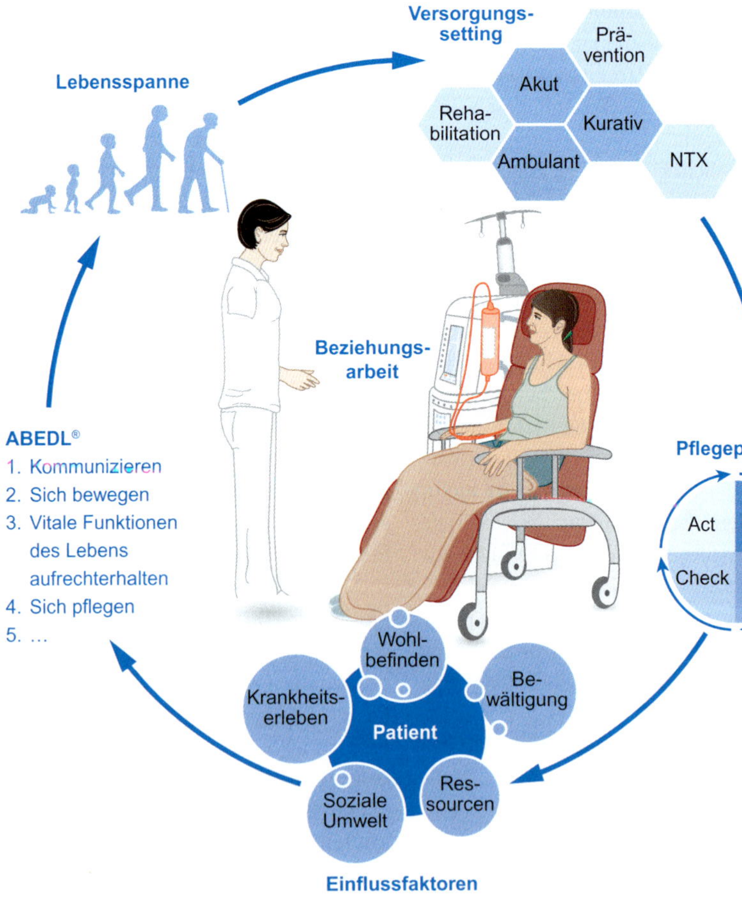

Abb. 17.1 Nephrologische Pflege. [L231]

und Adhärenz) bereitzustellen und die Bedeutung von Kommunikation, Beziehungsgestaltung sowie Patientenedukation hervorzuheben. Nur so kann die Bandbreite der nephrologischen Fachpflege dargestellt und ihre Abgrenzung zu anderen Fachgebieten im Gesundheitswesen klar formuliert werden.

Die Definition der nephrologischen Fachpflege sowie der neue Dialyse-Pflege-Standard (DPS) für die Nierenersatztherapie (Fachverband nephrologischer Berufsgruppen, 2023) spielen eine zentrale Rolle, um die multidisziplinären Einsatzgebiete zu definieren.

Dazu können auch digitale Lösungen einen Beitrag leisten, wie die App **Mizu mit der Erweiterung Kidney+** von der Carelytix Digital Health GmbH und die App **Oska** der Oska Health GmbH.

Dieser Einsatz digitaler Hilfsmittel ermöglicht es, die nephrologische Pflege weit über die traditionellen Grenzen hinaus zu erweitern. Der Beginn des Pflegeprozesses sollte idealerweise schon vor der Einleitung der Nierenersatztherapie erfolgen. Mit digitalen Gesundheitscoaching-Angeboten wird dieser Ansatz realisierbar, indem sie präventive Maßnahmen fördern, die Patienten stärken und eine lückenlose Versorgung gewährleisten.

Nephrologische Pflege nach dem Modell der „Fördernden Prozesspflege"

Die Lebensaktivitäten des Menschen werden von der Empfängnis bis zum Tod von biologischen, intellektuellen, sozialen und umweltbedingten Faktoren beeinflusst. Der Mensch bewegt sich im Laufe seines Lebens in seinen Aktivitäten zwischen völliger Abhängigkeit und Unabhängigkeit. Krankheiten, insbesondere fortschreitende chronische Erkrankungen, destabilisieren die individuelle Ausgewogenheit zwischen Unabhängigkeit und Abhängigkeit.

Anhand des **„Modells der fördernden Prozesspflege", der ABEDL®** von *Monika Krohwinkel* versuchen wir nachfolgend, die Grundbedürfnisse des Menschen, das Krankheitserleben der niereninsuffizienten Patienten, die speziellen Pflegeprobleme im Umgang mit diesen chronisch erkrankten Menschen und die möglichen Pflegeinterventionen zu beschreiben. Im Rahmen der Dialysebehandlung wird der Patient immer nur in einem sehr kurzen und für ihn meist unangenehmen Zeitraum von Pflegenden und Ärzten beobachtet. Darüber hinaus ist die Kommunikationsfähigkeit vieler Patienten infolge von mangelndem Wissen und Ängsten häufig eingeschränkt. Nicht wenige Dialysepatienten leiden im Rahmen der Grunderkrankung an schweren körperlichen Behinderungen, welche auch die Eigenwahrnehmung beeinträchtigen. Deswegen ist es für Pflegende von besonderer Bedeutung, die Sinne für die spezifischen Pflegeprobleme dialysepflichtiger Patienten zu schärfen, um sie in ihrer Komplexität strukturiert beobachten und angemessen agieren und reagieren zu können.

17.1 Kommunizieren

Das offensichtlichste **Kommunikationsmedium des Menschen** ist das gesprochene Wort. Es ermöglicht ihm, seiner inneren Welt der Gedanken, Gefühle und Erfahrungen eine äußere Gestalt zu geben. Darüber hinaus kommunizieren Menschen über viele andere Kanäle wie Gestik, Gesichtsausdruck und Körperhaltung miteinander. Es ist in einer zwischenmenschlichen Beziehung nicht möglich, nicht zu kommunizieren, da jedes Verhalten auch immer einen Mitteilungscharakter aufweist. Darüber hinaus hat jede Kommunikation einen Inhalts- und einen Beziehungsaspekt, d. h. nicht allein, was ich dem Anderen mitteile (Inhalt), sondern insbesondere, wie ich es ihm mitteile (Beziehung), gestaltet die Situation. Der Sender übermittelt seine Botschaft mit Worten und Körpersprache. Der Empfänger filtert und interpretiert die Botschaft in Abhängigkeit von seiner individuellen Wahrnehmung und seinen Bedürfnissen.

Die **Qualität der Kommunikation** zwischen Gesprächspartnern hängt von vielen Faktoren ab. Die Persönlichkeitsstruktur spielt eine wichtige Rolle, so gibt es introvertierte und extrovertierte, selbstbewusste und gehemmte, sprachgewandte und weniger sprachgewandte Menschen. Unterschiede im Grad der Allgemeinbildung, der Herkunft und im Alter erklären, warum vor allem Dinge, die nicht ausgesprochen werden, von dem einen Gesprächspartner als selbstverständlich vorausgesetzt, vom anderen aber genauso selbstverständlich anders oder gar nicht verstanden werden.

Die chronische Niereninsuffizienz als lebensbedrohliche Erkrankung ist eine Herausforderung an die Kommunikations- und Beziehungsmuster aller Mitglieder des Sozialsystems eines Erkrankten. Neben dem enormen Informationsbedarf zur Erkrankung selbst, der erst nach und nach eine weitgehend missverständnisfreie Kommunikation zwischen Pflegenden und Patienten ermöglicht, können Behinderungen wie Seh- und Hörstörungen zusätzlich zu einer Einschränkung der Kommunikationsfähigkeit führen. Die trotz der Dialysebehandlung vorhandene Vergiftungssituation des Körpers lässt die Patienten schneller ermüden und reduziert die Konzentrationsfähigkeit. Angst vor Schmerzen, Verlust und Tod beeinträchtigt die Kommunikation von Seiten aller Beteiligten.

Pflegeproblem „Krankheitsverständnis"

Viele Patienten haben bis zur terminalen Niereninsuffizienz schon einen langen Krankheitsverlauf durchlebt. Manche haben bedrohliche Erlebnisse hinter sich, die ihnen im wahrsten Sinne des Wortes „die Sprache verschlagen" haben. Fast alle Dialysepatienten verstehen gerade am Anfang die Zusammenhänge und Auswirkungen ihrer Erkrankung nicht ausreichend, da ihnen die notwendigen Informationen fehlen. Die Komplexität der Erkrankung und die medizinische Fachsprache schüchtern viele Patienten ein. Sie trauen sich nicht, dauernd „dumme" Fragen zu stellen, und wollen nicht undankbar, ungebildet oder „schwer von Begriff" erscheinen. Informationslücken werden durch Fantasien und Vermutungen ersetzt. All dies behindert den Aufbau einer vertrauensvollen Beziehung zwischen Patient und Pflegenden als Grundlage der Kommunikation.

Ihre Aufgabe als Pflegende ist es, Informationen zum einen dem jeweiligen Aufnahmevermögen, der „Mitdenkfähigkeit" und dem Vorwissen des Patienten anzupassen, zum anderen die Inhalte entsprechend dem Informationsbedarf aufzubereiten. Versuchen Sie dabei, genau zu ermitteln, welche Voraussetzungen der Patient wirklich mitbringt, und was er von der erhaltenen Information aufgenommen hat. Berücksichtigen Sie dabei auch den Beziehungsaspekt: Bekommt der Patient das Gefühl, informiert und verstanden zu werden, oder fühlt er sich durch den Gebrauch von Fachtermini eingeschüchtert oder gar bevormundet?

MERKE

Zum erfolgreichen Vermitteln von Verhaltensregeln ist wichtig, dass der Patient sich nicht in die Rolle eines unvernünftigen Kindes gedrängt fühlt, das überwacht werden muss und keinerlei Eigenverantwortung übernehmen kann.

Pflegeproblem „Tabuthemen"

Die Angst vor dem nahen Tod schwebt bewusst oder unbewusst immer über Dialysepatienten. Das Thema „Tod und Sterben" wird vom Patienten selbst, aber auch von seinem nahen Umfeld nicht offen angesprochen. Dadurch kommt es zu einer Störung des Kommunikations- und Beziehungsprozesses, weil Gefühle nicht mehr offen ausgedrückt werden, häufig von der Absicht geleitet, „andere nicht zu sehr zu belasten".

Die Betreuung von chronisch kranken Patienten stellt für Pflegende eine große Herausforderung dar. Die tägliche Auseinandersetzung mit chronischer Krankheit, Tod und Abschiednehmen führt auch bei ihnen zu Verarbeitungsstrategien, die der Kommunikation nicht förderlich sind. Zu den vielfältigen Abwehrmechanismen zählen z. B. die Einschränkung der Kommunikation mit Schwerstkranken und die Meidung der Behandlungszimmer dieser Patienten. Es ist für Pflegende sehr schwierig, immer und jeden Tag diesen besonderen Belastungen gerecht zu werden. Da in den meisten Fällen professionelle Hilfe von außen nicht zur Verfügung steht, werden Sie nur innerhalb einer intakten Teamstruktur, die offene Gespräche innerhalb der Pflegegruppe zulässt, in der Lage sein, diesen Anforderungen gerecht zu werden.

Pflegeproblem „Langzeitbegleitung bei resignationsgefährdeten Patienten"

Bei oberflächlicher Betrachtung kann sehr leicht der Eindruck entstehen, dass ein Dialysepatient ein mündiger, selbstbewusst auftretender und fordernder Patient ist. Bei genauerer Betrachtung stellt man jedoch fest, dass der größte Teil der Patienten zurückgezogen und eher in sich gekehrt lebt und nicht mehr in der Lage oder willens ist, seine Sorgen und Ängste zu artikulieren. Es gibt aber eine Reihe von Ressourcen, mit denen die Kommunikation zwischen Dialysepatienten und ihrer Umgebung in der jahrelangen Betreuungszeit durch die Pflegenden verbessert werden kann.

Die Kommunikation zwischen Pflegenden und Patient sollte offen in einer vertrauensvollen Atmosphäre stattfinden. Sie betreuen „Ihre" Patienten häufig über sehr viele Jahre. Dies beinhaltet die Chance, wesentlich intensiver und persönlicher miteinander zu kommunizieren, birgt aber auch die Gefahr, dass die notwendige Distanz im Verhältnis zwischen Pflegenden und Patient verloren geht.

MERKE

Die Menschen im Dialysezentrum bieten für viele vereinsamte Patienten die einzige Möglichkeit, ihrem elementaren Bedürfnis nach Kommunikation nachzukommen. Es ist somit deren Aufgabe, die Kommunikation mit den Patienten durch Ansprache, durch aktives Zuhören und durch Gespräche in einer verständlichen Sprache aktiv zu gestalten. Dazu gehört auch die Motivation, vorhandene eigene Zeitressourcen dafür einzusetzen.

Durch die Anordnung der Behandlungsplätze, die Zusammensetzung der Patientengruppen in den einzelnen Behandlungseinheiten, das Reduzieren von Geräuschkulissen und das kommunikationsfreundliche Platzieren der Dialysegeräte können leicht verbesserte Voraussetzungen für Gespräche zwischen den Patienten geschaffen werden.

Es ist ebenfalls sehr wichtig, die Angehörigen der Patienten von Anfang an in die Kommunikation mit einzubeziehen. Informationen, die Sie von Angehörigen erhalten, ermöglichen es Ihnen, die speziellen Probleme eines Patienten besser zu verstehen. Manches können Sie vielleicht den Patienten über die Angehörigen vermitteln und umgekehrt. Das Gespräch mit den Angehörigen gibt Ihnen die Möglichkeit, diese zu motivieren, zur Lösung von Problemen aktiv beizutragen.

17.2 Sich bewegen

Die **körperliche Leistungsfähigkeit** von Dialysepatienten ist durch verschiedene Faktoren meist erheblich eingeschränkt. Für den jüngeren Dialysepatienten kann dies in seinem sozialen Umfeld, das oft durch Aktivität und Mobilität geprägt ist, ein nicht zu unterschätzender Makel sein, der zu sozialer Ausgrenzung und Selbstwertproblematik führen kann. Bei oftmals multimorbiden älteren Patienten sind Selbstständigkeit und Unabhängigkeit im häuslichen Umfeld durch eine zunehmende Immobilität gefährdet.

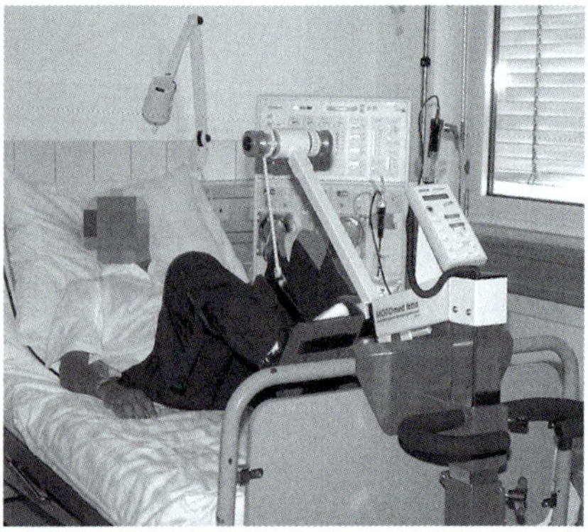

Abb. 17.2 Ergometertraining während der Dialyse. [M226]

Pflegeproblem „Einschränkungen der Bewegungsfähigkeit"

Für den dialysepflichtigen Patienten kommt es, neben der behandlungsbedingten Immobilität während der Dialyse, aufgrund verschiedener Langzeitkomplikationen der Nierenerkrankung oft zu beachtlichen Einschränkungen der Bewegungsfähigkeit. Beispiele sind schmerzhafte Entzündungen der Beinnerven (Polyneuropathie) oder die renale Osteopathie (Knochenstoffwechselstörung), welche bis zu verstümmelnden Gelenkverformungen führen kann.

Häufig kommt es aus Angst vor einer möglichen Dislokation der Punktionskanülen zu einer verkrampfen Haltung des Shuntarms während der Behandlung. Dies kann zu erheblichen Verspannungen führen.

Pflegeproblem „Chronische Müdigkeit"

Darüber hinaus leiden sehr viele Patienten durch die trotz Dialysebehandlung gegenwärtige Vergiftung des Körpers an einem Gefühl der chronischen Müdigkeit und sind aufgrund dessen in ihrer körperlichen Leistungsfähigkeit und -bereitschaft eingeschränkt. Dies verstärkt die Hilflosigkeit und das mangelnde Selbstwertgefühl der Patienten und führt zu Problemen auf allen sozialen Ebenen.

Motivieren Sie den Patienten im Gespräch zur selbsttätigen Aufnahme sportlicher Aktivitäten wie Schwimmen oder Spazierengehen und weisen Sie auf spezielle Sportangebote außerhalb des Dialysezentrums hin. Wenn einmal ein Anfang gemacht ist, spüren die Patienten sehr schnell die positiven Auswirkungen der sportlichen Betätigung auf ihre Lebensqualität. Einige Dialysezentren bieten den Patienten sogar die Möglichkeit, durch Ergometertraining (➤ Abb. 17.2) mit speziellen Bettergometern unter Anleitung und Beobachtung von Sporttherapeuten während der Dialyse ihre Leistungsfähigkeit zu verbessern. Dies ist eine gute Möglichkeit, die Zeit der Dialysebehandlung sinnvoll zu nutzen.

Viele Dialysepatienten sind jedoch infolge ihres hohen Alters oder aufgrund einer Zweit- oder gar Dritterkrankung nicht in der Lage, an sportlichen Aktivitäten innerhalb oder außerhalb des Dialysezentrums teilzunehmen. Sie benötigen Unterstützung und Hilfestellungen, z. B. beim Betreten und Verlassen des Dialysezentrums, beim Wiegen vor und nach der Behandlung oder beim Positionieren/Lagern im Bett oder auf einer Liege. Für sie bietet sich der Zeitraum der Behandlung für aktive und passive krankengymnastische Übungen und Mobilisationsmaßnahmen an. Achten Sie dabei immer darauf, dass sich die Lage der Punktionskanülen nicht verändert.

17.3 Vitale Funktionen des Körpers aufrechterhalten

Die reibungslose Funktion von Herz-Kreislauf-System und Lunge ist von einer intakten Nierenfunktion abhängig. Somit sind diese Funktionen bei einer Erkrankung der Niere direkt mit beeinträchtigt. Typische direkte und indirekte Komplikationen der Niereninsuffizienz, z. B. Lungenödem bei Flüssigkeitsüberladung und renale Anämie, führen immer wieder zu Atemnotzuständen. Auch Beschwerden des Herz-Kreislauf-Systems gehören zum Alltag in der pflegerischen Betreuung von Dialysepatienten. Herzrhythmusstörungen, Blutdruckabfälle und eine akute Verschlechterung einer oft bereits vorgeschädigten Herzfunktion sind für einen großen Teil der lebensbedrohlichen Zwischenfälle bei den Dialysepatienten verantwortlich.

Pflegeproblem „Atemnot"

Vor allem hohe Gewichtszunahmen im dialysefreien Intervall belasten das Herz-Kreislauf-System und führen über mehrere Mechanismen zu Atemnot. Im Extremfall kommt es zu einem Lungenödem, das lebensbedrohliche Ausmaße annehmen kann. Schon bei beginnender Atemnot sollte der Patient sich im Dialysezentrum melden, um mit Arzt und Pflegepersonal das weitere Vorgehen zu besprechen. Häufig tritt die Atemnot erst nachts verstärkt in das Bewusstsein des Patienten. Zu dieser Zeit besteht zumeist eine hohe Hemmschwelle, den Notdienst zu alarmieren.

MERKE

Informieren Sie die Patienten über die für sie zuständigen Notdiensteinrichtungen und motivieren Sie sie, im Falle einer Komplikation während des dialysefreien Intervalls nicht zu zögern, sondern zügig entsprechende Hilfe zu rufen.

Einige weitere Begleiterkrankungen der Niereninsuffizienz können die Atmung der Patienten weiter beeinträchtigen. Die Sauerstoffaufnahme ist auch bei intakter Lungenfunktion durch die renale Anämie beeinträchtigt. Dialysepatienten sind aufgrund ihrer immunsupprimierten Situation wesentlich häufiger von Atemwegsinfekten betroffen.

Über die Lunge versucht der Körper, die durch die Niereninsuffizienz bedingte saure Stoffwechsellage durch eine reflektorische Erhöhung der Atemfrequenz zu kompensieren. Durch eine individuell angepasste Dosierung von Bicarbonat in der Dialysierlösung wird die Übersäuerung wieder ausgeglichen.

Pflegeproblem „Verschlechterung der Herzleistung"

Hohe Schwankungen des Blutvolumens durch Wassereinlagerungen zwischen den Dialysen sind bei vielen Patienten mitverantwortlich für die fortschreitende Verschlechterung ihrer Herzleistung. Weitere typische Herzprobleme bei Dialysepatienten sind nachfolgend aufgeführt. Zusätzlich ist bei Dialysepatienten oft der Herzmuskel von der Grunderkrankung betroffen, sodass im ungünstigen Fall mehrere Ursachen zusammenspielen.

Pflegeproblem „Herzrhythmusstörungen"

Der Herzrhythmus wird direkt durch Schwankungen der Blutelektrolyte, insbesondere durch Schwankungen des Kaliumspiegels, und indirekt durch die metabolische Azidose beeinträchtigt.

Symptome der Hyperkaliämie:

- Kribbeln oder Taubheitsgefühl in den Extremitäten
- Muskelschwäche, Muskelschmerzen

- Muskellähmung, Atemlähmung
- Herzrhythmusstörungen (Bradykardie)

MERKE

Zu Ihren Aufgaben gehört es, die Patienten für Symptome einer Hyperkaliämie zu sensibilisieren, sie durch eine gezielte Ernährungsberatung vor möglichen Diätfehlern zu bewahren und bei Bedarf Kaliumkontrollen durchzuführen, um nach Rücksprache mit dem Arzt die Kaliumkonzentration in der Dialysierlösung anzupassen.

Pflegeproblem „Zu hohes Shuntvolumen"

Ein „zu gut" funktionierender Shunt fordert das Herz ständig zu Höchstleistungen heraus. Zu hohe Durchflussvolumina am Shunt erhöhen die Blutmenge, die das Herz pro Zeit zu pumpen hat (Herzminutenvolumen), um einen beträchtlichen Faktor. Dies führt zunächst zur Hypertrophie, auf Dauer dann zur Überlastung und Erschlaffung des Herzmuskels und zur Herzinsuffizienz. Dieses Problem kann und muss möglicherweise vom Gefäßchirurgen angegangen werden.

Pflegeproblem „Perikarditis"

Eine urämische Perikarditis kann als Komplikation bei zu spät begonnener Dialysetherapie und in seltenen Fällen bei unzureichender Dialyseeffektivität auftreten. Der rechtzeitige Beginn der Dialysetherapie bei Niereninsuffizienz und eine effektive Dialysebehandlung sind somit Prävention und zugleich Therapie.

Pflegeproblem „Anleitung des Patienten zur Selbstbeobachtung"

Probleme mit Herz und Lunge stellen sich für den niereninsuffizienten Patienten schon häufig im prädialytischen Stadium ein. Die Aufnahme der Dialysebehandlung führt danach relativ schnell zu einer deutlichen Verbesserung des Allgemeinzustands. Der Patient gewinnt Kraft, Lebensmut und Lebensfreude zurück. Dies führt in vielen Fällen zu einer gewissen Unbekümmertheit im Umgang mit den dargestellten Gefahren.

MERKE

In der Phase zwischen der akuten Bedrohung des Lebens durch die Niereninsuffizienz bis zur im günstigsten Fall physischen, psychischen und sozialen Rehabilitation sind die Patienten besonders auf das Verständnis und vor allem den professionellen Rat der in der Dialyse tätigen Pflegenden und Ärzte angewiesen. Der Verlauf dieser Periode prägt nicht nur entscheidend das weitere Leben des Patienten, den Umgang mit und das Verhältnis zu seiner Erkrankung, sondern er prägt auch langfristig die Beziehung zwischen Patient und Pflegenden.

Dem einerseits unbekümmerten Umgang mit der Erkrankung steht andererseits das Risiko lebensbedrohlicher Herz-Kreislauf-Komplikationen gegenüber, das ständig wie ein Damoklesschwert über dem Patienten schwebt. Die Krankenbeobachtung spielt in diesem Zusammenhang eine sehr wichtige Rolle. Sie müssen sensibel und aufmerksam mit den Symptomen und Hinweisen dieser komplexen Erkrankung umgehen und den Patienten immer wieder auf die möglichen Gefahrenpotenziale der Niereninsuffizienz hinweisen, ohne seine Angst zu verstärken. Der Patient muss für Signale, die sein Körper ihm gibt, sensibilisiert sein, um früh genug und adäquat reagieren zu können. Er sollte willens und in der Lage sein, seine Vitalzeichen auch allein oder mit Hilfe von Angehörigen zu Hause im dialysefreien Intervall zu messen und einzuschätzen.

MERKE

Der rechtzeitige Beginn der Dialysetherapie, die Qualität der Dialysebehandlung, die genaue Beobachtung und Einstellung des Sollgewichts und die Beratung und Gesundheitserziehung des Patienten und dessen Angehörigen sind wesentliche Gesichtspunkte, die einen wichtigen Beitrag zur Prophylaxe von Herz-Kreislauf-Komplikationen bei dialysepflichtigen Patienten leisten können. Darüber hinaus erscheint es in diesem Zusammenhang sinnvoll, die Patienten, wenn möglich, immer wieder zur Teilnahme an sportlichen Aktivitäten innerhalb und außerhalb des Dialysezentrums zu motivieren.

Pflegeproblem „Diabetes mellitus"

Mehr als ein Drittel aller Patienten mit chronischem Nierenversagen leidet an Diabetes mellitus. Die diabetische Nephropathie ist die häufigste Ursache für die Entwicklung einer dialysepflichtigen Niereninsuffizienz. Bei den Betroffenen liegen in der Regel zahlreiche Begleiterkrankungen vor, die das Leben mit einer dialysepflichtigen Niereninsuffizienz zusätzlich erschweren können, z. B

- Sehbehinderungen
- Nervenstörungen
- Fußverletzungen
- Durchblutungsstörungen

Viele der in diesem Kapitel thematisierten Aspekte betreffen dialysepflichtige Patienten mit Diabetes mellitus in besonderem Maße. Es würde den Rahmen dieses Buches sprengen, auf jeden einzelnen dieser Aspekte ausführlich einzugehen. Insbesondere die Versorgung von Patienten mit diabetischem Fußsyndrom erfordert sehr viel Sachkenntnis und Erfahrung. Wir möchten Sie in diesem Zusammenhang auf das Fachbuch „Spezialwissen Dialyse und Diabetes" (Breuch, Müller & Oser, 2010) hinweisen, in dem Sie sehr fundierte Informationen zu diesem Themenkomplexfinden. Gleichwohl haben wir zwei Aspekte herausgegriffen, die nach unserer Ansicht eine hohe Relevanz für Ihre tägliche Arbeit haben.

Pflegeproblem „Blutdruckabfall unter Volumenentzug"

Dialysepflichtige Patienten mit Diabetes mellitus stellen eine besondere Herausforderung für die Überwachung und Krankenbeobachtung während der Dialyse dar. Sie sind aufgrund ihrer Nervenstörungen (Neuropathie) nicht mehr in der Lage, im Rahmen einer Hypotonie unter Flüssigkeitsentzug während der Dialyse mit einer adäquaten Engstellung der Gefäße und einem reflektorischen Herzfrequenzanstieg zu reagieren.

MERKE

Blutdruckabfälle unter Volumenentzug während der Dialyse treten bei Diabetikern häufig unvermittelt und schwer beherrschbar auf. Eine engmaschige Kontrolle der Vitalzeichen sowie eine intensive Krankenbeobachtung sind deshalb bei diabetischen Patienten unbedingt erforderlich.

Pflegeproblem „Insulinbedarf"

Im gesunden Organismus baut die Leber aufgrund der hohen Insulinkonzentration im Blut etwa 80 % des Insulins ab. Die Nieren eliminieren die restlichen 20 %. Bei insulinpflichtigen Diabetikern dagegen sind Leber und Nieren ähnlich hohen Konzentrationen an Insulin ausgesetzt, eliminieren jedoch nur die Hälfte der gesamten Insulinmenge. Eine Störung der Nierenfunktion hat deshalb einen verlangsamten Insulinabbau zur Folge. Bei dialysepflichtigen Patienten sind auf der einen Seite höhere Insulinspiegel zu erwarten, andererseits nimmt die Wirksamkeit des Insulins aufgrund der Urämie (Vergiftung) ab. Die Anpassung der Insulindosis ist somit problematisch.

MERKE

Bei zunehmender Niereninsuffizienz kann als Folge des verzögerten und fehlenden Insulinabbaus in der Niere eine erhebliche Verminderung der Insulindosis notwendig werden. Für die Betreuung dialysepflichtiger Diabetiker, besonders im Anfangsstadium ihrer Dialysepflicht, bedeutet dies, dass regelmäßige Blutzuckerkontrollen und eine stetige Anpassung der Insulindosis überaus wichtig sind.

Pflegeproblem „Temperaturempfinden"

Die physiologische Körpertemperatur des Menschen bewegt sich im eng begrenzten Bereich zwischen 36 und 37 °C. Das Wohlbefinden in Bezug auf die Raumtemperatur ist bei jedem Menschen sehr individuell ausgeprägt. Viele Dialysepatienten sind nicht mehr in der Lage, auf veränderte Umweltbedingungen oder auf die Entwicklung einer Infektion adäquat mit einem Anstieg oder Abfall der Körpertemperatur zu reagieren. Durch die Urämie ist die normale Temperaturregulation über das Regulationszentrum im Zentralnervensystem gestört. Die durchschnittliche Körpertemperatur bei Dialysepatienten liegt häufig im unteren Normbereich bzw. darunter. Hinzu kommt eine aktive Beeinflussung der Körpertemperatur durch die Dialysebehandlung selbst. Die trotz Erythropoetin-Therapie immer noch vorhandene renale Anämie verstärkt zusätzlich die Kälteempfindlichkeit von Dialysepatienten.

Dialyseerfahrene Patienten erwarten oft von den Pflegenden, gerade in der kälteren Jahreszeit, dass sie die Dialysattemperatur auf 37 oder gar 37,5 °C erhöhen, da sie ansonsten frieren. Dabei muss jedoch beachtet werden, dass die Erhöhung der Kerntemperatur eine Absenkung des peripheren Gefäßwiderstandes zur Folge hat und dadurch Blutdruckabfälle während der Behandlung begünstigt werden.

MERKE

Es ist wichtig, die Patienten über den Zusammenhang zwischen Dialysattemperatur und Blutdruckabfällen während der Dialyse aufzuklären, um bei kreislaufinstabilen Patienten Verständnis dafür zu wecken, dass eine der Körpertemperatur angepasste, kälter empfundene Dialysattemperatur oftmals für einen komplikationsfreien Verlauf der Behandlung notwendig ist.

Pflegeproblem „Infektionen"

MERKE

Dialysepatienten sind aufgrund ihrer immunsupprimierten Situation besonders infektionsgefährdet. Gleichzeitig findet der bei Infektionen zu erwartende physiologische Temperaturanstieg bei vielen Dialysepatienten nicht statt. Somit ist es auch bei normaler Körpertemperatur nicht auszuschließen, dass der Patient gerade eine Infektion durchmacht.

Beobachten Sie den Patienten wegen des möglichen Ausbleibens des Temperaturanstiegs sorgfältig auf andere Anzeichen von Infektionen wie eine Verschlechterung des Allgemeinzustands, einen Blutdruckabfall oder lokale Entzündungszeichen.

Der Gefäßzugang stellt eine wesentliche Infektionsquelle dar. Für Sie als Pflegekraft bedeutet dies, dass sie bei der Shuntpunktion oder dem Versorgen eines Dialysekatheters unbedingt die bestehenden Hygieneregeln einhalten müssen. So sollte z. B. das Tragen eines Mundschutzes bei der Punktion im Zeitalter multiresistenter Keime eine Selbstverständlichkeit sein.

Pflegeproblem „Periphere Ischämie am Shuntarm"

An der Hand des Shuntarms kann es zu einer peripheren Ischämie (Mangeldurchblutung) als Folge einer arteriellen Minderdurchblutung kommen. Am häufigsten betroffen sind hiervon Diabetiker und ältere Patienten mit allgemeiner Gefäßsklerose. Diese Durchblutungsstörung, auch *Steal-Syndrom* genannt, zieht häufig starke Kälte- und Schmerzempfindungen in der Hand des Shuntarms nach sich. Unter laufender Dialyse verstärkt sich die Symptomatik, da die Blutpumpe des Dialysegeräts zusätzliches arterielles Blut aus dem Hohlhandbogen saugt und dadurch die ischämischen Symptome im Handbereich verstärkt. In der Regel muss dieses Problem chirurgisch an-

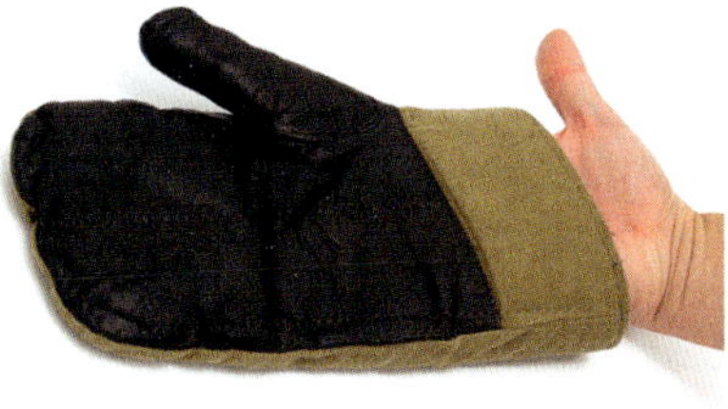

Abb. 17.3 Handschuh. [J787]

gegangen werden. Aber gerade bei älteren Patienten mit schlechtem Gefäßstatus riskiert man, wenn ein AV-Shunt funktioniert, nur sehr ungern einen weiteren chirurgischen Eingriff, um den bestehenden Gefäßzugang nicht zu gefährden. Möglicherweise führt dies dazu, dass die Patienten sich mit den Kälte- und Schmerzempfindungen arrangieren müssen. Vielen Patienten hilft in solchen Fällen das Anziehen eines warmen Handschuhs (➤ Abb. 17.3) während der Dialyse oder auch zu Hause, insbesondere während der Ruhezeiten.

17.4 Sich pflegen

Das persönliche Wohlbefinden und die soziale Integration und Akzeptanz eines Menschen hängen stark von Äußerlichkeiten ab. Ein krankhaft verändertes Körperbild oder ein wahrnehmbarer Körpergeruch erschweren die Aufnahme von sozialen Kontakten und beeinträchtigen eine normale Teilnahme am gesellschaftlichen Leben.

Die chronische Urämie und die daraus resultierenden Ablagerungen harnpflichtiger Substanzen im Gewebe, aber auch ihre Behandlung im Rahmen der Nierenersatztherapie verursachen signifikante Hautveränderungen. Diese Veränderungen können erheblichen Einfluss auf das Erscheinungsbild von Dialysepatienten haben. Die Unterstützung bei der Haut- und Körperpflege stellt einen entscheidenden Ansatzpunkt dar, um die Befindlichkeit der Patienten zu verbessern.

Pflegeproblem „Geruch"

Der urämische Körper- und Mundgeruch (urämischer Foetor) ist eine für die Patienten äußerst unangenehme Begleiterscheinung. Im prädialytischen Stadium weist dies auf eine ausgeprägte Vergiftungssituation des Patienten hin. Die Aufnahme der Dialysebehandlung steht kurz bevor.

MERKE

Bei einem Dialysepatienten ist der urämische Körper- und Mundgeruch immer ein sicheres Zeichen für eine zu geringe Dialyseeffektivität. Wenn Sie dies bei einem Patienten wahrnehmen, rümpfen Sie nicht die Nase, sondern halten Sie Rücksprache mit dem Arzt und dem Patienten, um ggf. die Dialysezeit zu verlängern.

Pflegeproblem „Haut"

Häufig erkennt man langjährige Dialysepatienten an einem gelb-grau vorgealterten Hautkolorit und an einer sehr trockenen und schuppigen Haut. Deshalb empfiehlt es sich, die Haut regelmäßig mit rückfettenden Lotionen zu behandeln und beim Baden oder Duschen Ölzusätze oder rückfettende Seifen zu verwenden.

Die bei der Dialysebehandlung zumeist unumgängliche Verwendung von Heparin, aber auch die Urämie selbst erhöht die Blutungsneigung und begünstigt kleinste, punktförmige Haut- oder Schleimhautblutungen (Petechien). Die in Dialyseabteilungen sehr selbstverständliche Verwendung von Heparin hat mitunter einen sorglosen Umgang mit diesem Medikament zur Folge. Eine regelmäßige Kontrolle des ACT-Werts während der Dialyse und die individuell angepasste Heparindosierung sind in vielen Dialysezentren Aufgabe der Pflegenden.

MERKE

Die Anwendung von unfraktioniertem Heparin führt in einigen Fällen zu Haarausfall. Ein Kopfkissenbezug voller Haare im Anschluss an die Dialyse ist diesbezüglich ein verlässliches Signal. Mit einem Wechsel auf ein niedermolekulares Heparinpräparat ist dieses Problem zumeist gelöst.

Pflegeproblem „Körperpflege bei älteren Patienten"

Viele der älteren Dialysepatienten leben allein. Sie sind oft nicht mehr in der Lage, die Körperpflege selbstständig durchzuführen und ihren Pflegezustand abschließend zu beurteilen.

MERKE

Da die Beschäftigten des Dialysezentrums gerade für ältere Patienten häufig die einzigen sozialen Kontakte sind, ist es von herausragender Bedeutung, dass die Pflegenden die Entwicklung der Körperhygiene bei diesen Patienten genau beobachten, um ggf. Hilfestellungen organisieren zu können, z. B. in Form von ambulanten Pflegediensten.

Pflegeproblem „Shuntpunktion"

Die dreimal wöchentlich stattfindenden Punktionen der arterio-venösen Fistel sind unabdingbar bei der Durchführung der Dialysebehandlung. Die Haut ist im Bereich der AV-Fistel besonderen Irritationen ausgesetzt und bedarf einer speziellen Pflege. Da die Punktion in häufiger punktierten Arealen der Fistel zumeist schmerzfreier für die Patienten ist, erwarten sie von den Pflegenden, dass sie immer wieder an den gleichen Stellen punktieren. An diesen Stellen entwickeln sich jedoch Punktionsaneurysmen von z. T. erheblichen Ausmaßen.

Hieraus ergibt sich häufig ein Konflikt mit den Patienten, in dem die Pflegenden immer wieder mit Ruhe, Geduld und Nachdruck den Patienten über mögliche Konsequenzen der Arealpunktion (➤ Kap. 11) aufklären. Der Patient muss z. B. darauf hingewiesen werden, dass bei solchen Fistelkomplikationen häufig ein stationärer Aufenthalt und die Anlage eines temporären Dialysekatheters erforderlich werden. In diesem Zusammenhang ist es von besonderer Bedeutung, dass alle Mitglieder eines Pflegeteams ein einheitliches Vorgehen verfolgen, um den Patienten die Tragweite dieser Vorgehensweise plausibel zu machen. Das ständige Schulen und Informieren des Pflegepersonals über neue Pflegestandards im Bereich Dialysezugänge ist hier unabdingbar (Spindler, 2012).

MERKE

Für die Lebensdauer der Fistel und zur Vermeidung einzelner Aneurysmen ist es wichtig, dass die Fistel gleichmäßig in ihrem gesamten Verlauf punktiert wird. Überlassen Sie gerade bei neuen Patienten die Shuntpunktion und Behandlungsdurchführung einem erfahrenen Kollegen. Versetzen Sie sich in die Rolle des Patienten und handeln Sie so, wie Sie es als Patient wünschen würden.

Die zum Fixieren der Punktionskanülen verwendeten Pflaster rufen bei einigen Patienten allergische Hauterscheinungen hervor. In diesem Fall empfiehlt es sich, die Pflastersorte zu wechseln. In schwierigen Fällen kann die Punktionskanüle mit einer Mullbinde befestigt werden. Wenn der Patient unter besonders trockener und papierdünner Haut leidet, darf das Pflaster nach Beenden der Dialysebehandlung nur sehr vorsichtig abgelöst werden, da ansonsten die Gefahr besteht, einen Hautfetzen mitzuentfernen. Eine Möglichkeit, dies zu vermeiden, besteht darin, die Pflasterstreifen vor dem Entfernen mit Kochsalzlösung einzuweichen.

Die für die Dialysebehandlung verwendeten Materialien wie Blutschlauchsysteme oder Dialysatoren können allergische Hautreaktionen hervorrufen. Hier stehen vor allen Dingen die in den Schlauchsystemen verwendeten Weichmacher und die Dialysemembran im Vordergrund. Inzwischen bieten fast alle Hersteller auch Schlauchsysteme mit verschiedenen Weichmachern an und das Angebot an unterschiedlichen Dialysemembranen ist sehr vielfältig. Auch das – zwar nur noch selten – zur Sterilisation verwendete Gas Ethylenoxyd (ETO) ruft in einigen Fällen allergische Reaktionen hervor. Wichtig ist, dass das gesamte extrakorporale System vor Dialysebeginn mit einer ausreichenden Menge physiologischer Kochsalzlösung gespült wird.

17.5 Essen und trinken

Der niereninsuffiziente Patient ist wegen seiner unzureichenden bis fehlenden Ausscheidung gezwungen, seine Ernährungsgewohnheiten umzustellen und seine Trinkmenge der Restausscheidung anzupassen. Dies ist neben den psychosozialen Belastungen der schwerwiegendste Einschnitt in die Lebensqualität dialysepflichtiger Patienten. Essen und Trinken lässt sich in unserer Kultur nicht nur auf die reine Nahrungsaufnahme reduzieren, es ist vielmehr ein elementarer Bestandteil unserer Lebensqualität, über den sich auch gesellschaftliche Unterschiede definieren lassen. Schon ein gemütliches Zusammensein unter Freunden beinhaltet in aller Regel ein gemeinsames Essen und Trinken. Wer beim Essen differenzieren muss und bei Getränken nur sehr kontrolliert zugreifen kann, läuft Gefahr, die gastgebende Person zu verärgern und sozial ausgegrenzt zu werden.

Da in vielen Dialysezentren keine professionelle Ernährungsberatung zur Verfügung steht, ist es häufig die Aufgabe der Pflegenden, die Patienten über die notwendigen Ernährungsumstellungen zu informieren und sie zur Einhaltung diätetischer Richtlinien zu motivieren. Ferner haben insbesondere Pflegende regelmäßig die Möglichkeit, den Ernährungszustand der ihnen anvertrauten Patienten klinisch zu beurteilen und etwaige notwendige Maßnahmen zur Verbesserung der Ernährungssituation zu initiieren.

MERKE

Ernährungsberatung ist ein sehr langwieriger Prozess, in dem die Umstellung der Ernährung in kleinen Schritten begleitet werden muss. Es ist wichtig, die Patienten immer wieder zu ermutigen, ihnen die Notwendigkeit der einschränkenden Maßnahmen zu erläutern und schon kleinste Erfolge positiv zu verstärken.

Pflegeproblem „Einschränkungen beim Essen"

Auch dem Partner des Patienten sollten Diätbestimmungen und die Gefahr einer Mangelernährung bekannt sein. Unter Umständen ist auch bei der Familie eine allgemeine Beratung zur gesunden Ernährung vonnöten.

Im Dialysezentrum oder auf der nephrologischen Station sollten Sie mit gutem Beispiel vorangehen, indem Sie selbstverständlich das Angebot und die Zubereitung der Speisen auf die Bedürfnisse Ihrer Patienten abstimmen.

Viele ältere, alleinstehende Patienten sind nicht mehr in der Lage, sich selbstständig ausreichend zu ernähren. Oft bietet das Dialysezentrum für sie die einzige Möglichkeit, eine warme Mahlzeit zu sich zu nehmen. Sie sollten diese Patienten immer wieder zum regelmäßigen Verzehr kleinerer Nahrungseinheiten motivieren. Unterstützen und überwachen Sie die Nahrungsaufnahme.

MERKE

Informieren Sie die Patienten über den Wirkmechanismus, die Bedeutung und vor allem den Einnahmemodus von phosphatbindenden Medikamenten. Häufig werden diese Medikamente gar nicht oder zum falschen Zeitpunkt eingenommen. Die heutzutage immer noch am häufigsten eingesetzten Phosphatbinder, Calciumcarbonat und Calciumacetat, müssen vor oder während den Mahlzeiten eingenommen werden.

Während der präterminalen Phase der Niereninsuffizienz besteht die Ernährung der Betroffenen zumeist aus einer eiweißreduzierten Kost und einer täglichen Trinkmenge von drei Litern. Mit Aufnahme der Dialysebehandlung werden sie angehalten, sich ausreichend mit hochwertigen Eiweißen zu ernähren und die Trinkmenge auf ein Minimum zu reduzieren. Damit löst eine schwer einzuhaltende Vorschrift die andere ab.

Pflegeproblem „Diätvorschriften"

Dialysepflichtige Patienten sind gezwungen, sich vor allem beim Verzehr von kalium- und phosphathaltigen Nahrungsmitteln einzuschränken. Dies ist ein nur schwer zu realisierendes Unterfangen, da unsere Ernährung von phosphathaltigen Lebensmitteln, z. B. Milch- und Fleischprodukten, dominiert wird.

Es ist nicht verwunderlich, dass sich viele Dialysepatienten nicht ausreichend oder falsch ernähren. Patienten, die sich durch ein Nierenversagen einer chronischen Hämodialysetherapie unterziehen müssen, können heute dank der modernen Dialysetechnik über mehrere Jahrzehnte mit der Dialyse überleben. Die Mortalität (Sterblichkeit) dieser Patienten wird nicht so sehr durch die Niereninsuffizienz selbst bestimmt, als vielmehr durch die multifaktoriellen Spätschäden und Komplikationen, die eine chronische Erkrankung mit sich bringt.

Viele Hämodialysepatienten leiden an einer **Mangelernährung.** Hierbei handelt es sich häufig um eine **Protein- und Energie-Mangelernährung (PEM),** die eine inadäquate Protein- und Energieversorgung charakterisiert. So liegt in Abhängigkeit der Untersuchungsmethoden und der eingesetzten Kriterien die Prävalenz (Krankheitshäufigkeit) einer Mangelernährung bei Dialysepatienten zwischen 20 und 30 %, wobei etwa 5–10 % der Patienten eine hochgradige Mangelernährung aufweisen.

Die **Ursachen der Mangelernährung** bei chronischer Hämodialyse sind selten einem einzelnen Faktor zuzuschreiben, sondern vielmehr als multifaktorieller Prozess zu sehen. Vorrangig findet sich bei den betroffenen Patienten eine unzureichende Nahrungsaufnahme bedingt durch Diätrestriktionen, Anorexie, Diarrhöen, Übelkeit und anderen gastrointestinalen Beschwerden.

Beim Dialysepatienten können endokrine und metabolische Veränderungen entstehen, die einen negativen Einfluss auf den Ernährungszustand haben. Ferner kommt es während der Dialyse zu Nährstoffverlusten. Hiervon sind vor allem Eiweiß (insbesondere bei der HDF) und Vitamine betroffen. Ferner besteht ein Zusammenhang zwischen einer zu geringen Dialysedosis und einer Mangelernährung.

Nicht zu vernachlässigen sind psychosoziale Faktoren, die häufig bei chronisch kranken Menschen zu finden sind. So können soziale Isolation, finanzielle Sorgen, Depressionen und Verhaltensstörungen ebenso einen negativen Einfluss auf das Ernährungsverhalten haben wie die Erkrankung selber.

Ein schlechter Ernährungszustand greift in alle Lebensbereiche der betroffenen Patienten ein. Struktur und Funktion aller Körperzellen sind beeinträchtigt. Dies kann zu Wundheilungsstörungen, Dekubitus und Muskelatrophie führen. Das Immunsystem ist stark geschwächt, der Patient ist hierdurch generell anfälliger für virale und bakterielle Infektionen jeglicher Art. Letztendlich bedeutet eine Mangelernährung für den Betroffenen eine Verringerung der Lebensqualität.

MERKE

Die Mangelernährung ist eine häufige Folge der chronischen Hämodialyse, die zu einer erheblichen verschlechterten Prognose von

Dialysepatienten beiträgt. So ist der negative Zusammenhang zwischen Überlebensrate und dem Ernährungszustand des Patienten in mehreren Studien eindrucksvoll belegt.

Pflegeproblem „Beurteilung des Ernährungszustands"

Zur Erfassung des Ernährungszustands müssen aufgrund der Vielschichtigkeit des Krankheitsbilds verschiedene Parameter überprüft werden. Dabei sollten, wenn möglich, auch funktionelle Größen wie Immunkompetenz und körperliche Leistungsfähigkeit mit einbezogen werden:

- Anthropometrische Größen
  - Trockengewichtsverlauf
  - Verlaufsmessung mithilfe der bioelektrischen Impedanzanalyse (BIA)
- Funktionelle Parameter
  - Muskelkraft
  - Körperliche Leistungsfähigkeit
- Laborparameter
  - Serumalbumin
  - PCR
- Klinisches Bild
  - Schwäche
  - Anämie
  - Ödeme
  - Appetitlosigkeit
  - Geschwächte Immunfunktion
  - Verminderte motorische und mentale Funktionen
- Ernährungsanamnese mit Erhebung der täglichen Nahrungsaufnahme
- Subjektives Befinden
- Psychische Belastungszustände

Bevor ernährungstherapeutische Interventionen zur Behandlung einer Mangelernährung eingesetzt werden, sollte die konkrete Ursache erforscht und spezifisch behandelt werden. Hierzu gehören die Optimierung der Dialysetherapie, der Dialysedosis, der Medikation und die Behandlung der Akuterkrankung.

Liegen keine erkennbaren „behandelbaren" Ursachen vor oder sind diese beseitigt, steht vor jeder ernährungstherapeutischen Intervention eine professionelle Ernährungsberatung. Diese beinhaltet eine sorgfältige Ernährungsanamnese, auf deren Basis eine ausführliche und individuelle Ernährungsberatung durchgeführt wird. Dabei werden die dialysebedingten Ernährungsrichtlinien einer phosphatarmen, kaliumarmen, flüssigkeitslimitierten, energie- und eiweißreichen Ernährung in Einklang mit den Präferenzen und Belangen des Patienten gebracht.

Pflegeproblem „Intradialytische Ernährung"

Führt die ernährungstherapeutische Betreuung des Patienten nicht zu einer Verbesserung des Ernährungszustands, besteht die Möglichkeit, eine auf die Stoffwechselsituation des Dialysepatienten abgestimmte energie- und eiweißreiche Trinkzusatznahrung anzubieten. Bei der intradialytischen enteralen Ernährung wird der Patient motiviert, die Trinkzusatznahrung während der Dialysephase einzunehmen. Das hat den Vorteil, dass die zusätzlich aufgenommene Flüssigkeit durch die Ultrafiltration gleichzeitig wieder entzogen werden kann. Bei einer guten Compliance (Kooperation des Patienten) lässt sich so der Ernährungszustand deutlich verbessern.

Pflegeproblem „Trinkmenge"

Ein noch kritischeres Thema als das Essen ist die Trinkmenge: Als Faustregel gilt, dass sich die tägliche Trinkmenge auf das Volumen der Restausscheidung plus 0,5 Liter Flüssigkeit reduzieren sollte. Auch diese Regel ist für die Patienten bei fehlender Restausscheidung nur sehr schwer einzuhalten. Trotzdem ist es erstaunlich, mit welch hohen Gewichtszunahmen manche Patienten nach dem langen Dialyseintervall zur Dialyse erscheinen. Man braucht nicht viel Fantasie, um sich vorstellen zu können, dass die Gedanken und das Verlangen vieler Patienten sich einzig und allein auf die Dinge fokussieren, die sie nicht dürfen.

MERKE

Nimmt der Patient im dialysefreien Intervall viel Gewicht zu, dann sollten Sie mit ihm gemeinsam nach Lösungen suchen, statt ihn zu belehren oder zu rügen.

Realistisch betrachtet sind auch sogenannte alternative Durstlöscher, z. B. das Im-Mund-zergehen-Lassen von Eiswürfeln, nur sehr bedingt ein adäquater Ersatz für das Gefühl, den Durst mit einem kalten Getränk zu löschen. Unsere Aufgabe kann es nur sein, die Patienten beharrlich über die möglichen kurz-, mittel- und langfristigen Auswirkungen zu hoher Flüssigkeitszufuhr aufzuklären, ihnen den Zusammenhang zwischen der Aufnahme von Natrium und dem Entstehen von Durst zu erläutern und sie immer wieder auf das Vorhandensein von Flüssigkeit auch in der Nahrung hinzuweisen. Darüber hinaus muss das Sollgewicht des Patienten immer wieder veränderten Ernährungsbedingungen angepasst werden, um nicht, z. B. durch ein zu niedrig gewähltes Sollgewicht, Durstgefühle unnötig zu verstärken. In diesem Zusammenhang sollte auch der häufig sehr sorglose Umgang mit hohen Natriumkonzentrationen in der Dialysierlösung oder mit der Applikation hochkonzentrierter Natriumchloridlösung, z. B. bei Muskelkrämpfen, kritisch betrachtet werden.

MERKE

Eine zu hohe Natriumkonzentration im Blut nach der Dialyse verstärkt das Durstgefühl und zwingt den Patienten, diese unmittelbar durch die Aufnahme von Flüssigkeit wieder auszugleichen.

17.6 Ausscheiden

Die Ausscheidung von Stoffwechselendprodukten erfolgt beim Menschen hauptsächlich über den Magen-Darm-Trakt, die Nieren und die ableitenden Harnwege, außerdem über die Lunge und Atemwege.

Infolge der terminalen Niereninsuffizienz kommt es bei Dialysepatienten zu einer mangelhaften bis fehlenden Ausscheidung von Flüssigkeit und harnpflichtigen Substanzen über die Nieren und die ableitenden Harnwege. Nur der Einsatz eines Nierenersatztherapieverfahrens ermöglicht dem Patienten das Überleben. Das Wissen um diese Zusammenhänge führt neben den absehbaren physischen Beeinträchtigungen auch zu erheblichen Störungen des psychischen Wohlbefindens.

Pflegeproblem „Harntrakt"

Während gesunde Menschen ihren Flüssigkeitsüberschuss mehrfach täglich mit dem Urin ausscheiden können, kann der Hämodialysepatient sich dieses Überschusses nur alle 2–3 Tage entledigen. Und er leidet gegen Ende des dialysefreien Intervalls durch die Wassereinlagerungen unter einem Gefühl des Aufgedunsenseins. Nach dem Wasserentzug durch die Dialysebehandlung fühlt er sich dagegen erschöpft und ausgelaugt. Hohe Gewichtszunahmen im dialysefreien Intervall erschweren die Dialysebehandlung zusätzlich und haben häufig Blutdruckabfälle, Krämpfe und Übelkeit zur Folge. Erläutern Sie den Patienten diesen Zusammenhang immer wieder mit viel Geduld. Der Missbrauch von Abführmitteln zum Ausgleich zu hoher Gewichtszunahmen ist häufig die Folge von Ängsten vor Komplikationen während der Behandlung oder vor längeren Dialysezeiten.

Pflegeproblem „Restausscheidung"

Eine noch vorhandene Restausscheidung ermöglicht dem Patienten eine größere tägliche Trinkmenge, da er den Flüssigkeitsüberschuss zumindest teilweise ausscheiden kann. Deshalb sollte die Restausscheidung möglichst lange aufrechterhalten werden. Dazu sind eine sehr sensible Einstellung des Trockengewichts und die Vermeidung von Blutdruckabfällen während der Behandlung von großer Bedeutung.

Bedingt durch die verminderte Urinausscheidung und den dadurch reduzierten Spüleffekt der harnableitenden Organe haben vor allem weibliche Patienten durch aufsteigende Keime ein höheres Risiko, Harnwegsinfektionen zu entwickeln. Deshalb ist es sehr wichtig, dass sie regelmäßig eine Intimtoilette mit möglichst milden Pflegezusätzen durchführen.

Pflegeproblem „Verdauung"

Über den Verlust der Nierenfunktion hinaus kommt es, infolge von Durchblutungsstörungen des Darms, Bewegungsmangel, einer gestörten Flüssigkeitsbilanz und einer oftmals zu ballaststoffarmen Ernährung, zu Beeinträchtigungen im Magen-Darm-Trakt in Form von Obstipation und einer verstärkten Neigung zur Entwicklung von Darmdivertikeln. Die Ernährungsgewohnheiten eines Patienten müssen erfasst werden, um sie durch gezielte Beratung und Unterstützung den veränderten Bedingungen der chronischen Niereninsuffizienz anzupassen.

17.7 Sich kleiden

Kleidung schützt nicht nur den Körper vor Verletzungen, Unterkühlung und Überwärmung. Die Art, sich zu kleiden, drückt Selbstverständnis und Selbstverwirklichung aus. Die Kleidung beeinflusst das Selbstwertgefühl. Gesellschaftliche Normen (Mode) sind einem ständigen Wandel unterzogen. Moralische Maßstäbe von Sittlichkeit und Anstand prägen wesentlich den Kleidungsstil. Bei allen Menschen hat die Kleidung auch eine ästhetisch-soziale Funktion. Sie steht für Individualität, die Betonung körperlicher Vorzüge, Überdeckung körperlicher Defizite, Gruppenzugehörigkeit, soziale Stellung, Alter, Geschlecht, Sicherung des Schamgefühls, Kultur, Tradition und Religion.

Die Körperbildveränderungen und fortschreitende Bewegungseinschränkungen bei nierenkranken Menschen haben Einfluss auf die Kleidung und das Selbstwertgefühl.

Pflegeprobleme

Einflussfaktoren sind neben Begleiterkrankungen wie Seheinschränkungen, demenzielle Erkrankungen, fehlende Gliedmaßen, Gleichgewichtsstörungen und Kontrakturen auch mangelnde finanzielle Mittel, mangelnde Einkaufsmöglichkeiten, fehlende Hilfestellung, fehlendes Kälte-/Wärmeempfinden und mangelnde kognitive Fähigkeiten. Hinweise auf Selbstpflegedefizite können sein: Das Äußere wird vernachlässigt (z. B. Depressionen, Vereinsamung), Verwechslung der Kleidung, falsche Reihenfolge (z. B. Demenz, geistige Behinderung, Desorientiertheit), verschwitzte oder „riechende" Kleidung (z. B. Parkinson, Inkontinenz), schmutzige, fleckige Kleidung (z. B. Sehbehinderung), unzureichend angezogen (z. B. körperliche Beeinträchtigungen, Rheuma, Schmerzen, gestörte Feinmotorik).

- Zur Dialysebehandlung ist es notwendig, den Dialysezugang gut zu erreichen. Oft tragen die Patienten zu enge Kleidung am Shuntarm oder unzugängliche Kleidung für die Versorgung des zentralen Katheters.
- Das An- und Auskleiden ist eine komplexe Tätigkeit. Motorische, sensorische

und kognitive Fähigkeiten sind Voraussetzung.

- Es ist Ihre Aufgabe, die Selbstversorgungsdefizite aufzudecken und unterstützende Maßnahmen einzuleiten. Durch individuelles Schnittstellenmanagement mit Angehörigen, Betreuern, ambulanten Pflegediensten und Heimen sind die Pflegeprobleme zu beheben.
- Die Patienten sollten so viel Selbstständigkeit und Eigenbeteiligung beim An- und Ausziehen einbringen wie möglich, auch dann, wenn dadurch die Pflegezeiten verlängert werden. Regelmäßiges, gezieltes Training und entsprechende Hilfsmittel helfen, die Alltagskompetenz der Patienten zu erhalten oder zu fördern. Dadurch fühlt sich der Patient wieder gut angezogen und wohl. Der Patient kann sein Äußeres wieder annehmen und fühlt sich angenommen. Der Stil, die Individualität, der Geschmack des Patienten werden deutlich, seine Wünsche berücksichtigt, er ist gut beraten, aber nicht bevormundet. Die Kleidung schützt ihn vor Witterung und Verletzungen. Die Selbstständigkeit beim An- und Ausziehen wird erhalten bzw. gefördert. Das Dialysezentrum sollte Hilfsmittel wie Schuhanzieher, Strumpfanzieher und Knöpfhilfen bereithalten.
- Sie müssen den Patienten bei der Wahl seiner Kleidung beraten, damit der freie Zugang zum Dialysezugang gewährleistet ist. Angehörige, Betreuer, ambulante Pflegedienste oder Heime sollten informiert werden.

17.8 Ruhen, schlafen, sich entspannen

Ausreichender und erholsamer Schlaf ist eine Grundvoraussetzung für die Regeneration von Körper und Geist. Die chronische Urämie führt in vielen Fällen zu charakteristischen Schlafstörungen. Ausgeprägter Schlafmangel verstärkt physische und psychische Defizite und destabilisiert die Gesamtsituation dialysepflichtiger Patienten. Das Wissen um diese Zusammenhänge ermöglicht es, viele Reaktionen des Patienten, z. B. spontan aggressives Verhalten, richtig einzuschätzen und angemessen zu reagieren. Auch der nächtliche kompensatorische Gang an den Kühlschrank infolge der Schlaflosigkeit und die daraus resultierende Gewichtszunahme wird in diesem Zusammenhang nachvollziehbar. Für die Schlafstörungen von Dialysepatienten gibt es einige typische Ursachen.

Pflegeproblem „Juckreiz"

Viele Patienten leiden unter starkem Juckreiz, der sich während der Nacht unter der warmen Decke noch verschlimmern kann. Dabei ist die dem Juckreiz zugrunde liegende Ursache bisher nicht genau bekannt. Man vermutet, dass es sich um die Auswirkung einer Calcium-Phosphat-Stoffwechselstörung und der daraus resultierenden Nebenschilddrüsenüberfunktion handelt. Das Senken des Phosphatspiegels mittels phosphatbindender Medikamente sowie einer phosphatarmen Diät und die Erhöhung der Dialyseeffektivität führen in einigen Fällen zum Erfolg. Darüber hinaus können eine beim Hautarzt durchgeführte UV-Bestrahlung und die Einnahme von Antihistaminika die Beschwerden lindern. Als Erstes muss jedoch immer an eine allergische Reaktion auf die verwendeten Dialysematerialien gedacht werden. Um dies auszuschließen, empfiehlt es sich, die verwendeten Materialien stufenweise durch alternative Materialien zu ersetzen. Oft steht man diesem Problem jedoch relativ hilflos gegenüber. Da die Haut der Patienten häufig sehr trocken ist, kann die Pflege mit rückfettender Lotion den Juckreiz ein wenig lindern.

Pflegeproblem „Dialyse und Schlaf-Wach-Rhythmus"

Die Wahl des Dialysetermins kann den individuellen Schlaf-Wach-Rhythmus eines Patienten empfindlich stören. Bei einem Patienten, der es über viele Jahren gewohnt war, täglich erst gegen 9 Uhr im Büro zu erscheinen, kann die Umstellung auf einen Dialysetermin morgens um 7 Uhr zu Schlafproblemen führen. Infolgedessen ist es wichtig, im Rahmen einer Pflegeanamnese bei Aufnahme des Patienten den individuellen Schlafrhythmus zu erfragen, um diesen bei der Vergabe des Dialysetermins zu berücksichtigen.

Einige Patienten verschlafen im wahrsten Sinne des Wortes die Behandlung. Einerseits ist dies eine gute Möglichkeit, den fehlenden Schlaf aus der Nacht nachzuholen, andererseits manifestiert sich oft auf diese Weise ein Schlaf-Wach-Rhythmus, der die nächtlichen Schlafstörungen noch verstärkt. Bevor man die Schlafphase während der Behandlung durch Reduzierung des Geräuschpegels unterstützt, sollte man den Patienten auf den daraus resultierenden Kreislauf aufmerksam machen und ihn über mögliche Alternativen informieren.

Psychosoziale Pflegeprobleme

Die Ängste und Sorgen, die mit der Aufnahme der Dialysebehandlung verbunden sind, können dem Patienten bewusst oder unbewusst den Schlaf rauben. Hier stehen vor allen Dingen der Verlust der sozialen Sicherheit und die Angst vor einem nahen Tod im Vordergrund, aber auch die Angst vor einer schmerzhaften Shuntpunktion am nächsten Tag kann den Schlaf stören. Nehmen Sie sich im Gespräch dieser Ängste an und klären Sie den Patienten über bestehende Hilfsangebote, z. B. eine Sozialberatung, auf.

MERKE

Überlassen Sie gerade bei neuen Patienten die Shuntpunktion und Behandlungsdurchführung einem erfahrenen Kollegen. Versetzen Sie sich in die Rolle des Patienten und handeln Sie so, wie Sie es als Patient wünschen würden.

Dialyseinduzierte Pflegeprobleme

Die Aufstellung des Dialyseregimes kann Auswirkungen auf den Schlaf der Patienten haben. Ein zu hoch gewähltes Trockengewicht führt schnell zu Atemnot, ein zu niedriges Trockengewicht häufig zu Muskelkrämpfen. Beides tritt vor allem nachts auf, wenn der Patienten liegt. Ist die Natriumkonzentration in der Dialysierlösung zu hoch eingestellt, wird der Kreislauf stimuliert und das Durstgefühl verstärkt.

MERKE

Wichtig ist es, sich vor der Behandlung in einem kurzen Gespräch (Pflegeanamnese) über das Befinden des Patienten im dialysefreien Intervall zu informieren, um mögliche Zusammenhänge zur letzten Behandlung herzustellen und ggf. nach Rücksprache mit dem Arzt das Dialyseregime den veränderten Gegebenheiten anzupassen.

Pflegeproblem „Begleiterkrankungen"

Darüber hinaus gibt es mannigfaltige Begleiterkrankungen der Niereninsuffizienz, die unterschiedlich stark ausgeprägt sein können und die ebenfalls den Schlaf stören können. Hierzu zählen der renale Hypertonus sowie Spätkomplikationen, z. B. schmerzhafte Entzündungen der peripheren Nerven (Polyneuropathie), und spontane unwillkürliche Bewegungen der Beine (Restless Legs). Beobachten Sie aufmerksam den Verlauf dieser Beschwerden und besprechen Sie diese bei Verschlechterung mit Arzt und Patienten. Auch wenn es gegen viele dieser Begleiterkrankungen keine einfachen pflegerischen oder medikamentösen Mittel gibt, sollten Sie dem Patienten das Gefühl vermitteln, dass danach gesucht wird. Damit kann einer Eskalation der Schlafstörungen wegen des Gefühls der Hoffnungslosigkeit und des Allein-gelassen-Werdens vorgebeugt werden.

17.9 Sich beschäftigen, lernen, sich entwickeln

Intellektuelle und körperliche Beschäftigung sind ein Grundbedürfnis des Menschen. Gerade in unserer heutigen Gesellschaft definiert sich ein Mensch fast ausschließlich über seine Arbeit und seine Freizeitaktivitäten. Auch das soziale Umfeld, das sich früher meist selbstverständlich aus der Großfamilie und den (Dorf-)Nachbarn zusammensetzte, wird heute überwiegend von Arbeitskollegen und Freunden, die man aktiv über seine Freizeitaktivitäten kennengelernt hat, bestimmt. Der Mensch kann jedoch nur dann einer Beschäftigung nachgehen, wenn eine Reihe von Organen sozusagen Hand in Hand zusammenarbeitet. Die Urämie beeinträchtigt die Funktion fast aller Organe und führt zu Einbußen der Leistungsfähigkeit sowohl auf der geistigen als auch auf der körperlichen Ebene. Aktive intellektuelle Auseinandersetzung oder schwere körperliche Arbeit werden im Verlauf der Erkrankung immer mühsamer. Die Einschränkung des Aktivitätsradius hat für den Dialysepatienten schwerwiegende Konsequenzen.

Pflegeproblem „Verlust des Arbeitsplatzes"

Viele Menschen definieren ihren sozialen Status und ihr Selbstwertgefühl primär über ihre berufliche Tätigkeit. Auch die Bedeutung des Arbeitsplatzes als sozialer Kontaktpunkt darf nicht unterschätzt werden. Der Verlust der Arbeitsfähigkeit erschüttert die Stellung in Gesellschaft und Familie. Vor allem bei männlichen Patienten führt der Verlust des Versorgerstatus in der Familie zu Minderwertigkeitsgefühlen bis hin zu Depressionen. Im Gegensatz dazu nehmen die meisten dialysepflichtigen Hausfrauen ihre Rolle als Haushaltsvorstand trotz Erkrankung weiter wahr. Chronisch niereninsuffiziente Patienten werden häufig mit Beginn der Nierenersatztherapie berentet. Der Anteil berufstätiger Dialysepatienten hat in den letzten Jahren stetig abgenommen. Das liegt einerseits am gestiegenen Durchschnittsalter und an der gestiegenen Morbidität der Patienten, andererseits werden die bestehenden Möglichkeiten für den Erhalt der Erwerbstätigkeit nicht ausgeschöpft. Dabei könnte die physische und psychische Rehabilitation insbesondere durch die weitere Teilnahme am Berufsleben vieler Patienten unterstützt werden.

Pflegeproblem „Einschränkungen der Freizeitaktivitäten"

Die Teilnahme an sportlicher oder intellektueller Beschäftigung in der Freizeit ist aus vielerlei Gründen für den Dialysepatienten erschwert. Viele Patienten sind nach der Behandlung sehr abgeschlagen und infolgedessen nicht mehr in der Lage, an Aktivitäten jeglicher Art teilzunehmen. Bisher sportlich aktive Menschen sind aufgrund der nachlassenden Leistungsfähigkeit zumeist gezwungen, ihren Sport nur noch eingeschränkt zu betreiben.

Viele Freizeitaktivitäten machen nur zusammen in einer Gruppe Spaß. Die Erkrankung selber und die oft veränderte soziale Situation führen jedoch dazu, dass sich Freunde und Bekannte abwenden. Falsche Rücksichtnahme und Bevormundung durch Freunde und Bekannte, verringerte Leistungsfähigkeit und Einschränkungen beim Essen und Trinken führen zu Rückzugstendenzen aus dem gesellschaftlichen Leben. In vielen Fällen ist die Teilnahme an Freizeitangeboten mit Kosten verbunden, die der Patient sich unter Umständen nicht mehr in dem Maße leisten kann wie vor seiner Erkrankung.

Die Erkrankung engt auch die Möglichkeit einer Urlaubsreise ein, da am Ferienort auch immer eine adäquate Dialyseeinrichtung vorhanden sein muss. Die Übernahme der Behandlungskosten während eines Urlaubs im Ausland hängt von vielen Faktoren ab. Zudem weisen viele Behandlungseinrichtungen im Ausland nicht den gleichen medizinisch-technischen und hygienischen Standard wie die gewohnte Behandlungseinrichtung auf.

Oft ist es notwendig, den Patienten zunächst aus einer Lethargie herauszuholen, ihm Mut zu machen und Möglichkeiten aufzuzeigen, sich in geeigneter Art und Weise in Beruf, Familie und Freizeit zu engagieren. Alle Möglichkeiten, ein bestehendes Arbeitsverhältnis in angepasster Form aufrechtzuerhalten, sollten ausgeschöpft werden. Sie können diese Bemühungen unterstützen, indem Sie auf spezielle Erfordernisse bezüglich der Dialysezeiten bei berufstätigen Patienten flexibel reagieren.

Die Patienten sollten mit Beginn der Dialysetherapie weiterhin ihren gewohnten Hobbys nachgehen. Auch hier ist es oft notwendig, den Patienten davon zu überzeugen, dass dies, eventuell mit Einschränkungen, möglich ist. Urlaubspläne der Patienten sollten unterstützt werden. Ermutigen Sie die Patienten, ihre Ferien zu planen, und helfen Sie Ihnen bei der Organisation des Behandlungsplatzes am Urlaubsort.

Während der gesamten Behandlungszeit sieht ein großer Teil der Patienten nur fern. Ermuntern Sie sie dazu, ihre Behandlungszeit nicht ausschließlich zum Fernsehen, sondern, auch wenn es mühselig ist, zum Lesen oder, wenn im Dialysezentrum möglich, zu sportlichen Aktivitäten zu nutzen.

Für viele ältere Patienten ist der Verlust der Leistungsfähigkeit und die damit verbundene Einschränkung der Beschäftigungsmöglichkeiten viel weniger problematisch als für jüngere Patienten. Häufig kommt es im Rahmen der Behandlung für ältere Menschen zu einer Steigerung der sozialen Kontakte und somit sogar zu einem sekundären Krankheitsgewinn.

17.10 Die eigene Sexualität leben

Die Sexualität ist in jedem Lebensabschnitt ein elementarer Bestandteil unserer Persönlichkeit. Sie ist ein lebenslanger Entwicklungsprozess, beeinflusst von der geschlechtlichen Identität, der Biografie und von religiösen, kulturellen und ethnischen Unterschieden.

Die Sexualität niereninsuffizienter Patienten ist stark beeinträchtigt. Sexuelle Funktionsstörungen können schon mit Beginn der Erkrankung unabhängig vom Geschlecht auftreten und sich mit zunehmender Urämie verstärken. Es kommt zu Erektions-, Ejakulations-, Libido-, Potenz- und Orgasmusstörungen. Als Ursache der Störungen werden in erster Linie biologische Faktoren verantwortlich gemacht. Darüber hinaus erscheint auch die Beteiligung von psychischen Faktoren als gesichert, da die Störungen auch nach der Aufnahme der Nierenersatztherapie nur partiell und langsam zurückgehen.

Pflegeprobleme in bestimmten „Lebenssituationen"

Die sexuelle Beziehung innerhalb einer bestehenden Partnerschaft bleibt nicht unberührt und verschlechtert sich in der Regel. Das sexuelle Verlangen lässt ähnlich wie bei anderen chronischen Erkrankungen spürbar nach. Störungen des Körperbilds untergraben das eigene Selbstwertgefühl. Es treten Ängste und depressive Gedanken auf, inwieweit der Partner den Erkrankten noch akzeptiert. Vor allem bei männlichen Dialysepatienten kann es innerhalb der Beziehung zu einer neuen Definition der Rollen kommen. Der Mann verliert aufgrund einer möglicherweise eintretenden Berufsunfähigkeit die Rolle des Versorgers. Auch bei den Lebenspartnern stellen sich sexuelle Funktionsstörungen ein. Von Muthny und Koch wurde im Rahmen einer groß angelegten Untersuchung zum Sexualverhalten von dialysepflichtigen Frauen und Männern statistisch nachgewiesen, dass die Abnahme der sexuellen Aktivität von den unterschiedlichen Behandlungsverfahren abhängig ist. Die Reduktion fällt bei der Peritonealdialyse stärker aus als bei der klassischen Hämodialyse. Einige Untersuchungsergebnisse besagen, dass durch eine erfolgreiche Transplantation auch eine Besserung im Bereich der Sexualität, insbesondere bei Männern, zu erwarten ist.

Die Partnersuche ist für einen chronisch Kranken erschwert. Die Aufnahme einer Beziehung ist für den Dialysepatienten geprägt durch den hohen Erwartungsdruck, als „normale Frau“ oder „normaler Mann“ aufzutreten.

Schwangerschaften sind unter Dialysebedingungen sehr selten. Die urämiebedingten Störungen des Zyklusgeschehens führen dazu, dass Dialysepatientinnen häufig steril sind. Trotzdem ist eine kontrazeptive Beratung notwendig. Dabei muss darauf geachtet werden, dass die üblicherweise verordneten östrogen- und gestagenhaltigen Ovulationshemmer bei zugrunde liegenden Gefäßveränderungen das Risiko einer Thromboembolie erhöhen und vermehrt mit Bluthochdruck zu rechnen ist.

Unterstützende und aufklärende Gespräche

Über die Medien wird ein leistungsorientiertes, oft wenig realistisches Bild von Sexualität vermittelt, gleichzeitig wird über die eigene Sexualität in unserer Gesellschaft traditionell nicht gesprochen, dies vergrößert die Probleme für Dialysepatienten. Selbst in ärztlichen Beratungsgesprächen taucht dieses Thema in der Regel nicht auf. Eine Grundvoraussetzung, um sexuelle Funktionsstörungen im Gespräch zwischen Arzt und Patient oder Pflegenden und Patient zu thematisieren, ist die Schaffung einer offenen, vertrauensvollen und professionell wirkenden Gesprächsatmosphäre. Nur dann sind eine gezielte und verständliche Aufklärung sowie eine medizinische und psychische Unterstützung möglich. Ein solches Gespräch kann nicht im Behandlungszimmer während der Dialyse stattfinden. Genauso wichtig wie die Information des Patienten ist es, den Partner über mögliche Komplikationen aufzuklären und für diesen Fall Gesprächsbereitschaft zu signalisieren.

17.11 Für eine sichere und fördernde Umgebung sorgen

Das Bedürfnis nach Sicherheit ist ein Grundbedürfnis des Menschen. Sicherheit umfasst das Gefühl, sicher vor Gefahr und Schaden zu sein, kommende Ereignisse bewältigen zu können sowie sich seiner Identität, seines Standpunkts oder seiner Sache sicher zu sein. Bestimmte kulturelle und soziale Faktoren fördern das Gefühl der Sicherheit:

- Akzeptanz und Anerkennung im sozialen Umfeld
- Gewissheit über zukünftige Entwicklungen
- Unabhängigkeit auf der einen und Geborgenheit und Bindung auf der anderen Seite
- Vertrauen gegenüber anderen Menschen

Je nach Lebensabschnitt stehen für den Menschen verschiedene dieser Faktoren im Vordergrund. Für den Säugling hat die Sicherung der physischen Existenz, das Bedürfnis nach Nahrung und Versorgung die oberste Priorität. Jugendliche sind oft stark damit beschäftigt, die Anerkennung von Gleichaltrigen zu erringen, um sich sicher zu fühlen. Der Erwachsene bewegt sich in einem komplexen Spannungsfeld zwischen der Sicherheit im Beruf, der Familie und im Freundeskreis. Im Alter gewinnen im Zusammenhang mit zunehmender Pflegebedürftigkeit wieder elementare Sicherheitsbedürfnisse und das Verlangen nach Geborgenheit an Bedeutung, v. a. nach dem Verlust des Partners.

Krankheit an sich, besonders aber eine fortschreitende chronische Erkrankung wie die dialysepflichtige Niereninsuffizienz, gefährdet die Sicherheit des Menschen auf allen Ebenen. **Das Sicherheitsgefühl des Dialysepatienten ist durch folgende Faktoren erheblich gestört:**

- Das vor der Erkrankung oft bestehende Selbstverständnis, ein Anrecht auf ein selbstbestimmtes, planbares Leben zu haben, ist erschüttert.
- Die Erkrankung schränkt Mobilität und Wahrnehmung ein, Reaktions- und Anpassungsfähigkeit, Kraft und Ausdauer sind herabgesetzt.
- Erkrankung und Behandlung konfrontieren Patienten mit immer neuen und unangenehmen Erfahrungen (Schmerzen, Immobilität), deren Wiederholung er sich oft genug hilflos ausgeliefert sieht.
- Viele weitere potenzielle Gefahren wie nosokomiale Infektionen oder Behandlungskomplikationen drohen und müssen immer wieder mit dem Patienten besprochen werden.
- Die absolute und lebenslängliche Abhängigkeit von der Dialysebehandlung und von den durchführenden „Fachleuten" schränkt ihn in der Fähigkeit, selbst für Sicherheit zu sorgen, ein.
- Die Erwerbstätigkeit muss in vielen Fällen aufgegeben werden, dadurch werden gewohnte soziale Bindungen, soziale Identität und Kontakte in Frage gestellt.
- Der Patient muss sich an das Dialysezentrum mit seinen eigenen Regeln und seinem unter Umständen großen Dialyseteam anpassen, das Vertrauen gegenüber Pflegenden und Ärzten wächst erst noch, der gewohnte Tagesrhythmus wird den Dialyseterminen untergeordnet.

Das Sicherheitsgefühl des Patienten hat enormen Einfluss auf seine physische, psychische und soziale Rehabilitation. Sie können viel dafür tun, dass sich die Patienten sicherer fühlen. **Den Patienten in seinem Sicherheitsbedürfnis zu unterstützen bedeutet:**

- Unsicherheiten im Behandlungsablauf durch eine routinierte und planvolle Vorgehensweise zu vermeiden, Kompetenz und dadurch das Gefühl, „gut aufgehoben zu sein" zu vermitteln.
- Zusätzlichen Erkrankungen (z. B. Shuntinfektionen) und Komplikationen (z. B. Muskelkrämpfen, Blutdruckabfällen) durch ein hygienisch einwandfreies Vorgehen und eine professionelle Krankenbeobachtung vorzubeugen.
- Durch ausführliche Information und Ermutigung dem Patienten gleichzeitig Eigenverantwortung zu vermitteln und diese angstfrei tragbar zu machen.
- Perspektiven für die Bewältigung der mit der Erkrankung verbundenen Probleme aufzuzeigen und unterstützend tätig zu werden. Positive Erfahrungen anderer Mitpatienten können hier sehr hilfreich sein.
- Den Patienten bei der Bewältigung seines Alltags zu unterstützen. Durch die veränderte Lebenssituation sind viele Dinge des Alltags neu zu strukturieren. Finanzielle Probleme bei drohender Erwerbslosigkeit, Anpassung der Wohnsituation, Wahrnehmung sozialer Rechte und die Organisation des Behandlungs-

transfers sind nur einige Beispiele der vielfältigen Probleme, mit denen sich ein Dialysepatient konfrontiert sehen kann. Es ist sinnvoll, mit dem Patienten gemeinsam zu überlegen, welche Hilfestellung er braucht und wer diese Hilfe leisten kann. Angehörige sollten, wenn möglich, in diese Überlegungen mit einbezogen werden.

MERKE

Die verständnisvolle und zugewandte Integration eines neuen Patienten im Dialysezentrum, eine professionelle, hygienisch einwandfreie Durchführung der Behandlung, eine offene Aufklärung über die Therapie und deren Komplikationen und die Hilfe bei der Bewältigung häuslicher Probleme unterstützen den Patienten in seinem Sicherheitsbedürfnis und verringern Ängste und Abhängigkeitsgefühle.

17.12 Soziale Bereiche des Lebens sichern und gestalten

In diesem Lebensbereich unterstützen Pflegende den Patienten darin, bestehende Beziehungen aufrechtzuerhalten. Sie fördern die Integration des Patienten in ein selbstgewähltes soziales Umfeld und beugen so der sensorischen Deprivationen und Isolation vor. Die sozialen Beziehungen zu Lebenspartnern, Freunden, Nachbarn, Bekannten und den primären persönlichen Bezugspersonen werden ebenso beachtet wie der Beruf, die gegenwärtigen und früheren beruflichen Aktivitäten des Betroffenen und seine mit dem Beruf verbundene Verantwortung, ferner private Verpflichtungen, z. B. Sorge tragen für den Lebenspartner. Außerdem gehört die Wohnungssituation in diesen Bereich. Die Vor- und Nachteile der örtlichen Gegebenheiten, die Risiken wie Stufen oder Treppen, sowie die Angemessenheit von Wohnräumen, Toiletten, Flur und Badezimmerausstattung sind zu berücksichtigen.

Pflegeproblem „Verminderte Leistungsfähigkeit"

Die chronische Niereninsuffizienz geht einher mit einer Verminderung der Leistungsfähigkeit. Schwere körperliche Arbeit ist kaum noch möglich. Einschränkungen oder ein Ende der Erwerbstätigkeit treten vor allem auf, wenn Begleiterkrankungen vorliegen. Dies führt zu finanziellen Problemen. Die veränderte Rolle in der Familie und Gesellschaft muss bewältigt werden und eine neue Identität gefunden werden.

Menschen mit einer Niereninsuffizienz kämpfen mit Rückzugtendenzen, Vereinsamung und Isolation durch das strenge Behandlungs- und Ernährungsregime. Gerade lange Klinikaufenthalte und noch mehr der Einzug/oder Umzug in ein Heim können die sozialen Beziehungen zu Angehörigen, Bekannten, Freunden usw. ganz empfindlich beeinträchtigen. Das Fortschreiten der Erkrankung und die damit verbundenen motorischen, sensorischen und kognitiven Einschränkungen führen zu Gefahren im Umfeld.

Es gilt Rückzugtendenzen, Vereinsamung und Isolation zu erkennen und entsprechend entgegenzuwirken. Anpassung an ein Leben mit Dialyse führt bei vielen Patienten zum Gefühl eingeschränkter oder fehlender Handlungsfähigkeit. Durch die Einführung der Bezugspflege ist es möglich, frühzeitig Probleme aufzudecken. Kontaktaufnahme mit den Angehörigen, Betreuern, ambulanten Pflegediensten und Heimen gehört genauso dazu wie die Vermittlung von Beratungsgesprächen mit Sozialarbeitern und Selbsthilfegruppen.

Sie müssen Gesprächsbereitschaft signalisieren und Hilfestellung bei der Anbahnung oder Herstellung von Kontakten zu Angehörigen, Freunden, Nachbarn, Mitpatienten, Mitbewohnern, Mitarbeitern, Vereinen oder Kirchengemeinden leisten. Sie sollten die Patienten motivieren, wieder an sportlichen Aktivitäten oder gesellschaftlichen

Veranstaltungen teilzunehmen. Urlaubspläne von Dialysepatienten sollten großzügig unterstützt werden.

17.13 Mit existenziellen Erfahrungen des Lebens umgehen

Der Mensch erweist sich als einzigartig, wenn er sich bei wichtigen Einschnitten seines Lebens mit der Frage nach dem Sinn des Lebens auseinandersetzen muss. Viele Faktoren spielen eine Rolle bei der Verarbeitung von Lebenskrisen. Die Struktur und Stabilität im sozialen Umfeld, die Heftigkeit der Erschütterung und der Verlauf der Erkrankung können das Nachdenken und Auseinandersetzen mit dem Leben und dem Tod anregen.

Der Beginn der Dialysebehandlung ist eine der kritischsten Phasen im Leben eines Patienten. Er markiert den Zeitpunkt des endgültigen Organversagens und den Beginn der Nierenersatztherapie, ohne die ein weiteres Leben nicht möglich ist. Die notwendige Anpassung an die veränderte Lebenssituation ist von zwei psychischen Grundkonflikten bestimmt:

- Die Abhängigkeit von einer lebenslang andauernden Maschinenbehandlung, sofern eine Nierentransplantation langfristig nicht möglich ist. Das Dialysegerät lässt sich nicht vergessen. Es ist störanfällig und mobilisiert immer neue Ängste.
- Die Abhängigkeit von den Betreuern des Dialysegeräts hemmt die psychische Anpassung an die veränderte Lebenssituation. Die Dialyse wird zum beherrschenden Faktor im Leben. Die Leistungsfähigkeit und die Sexualität, das gewohnte Rollenverhalten in Beruf, Familie und Freundeskreis sind unwiderruflich verändert.

Pflegeproblem „Beständige Lebensbedrohung aufgrund plötzlich eintretender Komplikationen"

Dieser Konflikt wird durch Störungen und Komplikationen während der Dialysebehandlung mitbestimmt, vor allem durch den Tod von Mitpatienten. Der Dialysebeginn hat jedoch auch entlastende Momente. Durch die Behandlung verbessert sich die urämische Symptomatik. Der Patient fühlt sich zunächst körperlich und geistig leistungsfähiger, und die prädialytischen Belastungen und Unsicherheiten haben ein Ende.

Mit Fortschreiten der Erkrankung kann sich der körperliche Zustand wieder verschlechtern, und die gesamte Leistungsfähigkeit nimmt ab. Es können Komplikationen wie Juckreiz, Muskelkrämpfe, Shuntverschluss, Blutdruck- und Knochenprobleme auftreten, die die psychische und soziale Rehabilitation erschweren. Die Krankheit als langwieriger Prozess und lebensbedrohlicher Zustand führt zwangsläufig zu einer Auseinandersetzung mit Leben und Tod.

Spätestens mit dem Dialysebeginn ist der Zeitpunkt gekommen, an dem der Patient über den Tod und den Sinn des eigenen Lebens nachdenkt. Beides sind zwei gesellschaftlich weitestgehend tabuisierte Themenkomplexe, mit denen sich der Mensch in der Regel allein oder nur im engsten Kreis auseinandersetzt. Auch in den Dialyseeinrichtungen werden diese Probleme äußerst selten oder gar nicht thematisiert, obwohl der Umgang mit dem Tod ein fester Bestandteil des beruflichen Erlebens ist und der Sinn mancher lebensverlängernden Dialyse gerade von uns Pflegenden immer wieder in Frage gestellt wird.

MERKE

Auch wenn eine Krankheit rein biologische Ursachen hat, ist an den Auswirkungen auch immer die seelische und soziale Ebene beteiligt. Dies wiederum bedeutet, dass eine weitgehen-

17

de Gesundung nur unter Berücksichtigung aller drei Ebenen möglich ist. Diese Betrachtungsweise erweitert die Möglichkeiten, Krankheit zu bewältigen und Gesundheit zu fördern. Ein Dialysepatient, der medizinisch so weit wie möglich, psychisch und sozial jedoch voll rehabilitiert ist, kann nach diesem Verständnis einer Gesundung näher sein als z. B. jemand, der zwar unter medizinischen Aspekten völlig gesund ist, jedoch aufgrund gesellschaftlicher Einflussfaktoren seit Jahren ohne Arbeit ist.

Resümee

Es gibt viel zu tun. Lassen Sie sich nicht durch die beeindruckende Gerätemedizin in der Dialyse von Ihrer ureigenen Profession abbringen. Eine freundliche und interessierte Ansprache, eine geschulte Krankenbeobachtung, ein vertrauensvolles Verhältnis zu den Patienten und ein offenes Ohr für die zahlreichen Probleme der Ihnen anvertrauten Menschen sind durch kein Gerät der Welt zu ersetzen.

VORSICHT: PRÜFUNG!

1. Nennen Sie mindestens drei Gründe, aufgrund derer das elementare Bedürfnis nach Sicherheit bei dialysepflichtigen Patienten eingeschränkt sein kann!
2. Sie nehmen bei einem Patienten urämischen Körper- und Mundgeruch war. Welche Ursache liegt diesem zugrunde, und was unternehmen Sie?
3. Beim Weglegen des Kopfkissens eines Patienten nach der Dialyse bemerken Sie, dass dies voller Haare ist. Schildern Sie eine mögliche Ursache und die dazugehörige Problemlösung!
4. Welche Bedeutung kann die Körpertemperatur eines Patienten für eine komplikationsarme Dialyse haben?
5. Nennen Sie die drei Ebenen der Gesundung, und erläutern Sie deren Bedeutung für eine ganzheitliche Betrachtung des Gesundheitsbegriffs!
6. Warum ist es wichtig, insbesondere bei Diabetikern, engmaschige Vitalzeichenkontrollen durchzuführen?
7. Nennen Sie Gründe, warum ein Dialysepatient in seiner Kommunikationsfähigkeit eingeschränkt sein kann!

WISSENSBEREICH 5:
ZU HAUSE IN DER HEIMDIALYSE

Liebe Leserinnen und Leser,
es war die große medizinische Notlage dialysepflichtiger Menschen zum Ende der 1960er Jahre, die den Initiator der späteren Gründungsväter des KfH Kuratorium für Heimdialyse dazu bewog, für einen Freund Geld zu sammeln, um ihm damit ein für ihn überlebenswichtiges Dialysegerät zu beschaffen. Die Dialyse steckte noch in den Kinderschuhen und die Dialysegeräte hatten noch wenig Gemeinsames mit dem, was wir heute darunter verstehen. Die Gerätebeschaffung und das Dialysetraining erfolgten in Kooperation mit der J. W. Goethe-Universitätsklinik in Frankfurt am Main. Das war die Geburtsstunde der Heimhämodialyse und eine Chance für dialysepflichtige Menschen, wenn auch zu Beginn nur für wenige. Mit Respekt schauen wir zurück. Inzwischen haben bahnbrechende Entwicklungen zur deutlichen Verbesserung der Lebensqualität geführt. Aber was bis heute im Kern geblieben, ist die Chance für den Patienten in der Heimdialyse.

Der Wissensbereich »Zu Hause in der Heimdialyse« mit den Kapiteln »Meine Chance – Peritonealdialyse (PD)« und »Meine Chance – Heimhämodialyse (HHD)« sind NEU in der 6. Auflage. Ein Patient, der die Heimdialyse wählt, nimmt die Verantwortung für seine Behandlung in die eigene Hand. Im Gegenzug gewinnt er mehr Freiheit und Individualität bei der Behandlungsdurchführung im häuslichen Umfeld ohne starren Zeitplan.

Für die HHD erfolgt das mehrmonatige Training im Dialysezentrum, von einer Pflegekraft mit pädagogischem Geschick. Erfahren Sie auch hierzu die bewegende Geschichte von Thomas Lehn. **Lesen Sie hierzu Kapitel 19**.

Sie sind Pflegefachkraft oder medizinische Fachangestellte und möchten sich in der Peritonealdialyse qualifizieren, um Schulter an Schulter in einem kleinen nephrologischen Team mehr Verantwortung zu übernehmen? In Kapitel 18 finden Sie eine Vollversion dessen, was Sie in ihrer neuen Funktion wissen sollten. Damit ausgestattet sind Sie in der Lage, die PD eigenständig durchzuführen. Ihre erworbenen Kenntnisse gehen über das Normale hinaus und befähigen Sie, Probleme weitestgehend selbst zu lösen. Im Team zeigen Sie Einsatzbereitschaft und Flexibilität. Haben wir Ihr Interesse geweckt? Dann qualifizieren Sie sich. Machen Sie sich so zu einer wertvollen Spezies, steigern Sie Ihren Marktwert und Ihr Gehalt. **Lesen Sie hierzu Kapitel 18**.

KAPITEL

18 Meine Chance – Peritonealdialyse (PD)

Stefan Haack

Die Peritonealdialyse ist in der Therapie der dialysepflichtigen Niereninsuffizienz ein fester Bestandteil und sollte idealerweise als Teil eines Gesamtkonzeptes in der Behandlung unserer Patienten gesehen werden.

Patienten, die sich für die PD entscheiden, wählen ein individuelles Behandlungsverfahren und gewinnen **Freiheiten,** da sie die lebensnotwendige Therapie in ihrem häuslichen Umfeld ohne starren Zeitplan durchführen können. Sie nehmen die Verantwortung für die Behandlung in die eigene Hand.

Ähnlich gilt für Sie als Pflegekraft: Die Arbeit mit diesen Patienten erfordert von Ihnen eine gewisse Flexibilität, ein solides Wissen, und manchmal einen Blick „über den Tellerrand hinaus". Im Gegenzug gewinnen auch Sie **Freiheiten** von z. B. starren Tagesabläufen im Zentrum. Ihr Wirken fokussiert sich auf ein spannendes Aufgabenfeld mit Verantwortung, Schulter an Schulter in einem meist kleinen nephrologischen Pflege- und Ärzteteam. Sie qualifizieren sich und machen sich damit zu einer wertvollen Spezies im Behandlungsprozess der Peritonealdialyse.

Das folgende Kapitel soll ein guter Einstieg in die Theorie und Thematik der PD sein (➤ Abb. 18.1). Nach dem Lesen und dem Verstehen dieses Kapitels haben Sie die Grundlagen gelegt, die Peritonealdialyse, ihre Grenzen und ihre häufigsten Probleme zu verstehen und Sie erhalten auch eine Antwort auf die Frage, warum die Peritonealdialyse in sehr vielen Fällen Teil des Gesamtkonzeptes ist.

18.1 Wie funktioniert die Peritonealdialyse?

Bei der Peritonealdialyse werden über einen dauerhaft in den Bauchraum implantierten Katheter 1,5–2,5 Liter einer sterilen Flüssigkeit (Dialyselösung) der Schwerkraft folgend in die Bauchhöhle gefüllt (➤ Abb. 18.2).

Das Bauchfell (Peritoneum) wirkt dabei als eine biologische Dialysemembran. Es umschließt die Bauchorgane (viszerales Peritoneum) und deckt die innere Bauchwand und das Zwerchfell (parietales Peritoneum) ab. Die Gesamtoberfläche erreicht je nach Größe des Menschen 1–2 m^2 und kann damit gut mit einem Dialysator der Hämodialyse mithalten. Das Bauchfell ist sehr gut durchblutet. Die kleinsten Blutgefäße sind Kapillaren, die kleine Poren unterschiedlicher Größe haben und so für den Stoff- und Wassertransport verantwortlich sind. Man unterteilt dabei in große, kleine und sehr kleine Poren, wobei die sehr kleinen nur Wasser passieren lassen, weshalb sie auch Aquaporine genannt werden. Diese Aquaporine sind für 50 % des Wassertransports verantwortlich. Durch die mittleren Poren erfolgt der Übertritt von vielen Giftstoffen und Wasser und durch die großen Poren von größeren Substanzen und Proteinen.

Im Folgenden werden Ihnen nun die zwei treibenden physikalischen Kräfte für die Peritonealdialyse vorgestellt: **Diffusion und Osmose.**

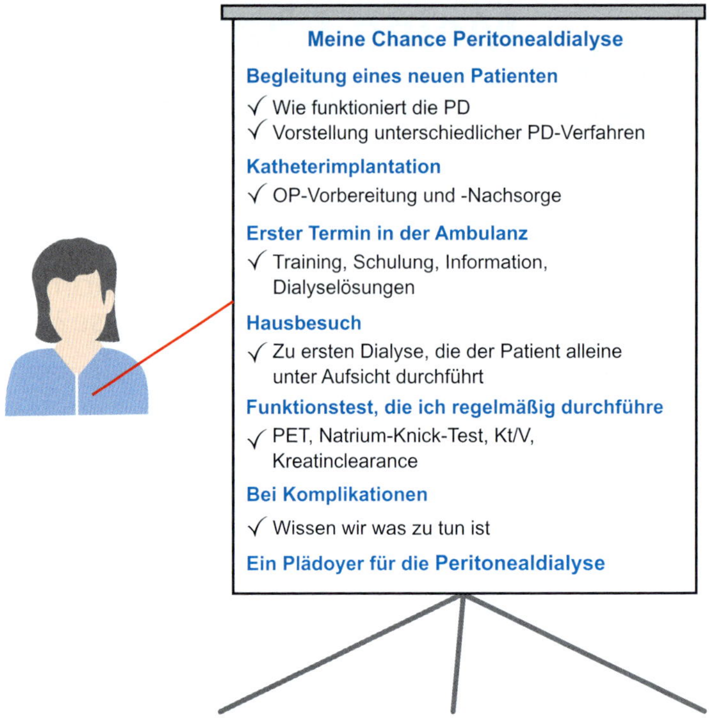

Abb. 18.1 Meine Chance Peritonealdialyse (PD). [M227/L143]

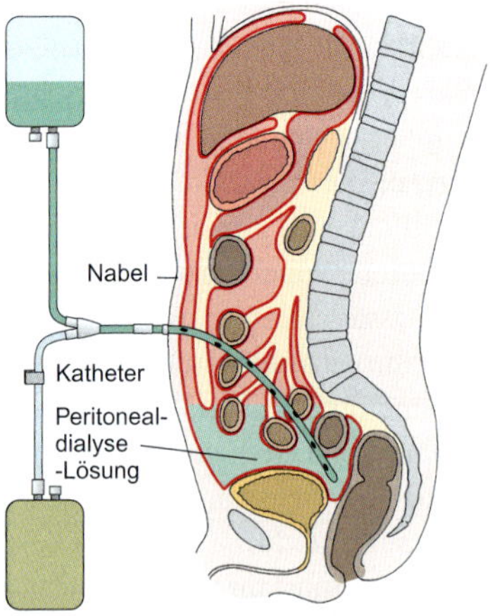

Abb. 18.2 Katheter im Peritoneum. [L190]

18.1.1 Diffusion

Die Diffusion ist das Bestreben eines Teilchens, vom Ort der hohen Konzentration zum Ort der niedrigeren Konzentration zu diffundieren. Stellen Sie sich ein Gefäß vor, in dessen Mitte eine Membran liegt, die kleine Löcher hat. Auf der linken Seite (orange) haben sie eine Lösung höherer Konzentration (das Blut des Patienten) und auf der anderen Seite (blau) eine Lösung, in der die Stoffe nicht vorkommen (Dialyselösung; ➤ Abb. 18.3).

In Abhängigkeit des Konzentrationsunterschieds, der Größe der Moleküle und der Membran erfolgt ein Übertritt der Stoffe. Nach einer bestimmten Zeit stellt sich auf beiden Seiten eine identische Konzentration (ein Gleichgewicht) der Stoffe ein. Durch dieses Prinzip werden dem Körper die urämischen Substanzen entzogen. Die höchste Entgiftung hat man dann, wenn man kurz nach dem Erreichen des Gleichgewichts das Dialysat wieder ablässt und eine neue Dialyselösung einlaufen lässt. Jeder Mensch ist

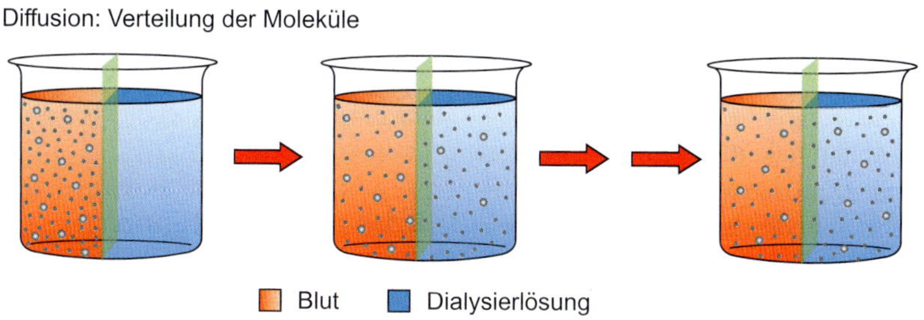

Abb. 18.3 Diffusion: Verteilung der Moleküle. [L143]

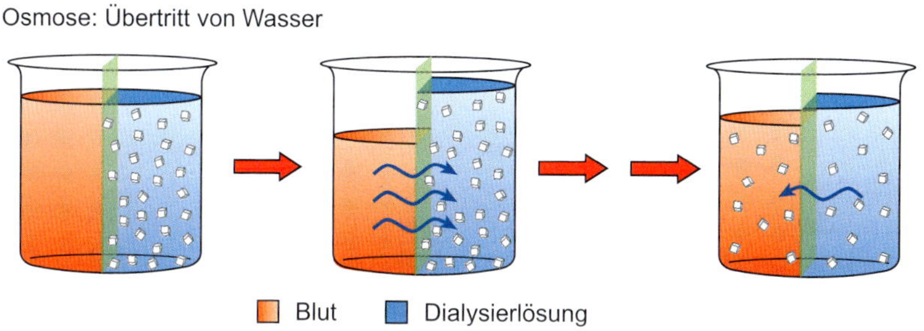

Abb. 18.4 Osmose: Übertritt von Wasser. [L143]

anders und so ist auch die Geschwindigkeit des Stofftransports und damit die Einstellung eines Gleichgewichts bei jedem anders. Grob unterteilt man die Patienten in drei verschiedene Transportertypen von schnell bis langsam ein (in älteren Büchern wird immer noch von vier Typen gesprochen).

Zunächst einmal hört es sich nicht schlecht an, wenn man ein schneller Transportertyp wäre, immerhin bedeutet es ja theoretisch eine höhere Clearance pro Zeit. Warum das nicht ganz stimmt, sehen Sie im nächsten Abschnitt. Wie man genau den Transportertyp herausbekommt, erfahren Sie in ➤ Kap. 18.6.1.

18.1.2 Osmose

Anders wie bei der HD, wo der Flüssigkeitsentzug (Ultrafiltration) durch einen Überdruck auf der Blutseite und einen Unterdruck auf der Wasserseite gesteuert wird, erfolgt bei der PD die Ultrafiltration durch Osmose. Bei der PD ist der Druck in den Blutgefäßen des gut durchbluteten Peritoneums nicht zu beeinflussen und auch viel zu niedrig, um Wasser durch die Gefäßwände in die Bauchhöhle zu pressen.

Geben wir allerdings eine Dialysierlösung in die Bauchhöhle, dem ein Osmotikum wie Zucker zugesetzt ist, erhöhen wir damit die Konzentration osmotisch wirksamer Substanzen der sich in der Bauchhöhle befindenden Lösung. Nach dem Prinzip der Osmose wandert nun das Wasser vom Ort der niedrigen Konzentration, den Blutgefäßen, zum Ort der hohen Konzentration, der Bauchhöhle, mit dem Ziel, einen Konzentrationsausgleich zwischen den beiden Flüssigkeitsräumen herzustellen. Der Flüssigkeitsentzug bei der PD erfolgt also durch Osmose (➤ Abb. 18.4).

Stellen Sie sich jetzt wieder ein Gefäß vor, in dessen Mitte eine Membran liegt, die kleine Löcher hat. Auf der linken Seite haben

Sie eine Lösung mit niedrigerer Osmolarität (das Blut des Patienten) und auf der anderen Seite eine Lösung mit höherer Osmolarität (Dialyselösung).

In Abhängigkeit der Höhe der unterschiedlichen Osmolarität wird das Wasser zum Ort der höheren Osmolarität streben, um diesen Konzentrationsunterschied auszugleichen. Das funktioniert auch deshalb, weil das Wasser schneller durch die kleinen und v. a. kleinsten Poren durchtritt, als die osmotischen Substanzen in entgegengesetzter Richtung aus der Dialyselösung in das Blut des Patienten diffundieren bzw. resorbiert werden. Wenn dann zu einem bestimmten Zeitpunkt das Dialysat wieder abgelassen wird, erreicht man die höchste Ultrafiltration.

Die Geschwindigkeit wiederum, mit der sich die Osmolarität durch die Resorption der Zucker verringert, ist abhängig von den o. g. Transportertypen. Das bedeutet konkret, dass der schnelle Transportertyp auch schneller den Unterschied in der Osmolarität abbaut und deshalb weniger Ultrafiltration erreicht wird. Sie sehen also, so großartig ist der schnelle Transporter überhaupt nicht. In so einer Situation versucht man dann entweder eine noch höhere Konzentration an Zuckern oder ggf. einen anderen (größeren) Stoff einzusetzen (➤ Abb. 18.8).

Wenn Sie die beiden Punkte Osmolarität (= Entgiftung) und Osmose (= Ultrafiltration) jetzt nachvollziehen können, dann haben Sie ganz wichtige Grundzüge der PD verstanden und haben die ➤ Kap. 18.4.1 und ➤ 18.4.2 von der Theorie her auch schon umrissen, denn damit beeinflussen wir einerseits die Lösungen und andererseits variieren wir die Verweildauer.

MERKE

Die beiden physikalischen Kräfte der Peritonealdialyse sind Diffusion (Entgiftung) und Osmose (Ultrafiltration). Dies ist im Gegensatz zur Hämodialyse immer individuell.

Vor Beginn der Peritonealdialyse muss jedoch die Implantation des Dialysekatheters mit der gesamten Vor- und Nachbehandlung um die OP herum beschrieben werden.

18.1.3 Kathetertypen

Die verschiedenen Kathetertypen unterscheiden sich im Wesentlichen an zwei Stellen: Zum einen im Bereich der beiden Muffen aus Dacron, die unterschiedlich weit auseinander und am Katheter mal etwas höher oder tiefer angebracht sind. Zum anderen unterscheiden sich die Katheter am Ende, welches sich im unteren Teil der Bauchhöhle befinden soll. Wie in ➤ Abb. 18.5 zu sehen ist, sind die Enden mal gerade oder gekringelt. Schließlich gibt es noch den Unterschied, dass ein Katheter im Hauttunnel gerade oder gebogen (Schwanenhals = "Swan-Neck") verläuft (➤ Abb. 18.5). Was die Wahl des Katheters betrifft, gilt auch hier die Grundregel: Einen besten Katheter gibt es nicht. Entscheidend ist die Erfahrung des Operateurs und des gesamten Teams.

18.2 Wenn es losgeht

Die optimale Katheteranlage ohne Komplikationen ist die Grundlage für eine langfristig erfolgreiche Peritonealdialyse. Die Implantation erfolgt erst dann, wenn die Indikation zum Beginn der Dialyse gestellt wurde. Eine „prophylaktische" Anlage ist sinnlos.

18.2.1 Patienteninformation und -aufklärung

Die Aufklärung ist natürlich ärztliche Aufgabe und sollte idealerweise mindestens drei Monate vor dem geplanten Dialysebeginn

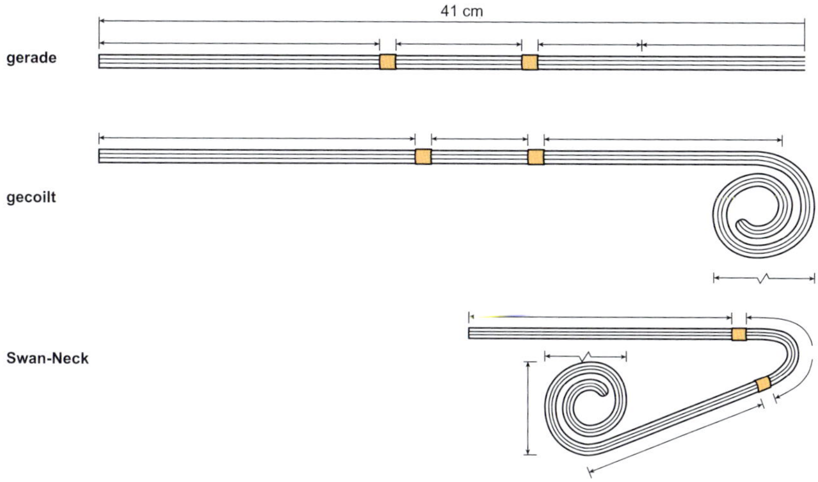

Abb. 18.5 PD-Kathetertypen. [L143]

stattfinden, damit im Falle der Entscheidung zur Hämodialyse noch zeitgerecht ein Shunt angelegt werden könnte. Die Ärzte sind gesetzlich dazu verpflichtet, die Patienten über alle möglichen Dialyseverfahren aufzuklären und sie ihnen anzubieten. Inhalt der Aufklärung sind mögliche Komplikationen, Indikationen, Kontraindikationen und die Vor- und Nachteile der Peritonealdialyse (siehe ➤ Kap. 18.5 und ➤ 18.9).

18.2.2 OP-Vorbereitung

Eine Woche vor Implantation muss ein Nasenabstrich zur Testung auf *Staphylococcus. aureus* erfolgen. Bei positivem Befund sollte versucht werden, diesen Keim mit einer antibiotischen Salbe in der Nase zu beseitigen. Ziel ist die Vermeidung einer späteren Keimübertragung an die Katheteraustrittsstelle.

Am Tag vor der Operation muss die Stelle, an der der Katheter später aus der Haut austreten wird (Katheteraustrittsstelle) mit dem Patienten zusammen überlegt und eingezeichnet werden. Wichtig ist dabei:

- Sie muss für den Patienten sichtbar sein.
- Sie sollte nicht in der Gürtellinie oder in einer Hautfalte liegen.
- Sie sollte nach unten laufen, damit sich Sekret nicht sammelt.
- All dies sollte sowohl im Sitzen als auch im Liegen überprüft werden.

Zu Beginn der Operation wird ein Antibiotikum intravenös (z. B. 1 g Vancomycin) gegeben. Das reduziert das Risiko einer postoperativen Peritonitis.

18.2.3 Operation und Lage des Katheters

Es gibt unterschiedliche Techniken der Operation: offen, blinde Einlage mit einem Draht und laparoskopisches Vorgehen. Nicht die eine oder andere Methode ist die richtige, sondern die Erfahrung des Operateurs und des ganzen Teams ist der Garant für den Erfolg. Am weitesten verbreitet ist die laparoskopische Anlage. Alle Techniken sind inzwischen auch in Lokalanästhesie möglich.

Der Katheter wird nach Freilegung des Peritoneums neben der Mittellinie des Bauches in das Peritoneum eingeführt. Die erste Muffe liegt oberhalb, direkt dahinter im Bauchmuskel (M. rectus abdominis). Danach wird der Katheter getunnelt, die

18

2. Muffe (falls vorhanden) liegt auch im Bauchmuskel, bevor der Katheter dann nach mindestens weiteren 2–3 cm aus der Haut an der zuvor angezeichneten Stelle austritt. Durch das Einwandern von Bindegewebe in die Dacron-Muffen tragen diese zur Stabilität bei, dichten den Katheter im Verlauf ab und sollen eine Infektion, die sich über den gesamten Tunnel ausbreitet, verhindern.

MERKE

Die **Erfahrung** des Operateurs und des gesamten Teams ist für den Erfolg der PD entscheidend. Die Operationstechnik oder der Kathetertyp spielen eine untergeordnete Rolle.

Das eine Ende des Katheters liegt idealerweise ganz unten im Bauchraum, das andere Ende tritt an der vorher eingezeichneten Austrittsstelle aus der Haut aus. Dieses Ende wird dann mit einem sogenannten Überleitungsstück mittels eines Titanadapters verbunden. Später kann das Überleitungsstück in festen Intervallen und z. B. nach einer Peritonitis unter sterilen Bedingungen einfach gewechselt werden (➤ Abb. 18.6).

18.2.4 Nach der Implantation

Nach der Implantation sollte der Katheter in der Regel bis zu 14 Tage einheilen. Der erste Verbandswechsel erfolgt frühestens nach 2–3 Tagen, wenn der Verband zuvor nicht durchgeblutet ist.

Der Patient soll sich in den ersten Tagen körperlich schonen, muss aber keine Bettruhe einhalten. Regelmäßiger Stuhlgang ist wichtig und beeinflusst die Lage des Katheters, Laxanzien können deshalb großzügig gegeben werden.

Postoperativ wird der Katheter mit 500 ml Dialysierlösung angespült, bis der Auslauf klar ist. Häufig ist er am Anfang noch etwas blutig tingiert, was aber selten ein Problem ist und idealerweise rasch vergeht. Danach reichen bei klarem Auslauf Spülungen alle 3–4 Tage.

Spätestens ab dem 14. Tag nach der Implantation kann das Füllvolumen sukzessive alle 2 Tage um 500 ml gesteigert werden, parallel kann mit dem Training begonnen werden. Das Ziel-Füllvolumen ist in der Regel 2.000 ml, lediglich bei sehr dünnen oder kleinen Patienten wird man nicht auf über 1.500 ml steigern.

Bevor der Patient mit der PD loslegt, muss er natürlich das Verfahren selbst beherrschen. Er benötigt deshalb ein Training, damit er in Zukunft die Dialyse alleine zu Hause durchführen kann. Was sind Inhalte des Trainings und was ist Ihre Rolle dabei? Das erklären wir Ihnen im nächsten Unterkapitel.

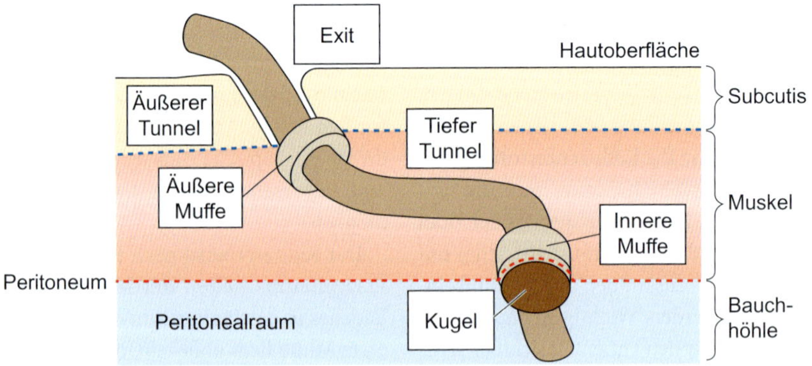

Abb. 18.6 Lage des Katheters. [L143]

18.3 Patiententraining

Dieser Teil gehört in der Arbeit in einer PD-Ambulanz sicher mit zu dem spannendsten: Sie als Pflegende sind Lehrer und müssen Ihren Patienten (angepasst an seine Auffassungsgabe) wichtige Inhalte erklären. Theoretische Grundlagen und praktische Aspekte können sie dabei verbinden und parallel vermitteln. Es ist ratsam, dabei ein Trainingshandbuch zu benutzen, um sicherzustellen, dass alle Aspekte umfänglich besprochen wurden. Außerdem kann der Lernerfolg der Patienten damit beurteilt werden.

Theoretische Ausbildung der Patienten

Folgende Punkte können dabei berücksichtigt werden:

- Die Aufgaben gesunder Nieren und die Ursachen der Niereninsuffizienz
- Allgemeine Informationen über das Peritoneum (Entgiftung und Wasserentzug)
- Die Bedeutung der verschiedenen PD-Lösungen und der Verweilzeit
- Die Körperhygiene und das hygienische Arbeiten mit der PD
- Die Dokumentation und das Bestellwesen
- Das Erkennen von Problemen und deren Handling

Praktische Ausbildung der Patienten

- Vorbereiten der notwendigen Maßnahmen
- Vorbereitung des Behandlungsplatzes und der Arbeitsfläche
- Durchführungen der Hygienemaßnahmen
- Sicht und Volumenkontrolle des Dialysates
- Protokollierung
- Das Verhalten bei Komplikationen (z. B. Beuteltrübung oder Flussprobleme)
- Durchführung des Verbandswechsels, Exitinspektion und -pflege

Erst nachdem die Patienten alle Punkte sicher beherrschen, darf die PD vom Patienten selbstständig durchgeführt werden. Spätestens zum Abschluss des Trainings sollte ein Hausbesuch erfolgen. Dort wird unter „realen" Bedingungen ein Beutelwechsel vom Patienten alleine, aber noch unter Aufsicht, durchgeführt. Dies gilt dann als der erste Tag der Dialysebehandlung.

MERKE

Erst wenn der Patient die PD selbstständig und sicher beherrscht, beginnt er nach einem Hausbesuch die Dialyse alleine und selbstverantwortlich.

Jetzt geht es also los: Der Patient führt die PD alleine zu Hause durch. Spätestens in dem kommenden ➤ Kap. 18.4.1 müssen wir über die Flüssigkeit sprechen, die sich der Patient in den Bauchraum „reinlaufen" lässt: die Dialysierlösungen.

18.4 Erste Termine in der Ambulanz

Nachdem die Spannung nach den ersten Tagen Dialyse „alleine" für den Patienten in der Regel bald nachlässt, erfolgt die erste Kontrolle in der PD-Ambulanz. Diese finden dann ca. alle 4 Wochen statt. Der Patient bringt seine Dialyseprotokolle mit. Er dokumentiert dort den Ein- und Auslauf mit der jeweiligen Menge und den Zeiten. Zusätzlich sollte bei mindestens jedem zweiten Beutelwechsel der Blutdruck gemessen und das Körpergewicht am Morgen dokumentiert werden. Genauso wie an der Hämodialyse muss der Flüssigkeitszustand bei den Besuchen beurteilt werden.

Probleme sollten angesprochen werden und eine ärztliche Untersuchung findet statt. In diesem Zusammenhang werden dann die weiteren Therapieregime (Füllmengen, Anzahl der Beutelwechsel, die Dialyselösungen und das Verfahren) besprochen.

18.4.1 Dialysierlösungen

Ein Dialysepatient kommt mit ca. 3.000 l Dialysierlösung pro Jahr in Kontakt, wobei dies noch untertrieben ist: Er hat sie **in sich** und befüllt eine Körperhöhle (die Peritonealhöhle) damit. Das erklärt, warum wir an diese Flüssigkeit enorme Anforderungen stellen müssen:

- Absolute Sterilität
- Gute Verträglichkeit
- Wenig peritoneale Veränderungen im Verlauf
- Geringer Einfluss auf den Stoffwechsel des Patienten

In diesem Kapitel werden Ihnen die verschiedenen Dialysierlösungen, ihre unterschiedlichen Indikationen und ihre Nebenwirkungen vorgestellt.

Betrachtet man sie in ihrer Systematik, teilen sich die Lösungen in drei verschiedene Stoffklassen auf: Elektrolyte, eine Puffersubstanz und ein Osmotikum (➤ Abb. 18.7).

Elektrolyte

Vier verschiedene Elektrolyte sind in der Lösung enthalten: Natrium, Calcium, Magnesium und Chlorid.

- Einzig Calcium ist konkret in unterschiedlichen Konzentrationen wählbar. In der Regel wird eine Konzentration von 1,25 mmol/l gewählt. Die höhere Konzentration wird nur in Ausnahmefällen bei schwerer Hypocalciämie (z. B. nach einer Parathyreoidektomie) gegeben.
- Kalium ist in der Dialysierlösung nicht vorhanden. Im Gegensatz zu Hämodialysepatienten haben bis zu 30 % der PD-Patienten eine Hypokaliämie, so dass in diesen Fällen ausdrücklich Bananen oder Kalium-Tabletten empfohlen werden (stellen Sie sich das einmal für die Hämodialyse vor!). Ein anderer Grund für das bessere Kalium ist auch die länger erhaltene Urinausscheidung bei PD-Patienten (siehe ➤ Kap. 18.9).

MERKE

In der Dialyselösung der PD ist kein Kalium. PD-Patienten haben deshalb häufiger als Hämodialysepatienten eine Hypokaliämie.

Puffersubstanz

Alle nierenkranken Menschen entwickeln mit der Zeit eine metabolische Azidose, da die kranken Nieren kein Bicarbonat als Puffer mehr bereitstellen können. Dialysepatienten benötigen deshalb einen Azidoseausgleich.

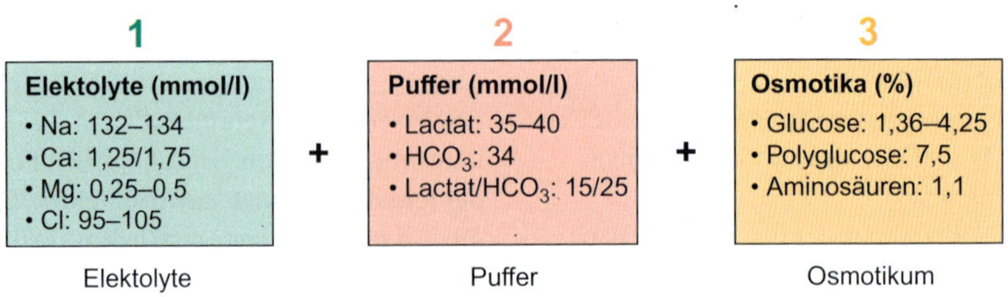

Abb. 18.7 Inhalt der PD-Dialysierlösungen. [M227/L143]

An der Hämodialyse stellen Sie dazu eine Bicarbonatkonzentration in der Dialysierlösung von z. B. 32 mmol/l ein. Das bedeutet, dass der HD-Patient aus der Dialysierlösung und durch die Dialysemembran im Dialysator diffusiv Bicarbonat erhält.

In der Dialysierlösung der Peritonealdialyse verhält es sich etwas anders. Hier werden Laktat, Bicarbonat oder Mischungen von beiden als Puffer verwendet. Der Puffer wird über das Peritoneum also resorbiert.

Zusätzlich hat die Pufferung auch für Veränderungen am Peritoneum eine Bedeutung. Frühere Dialysierlösungen hatten einen niedrigeren pH-Wert (ca. 5,5), moderne Lösungen (sog. „biokompatible" Lösungen) haben einen pH-Wert von 7,0–7,4. Sie verursachen deshalb seltener Einlaufschmerzen und sollen die morphologischen Veränderungen am Peritoneum über die Jahre der Therapie verlangsamen.

Osmotika

Wie Sie in ➤ Kap. 18.1.2 gelernt haben, ist bei der PD die treibende Kraft für den Wasserentzug der osmotische Gradient zwischen Blut auf der einen und dem Dialysat auf der anderen Seite. Als osmotisch wirksame Substanzen werden drei verschiedene Stoffe eingesetzt:

- Glucose in unterschiedlichen Konzentrationen
- Icodextrin (eine Polyglucose)
- Aminosäuren

Glucoselösungen:

Diese Lösungen sind der Standard und werden am häufigsten benutzt. Wie man sich aus ➤ Abb. 18.4 ableiten kann, ist der osmotische Gradient und damit die Kraft, Wasser zu entziehen, abhängig von der Konzentration der Glucose. Es gibt drei verschiedene Konzentrationsstufen, die in ihrer Konzentration je nach Hersteller etwas variieren:

Die Osmolarität im Blut ist ca. 290 mOsmol/l. Je höher die Zuckerkonzentration und damit die Osmolarität (➤ Tab. 18.1), desto höher also die Ultrafiltration, da Wasser aus dem Blutkreislauf rasch in das Dialysat übertritt, um die Osmolarität auszugleichen. Gleichzeitig erfolgt aber auch die Resorption der Glucose und dies natürlich auch abhängig von der Konzentration. Man kann also dem Wunsch der Ultrafiltration mit steigender Glucosekonzentration nachkommen, jedoch sind wir in der Anwendung limitiert. Denn leider sind die Beutel mit hoher Konzentration an Glucose und hoher Osmolarität nicht so unkompliziert und bereiten uns einige Probleme, die wir Ihnen erklären wollen:

1. **Die hohe Osmolarität:**
   Sie stellt selbst einen Angriff auf das Peritoneum dar und verursacht sozusagen einen peritonealen Stress. Dies führt zu irreversiblen Veränderungen am Peritoneum, so dass die Bauchfelldialyse nicht so lange durchgeführt werden kann.

Tab. 18.1 Unterschiedliche Glucoselösungen und Osmolarität

Konzentration	Glucosekonzentration %		Osmolarität (mOsmol/l)
	Baxter	Fresenius	
Niedrige	1,36	1,5	350
Mittlere	2,27	2,3	400
Hohe	3,86	4,25	500

2. **Glucosedegradationsprodukte (GDPs)**
   Glucose in Lösung durchläuft spontanen Abbauprozessen (Degradation), was durch Erhitzen (i. R. der Sterilisation) und durch die Dauer der Lagerung verstärkt wird. Das Phänomen kennen Sie vielleicht von der Herstellung von Karamell. Durch das Erhitzen von Zucker entsteht eine klebrige braune Masse. Diese entstehenden Stoffe vernetzen sich wiederum mit anderen Körperproteinen, die sich dann ablagern und somit das Bauchfell verändern. Zusätzlich spielen sie auch eine Rolle beim Rückgang der Urinausscheidung.
3. **Metabolische Belastung**
   Je nach Glucoselösung und Transportertyp (siehe ➤ Kap. 18.6.1) werden täglich 100–300 g Glucose aufgenommen. Dies kann zu viszeraler Fettzunahme, einer stärkeren Insulinresistenz und zu Veränderungen des Lipidstoffwechsels (erhöhte Triglyzeride) führen.

Die drei Probleme erklären die Limitation und die Gefahren von höherkonzentrierten Glucoselösungen. Wir brauchen also Alternativen:

Icodextrin (Extraneal®)

Icodextrin ist eine aus Maisstärke gewonnene Polyglucose, die ca. 100-mal größer als normale Glucose ist. Durch diese Polyglucose hat die Lösung einen erhöhten onkotischen Druck, was ebenso zu einer Wasserbewegung in diese Richtung führt, nur viel langsamer. Da aber die Polyglucose so viel größer ist, passt sie nicht durch die Poren der Membran, wird also kaum resorbiert und hält damit den onkotischen Druck für bis zu zwölf Stunden aufrecht (➤ Abb. 18.8). Das reicht dann, um dem Körper genügend Wasser zu entziehen. Diese Lösung eignet sich also besonders für die lange Verweildauer in der Nacht oder bei Patienten mit maschinellen Verfahren (siehe ➤ Kap. 18.4.2) für den gefüllten Bauch am Tag.

Diese Glucosepolymere werden aber zu einem sehr geringen Teil doch resorbiert und dann zu Maltose metabolisiert. Das macht bei manchen Patienten bei der Blutzuckermessung Komplikationen. Es werden falsch hohe Glucosespiegel gemessen und der Patient wird ggf. durch eine Insulingabe in eine Hypoglykämie „gespritzt“.

ACHTUNG

Es dürfen keine Blutzuckermessgeräte verwendet werden, die nach der Glucose-Dehydrogenase-Methode messen. Näheres dazu unter www.glucosesafety.com (Baxter Healthcare Corporation 2006).

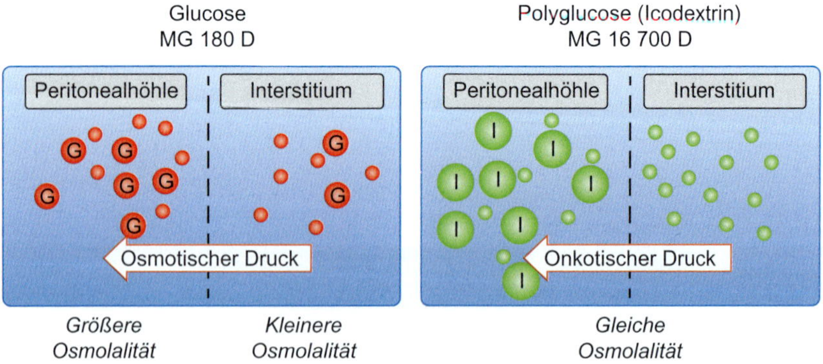

Abb. 18.8 Wasserentzug durch Glucose und Icodextrin. Die relativ „kleine" Glucose wird resorbiert (links), die „große" Polyglucose passt nicht/kaum durch die Poren der Membran. Deshalb erfolgt keine Resorption und der onkotische Druck bleibt bestehen. [L143]

Haupteinsatzgebiet von Icodextrin ist also bei Patienten mit eher „schnellerem" Transporter während der langen Verweilzeit. Vorteil ist die Einsparung von Glucose mit all ihren Nachteilen.

Aminosäurelösungen (Nutrineal®)

- Leider sind viele (30–50 %) unserer Patienten mangelernährt. Bei der PD kommt noch erschwerend hinzu, dass sie durch die Glucoseresorption und die Füllung weniger Hungergefühl haben können. Zusätzlich verlieren sie über das Bauchfell auch Eiweiße in das Dialysat. Es gibt deshalb eine auf Aminosäuren basierende Lösung, die in etwa die gleiche Ultrafiltrationsleistung wie eine 1,36-prozentige Glucoselösung hat, aber den täglichen Aminosäurenverlust von PD-Patienten ersetzen soll.
- Ein weiterer „Plus-Punkt" ist, dass während einer Füllung mit dieser Lösung keine Glucose resorbiert wird, da ja keine Glucose darin ist. Idealerweise ist der Bauch während der Hauptmahlzeit mit dieser Lösung befüllt, da die Aminosäuren dann am besten metabolisiert werden.

Durch mehrere Studien in letzter Zeit gibt es immer mehr Hinweise auf den positiven Effekt von glucosesparenden Regimen für die Patienten.

Zwei-Kammer-Beutel

Um die Dialysierlösungen lange haltbar zu machen und um eine Sterilität zu garantieren, muss die Lösung autoklaviert werden. Das heißt die Lösung wird zum Abtöten von möglichen Erregern unter Druck erhitzt. Dies wiederum führt zu der oben beschriebenen „Karamellisierung" der Glucose, was durch eine Absenkung des pH-Wertes reduziert werden kann. Deshalb beträgt der pH-Wert in der Hauptkammer (Glucose und Elektrolyte) nur 3,0. In einer Nebenkammer befindet sich der Puffer. Erst unmittelbar vor dem Einlauf werden die beiden Kammern zu einer Lösung vermischt, dann zu einer Lösung mit einem idealerweise physiologischen pH-Wert. Damit wird dann der Bauch befüllt.

MERKE

Der Einsatz der Zwei-Kammer-Beutel ermöglicht einen physiologischen pH-Wert und damit eine bessere Verträglichkeit der Dialysierlösungen.

Die Dialysierlösung für die CAPD ist in Beuteln zu 2,0 l und für die APD in Beuteln mit bis zu 5 l Inhalt erhältlich.

Beutelwechselsysteme

Um die Anzahl der notwendigen Konnektionen beim Beutelwechsel zu reduzieren, wurde das **Y-System** (Konnektionssystem) entwickelt. Bei diesem Beutelsystem laufen die Schlauchstrecken des Auslauf- und Einlaufbeutels Y-förmig vor der Konnektionsstelle zusammen. Das heißt bei Wechsel von Ablauf auf Einlauf ist keine Konnektion nötig. Der Ein- und Auslauf des Dialysats erfolgt bei Verwendung des Y-Systems nur über die Schwerkraft durch eine hohe oder tiefe Position des entsprechenden Beutels.

Ein weiterer Vorteil ist der sogenannte „Flush". Hierbei wird nach dem Auslauf eine kleine Menge frische Dialysierlösung (aus dem Einlaufbeutel) über das Y-Stück in den Auslaufbeutel geleitet. So werden eventuell vorhandene Keime vor dem Einlauf aus dem Y-Stück ausgeschwemmt, gleichzeitig wird das System entlüftet. Die verschiedenen Flussrichtungen werden durch entsprechendes Einsetzen von Klemmen (Baxter) oder durch eine spezielle Wechselhilfe (stay safe Organizer®, Fresenius) gesteuert. Nach beendetem Einlauf wird das Überleitungsgerät mit einer neuen Verschlusskappe verschlossen.

Jetzt haben Sie die **erste** „Stellgröße", die wir beeinflussen können, kennengelernt: Die unterschiedlichen Lösungen

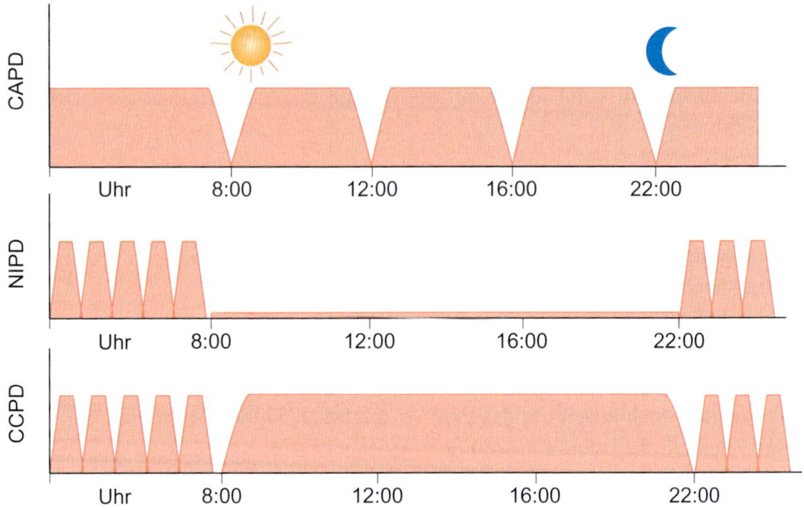

Abb. 18.9 Unterschiedliche Behandlungsverfahren und Füllungen des Bauchraumes. [L143]

mit unterschiedlichen Konzentrationen der Osmotika. Die **zweite** Stellgröße ist die Verweildauer. Hier stoßen wir aber an Grenzen, da eine Verkürzung der Verweilzeit auch immer bedeutet, dass man früher wieder einen Beutelwechsel machen muss, was aber einem Patienten nur begrenzt zugemutet werden kann. Deshalb gibt es zwei unterschiedliche Verfahren: ein Verfahren mit dem manuellen Wechsel (3–4-mal pro Tag) und ein maschinelles Verfahren mit mehreren Beutelwechseln nach jeweils ca. 8–10 Stunden (➤ Abb. 18.9).

18.4.2 Formen der Peritonealdialyse

Man kann also die Peritonealdialyse in ein manuelles (CAPD) und in maschinelle Verfahren (APD) unterteilen. Beide Verfahren kann der Patient zu Hause durchführen. Eine Besonderheit ist die intermittierende PD (IPD), die später noch erklärt wird.

Es gibt heute, seitdem Icodextrin als Dialysierlösung im langen Intervall eingesetzt wird, wenig medizinische Indikationen für ein maschinelles Verfahren. Die Vorteile und Indikationen werden später noch besprochen.

Sollte keine medizinische Indikation für ein bestimmtes Verfahren vorliegen, muss die Wahl für das jeweilige Verfahren dem Patienten überlassen werden. Vor allem berufstätige und aktive Menschen bevorzugen häufiger die APD, bei Kindern ist es wegen der größeren Freiheiten am Tag das Verfahren der Wahl.

Manuelle Verfahren

CAPD (*engl.* **c**ontinuous **a**mbulant **p**eritoneal **d**ialysis, kontinuierliche ambulante Peritonealdialyse): Der Patient wechselt die Dialyselösung täglich 3- bis 4-mal manuell, mit einem längeren Intervall in der Nacht. Morgens nach dem Aufstehen und weitere 3-mal im Lauf des Tages, wird ein Beutelwechsel vorgenommen. Zunächst wird dazu die Dialysierlösung auf einer speziellen Wärmeplatte auf Körpertemperatur erwärmt. Danach erfolgt die Konnektion des Katheters mit dem Beutelsystem. Dann wird das alte Dialysat aus der Bauchhöhle in einen leeren Beutel zum Auslauf gebracht. Ist der

Bauch komplett leer, erfolgt der Einlauf der frischen, angewärmten Dialyselösung in die Bauchhöhle.

Der Beutel mit der verbrauchten Dialyselösung wird gewogen. Die Differenz zwischen Ein- und Auslauf ist die dem Körper entzogene Flüssigkeit, sie wird protokolliert. Sowohl der Auslauf als auch der Einlauf erfolgen mithilfe der Schwerkraft, d. h., beim Auslauf wird der Beutel abgesenkt, beim Einlauf angehoben. In der Regel wird dazu ein Infusionsständer benutzt. Ein Beutelwechsel dauert ca. 30 Minuten. Davon entfallen 10–15 Minuten auf den Auslauf und 10 Minuten auf den Einlauf. Der Rest der Zeit wird für die Vor- und Nachbereitung benötigt.

Vorteile der CAPD:

- Der Beutelwechsel kann überall durchgeführt werden kann, wo es die hygienischen Verhältnisse erlauben (zu Hause, am Arbeitsplatz, im Auto, unterwegs, etc.)
- Keine Konnektionen nachts an einem Cycler, damit etwas besserer Schlaf

Nachteile der CAPD:

- Probleme bei Hernien oder Leckagen durch das Füllvolumen
- Ca. 3 Wechsel tagsüber notwendig

Maschinelle Verfahren

APD (*engl.* **a**utomatic **p**eritoneal **d**ialysis, automatische Peritonealdialyse): Der Wechsel der Dialyselösung erfolgt maschinell mittels eines Dialysegeräts (Cycler). Im Folgenden werden unterschiedliche Einstellungsmöglichkeiten und Modalitäten besprochen.

- **CCPD** (*engl.* **c**ontinuous **c**ycling **p**eritoneal **d**ialysis, kontinuierliche cyclervermittelte Peritonealdialyse): Die CCPD ist eine Form der APD: Die Behandlung wird vom Patienten jede Nacht selbstständig mit einem Cycler durchgeführt. Dieser Cycler hat die Größe von zwei Schuhkartons und kann gut transportiert werden. Er steuert den Ein- und Auslauf und die Verweilzeit der Dialysierlösung im Peritoneum. Die Dauer der Behandlung beträgt ca. 8–12 Stunden mit z. B. 4–6 Füllungen, die deshalb auch eine wesentlich kürzere Verweilzeit haben. Am Tag wird in der Regel eine Beutelfüllung im Bauchraum belassen.
- **TPD** (*engl.* **t**idal **p**eritoneal **d**ialysis, Tidal-Verfahren; Tiden = Gezeiten). Bei diesem Verfahren wird die Dialyselösung mittels Cycler nicht völlig, sondern nur teilweise (max. 85 %) aus dem Bauchraum entfernt und wieder ersetzt. Dies soll zu einer Zunahme der peritonealen Clearance durch Belassen eine Restvolumens im Bauchraum mit den häufigen Wechseln kombiniert werden. Dieser Vorteil lässt sich jedoch nicht nachweisen, so dass die Methode nur noch bei Ein- oder Auslaufproblemen (Einlaufschmerz, verzögerter Auslauf oder vermehrte Alarme) Verwendung findet.
- **NIPD** (*engl.* **n**octurnal **i**ntermittent **p**eritoneal **d**ialysis, nächtliche intermittierende Peritonealdialyse). Unterschied zur CCPD besteht einzig darin, dass der Bauch tagsüber leer gelassen wird, was die Druckbelastung der Bauchdecke verhindert und somit eine bessere Beweglichkeit geben kann. Besserer Appetit und eine niedrigere Glucoseresorption werden ebenfalls beobachtet. Großer Nachteil ist jedoch, dass in der Zeit, in der der Bauch nicht gefüllt ist, keine Dialyse stattfindet und damit wertvolle Behandlungszeit nicht genutzt wird. Dieses Verfahren eignet sich also nur bei Patienten mit noch guter renaler Restfunktion.

- **IPD** (*engl.* **i**ntermittent **p**eritoneal **d**ialysis, intermittierende Peritonealdialyse): Der Dialysatwechsel erfolgt durch einen Cycler. Die Behandlung wird ambulant im Dialysezentrum oder stationär 3-mal pro Woche für 6–10 Stunden durchgeführt. Dieses Verfahren hat eine deutlich schlechtere Dialysequalität und wird daher bei Patienten angewandt, deren GFR eine Dialyseindikation nicht begründen würde, die jedoch rezidivierend überwässern. Gemeint sind damit v. a. Patienten mit schwerer Herzinsuffizienz. Andere Gründe für die IPD ist eine Überbrückung, bis der Patient die PD selbstständig durchführen kann, oder sie stellt in dem seltenen Fall eine Alternative dar, wenn eine Hämodialyse technisch ausgeschlossen ist (i. d. R. kein Gefäßzugang mehr möglich).

MERKE
Liegt keine spezielle medizinische Indikation vor, sind die CAPD und die APD gleichwertige Verfahren und keines ist dem anderen überlegen.

Vorteile der maschinellen Verfahren:

- Durch die beschriebene geringe Verweildauer wird bei schnellen Transportern eine bessere Ultrafiltration erreicht. Durch den Einsatz von Icodextrin ist dies aber als alleinige Indikation in den Hintergrund getreten.
- Bei einer Füllung des Bauchraumes im Liegen ist der intraperitoneale Druck niedriger, so dass auch bei Hernien oder Leckagen eine PD durchgeführt werden kann. Außerdem kann deshalb auch früh nach einer Katheterimplantation mit der PD begonnen werden.
- Bei Durchführung der Dialyse durch einen Pflegedienst (assistierte PD) oder durch Angehörige wird der Aufwand reduziert (nur 2 Konnektionen pro Tag).

Nachteile der maschinellen Verfahren:

- Bei langsamen Transportern ist die Verweildauer zu kurz, so dass keine ausreichende Clearance stattfindet.
- Alle genannten Vorteile der CAPD sind zugleich die Nachteile der maschinellen Verfahren.

Die unterschiedlichen Formen der PD können zu Hause durchgeführt werden. Wird die PD ausschließlich mit Hilfe im Zentrum durchgeführt, wird ein maschinelles Verfahren eingesetzt (IPD; ➤ Abb. 18.10).

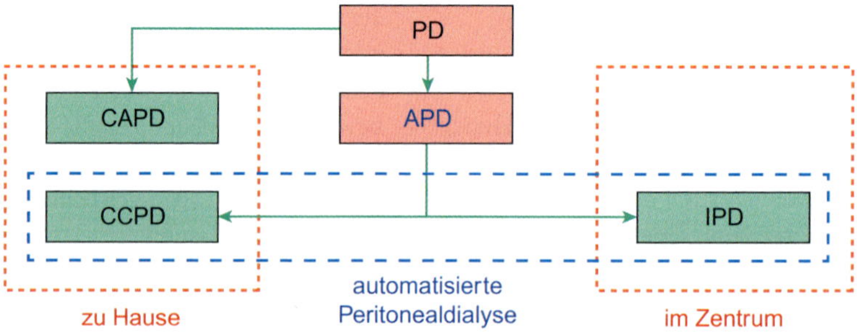

Abb. 18.10 Unterschiedliche Behandlungsformen. PD = Peritonealdialyse; CAPD = kontinuierliche ambulante PD; APD = automatisierte PD; CCPD = kontinuierliche cyclervermittelte PD; IPD = intermittierende PD (Einteilung und grafische Darstellung nach Servos und Haack). [L143]

18.5 Plötzlich gibt es ein Problem

Die Komplikationen werden in infektiologische und nicht-infektiologische Komplikationen unterteilt. Sie erklären in der Regel die zeitlich begrenzte Einsatzmöglichkeit der PD (im Durchschnitt ca. 5 Jahre).

18.5.1 Infektiologische Komplikationen

Peritonitis

Die Peritonitis ist eine infektiös bedingte Entzündung der Peritonealhöhle und zählt zu den „Achillesfersen" der PD. Mit fast 30 % ist sie die häufigste einzelne Ursache für das Ende des Therapieverfahrens und sie kann im schlimmsten Fall (zum Glück sehr selten) zum Tod des Patienten führen. Insgesamt hat in den letzten 20 Jahren die Häufigkeit einer Peritonitis deutlich abgenommen, im Durchschnitt tritt sie ca. alle 3–4 Jahre bei einem Patienten auf.

Infektionswege

Die Infektion entsteht durch einen Übertritt von Bakterien (in selten Fällen Pilzen) in den Bauchraum. Die Infektionswege sind unterschiedlich:

- Divertikulitis, Appendizitis, Darmperforationen (auch nach endoskopischen Untersuchungen)
- Retrograde Menstruation oder peritoneovaginale Fistel
- Katheterkontaminationen, Handhabungs- oder Materialfehler
- Periluminaler Weg entlang des Katheters bei Exit- oder Tunnelinfekten oder Bildung eines Biofilms auf einem Katheter

Aufgrund der verschiedenen Infektionswege sind auch die Erreger unterschiedlich. Während es bei den Handhabungsfehler eher Koagulase-negative Staphylokokken und andere grampositive Keime sind, überwiegen bei den Infektionen aus dem Darm heraus eher gramnegative Keime und typische Darmkeime.

Diagnose

Die Symptome können unterschiedlich sein. Abdominelle Schmerzen können, aber müssen nicht sofort auftreten. Es können gastrointestinale Symptome wie Erbrechen oder Übelkeit auftreten, Fieber und ein Blutdruckabfall sind dann häufig Zeichen einer bereits systemischen Infektion. Tritt zu den Bauchschmerzen ein trüber Auslauf hinzu, kann die Diagnose einer Peritonitis gestellt werden.

Die Definitionskriterien für eine Peritonitis sind bei Vorliegen von ≥ 2 der folgenden Punkte erfüllt:

- Abdominelle oder Auslaufschmerzen und/oder Fieber
- Trübes Dialysat (> 100 Leukozyten/µl)
- Nachweis ≥ 1 Erreger im Dialysat

Entscheidend für die frühe Diagnose ist das Verhalten und die Ausbildung des Patienten. Das Erkennen einer Trübung ist Bestandteil des Trainings. Die Patienten müssen wissen, dass sie sich bei diesem Verdacht rasch mit dem Dialysezentrum in Verbindung setzen sollen. Genauso müssen die handelnden Pflegenden und Ärzte wissen, dass die Patienten sofort einzubestellen sind und den „trüben" Beutel mitbringen müssen. Keinesfalls sollte hier bis zum nächsten Tag gewartet werden. Eine frühe Therapie entscheidet auch über den Therapieerfolg und darüber, wie lange die PD als Verfahren durchgeführt werden kann.

Management

Zur initialen Untersuchung gehört die Inspektion der Katheteraustrittsstelle sowie von Auffälligkeiten des Bauches und das

Messen der Körpertemperatur. Vor Ort sollte der Patient den Bauch zunächst leeren und aus dem Auslauf oder dem mitgebrachten Auslauf müssen folgende Proben abgenommen werden:

- Sterile Abnahme von 20 ml Dialysat für Kulturen und Befüllung von anaeroben und aeroben Blutkulturflaschen
- Probenentnahme für die Bestimmung der Zellzahl

Danach erfolgt der Einlauf eines zuvor mit den Antibiotika beimpften Beuteln. Wichtig ist dabei, dass vor Probeentnahme für die bakteriologischen Untersuchungen kein „Flush" gemacht wird, da dies zu „falsch" negativen Untersuchungen führt. Der beimpfte Beutel sollte eine Verweildauer von mindestens 6 Stunden haben.

Bei der Wahl der Antibiotika hat man im Zentrum in der Regel ein übliches Verfahren festgelegt, an das man sich halten sollte. Um initial möglichst alle Keime abzudecken, wird dabei immer eine **Kombination** aus einem Antibiotikum mit Wirkung im grampositiven Bereich und ein Antibiotikum mit Wirkung im gramnegativen Bereich gewählt (➤ Abb. 18.11). Nach Erhalt der Bakteriologie und der Resistenztestung kann das Therapieregime dann daraufhin angepasst werden.

Außer bei einer schweren Sepsis wird die Peritonitis immer durch die **intraperitoneale Gabe** der Antibiotika behandelt. Dies ist genauso effektiv wie eine intravenöse Gabe, ermöglicht aber eine ambulante Therapie, die in der Mehrzahl möglich ist. Eine rein orale Therapie mit einem Antibiotikum ist nicht ausreichend.

Die Therapie erfolgt immer für **mindestens 2 Wochen,** bei bestimmten Keimen sogar für 3 Wochen. Genaue Therapieempfehlungen findet man in den ISPD-Leitlinien (International Society for Peritoneal Dialysis; Li et al.), die man im Internet unter der Suchangabe ISPD-Leitlinien Peritonitis leicht findet.

Verlauf

Bei Therapieerfolg reduziert sich innerhalb weniger Tage die Leukozytenzahl rasch. Eine therapierefraktäre Peritonitis (> 5 Tage) spricht für eine polymikrobielle Entzündung (z. B. im Rahmen einer Darmperforation). Ein anderer Grund könnte eine Katheterinfektion mit Beteiligung des Tunnels sein. Beides sind in der Regel dann Gründe für eine Katheterexplantation und eine (zumindest passagere) Umstellung auf die Hämodialyse.

MERKE

Entscheidend für den Therapieerfolg bei einer Peritonitis ist der frühe Therapiebeginn.

Prophylaxe

An erster Stelle steht das sorgfältige Training des Patienten (siehe ➤ Kap. 18.3), der die Bedeutung der Hygiene praktisch und theo-

grampositive Keime		gramnegative Keime	alternativ
Cephazolin 1 g	+	Gentamycin 80 mg (Folge 40 mg)	Cefepim 1 g (mono)
oder		oder	
Vancomycin 1 g		Ceftazidim 2 g	

Abb. 18.11 Initiales Therapieregime. [L143]

retisch verstehen sollte. Folgende Punkte werden auch allgemein empfohlen:

- Vermeidung von Exit- und Tunnelinfektionen
- Keine Haustiere in den Räumen, in denen der Beutelwechsel durchgeführt wird
- Ggf. Nachtraining des Patienten
- „Flush before fill" über das Y-Stück des Beutelsystems
- Spezielle Prophylaxe bei Untersuchungen und Eingriffen (siehe ➤ Kap. 18.7.1)

Dokumentation

Jede Peritonitis im Zentrum sollte im Rahmen der externen und der eigenen Qualitätskontrolle inklusive der Keime erfasst werden. Die Darstellung sollte in Form von Episoden pro Behandlungsjahr erfolgen (z. B. 0,3/Jahr). Zusätzlich müssen das Ergebnis (erfolgreiche Therapie, Verfahrenswechsel, etc.) und die Anzahl der Kultur-negativen Peritonitiden erfasst werden, um eventuell das initiale Management zu überarbeiten.

Tunnel- und Exitinfektionen

Der Katheter in der Bauchwand verursacht eine Reizung. Dies birgt immer die Gefahr einer Infektion. Das können reine Infektionen des Exits sein (Austritt aus der Haut) oder Infektionen entlang des Tunnels (zwischen Exit und Eintritt in das Peritoneum). Besondere Bedeutung hat dabei die Beteiligungen der Muffen, da sie auch eine Infektionsbarriere darstellen.

Diagnose

Die Diagnose der Exitinfektion kann nur klinisch gestellt werden. Dabei gibt es auch hier internationale Empfehlungen (Chow et al.: ISPD Catheter-related Infection Recommendations 2023 Update). Dort werden neben Diagnosekriterien auch Empfehlungen zur Therapie und Prophylaxe gegeben. Es gibt leider derzeit keine international einheitliche Definition des Exitinfektes. Somit bleibt die klinische Beurteilung des Exits durch Sie der wichtigste Teil der Diagnostik. Orientieren kann man sich dabei an Diagnosekriterien. Leider ist dies nicht so systematisch möglich wie bei der Peritonitis.

Was sind Definitionskriterien?

- Eitrige Sekretion aus dem Exit (mit oder ohne Rötung)
- Gelegentlich kann aber auch eine Rötung reichen.
- Auch ohne Nachweis eines Erregers im Sekret kann bei eitriger Sekretion von einem Infekt ausgegangen werden. Der Nachweis erleichtert aber die Therapie.
- Tunnelinfektionen
  - Sie verlaufen meist zunächst verborgen und verursachen erst später Symptome
  - Schwellung, Verdickung, Schmerz oder Rötung im Tunnelverlauf
  - Häufig beweisend ist eine Flüssigkeitsformation im Verlauf des Tunnels, was man in der Sonografie sieht

Sicher kein Exitinfekt liegt vor, wenn nur eine Kruste vorhanden ist oder wenn bei einem unauffälligen Exit der bakteriologische Abstrich positiv ist.

Ausnahme. Bei Nachweis eines *Staphylococcus aureus* wird in jedem Fall (auch wenn keine Infektion vorliegt) eine Therapie mit einer Gentamycin- oder Mupiricin-haltigen Salbe empfohlen.

Therapie

Die Therapie von Katheter-assoziierten Infektionen ist von der Ausdehnung der Infektion und dem Erreger abhängig.

- **Lokale Therapie:**
  - Täglicher steriler Verbandswechsel (bei Bedarf auch häufiger)

18

- Lokale Applikation von 10%-iger Kochsalzlösung oder Antiseptika
- Lokale Antibiotikatherapie

- **Therapie mit einem Antibiotikum**
  Sie ist in jedem Fall bei eitrigem Sekret für mindestens 2 Wochen indiziert
- **Katheterentfernung**
  Sollte der Infekt nicht zu sanieren sein, ist eine Katheterentfernung u. U. nötig. Andere Gründe für eine Entfernung:
  - Katheter-assoziierte Infektion und gleichzeitiges Vorliegen einer Peritonitis
  - Bauchwandabszess im Rahmen der Infektion
  - Persistierender Tunnelinfekt trotz adäquater antibiotischer Therapie

Prophylaxe

- Immobilisierung des Katheters, um eine sichere Einheilung zu garantieren
- Training zum Verbandswechsel und zur Desinfektion

18

Dokumentation

Auch bei den Katheteraustrittsinfekten ist wie bei der Peritonitis eine Erfassung zur Qualitätskontrolle für jedes Zentrum nötig.

MERKE

Peritonitiden und Exitinfektionen mit den verschiedenen Keimen müssen in einer Ambulanz als Statistik (Ereignisse pro Patienten pro Jahr) dokumentiert werden.

18.5.2 Nicht infektiologische Komplikationen

Zu den nicht-infektiologischen Komplikationen zählen die Katheterflussprobleme, die Leckagen im Bauchfell, die Verfärbung des Dialysats und letztlich das Ultrafiltrationsversagen.

Katheterflussprobleme

Häufigster Grund ist das **Umschlagen des Katheters** in die Bauchhöhle nach oben. Dabei ist eher der Auslauf gestört. Dieser liegt meist deutlich unter der Einlaufmenge. Bildgebend lässt sich der Verdacht sonografisch oder durch Röntgen-Abdomen bestätigen. Eine Obstipation (Verstopfung) kann zu solch einer Fehllage des Katheters führen. Zur Therapie werden für einige Tage Laxanzien (Abführmittel) gegeben, die den Darm wieder in Bewegung setzen sollen. Der Patient soll Treppen laufen und, soweit es sein Allgemeinzustand zulässt, dabei viel hüpfen. Wenn das alles nicht zum gewünschten Erfolg führt, muss eine operative Revision erfolgen.

Wrapping: Gemeint ist damit eine Ummantelung des Katheters und seiner Austrittsstellen durch das Omentum, was im Bauchraum die Aufgabe hat, kleine entzündliche Stellen abzudichten, um so eine Ausbreitung der Entzündung zu verhindern. Dies wird als immunologische Antwort des Omentums auf das Einbringen eines Katheters verstanden. Eine gesicherte Diagnose kann erst durch eine Laparoskopie gestellt werden.

Hämostasiologische Ursachen: Diese sind selten, kommen aber vor. Dabei kommt es zu einer Verstopfung der Drainagelöcher durch Eiweißausfällungen und durch Bildung einer Art Fibrinhülle, die sich um den Katheter legt und diesen verstopft. Darstellen lässt sich das nur mit Kontrastmittel. Wenn das Spülen nicht hilft, bleibt noch der Lyse-Versuch, wie hier beschrieben:

- 2 mg Actilyse®/100.000 Urokinase in 50 ml NaCl langsam instillieren
- Nach 60 min Einlauf von 1.000 ml mit 30 min Verweildauer
- Danach Resteinlauf von 1.000 ml mit Verweildauer 60 min

Bei einem Auslaufproblem empfiehlt sich ein systematisches Vorgehen, um häufige Probleme als erstes auszuschließen. Die

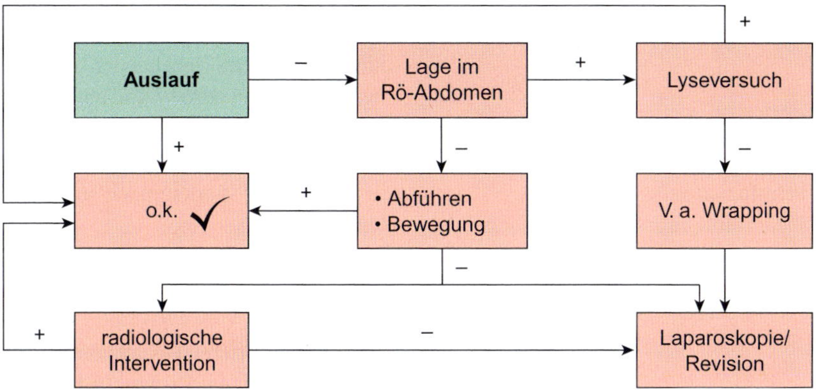

Abb. 18.12 Therapieregime bei Flussproblemen. [L143]

folgende ➤ Abb. 18.12 soll Ihnen einen möglichen Therapiealgorithmus aufzeigen.

Leckagen

Leckagen sind Undichtigkeiten, bei denen es zu einem Austritt von Dialysat nach extern oder auch intern (in die Bauchdecke) kommt. Sie treten bei bis zu 8 % der Patienten auf. Man unterteilt sie in Frühleckagen (< 30 Tage nach der Katheterimplantation) und Spätleckagen. Ursache der Frühleckagen sind in der Regel Undichtigkeiten an der peritonealen Naht (Tabaksbeutelnaht), was durch frühen Dialysebeginn und frühe hohe Füllvolumina begünstigt wird. Spätleckagen treten eher bei älteren, adipösen Patienten, nach mehreren Schwangerschaften oder bei Patienten mit Zystennieren auf. Die intraabdominale Volumen- und Druckerhöhung durch die Dialysierlösung, kann zu diesen Komplikationen führen.

Zeichen einer Leckage

- Feuchter Verband/Kompressen
- Glucose in der austretenden Flüssigkeit (Messung mit Glucose-Stick)
- Beulenbildung an der Bauchwand

Untersuchungen

- Glucosebestimmung aus austretender Flüssigkeit
- Sonografie, CT-Abdomen

Therapie

- Pausierung der PD und Umstellung auf die Hämodialyse
- Ggf. operative Revision

Wenn ein Patient einen feuchten Verband feststellt, sollte er sofort ins Zentrum kommen. Keinesfalls sollte noch ein Einlauf erfolgen. Neben den oben beschriebenen Ursachen kann auch ein Defekt am Katheter (z. B. im Bereich des Überleitungsstückes) vorliegen.

Hydrothorax

Streng genommen ist der Hydrothorax auch eine interne Leckage. In der Embryologie entwickeln sich die Bauch- und die Thoraxhöhle aus einer Körperhöhle. Durch dabei nicht geschlossene Löcher im Zwerchfell kommt es zum Übertritt von Dialysat in den Lungenspalt und es bildet ich ein Hydrothorax. Dies tritt eher früh auf, betrifft mehr Frauen und befindet sich meistens auf der rechten Seite. Dem Patienten fallen ein UF-Verlust und eine zunehmende Luftnot auf.

Diagnostik

- Abgeschwächtes Atemgeräusch auf der betroffenen Seite
- Pleurasonografie, Röntgen-Thorax oder ggf. eine Szintigrafie
- Pleurapunktion (siehe ➤ Kap. 18.7.2)

Therapie

- Pausierung der PD für 6 Wochen, dann erneuter Versuch (in 30–50 % erfolgreich)
- Bei Persistenz nach erneutem Versuch ggf. operative Revision
- Beendigung der PD und Wechsel zur HD in 50 % der Fälle

Hernien

Hernien wie der Nabel- oder Leistenbruch sind Gewebedefekte der Bauchwand. Sie imponieren durch Beulen in der Bauchwand und bei der Leistenhernie durch eine Schwellung des Hodensacks oder der äußeren Labien. Vor der Katheterimplantation sollten die Patienten gründlich auf Hernien hin untersucht werden, damit sie zusammen mit der Katheteranlage revidiert werden können.

Verfärbung des Dialysats

Die Verfärbung des Dialysats ist ein Alarmzeichen. In dieser Situation muss immer eine Peritonitis ausgeschlossen werden. Daneben gibt es noch andere Gründe für eine Trübung oder Verfärbung des Dialysats.

Hämatoperitoneum

Schon 2 ml Blut reichen aus, um das Dialysat rot zu verfärben. Nach Anlage des Katheters kann dies häufiger auftreten. Spätere Ereignisse sind meist traumatisch bedingt durch zu schweres Heben, oder bei Frauen nach Geschlechtsverkehr und auch zyklusbedingt. Die Bestätigung erfolgt durch eine Hb-Kontrolle aus dem Dialysat. Meist geht die Verfärbung spontan nach sehr kurzer Zeit zurück.

Chyloperitoneum

Durch einen höheren Gehalt von Triglyzeriden (Fetten) ist das Dialysat trüb. Ursache dafür können Verletzungen der Lymphgefäße, eine Leberzirrhose oder eine Therapie mit Lercanidipin (Medikament zur Blutdrucksenkung) sein.

Eosinophile Peritonitis

Dies ist eine wichtige Differenzialdiagnose einer Peritonitis. Es handelt sich um ein trübes Dialysat mit wenig Leukozyten. In der Differenzierung fällt dann aber ein Anteil von > 5 % sog. eosinophiler Leukozyten auf. Eosinophile Leukozyten sind eine der Hauptkomponenten bei Überempfindlichkeitsreaktionen. Sie tritt häufiger zu Beginn der PD auf, wird aber auch unter Icodextrin beobachtet. In der Regel heilt sie spontan aus.

Ultrafiltrationsversagen

Wenn über die Zeit der Behandlung bei der PD die gesamte Ultrafiltration (renale und peritoneale zusammen) nachlässt, ist dies häufig ein Grund zur Beendigung des Therapieverfahrens.

Das Ultrafiltrationsversagen wird in vier Typen eingeteilt.

1. **Hyperpermeabilität des Peritoneums:** Ursache ist der unter dem ➤ Kap. 18.6.1 beschriebene schnelle Transporter. Es kommt zu einer schnellen Resorption der osmotisch wirkenden Glucose/Aminosäure, so

dass bereits nach kurzer Zeit keine Ultrafiltration mehr stattfinden kann. Die Therapieoptionen haben Sie bereits in den Kapitel Dialyselösungen und den unterschiedlichen Verfahren (CAPD/APD) kennengelernt (➤ Kap. 18.4.2).

2. **Funktionsverlust der Wasserkanälchen:** Sie sind für 50 % des Wassertransportes verantwortlich. Mit den Jahren verändert sich das Peritoneum und diese Kanälchen verlieren ihre Funktion. Wie man die Funktion dieser Kanälchen messen kann, erfahren Sie im ➤ Kap. 18.6.2.
3. **Verwachsungen:** Durch Entzündungen oder nach Operationen kann es zu Verwachsungen des Peritoneums kommen. Die Wahrscheinlichkeit steigt nach 5 Jahren PD an. In der Folge steht nun weniger peritoneale Austauschfläche zur Verfügung, die Dialyse verliert an Qualität und weniger Wasser wird entfernt.
4. **Hohe lymphatische Absorption:** Jeder Mensch sezerniert durch das Peritoneum Flüssigkeit in die Bauchhöhle, die aber durch die Lymphgefäße resorbiert wird. Ist der Bauch mit Dialysierlösung gefüllt, wird ebenfalls auf lymphatischem Weg mit unterschiedlichem Ausmaß Flüssigkeit resorbiert (ca. 2 l pro Tag). Geringe Ultrafiltration bei Icodextrin kann ein Hinweis sein.

MERKE

Ultrafiltrationsversagen und Peritonitiden sind die häufigsten Gründe für eine Beendigung der Peritonealdialyse und den Wechsel zur Hämodialyse.

18.6 Tests, die wir durchführen

Jeder Bauch ist anders! Diese Erkenntnis erklärt, warum unterschiedliche Behandlungsregime – Cycler versus manuelle Wechsel oder der Einsatz verschiedener Lösungen – zu unterschiedlichen Behandlungsergebnissen führen. Sie wissen bereits: Manche Menschen resorbieren schnell, andere entgiften langsam.

Aber auch über die Zeit der Behandlung, z. B. nach mehreren Jahren PD oder nach einer Peritonitis, ändern sich die Behandlungsergebnisse. Was sind typische Veränderungen am Peritoneum?

- Durch Zunahme der Blutgefäße kann sich ein schneller Transporter entwickeln
- Die Aquaporine (Wasserkanälchen) verlieren ihre Funktion
- Es kann zu Verwachsungen und damit zur Abnahme der effektiven peritonealen Oberfläche kommen (der Filter wird kleiner)
- Bindegewebe fibrosiert (vernarbt)

An der Hämodialyse ist jeder Dialysefilter neu, bei der Peritonealdialyse bleibt der „Filter" (das Bauchfell) immer derselbe. Dies erklärt, warum die Peritonealdialyse zeitlich limitiert ist und häufig nicht länger als 5 Jahre möglich ist. Alle o. g. Veränderungen führen zu Veränderungen am Peritoneum, die Folge sind unterschiedliche Ultrafiltrationsmengen und eine schlechtere Entgiftung.

Wir brauchen also Tests, die uns die Transporteigenschaften widerspiegeln. Diese können uns bei der Auswahl der Lösungen oder des Dialyseverfahrens helfen. Manchmal sind sie aber auch nur bei subjektiv schlechter Dialyse ein Argument, auf die Hämodialyse umzustellen. Im Folgenden werden Ihnen die wichtigsten Tests vorgestellt.

18.6.1 PET-Test

Der **PET** (peritonealer Äquilibrationstest) wird standardisiert durchgeführt und dient der Diagnostik der individuellen Membraneigenschaften des Peritoneums.

Nach Einlauf von 2 Liter hochprozentiger Glucose wird zu festen Zeitpunkten gemessen, wie schnell Kreatinin als Marker aus dem Blut in die Lösung übertritt. Dies ist ein Maß der Clearance. An den Ergebnissen des PET lässt sich ablesen, ob der Patient ein schneller Transporter (schnelle Einstellung des Verteilungsgleichgewichts von Kreatinin und Glucose zwischen Dialysierlösung und Blut) oder ein langsamer Transporter (langsame Einstellung des Verteilungsgleichgewicht von Kreatinin und Glucose zwischen dem Blut und der Dialysierlösung) ist. Vereinfacht ausgedrückt wird überprüft, ob Kreatinin schnell oder langsam aus den Blutgefäßen des Peritoneums in die Dialysierlösung diffundiert, und ob Glucose schnell oder langsam aus der Dialysierlösung in die Blutgefäße resorbiert wird. Wie Sie in ➤ Kap. 18.1 schon erfahren haben, bedeutet ein schneller Transporter schnellere „Entgiftung", aber schlechtere „Entwässerung" (Ultrafiltration).

Durchführung

- Unmittelbar vor Beginn des Tests muss der Patient > 1 Stunde glucosehaltige Lösung benutzt haben. Sollte in der Nacht zuvor Icodextrin eingesetzt worden sein, muss der Bauch morgens geleert werden und anschließend für mindestens 1 Stunde mit einer Glucoselösung gefüllt sein. Wurde in der Nacht zuvor ein normaler Glucosebeutel eingesetzt, ist dies nicht nötig.
- Vollständiger Auslauf in sitzender Position
- Einlauf von 2 l Dialysierlösung (3,85- oder 4,25-prozentige Glucose)
- Sofort nach Beendigung des Einlaufs wieder kompletter Auslauf und Entnahme von 10 ml Dialysatprobe aus der dafür vorgesehenen Entnahmestelle am Auslaufbeutel (Probe 1), danach alles wieder einlaufen lassen und das System abklemmen
- Nach 1 Stunde erneut Gesamtauslauf (Menge notieren), 10 ml Dialysat entnehmen (Probe 2) und den Rest wieder einlaufen lassen
- Zu diesem Zeitpunkt dem Patienten eine Serumprobe entnehmen
- Nach 4 Stunden vollständiger Auslauf Dialysat vermischen und 10 ml Dialysatprobe entnehmen (Probe 3)
- Auslaufmenge dokumentieren
- Aus den abgenommenen Dialysatproben und der Serumprobe werden Kreatinin, Glucose und Natrium bestimmt

Was sagen uns die unterschiedlichen Proben?

Probe 1:

- Kreatinin/Glucose zum Zeitpunkt null
- Wie ist das Residualvolumen? Wenn der Kreatininwert zu dem Zeitpunkt bereits höher ist, hatte sich der Bauch zuvor nicht komplett entleert. Das bedeutet, dass „altes Dialysat" im Bauch verblieben ist. Dies könnte dann eine Erklärung für eine schlechtere Dialyseleistung sein.
- Schneller Einlauf/schneller Auslauf? Gibt es Anhalt für Flussprobleme?

Probe 2:

- Kreatinin/Glucose zum Zeitpunkt nach 1 Stunde
- Natriumkonzentration nach 1 Stunde (siehe Natrium-Knicktest)
- Ultrafiltrationsverhalten nach 1 Stunde: Patienten mit hoher UF profitieren eher von APD

Probe 3:

- Kreatinin/Glucose zum Zeitpunkt nach 4 Stunden
- Ultrafiltrationsversagen: Definiert als UF < 400 ml

Der Quotient der Kreatininkonzentration aus dem Dialysat und dem Blut (D/P), wird

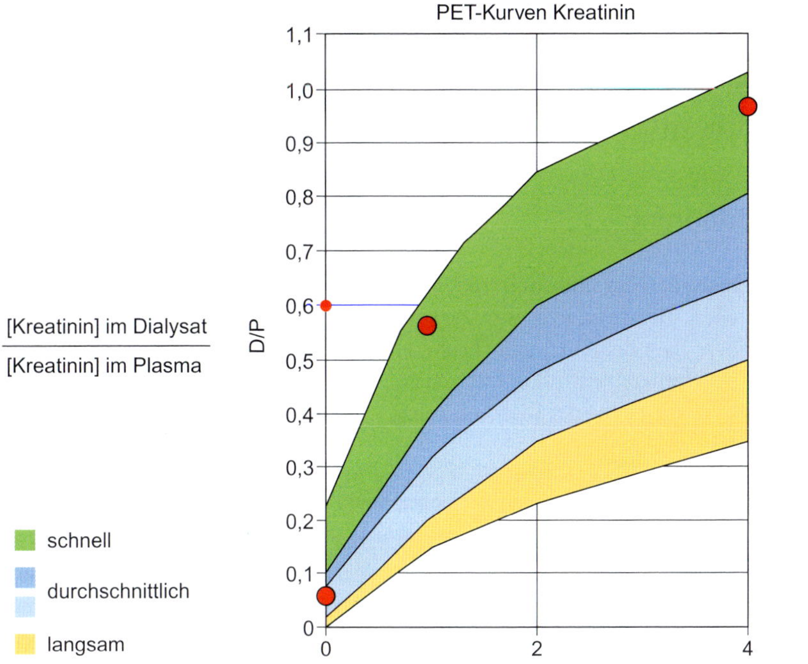

Abb. 18.13 Ergebnis eines PET-Tests bei einem schnellen Transporter; Interpretationsmöglichkeiten PET (modifiziert nach: Pommer, W.; Vychytil, A.: Praxis der Peritonealdialyse. Papst Science Publishers 2020). [L143]

in dafür speziell entwickelte Kurven eingetragen. Daraus erfolgt die Einteilung in drei Gruppen (zu drei Transportertypen): langsamer, durchschnittlicher und schneller Transporter (➤ Abb. 18.13).

MERKE

Der PET ist der Test zur Feststellung des Transportertyps und damit wichtig für die weiteren Therapieentscheidungen.

Auswertung

Patienten, deren Peritoneum eine **hohe Permeabilität** aufweist („Schnelltransporter"), brauchen theoretisch kürzere Verweilzeiten. Bei zu langen Verweilzeiten droht diesen Patienten ein Ultrafiltrationsverlust, da das UF-Maximum schon nach kurzen Verweilzeiten erreicht wird. Hier findet das in ➤ Kap. 18.4.1 beschriebene Icodextrin in erster Linie seine Anwendung, alternativ kann ein maschinelles Verfahren mit kurzen Verweilzeiten eingesetzt werden.

Patienten mit einer **niedrigen Transportrate** haben eine verlangsamte Diffusion der Giftstoffe. Diese Patienten brauchen unter Umständen lange Verweilzeiten und große Volumina. Bei diesen Patienten ist ein maschinelles Verfahren nicht sinnvoll und kontraindiziert.

Ein PET sollte frühestens 6 Wochen nach Beginn der Peritonealdialysebehandlung und dann einmal jährlich, bzw. nach jeder Peritonitis und bei Veränderungen der Transportleistung vorgenommen werden

18.6.2 Natrium-Knick-Test

Dieser Test gibt uns Auskunft über die Funktion der Aquaporine, die ja für 50 %

des Wassertransportes verantwortlich sind. Sie sind nur für Wasser, nicht für Giftstoffe, Glucose oder Salze passierbar. Der Test ist deshalb v. a. bei nachlassender Ultrafiltration und bei Überwässerung interessant.

Durchführung

Wir nehmen die Natriumkonzentration der drei Proben, die wir im PET (s. o.) gewonnen haben. Zum Zeitpunkt null **(Probe 1)** ist die Natriumkonzentration fast gleich, wie es auf der Packung der Dialysierlösung angegeben ist.

Die **Probe 2,** die ja nach einer Stunde abgenommen wurde, sollte aber eine wesentlich niedrigere Natriumkonzentration haben. Warum ist das so?

Durch die höhere Osmolarität der Glucoselösung (siehe ➤ Kap. 18.4.1) kommt es zunächst zu einem deutlichen Wasser-Shift aus dem Blut in das Dialysat. Die physikalischen Kräfte sind dafür verantwortlich, dass das Wasser zum Ort der höheren Osmolarität strömt, um die unterschiedlichen Osmolaritäten auszugleichen. Dies geht schnell und erfolgt zum großen Teil über die beschriebenen Aquaporine. Da diese aber wirklich nur Wasser und kein Natrium durchlassen, sollte die Natriumkonzentration durch die „Verdünnung" mit reinem Wasser um ca. 10 mmol/l sinken. Würde sie nicht sinken, wäre dies das Zeichen, dass die Aquaporine ihre Funktion verloren haben. Je niedriger die Reduktion ist, umso schlechter ist also die Funktion der Aquaporine.

In **Probe 3** (nach 4 Stunden) hat die Natriumkonzentration dann in der Regel wieder ihren anfänglichen Ausgangswert erreicht.

18.6.3 Wochen-Kreatinin-Clearance und Kt/V

Zunächst muss man sich kurz fragen, was heißt eigentlich Clearance? Sie gibt das fiktive Plasmavolumen an, das innerhalb einer definierten Zeiteinheit von einer speziellen Substanz befreit wird.

Übersetzt in die Wochen-Kreatinin-Clearance heißt das: Wieviel Liter Plasma pro Woche werden komplett von Kreatinin befreit („entgiftet")? Wenn Sie sich an das Kapitel Physiologie der Nieren erinnern (➤ Kap. 14), dann wissen Sie, dass zwei gesunde Nieren eine Kreatinin-Clearance von ca. 100 ml/min schaffen, d. h. in einer Woche reinigen sie fast 1.000 l Plasma (d. h. 300-mal unser Blutvolumen). Was schaffen wir nun mit der Dialyse?

Eine Besonderheit der Peritonealdialyse ist, dass die Urinausscheidung in der Regel länger erhalten bleibt als an der Hämodialyse (siehe dazu auch ➤ Kap. 18.9). Deshalb berücksichtigen wir bei der Bestimmung der Clearance bei der PD auch immer die Urinausscheidung und die renale Kreatinin-Clearance mit.

Durchführung der Messung

Bestimmung des Sammelurins (SU): Wie bei einer üblichen 24-Stunden-SU-Messung sammelt der Patient über 24 Stunden (in der Regel ab dem 2. Urin am Morgen) jeden Tropfen Urin bis nach dem ersten Urin am Folgetag. Die Menge wird notiert, dann muss die Kreatininkonzentration aus dem Urin und im Blut bestimmt werden.

Analog muss das Dialysat über 24 Stunden gesammelt werden, und dann muss aus jedem Ablaufbeutel eine Probe abgenommen werden. Das Besondere dabei ist, dass man bei der Probenmenge die Auslaufmenge mitberücksichtigen muss. D. h. bei 2 l Auslauf nimmt man 20 ml Probe, bei 2,5 l Auslauf entsprechend 25 ml Probe. Die Proben des Tages werden dann vermischt und dann wird ebenfalls die Kreatininkonzentration bestimmt. Analog der SU-Messung wird nun die peritoneale Clearance ausgerechnet.

$$\left(K = \frac{D_{Kreatinin\ mg/dl}}{P_{Kreatinin\ mg/dl}} \times 24\text{ h-Auslauf ml} \;+\; K = \frac{U_{Kreatinin\ mg/dl}}{P_{Kreatinin\ mg/dl}} \times 24\text{ h-Urin ml} \right) \times 7\text{ Tage/Woche}$$

Beispiel	
Kreatinin **Dialysat**	5,7 mg/dl
Kreatinin **Plasma**	8,3 mg/dl
Volumen **24 h-Auslauf**	10.103 ml

Beispiel	
Kreatinin **Dialysat**	25,7 mg/dl
Kreatinin **Plasma**	8,3 mg/dl
Volumen **24 h-Urin**	1.400 ml

$$\left(K = \frac{5{,}7\text{ mg/dl}}{8{,}3\text{ mg/dl}} \times 10.103\text{ ml} \;+\; K = \frac{25{,}7\text{ mg/dl}}{8{,}3\text{ mg/dl}} \times 1.400\text{ ml} \right) \times 7\text{ Tage/Woche}$$

K = 6.938 ml = 6,94 l

K = 4.335 ml = 4,34 l

Wochen-Clearance: (6,94 l + 4,34 l) × 7 = **78,96 l pro Woche**

Abb. 18.14 Berechnung einer Wochen-Clearance. [L143]

Die Summe beider Clearances (renal und peritoneal) ergibt die Tages-Clearance, multipliziert mit 7 erhält man die Wochen-Clearance. In der ➤ Abb. 18.14 wird der Rechenweg erklärt. Glücklicherweise gibt es im Internet bei verschiedenen Laboren die Möglichkeit, sich nach Eingabe der Parameter, die Wochen-Kreatinin-Clearance und den Kt/V ausrechnen zu lassen.

Interpretation

Grob formuliert kann man sagen: Je besser die Clearance, umso besser ist es für den Patienten. Ziel ist eine Clearance von über 60 l/Woche.

Die Bestimmung der Clearance hat aber an Bedeutung verloren, da wir inzwischen wissen, dass **der wichtigere Faktor die renale Restfunktion** ist. Eine große Studie hatte vor einigen Jahren das ernüchternde Ergebnis gebracht, dass eine Intensivierung der Dialyse durch z. B. mehr Beutelwechsel oder höhere Füllvolumina bei klinisch und subjektiv beschwerdefreien Patienten keinen Vorteil bringt. Die Messung wird deshalb nur noch beim Verdacht auf eine nicht ausreichende Dialyse oder zunehmender Verschlechterung des Allgemeinzustands der Patienten durchgeführt. In der Tat kann dann eine gemessene Wochen-Clearance von < 40 l/Woche ein Argument für einen Verfahrenswechsel sein.

Bestimmung von Kt/V

Die Bestimmung des Kt/V leitet sich aus der Clearance-Berechnung ab. Grundlage ist die Berechnung der wöchentlichen Harnstoff-Clearance. Diese Harnstoff-Clearance wird auf das Körpergewicht bezogen. Sie bezieht sich dabei auf den Flüssigkeitsanteil des Körpergewichts der Patienten (Frauen x 0,6; Männer x 0,55).

Zur genauen Berechnung kann man im Internet verfügbare Formeln benutzen. Ziel war ursprünglich ein Wochen-Kt/V von > 1,7. Die Bestimmung wird jedoch kaum noch durchgeführt, vorgeschrieben und empfohlen ist sie nicht mehr.

MERKE

Die Wochen-Clearance und die Bestimmung des Kt/V ist nur noch bei Verdacht auf eine nicht ausreichende Dialyse indiziert.

18.6.4 Ziele der Peritonealdialyse

- Der wichtige und positive Einfluss der renalen Restfunktion ist unbestritten. Diese sollte möglichst lange erhalten bleiben, regelmäßig überwacht und dokumentiert werden.
- Der Ernährungszustand hat für das Langzeitüberleben eine genauso wichtige Bedeutung wie die Dialysequalität. Als laborchemischer Parameter zur Beurteilung des Ernährungszustands dient das Serumalbumin.
- PD-Patienten haben häufiger einen höheren Blutdruck. Oft ist dies Ausdruck der Überwässerung. Der Blutdruck muss daher regelmäßig kontrolliert werden.
- Ziel-Laborparameter, an denen man sich grob orientieren kann:
  - Kreatinin < 15 mg/dl
  - Harnstoff < 200 mg/dl
  - Albumin > 3,5 g/ml
  - Phosphat < 2,0 mmol/l

18.7 Empfehlungen bei bestimmten Eingriffen

Manche Untersuchungen und therapeutischen Maßnahmen brauchen bei PD-Patienten eine besondere Vorbereitung. Diese ist für die Aussagekraft der Untersuchung und die Sicherheit der Patienten nötig. Im Folgenden gehen wir auf die häufigsten und wichtigsten Maßnahmen ein. Fast alle angesprochenen Maßnahmen haben den Charakter von Empfehlungen. Studien, die einzelne Maßnahmen untersucht haben, gibt es kaum.

18.7.1 Endoskopische und abdominelle Eingriffe

Vor endoskopischen Untersuchungen und abdominellen Eingriffen sollte der Bauch geleert sein. Nach Rücksprache mit dem Untersucher kann der Bauch anschließend gefüllt werden. Eine antibiotische Prophylaxe (➤ Tab. 18.2) ist vor allem bei Endoskopien (außer Gastroskopie) und abdominellen Eingriffen indiziert.

Tab. 18.2 Prophylaktische Antibiotikagabe bei Endoskopien

1. Wahl (oral)	250 mg Levofloxacin + 400 mg Metronidazol
Alternative (i. v.)	1–2 g Ampicillin + 1 g Metronidazol

Endoskopien

Die Gabe erfolgt vor dem Eingriff einmalig. Ausnahmen sind postinterventionelle Gaben nach Maßgabe des Untersuchers/Operateurs.

Bei folgenden Untersuchungen/OPs sollte die Gabe angewendet werden:
- Koloskopie und Rektoskopie
- Endoskopisch retrograde Cholangiopankreatikografie (ERCP)
- Endosonografie mit Biopsien

Bei Gastroskopien und Bronchoskopien wird keine antibiotische Prophylaxe empfohlen.

Abdominelle Operationen (inkl. Gynäkologie und Urologie)

Diese Empfehlungen (➤ Tab. 18.3) gelten neben den abominellen chirurgischen Eingriffen auch für urologische- (z. B. Prostata-

Tab. 18.3 Prophylaktische Antibiotikagabe bei abdominellen Operationen

Gynäkologisch (i. v.)	1–2 g Ampicillin + 40 mg Gentamycin + 1 g Metronidazol
Urologisch (i. v.)	2/1 g Ampicillin/Sulbactam + 2 g Ceftriaxon

biopsie) und gynäkologische Interventionen (z. B. Pessarwechsel):

ACHTUNG

Bitte daran denken: Vor Koloskopien und abdominellen Operationen ist eine Prophylaxe mit einem Antibiotikum nötig!

18.7.2 Kardiologische, angiografische und pulmologische Interventionen

Vor allen Interventionen in diesen Bereichen sollte der Bauch ebenfalls geleert werden. Es erleichtert dem Patienten das eventuell längere Liegen und das Abdrücken nach Gefäßpunktionen. Bei einem Belastungs-EKG oder einer Myokardszintigrafie kann der leere Bauch die Diagnostik erleichtern.

Die früher häufig geäußerte Angst vor dem Einsatz von **Kontrastmittel** bei Patienten mit erhaltener Restfunktion ist vor dem Hintergrund der heutigen Literatur unbegründet. Größere Interventionsstudien konnten inzwischen zeigen, dass der Einsatz von Kontrastmittel nicht zu einem relevanten Rückgang der renalen Restfunktion führt und dass die Zurückhaltung der Diagnostik bei unseren Patienten zu größeren Schäden führt. Dies gilt sowohl für Kontrastmittel in der Angiografie und bei CT-Untersuchungen als auch bei dem Einsatz von Kontrastmittel bei einer MRT-Untersuchung.

Pleurapunktion

Eine Besonderheit stellt die Pleurapunktion da. Diese muss bei PD-Patienten immer auch unter dem Aspekt einer pleuroperitonealen Leckage durchgeführt werden. Deshalb ist folgendes Prozedere dabei wichtig:

- 4 Stunden vor der Punktion Füllung des Bauches mit einer hochprozentigen Lösung
- Vor Punktion Bauch leeren
- Glucose aus Pleura und Serum bestimmen. Eine Differenz von > 50 mg/dl ist beweisend für eine Leckage.

18.8 Plädoyer für die Peritonealdialyse

Indikationen für eine Peritonealdialyse

- Grundsätzlich besteht erst einmal bei **ALLEN** neuen dialysepflichtigen Patienten eine Indikation für die PD als Behandlungsverfahren bei terminaler Niereninsuffizienz.
- Bei Kindern wegen der Schonung der Gefäße und wegen des Erhalts des sozialen Umfeldes
- Bei schwerer Herzinsuffizienz: durch geringere Volumenschwankungen bessere Verträglichkeit
- Bei Unverträglichkeit von Antikoagulanzien oder Blutungsneigung
- Wenn kein Gefäßzugang mehr möglich ist

Lösbare Hindernisse

- Intraabdominale Verwachsungen nach Bauchoperationen → Bei der Katheterimplantation können die Verwachsungen gelöst werden
- Eine rezidivierte Divertikulitis ist eine Indikation für eine Sigma-Resektion. Danach ist eine PD möglich.
- Zystennieren: Diese Patienten profitieren aufgrund der guten Rest-Nierenfunktion der Wasserausscheidung eher von der PD.

MERKE

Die meisten vermeintlichen Kontraindikationen für die PD sind eher Hindernisse, die man bewältigen kann.

18

Worüber gesprochen werden sollte

Natürlich bringt auch die Peritonealdialyse Probleme mit sich. Doch was sind das für Probleme, über die wir sprechen müssen? Dabei sollte man aber keinesfalls die Probleme an der Hämodialyse ignorieren.

- Infektionen der Katheteraustrittsstelle (KAST-Infektionen) und Gefahr der Peritonitis.
  - Die Infektionsgefahr für systemische Infektionen ist bei der Hämodialyse höher.
  - Eine Infektion des Vorhofkatheters ist in der Regel schlimmer als eine KAST-Infektion oder eine Peritonitis.
- Erhöhte Glucosebelastung/metabolische Belastungen kann zum Übergewicht führen.
  - Jedoch sind Dialysepatienten eher mangelernährt.
  - Durch Einsatz moderner Lösungen lässt sich dieses Problem verbessern (siehe ➤ Kap. 18.4.1)
- Ästhetische Probleme wegen einem Katheter im Bauch und die Sorge vor Störungen des Sexualkontakts.
  - Hier sollte ein Gesprächsangebot bestehen, auch unter Einbezug des Partners.
- Die Lagerung des Materialvorrats und die Entsorgung der Verpackungsmaterialien (Einmalmaterialien) erfordern entsprechende Räumlichkeiten.
- Die persönliche Belastung des Patienten und des Partners ist durch vier Beutelwechsel täglich höher als bei der HD.
  - Bei vielen Patienten reichen jedoch am Anfang drei Beutelwechsel und in der Regel ist ein „therapiefreier" Tag möglich, was Lebensqualität schenkt.

Kontraindikationen

- Ein nicht vorhandenes Peritoneum nach operativer Entfernung
- Aktive entzündliche Darmerkrankungen oder ein Kolostoma
- Nicht kurierbare abdominale Hernien
- Wenn sich der Patient nach der Vorstellung aller Behandlungsverfahren bewusst gegen die PD entscheidet

Entscheidende Vorteile der Peritonealdialyse

1. **Bessere Berufliche und soziale Integration**

Die Patienten haben die Möglichkeit einer flexibleren Tagesgestaltung, was dazu führt, dass sie mehr Freiheiten haben und sozialen und beruflichen Aktivitäten besser nachgehen können.

1. **Längere renale Restfunktion**

Die PD findet idealerweise kontinuierlich statt und ist nicht auf drei Behandlungen in der Woche reduziert. Dadurch bleibt die renale Restfunktion länger erhalten, was auch Freiheiten schenkt: weniger Ernährungsempfehlungen und geringere Trinkmengenrestriktion. Die renale Restfunktion ist sicher mit einem Überlebensvorteil verbunden.

FASSEN WIR ZUSAMMEN

Die Peritonealdialyse ist Teil eines Gesamtkonzeptes für unsere Patienten. Mitunter müssen wir noch viele Lebensjahre mit Dialyse planen. Es sollten dann möglichst alle Nierenersatzverfahren zum jeweilig besten Zeitpunkt eingesetzt werden. Entscheidende Vorteile der PD liegen im längeren Erhalt der renalen Restfunktion und die ist nun am Anfang der Dialysepflicht in der Regel noch normal. Außerdem bietet die PD eine gute Möglichkeit, besser am beruflichen und sozialen Leben teilnehmen zu können, und dies ohne große Einschränkungen. Sie schenkt in der Regel eine höhere Flexibilität und Freiheit in der Therapie.

MERKE

„PD first" bedeutet: Wenn möglich, immer erst mit Peritonealdialyse beginnen und später auf die Hämodialyse wechseln, falls vorher keine Nierentransplantation möglich ist.

Resümee

Sie haben jetzt mit dem Kapitel einen guten Überblick über die Peritonealdialyse gewinnen können und wir hoffen, dass wir Sie für dieses Dialyseverfahren auch begeistert haben. Denn wir brauchen Sie! In den europäischen Staaten werden teilweise bis zu 30 % der Dialysepatienten mit der PD versorgt. In Deutschland hingegen aktuell nur ca. 8 %. Ein Hauptgrund dafür ist die mangelnde Ausbildung der Ärzte und Pflegenden. Wir können Sie nur dazu ermuntern: Qualifizieren Sie sich und machen Sie sich kostbar. Wir wünschen Ihnen bei der praktischen Umsetzung des neu Gelernten ganz viel Freude. Und wenn Sie nicht alles beim ersten Mal Lesen verstanden oder behalten haben, so ist das ganz normal. Die Erfahrung kommt eben nur mit der Wiederholung und mit der Kontrolle des Gelernten. In diesem Sinne: „Vorsicht Prüfung".

VORSICHT: PRÜFUNG!

1. Nennen Sie zwei mögliche Verfahren der Peritonealdialyse
2. Welche osmotisch wirksamen Substanzen werden in PD-Lösungen zum Wasserentzug eingesetzt?
3. Was sind die Kriterien für eine Peritonitis?
4. Welche wesentliche Erkenntnis liefert der PET (peritonealer Äquilibrationstest)?
5. Was sind die Vorteile der PD?
6. Was würden Sie machen, wenn Sie dialysepflichtig werden würden: PD oder HD? Bitte begründen Sie Ihre Entscheidung. Jede Antwort ist richtig.

KAPITEL 19

Stefan Haack

Meine Chance – Heimhämodialyse (HHD)

Wenn Sie zuvor das Kapitel über die Peritonealdialyse gelesen haben, dann haben Sie schon einiges über Freiheiten, Selbstständigkeit und Selbstverantwortung in der Behandlung gehört. Wir kommen jetzt zu einem Verfahren, das wie kein anderes Anforderungen an die Patienten stellt, jedoch gleichzeitig Lebensqualität und Lebenszeit im Vergleich zur normalen Zentrumsdialyse schenkt: die Heimhämodialyse.

19.1 Die Geschichte des Patienten Thomas Lehn

Im Alter von 4 Jahren wurde bei Thomas eine Niereninsuffizienz diagnostiziert. Trotz aller Maßnahmen (damals empfahl man noch extreme Diäten) verschlechterte sich die Nierenfunktion über die Jahre. Es ging ihm zuletzt sehr schlecht: Gedächtnisprobleme traten auf, die Hausaufgaben gelangen nicht mehr, Schmerzen beim Laufen kamen hinzu, schließlich hatte er Luftnot bei deutlicher Überwässerung und einem Blutdruck von > 200 mmHg. Mit 14 Jahren gab es nur noch eine einzige Chance für ihn: die Hämodialyse. Das war im Jahr 1970. Zu diesem Zeitpunkt waren seine behandelnden Ärzte von einer Überlebenszeit von maximal 2 Jahren ausgegangen. Die ersten Jahre wurde er in einem Kinderdialysezentrum behandelt und wechselte später in ein Erwachsenenzentrum. Anfang der 1980er Jahre entschlossen sich Thomas Lehn – mittlerweile verheiratet – und seine Frau dazu, die Dialyse in Zukunft zu Hause

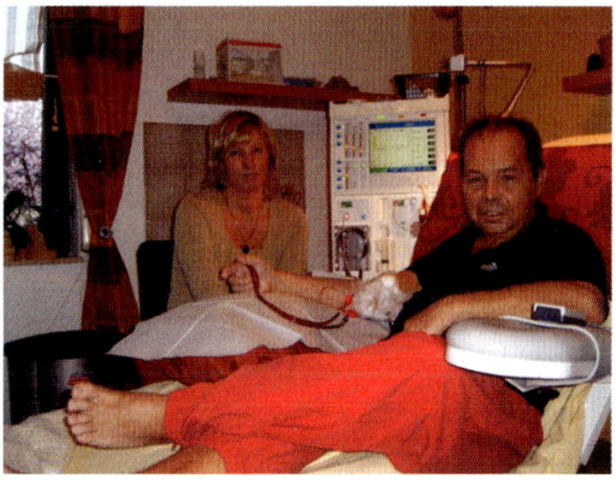

Abb. 19.1 Thomas Lehn mit seiner Ehefrau bei der Hämodialyse zu Hause. [O1132]

selber durchzuführen (➤ Abb. 19.1). Nach erfolgtem Training und entsprechender Vorbereitung ging es 1983 los. Ab dieser Zeit führte Thomas Lehn 38 Jahre lang die Heimhämodialyse durch, bis er im Sommer 2021 im Alter von 65 Jahren verstarb. Thomas hat 51 Jahre mit der Dialyse gelebt. Den Eintrag in das Guinness-Buch der Rekorde hat er nur deshalb verpasst, da es die Protokolle der Kinderdialyse nicht mehr gab.

19.2 Die Entstehung der Heimhämodialyse

Die Heimhämodialyse entstand eigentlich aus einer Notlage: Bis Mitte der 1960er Jahre bedeutete die Diagnose einer terminalen Niereninsuffizienz in der Regel den baldigen Tod. Durch technische Fortschritte bei der Hämodialyse und v. a. bei der Entwicklung dauerhafter sicherer Gefäßzugänge (Shunts) wurde es möglich, nicht nur Patienten mit akutem Nierenversagen in Krankenhäusern zu behandeln, sondern auch chronisch nierenkranken Menschen eine Perspektive zu geben. Diesem standen aber mangelnde Dialysekapazitäten entgegen. Nur wenige Krankenhäuser boten eine Dialyse an und ambulante Dialysezentren gab es noch nicht. Die Behandlungsplätze waren also sehr rar. Aus der Not heraus wurden Patienten trainiert, bei sich selbst zu Hause die Hämodialyse durchzuführen. Damit wurde auch die knappe Anzahl der Dialyseplätze in den Kliniken geschont. Der erste Dialyseanbieter in Deutschland war das KfH, das damals noch unter dem Namen **Kuratorium für Heimdialyse** die Organisation und den Aufbau der Strukturen zur Durchführung der Heimhämodialyse in Deutschland aufbaute. 100 % der KfH-Patienten führten bei sich selbst zu Hause die Heimhämodialyse durch. Als dann die ersten ambulanten Dialysezentren in Deutschland gegründet wurden, gingen die Patienten zur Behandlung dorthin und die Heimhämodialyse geriet in den Hintergrund.

Aktuell führen nur noch 0,8 % aller Patienten in Deutschland eine Hämodialyse zu Hause durch. Dieser geringe Anteil ist aber absolut diskrepant zu den Ergebnissen einer Befragung von ca. 220 Nephrologen im Jahr 2019: Ein Drittel dieser Ärzte würde sich für die Heimhämodialyse entscheiden, wenn sie selbst dialysepflichtig wären. Wenn also doch 33 % der Befragten die Heimhämodialyse als ihr Behandlungsverfahren der Nummer 1 ansehen, muss das Verfahren doch Vorteile gegenüber der klassischen Dialyse im Dialysezentrum haben.

Ähnlich wie auch bei der PD liegen die Vorteile der Heimhämodialyse in der damit verbundenen Freiheit, bestimmen zu können, wann die Behandlungsdurchführung konkret erfolgen soll, ohne Rücksichtsname auf irgendwelche An- und Abschlusspläne in den Dialysezentren. Die Autoren sind davon überzeugt, dass die demografische Entwicklung mit zunehmender Personalknappheit den Anteil jener Menschen ansteigen lassen wird, die sich für eines der beiden Heimdialyseverfahren PD oder HHD entscheiden.

19.3 Anforderungen für die Heimhämodialyse

Bei der Entscheidung für das Behandlungsverfahren der Heimhämodialyse sollten zuvor einige Voraussetzungen überprüft werden. Das Vorhandensein der genannten Kriterien bietet die Grundlage dafür, dass die Heimhämodialyse erfolgreich über einen langen Zeitraum durchgeführt werden kann.

Anforderungen an den Patienten

- Der Patient muss über eine hohe Motivation verfügen, eigenständig die Behandlung durchzuführen. Vor ihm liegen mindestens drei Monate intensiven Trainings.
- Wie bei der Peritonealdialyse ist auch hier die Grundbedingung, dass der Patient die Bereitschaft mitbringt, die Verantwortung für die Behandlung selbst zu übernehmen. Dies bedeutet für ihn auch Kooperationsfähigkeit und Therapietreue.
- Alle Krankheiten, die bei einer Hämodialyse im Zentrum häufiger zu Zwischenfällen führen (Kreislaufinstabilität bei Herzinsuffizienz oder diabetische Polyneuropathie) dürfen **nicht** bestehen. Ein stabiler Kreislauf gehört also zu den Grundbedingungen.
- Die bisherigen Dialysen im Zentrum sollten ohne Komplikationen verlaufen sein.
- Der Gefäßzugang muss gut punktabel sein, da der Patient sich selbst punktieren sollte. Dazu muss er die entspre-

chenden motorischen und manuellen Fähigkeiten besitzen.
- In der Regel wird heute die partnerlose Heimhämodialyse favorisiert. Idealerweise sollte der Patient die Dialyse auch ohne Partner allein durchführen können. Inzwischen werden auch völlig alleinstehende Menschen trainiert.
- Der Patient sollte in der Lage sein, technische und medizinische Zusammenhänge zu verstehen. Idealerweise beherrscht er die Dialyse nach einiger Zeit genauso gut wie Sie als Dialysepersonal.

Ausschlusskriterium

Nur sehr selten wird die Heimhämodialyse auch bei Patienten mit einem **Vorhofkatheter** durchgeführt. Hier ist die selbstständige Konnektion ohne angelernte Hilfsperson aus Sicherheitsgründen nur schwer vorstellbar.

Räumliche und technische Voraussetzungen

- Am Anfang steht ein Hausbesuch, bei dem ein Techniker und eine in der Heimdialyse erfahrene Pflegekraft sich die Wohnung des Patienten anschauen und prüfen, ob eine Dialyse dort möglich ist.
- Ein geeigneter Raum mit entsprechender Größe für die Dialyse und Lagerungsmöglichkeiten für das Material werden benötigt. Der Raum sollte trocken, gut zu lüften und sauber sein. Ein abwaschbarer Bodenbelag ist auf Dauer sinnvoll.
- Im Dialyseraum wird ein Wasseranschluss, eine Abwasserleitung und ein Stromanschluss benötigt, der über einem separaten FI-Schalter abgesichert ist und eine sichere Erdung besitzt.
- Speziell bei einer Mietwohnung sollte im Vorfeld der Vermieter um schriftliche Erlaubnis gebeten werden, in der er der Durchführung der anfallenden Baumaßnahmen zustimmt.

MERKE

Vor Beginn des Trainings müssen alle möglichen Kontraindikationen von Seiten des Patienten bedacht werden. Zusätzlich muss ein Hausbesuch die häuslichen Voraussetzungen beurteilen

Strukturelle Voraussetzungen im Dialysezentrum

- In der Regel werden in der Heimdialyse die gleichen Dialysegeräte wie in dem betreuenden Zentrum verwendet. Das erleichtert das Anlernen der Patienten und den technischen Support durch das Dialysepersonal. In Zukunft werden aber kleinere und einfacher zu bedienende Geräte auf dem Markt drängen, die speziell für die Heimhämodialyse entwickelt wurden.
- Das betreuende Dialysezentrum muss für seine Heimdialysepatienten einen 24-Stunden-Rufdienst bereithalten. Der Patient muss eine Telefonnummer erhalten, unter der er sich bei medizinischen Notfällen rund um die Uhr melden kann.

Dialysedosis

- Gerade die Unabhängigkeit von dem starren Zeitplan eines Dialysezentrums ermöglicht es dem Patienten, die Dialyse mit höherer Frequenz und dafür kürzeren Zeiten durchzuführen. Generell ist die Erhöhung der Dialysefrequenz pro Woche effektiver als die Verlängerung der Dauer einer einzelnen Dialysebehandlung. Das heißt: 5 x 3 Stunden sind effektiver als 3 x 5 Stunden Hämodialyse.
- Wird die Dialyse nur analog der Zentrumsdialyse dreimal pro Woche für 4

Stunden durchgeführt, bietet sie medizinisch gesehen keinen Vorteil.
- Voraussetzung für die **partnerlose Heimhämodialyse** ist grundsätzlich eine Behandlung jeden Tag mit ein bis maximal zwei behandlungsfreien Tagen pro Woche und ohne ein langes Intervall von mehr als 48 Stunden. Dies ist deshalb so wichtig, da eine UF von > 750 ml/h nicht eingestellt werden darf. Insgesamt ist eine Dialysedosis von 3 Stunden an 5–6 Behandlungstagen pro Woche anzustreben.

Wasseraufbereitung

Natürlich hat man zu Hause keine große Umkehrosmose im Keller, wie in einem Dialysezentrum. Dennoch muss das Permeat, welches für die Heimhämodialyse aus Trinkwasser aufbereitet wurde, die gleiche Qualität haben wie das Permeat im Dialysezentrum. Das erreicht man mit einer kleinen und kompakten Umkehrosmose. Diese Kleinosmosen, wie sie auch genannt werden, werden auch auf Intensivstationen eingesetzt, wenn keine Ringleitung vorhanden ist. Eine vorgeschaltete Enthärtung, wie bei der Wasseraufbereitung im Dialysezentrum, findet nicht statt. Die Härtebildner (Magnesium und Calcium) werden im Filter der Kleinosmose abgefangen. Nach jeder Behandlung muss die Kleinosmose desinfiziert und entkalkt werden.

Sicherungssysteme

Sicherungssysteme erfüllen die Aufgabe, dem Patienten bei beginnendem Blutdruckabfall NaCl zu infundieren, um ihn so vor einer Bewusstlosigkeit zu schützen. Dazu werden spezielle Punktionskanülen und Blutschlauchsysteme (BSS) eingesetzt, die zwei Besonderheiten aufweisen.

1. Die **Punktionskanüle** hat einen längeren Schlauch, der von der Punktionsstelle bis zu den Fingern der Hand reicht. So kann der Patient die Konnektion von Kanülenschlauch und BSS ohne fremde Hilfe anbringen oder wieder lösen.
2. **Rettungsleine:** Am Ständer des Dialysegerätes wird ein NaCl-Beutel mit 0,9%-iger Kochsalzlösung aufgehangen. Der NaCl-Beutel hat zwei Luer-Lock-Anschlüsse. Am Dialysegerät angebracht ist ein herkömmliches BSS. Lediglich am arteriellen BSS muss sich **vor** dem Blutpumpensegment eine Zulaufstelle mit Luer-Lock-Anschluss befinden. Zwischen diesem Anschluss und dem Kochsalzbeutel wird ein Verbindungsschlauch angebracht, auch „Rettungsleine" genannt. Bei der Gerätevorbereitung wird der Kochsalzbeutel geöffnet, die Rettungsleine durch einen kurzen Flash gespült und entlüftet. Verschlossen wird dann während der Dialyse nur ein einziger Clip. Bei Symptomen eines Blutdruckabfalls kann der Patient sofort, nur durch das Öffnen eines einzigen Clips, mit einer Volumengabe gegensteuern.
3. **Notfallknopf** mit automatischer Kochsalzinfusion. Heutige moderne Dialysegeräte mit HDF-Modus und Online-Substituataufbereitung besitzen eine Notfalltaste, die bei Betätigung die Ultrafiltration sofort stoppt und mit der Gabe einer vorprogrammierten Volumenmenge beginnt.

19.4 Das Training unserer Patienten

Das Training stellt für den Patienten eine hohe Herausforderung dar. Anders als in der Peritonealdialyse wird bei der HHD das Training jedoch erst begonnen, wenn der Patient schon einige Zeit dialysiert hat und das Verfahren kennt. Er hatte bis zu diesem

Zeitpunkt schon viele Möglichkeiten, sich Abläufe anzuschauen und Vertrauen in die Dialyse als Behandlung aufbauen können. Das Training wird erst dann begonnen, wenn die Behandlung im Zentrum ohne Zwischenfälle funktioniert und der Shunt gut punktabel ist. Er weiß zu diesem Zeitpunkt also, dass ihm das Verfahren guttut.

Die Ausbildung der Patienten wird nach einem festen Trainingshandbuch durchgeführt. Dies gewährleistet (wie bei der PD), dass alle Punkte systematisch besprochen werden, mögliche Kontraindikationen aufgedeckt werden und der Lernerfolg beurteilt werden kann. Die Ausbildung dauert mindestens 3 Monate und sollte von maximal zwei verschiedenen Pflegekräften durchgeführt werden. Was sind die Inhalte der Ausbildung?

Theoretische Ausbildung:

- Medizinische Grundlagen und die Aufgaben der Nieren
- Physikalisch-technische Grundlagen der Hämodialyse
- Hygiene
- Umgang mit den Medikamenten an der Dialyse und deren Wirkung
- Dokumentation/Lagerung/Entsorgung/Bestellwesen

Praktisches Training:

- Erlernen der sicheren Eigenpunktion des Shunts
- Vorbereiten der Dialysemaschine inklusive der Einstellungen
- Selbstständiges bedarfsangepasstes Berechnen des UF-Ziels
- Training zur Eigenbeobachtung und das Erkennen von Symptomen und Problemen
- Fehlermanagement
- Blutdruckmessung alle 30 Minuten

Die o. g. Punkte stellen nur eine grobe Orientierung dar. In den erhältlichen Trainingshandbüchern sind alle zu beachtenden Punkte genau dargestellt. Natürlich werden Sie auch hier die theoretischen und die praktischen Aspekte verknüpfen.

Zum Abschluss des Trainings muss der Patient alle Aspekte beherrschen und bei Problemen die nötigen Maßnahmen durchführen können. Danach erfolgt unter Aufsicht der betreuenden Pflegeperson eine Dialyse zu Hause, die er komplett selbstständig durchführen muss!

19.5 Spätere Betreuung der Patienten durch uns

Anders als im Dialysezentrum steht dem Patienten das Behandlungsteam nicht unmittelbar und sofort zur Verfügung. Telefonisch muss das Zentrum aber für den Patienten immer erreichbar sein. Die Patienten sollten deshalb idealerweise die Dialysen während der Betriebszeiten des Dialysezentrums durchführen. Ein Arzt des Dialysezentrums muss aber für alle Patienten rund um die Uhr erreichbar sein.

Medizinische Betreuung:

- Alle 4–8 Wochen kommt der Patient in das Dialysezentrum. Dort erfolgen eine Visite, eine Blutentnahme und die Durchsicht des Dialyseprotokolls und der Blutdruckmesswerte. In diesem Rahmen werden dann auch Anpassungen der Medikamente und des Trockengewichts vorgenommen und ggf. wird eine Eiseninfusion durchgeführt, da dies zu Hause nicht möglich ist.
- Einmal im Quartal erfolgt (bei Bedarf im Zentrum) die Referenzdialyse für die Abnahme der QS-Parameter, etc.

- Ggf. werden bei Problemen zwischenzeitlich auch Hausbesuche durchgeführt.
- Sollte der Patient erkranken und die Dialyse allein oder mit Hilfe zu Hause nicht mehr durchführen können, muss ihm natürlich sofort eine Dialyse im Zentrum ermöglicht werden.

Technische Betreuung:

- 1–2-mal pro Jahr erfolgt eine sicherheitstechnische Kontrolle der Dialysemaschine durch einen Dialysetechniker.
- Bei technischen Problemen ist über das Zentrum immer ein Dialysetechniker erreichbar, der ggf. dann zum Patienten fährt und das Problem behebt. Das ist in der Nacht in der Regel nicht nötig, da der Patient gelernt hat, sich auch bei Stromausfall sicher abschließen zu können.

Materialversorgung

Wie bei der PD erfolgt regelmäßig die Belieferung der Patienten mit den notwendigen Dialysematerialien.

Entsorgung

Für die Kosten, die dem Patienten durch die Heim-Behandlungen anfallen (erhöhte Strom-, Wasser- oder Entsorgungskosten), erhält der Patient in der Regel je nach Aufwand eine Pauschale. Der Abfall kann im normalen Hausmüll entsorgt werden.

19.6 Vor und Nachteile der HHD

Kein Dialyseverfahren verlangt mehr Eigeninitiative, Ausdauer, Verantwortungsübernahme und Disziplin, aber kein Verfahren schenkt nachhaltig so viel Lebensqualität und medizinische Vorteile wie die Heimhämodialyse.

Vorteile:

Durch die hohe Dialysefrequenz ist die Dialyseeffektivität deutlich besser. Die durchschnittliche Gewichtszunahme von einer bis zur nächsten Dialyse ist in der Heimhämodialyse deutlich niedriger. Das gleiche gilt für die Schwankungen der sich im Körper ansammelnden urämischen Toxine, für die Elektrolyte und für den Säure-Basen-Haushalt (siehe ➤ Abb. 13.5).

Was gewinnt ein Mensch dadurch?

- Deutlicher längerer Erhalt der renalen Restfunktion
- Damit wiederum weniger Volumenschwankungen, weniger Ernährungsempfehlungen und Trinkmengeneinschränkungen. Kurzum: eine sehr deutliche Steigerung der Lebensqualität
- Der Blutdruck ist besser eingestellt
- Das Phosphat ist niedriger (weniger bis keine Phosphatbinder nötig)
- Der Hb-Wert ist besser und deshalb weniger Erythropoetin nötig
- Andere Folgeerkrankungen der terminalen Niereninsuffizienz sind weniger ausgeprägt

In der Literatur zeigt sich in der Zusammenschau ein deutlicher Trend für einen Überlebensvorteil bei der Heimhämodialyse mit hoher Dialysefrequenz. Natürlich sind dies alles nur rückwirkende Beobachtungsstudien. Anekdotisch gibt es aber mehrere Berichte von Patienten, die über viele Jahre hinweg die Heimhämodialyse zuhause durchgeführt haben. Denken Sie auch an die wahre Geschichte unseres Patienten Thomas Lehn, der 51 Jahre lang dialysierte.

Nachteile:

Bei mangelnder Therapietreue kann es zu einer Unterversorgung des Patienten kommen. In diesem Fall muss bei dem Patienten die Heimhämodialyse auf eine Zentrumsdialyse umgestellt werden.

MERKE

Die Anforderungen für die Heimhämodialyse an den Patienten sind hoch, der Gewinn an Lebensqualität und Wohlbefinden ist umso höher.

VORSICHT: PRÜFUNG!

1. Was sind medizinische Voraussetzungen für die Durchführungen der Heimhämodialyse?
2. Was sind Kontraindikationen für die Heimhämodialyse?
3. Was sind Inhalte des Trainings und wie lange sollte man sich dafür Zeit nehmen?
4. Was ist die ideale Behandlungsfrequenz in der Heimhämodialyse?

WISSENSBEREICH 6: SUPPORT FÜR PATIENT UND PERSONAL

Liebe Leserinnen und Leser,
Ernährung, Hygiene und QM: wichtige Themen für die Dialyse und verpflichtend, teils unbequem und unbeliebt, aber immer am Puls der Zeit.

»Putzfrau zurück in Klinik, McDonald´s zu pingelig«, so stand es vor einigen Jahren in der Boulevardpresse. Hygiene betrifft auch alle, in der Gastronomie genau so sehr wie im Gesundheitswesen. Die Corona-Pandemie war ein Lehrstück für die Hygiene, flexibel umzudenken und mit begrenzten Ressourcen zu haushalten. **Lesen Sie hierzu Kapitel 21.**

Schaudert`s Ihnen nicht auch, wenn Sie von »Diäten« lesen? Diät steht für Verbote, auch bei den medizinischen Diäten. Bevor es ausreichend Dialyseplätze gab, wurde Menschen mit Niereninsuffizienz eine strenge »Kartoffel-Ei-Diät« empfohlen, um das Überleben ohne Dialyse zu verlängern, und später, um den Zeitpunkt des Dialysebeginns hinauszuschieben. Aus Diät wurde Ernährung, also aus Diätberatung eine Ernährungsberatung. Heute soll Ernährung schmackhaft und appetitanregend sein. **Lesen Sie hierzu Kapitel 20.**

Schmerzen, Facharztpraxis, Neupatient, gesetzlich versichert. Das sind doch die ungünstigsten Voraussetzungen für einen reibungslosen Therapieablauf: Anders meine in 2007 gemachte Erfahrung einer nach ISO 9001 zertifizierten Facharztpraxis. »Aber was sollte hier anders sein als anderswo?«, dachte ich. Die MfA tippte noch etwas in ihren Computer. Dann schaute Sie kurz hoch und sagte: »Ich bin gleich für Sie da«. Wow, dachte ich. Im Wartebereich lief ein Flachbildfernseher. Eingestellt war ein Nachrichtensender des Öffentlich-Rechtlichen. Wow. Um 7 Minuten nach drei kam die MfA persönlich zu mir und entschuldigte sich für die Verspätung des Arztes. Ich dachte nur: Wow! Ich hatte zwar für 15 Uhr einen Termin, aber nie daran geglaubt, um 15 Uhr dran zu kommen. Wenige Minuten später wurde ich ins Sprechzimmer gerufen. Die Praxis war voll digitalisiert. Außer einem Monitor stand nichts auf dem Schreibtisch. Als der Arzt den Raum betrat, begrüßte er mich mit meinem Namen und sagte: »Ich habe gehört, Sie haben ein Problem.« Wow, dachte ich. Und so ging es weiter. Das ist gelebtes Qualitätsmanagement. In Dialyseeinrichtungen ein Mehrwert für Patienten und Belegschaft. **Lesen Sie hierzu Kapitel 22.**

KAPITEL

20 Ernährung für Menschen mit Niereninsuffizienz

Ruth Kauer

Essen und Trinken bedeuten für uns Menschen mehr als nur Nahrungsaufnahme, die zur Aufrechterhaltung der Körperfunktionen dient. Vielmehr haben Essen und Trinken eine große soziokulturelle und zum Teil auch religiöse Bedeutung. Essen und Trinken stehen im direkten Bezug von Genuss und Wohlbefinden. Dabei ist die Lust auf Essen und Trinken häufig verbunden mit positiven Gefühlen, aber auch mit Frust, wenn Verbote und Diäten dominieren. Im Folgenden lesen Sie alles Wichtige zu den Themen:

1. Individuelle Ernährung bei Dialyse
2. Ernährungsberatung
3. Mangelernährung
4. Phosphat
5. Salze
6. Flüssigkeit
7. Ernährung nach Transplantation

Die zentralen Ziele dieses Kapitels 20 sind das Verhindern lebensbedrohlicher Komplikationen, die z. B. aufgrund von Überwässerung, Hyperkaliämie oder Infektion nach Transplantation auftreten können. Langfristige Ziele sind der Erhalt eines guten Ernährungszustands, das Verhindern einer Mangelernährung sowie die Freude an einer gesunden, ausgewogenen und schmackhaften Ernährung. Wir wünschen Ihnen viel Spaß beim Lesen.

20.1 Individuelle Ernährung bei Dialyse

In den nationalen und internationalen Leitlinien zur Ernährung von chronisch nierenkranken Menschen (z. B. KDOQI-Guidelines [Kidney Disease Outcomes Quality Initiative], Ernährungsstandards der EDTNA/ERCA [European Dialysis and Transplant Nurses Association/European Renal Care Association]) sind aktuelle Empfehlungen zur Ernährung veröffentlicht (Druml et al. 2015; Deutsche Gesellschaft für Ernährungsmedizin e. V. (DGEM) et al. 2026). Diese Leitlinien basieren auf Forschungsergebnissen und Expertenmeinungen und stellen die Informationsgrundlagen für die Ernährungsberatung bei Menschen mit einer Nierenerkrankung.

Je nach Nierenerkrankung und deren Verlauf stellen sich unterschiedliche krankheitsbedingte Funktionsverluste ein, auf die es gilt, zu reagieren. Eine einheitliche „Nierendiät" gibt es also nicht und auch das Wissen um eine „gesunde" Ernährung bei Nierenerkrankungen bedeutet nicht, dass betroffene Patienten dauerhaft ein „geeignetes" Ernährungs- und Gesundheitsverhalten umsetzen. Vielmehr führt ein striktes „Diätregime" nicht selten zum Nicht-Einhalten von Empfehlungen.

20.2 Ernährungsberatung

Das Ziel sollte sein, dem Patienten eine Ernährungsberatung anzubieten, mit individuellen Empfehlungen für eine schmackhafte, ausgewogene und auf die jeweilige Situation angepasste Ernährung, die sich auch an ethnisch-kulturellen Gegebenheiten und am Alltag der Betroffenen orientiert.

20.2.1 Patientenanamnese

Zur Durchführung einer individuellen Ernährungsberatung sollte zunächst eine **Patientenanamnese** durchgeführt werden. Hierzu zählen die Erfassung von:

- Stadium der Nierenerkrankung und Therapieform, wie prädialytisches Stadium, Hämodialyse, Peritonealdialyse oder Transplantation
- Grund- und Begleiterkrankungen, z. B. Diabetes mellitus, Allergien, Fettstoffwechselstörungen, gastroenterologische Erkrankungen, psychische Erkrankungen
- Gewichtsverlauf der letzten 12 Monate
- Laborparameter
- Aktueller Medikamentenplan
- Alter des Patienten und dessen Krankheitsakzeptanz
- Psychosoziale Situation (Familienstand, Unterstützung innerhalb und außerhalb der Familie, berufliche und finanzielle Situation)

Anhand der Anamnese werden zusammen mit dem Patienten Ziele der Ernährungstherapie festgelegt und besprochen.

20

20.2.2 Ernährungsstatus

Ein Teil der Anamneseerhebung bei nierenkranken Menschen ist die **Bestimmung des Ernährungsstatus.** Mit den Ergebnissen folgender Untersuchungen lässt sich hierzu eine Aussage treffen. Diese sind:

a) Subjective Global Nutrition Assessment (SGA)
b) Malnutrition Inflammation Score (MIS)
c) Body-Mass-Index (BMI)
d) Bioimpedanzmessung
e) Laborparameter: Albumin, Cholesterin, Eisen, Vitamin B_{12}, Folsäure, Zink, Hämoglobin und Lymphozyten
f) Ernährungsanamnese und -protokolle

Subjective Global Assessment (SGA)

Das Subjective Global Assessment (SGA) basiert auf einer Anamnese, die Änderungen von Gewicht, Nahrungszufuhr, Leistungsfähigkeit und Nährstoffbedarf sowie gastrointestinale Symptome erfasst. Das SGA ist in wenigen Minuten und ohne apparativen Aufwand durchführbar.

Malnutrition Inflammation Score (MIS)

Der MIS ist am einfachsten online durchzuführen. Sehen Sie hierzu: http://www.touchcalc.com/calculators/mis.

Patientenspezifische Daten werden nicht benötigt. Damit kommt es auch zu keinem Konflikt mit dem Datenschutz. Der MIS ist ein Score, der Parameter des Proteinverlusts, der Inflammation, aber auch des SGA, und den BMI umfasst sowie die beiden Laborwerte Albumin und Transferrin. Nach aktueller Meinung scheint der MIS ein Prädiktor für die Mortalität von Dialysepatienten zu sein.

Body-Mass-Index (BMI)

Der BMI erlaubt keine qualitative Aussage zum Ernährungsstatus. Er stellt lediglich das Körpergewicht in kg in Relation zur Körpergröße in cm. Hierbei lassen sich verschiedene Schweregrade des Über- bzw. Untergewichts bestimmen. Zur Beurteilung des BMI hat die WHO eine Klassifikation vorgenommen (vgl. ➤ Tab. 20.1). Bei Patienten mit Ödemen oder Zystennieren kann bei normalem BMI bereits eine Unterernährung vorliegen. In diesem Fall ist eine differenziertere Diagnostik nötig.

Die Formel zur Berechnung des Body-Mass-Index:

$$\text{BMI} = \text{Körpergewicht in kg}/(\text{Körpergröße in m})^2$$

Tab. 20.1 WHO-Klassifikation zur Beurteilung des BMI

Gewichtsklasse	BMI (kg/m²)
Untergewicht	< 18,5
Normalgewicht	18,5–24,9
Übergewicht	> 25
Präadipositas	25–39,9
Adipositas Grad I	30–34,9
Adipositas Grad II	35–29,9
Adipositas Grad III	≥ 40

Beispiel:
Für einen 1,75 m großen Patienten mit einem Gewicht von 76 kg ergibt sich:

$$\frac{76\,kg}{1{,}75\,m \times 1{,}75\,m} = 24{,}8\,kg/m^2$$

Bioelektrische Impedanzanalyse (BIA)

Die bioelektrische Impedanzanalyse (BIA) ist ein diagnostisches Mittel zur qualitativen Erfassung des Ernährungszustands. Bestimmt werden der Anteil von Körperfett sowie die Muskel- und Organmasse. Dadurch ist eine differenzierte Bestimmung des Ernährungszustands bei Patienten mit Nierenerkrankungen möglich.

Laborparameter

Die bedeutendsten laborchemischen Parameter zur Beurteilung des Ernährungszustands sind:

- Gesamteiweiß
- Albumin
- Transferrin
- Kreatinin und Harnstoff
- Protein-Katabolie-Rate (PCR)
- Cholesterin
- Phosphat
- Bicarbonat
- Lymphozyten

Gesamteiweiß

Im Blutplasma befinden sich mehr als 100 verschiedene Proteine (Eiweiße). Diese Proteine dienen dem Transport von Hormonen, Fetten, Vitaminen und Medikamenten. Neben der Transportfunktion übernehmen Proteine auch Aufgaben als Enzyme, Enzymblocker, Gerinnungsfaktoren, Abwehrstoffe (Antikörper), Hormone und Nährstoffe. Zentrales Stoffwechselorgan des Proteinstoffwechsels ist die Leber. Die Stoffwechselendprodukte Harnstoff, Harnsäure und Kreatinin werden größtenteils mit dem Urin ausgeschieden, ein kleiner Teil über den Stuhlgang sowie über Haut, Haare und Nägel.

Abweichungen des Gesamteiweißwerts vom Normbereich sind ein Hinweis auf Veränderungen einzelner Proteine oder Zeichen für Störungen des Wasserhaushalts.

Albumin

Gebildet wird Albumin in der Leber, es macht ca. 60 % des gesamten Plasmaeiweißes aus. Serumalbumin ist ein aussagekräftiger und sinnvoller Messwert zur Erfassung des Ernährungsstatus bei chronischer Nierenerkrankung. Bei normalem Serumalbumin liegt äußerst selten eine Mangelernährung vor. Der Normalwert beträgt 3,6–5,0 g/dl. Das Serumalbumin sollte bei Patienten mit chronischer Nierenerkrankung höher sein als die untere Grenze des Normalbereichs (angestrebter Wert etwa 4,0 g/dl).

Niedrige Serumalbuminkonzentrationen deuten einen schlechteren Ernährungsstatus (Verlust von Körperzellmasse) und eine hohe Krankheitsaktivität an.

Serumalbumin ist aufgrund seiner Halbwertzeit von ca. 17–27 Tagen ein Langzeitverlaufsparameter, sodass kurzfristige Veränderungen im Ernährungszustand damit nicht beurteilbar sind. Zudem ist die Albuminkonzentration auch bei anderen Erkrankungen oder Ereignissen, wie z. B. Infektionen, erniedrigt.

Transferrin

Neben Albumin werden weitere Serumproteine, z. B. Transferrin, als Indikatoren für einen Eiweißmangel verwendet. Transferrin als Eisentransportprotein ist allerdings stark vom Eisenstoffwechsel abhängig und daher als alleiniger Parameter zur Beurteilung des Proteinstatus ungeeignet.

Kreatinin und Harnstoff

Kreatinin ist ein Abbauprodukt des Muskelstoffwechsels. Es wird in der Muskulatur gebildet, im Blut transportiert und dann über die Nieren ausgeschieden. Die Höhe des Kreatininwerts im Blut ist abhängig von Muskelmasse und Muskelarbeit.

Menschen mit weniger Muskulatur, z. B. ältere Menschen, bilden wenig Kreatinin. Vermehrte Muskeltätigkeit, aber auch Fieber, führen zu einer vermehrten Kreatininproduktion.

Harnstoff wird in der Leber gebildet und ist ein Endprodukt des Eiweißstoffwechsels. Die Harnstoffkonzentration im Blut ist im Wesentlichen abhängig von der täglichen Eiweißaufnahme, vom Ernährungszustand und von der Ausscheidungsfunktion der Nieren.

Ein Anstieg der Harnstoffkonzentration im Blut kann Folge einer nachlassenden Nierenrestfunktion sein, einer hohen Eiweißzufuhr oder eines massiven Eiweißabbaus in Folge eines Muskelabbaus.

Niedriges Kreatinin und niedriger Harnstoff bei Patienten im Präterminal-Stadium ohne Nierenrestfunktion gelten als Indikatoren für eine Mangelernährung.

Protein-Katabolie-Rate (PCR)

Die PCR (protein catabolic rate) beschreibt die Ernährungssituation des Patienten in Bezug zu seinem Eiweißhaushalt. Der Stickstoffgehalt von Proteinen ist konstant, sodass aus der Menge des im Serumharnstoff enthaltenen Stickstoffs auf die entsprechende metabolisierte Eiweißmenge und damit auf die vom Patienten aufgenommene Nahrungseiweißmenge geschlossen werden kann. Hierbei wird zunächst die bei einem Dialysepatienten pro Tag ausgeschiedene Harnstoffmenge berechnet. Anschließend wird aus dem ausgeschiedenen Harnstoff die proteinkatabole Rate, d. h. der Proteinumsatz, ermittelt.

Cholesterin

Serumcholesterin ist ein aussagekräftiger und klinisch sinnvoller Ernährungsparameter. Prospektive Studien an Dialysepatienten stellten übereinstimmend eine Verbindung zwischen höherem Cholesterinspiegel und geringerer Sterblichkeit her. Patienten mit niedrigem Gesamt-Serumcholesterin von < 150–180 mg/dl sollten auf eine Mangelernährung und Ernährungsdefizite hin untersucht werden.

Phosphat

Mit dem Verlust der Nierenfunktion kommt es regelmäßig zu einem Anstieg des Serumphosphats und später auch zum Anstieg des Calcium-Phosphat-Produkts. Aufgrund einer geringen Proteinzufuhr kann der Wert bei Dialysepatienten auch erniedrigt sein. Niedrige Phosphatwerte gehen bei diesen Patienten mit einer erhöhten Sterblichkeit einher (siehe auch ➤ Kap. 20.4).

Bicarbonat

Bicarbonatverluste verursachen eine metabolische Azidose (Übersäuerung). Mit Fortschreiten der Niereninsuffizienz sinkt die Fähigkeit der Niere, Wasserstoffionen auszuscheiden. Da gleichzeitig weniger Bicarbonat gebildet wird, entwickeln niereninsuffiziente Patienten häufig eine Azidose. Bei der metabolischen Azidose werden Aminosäuren aus dem Skelettmuskel, dem größten Eiweißspeicher des Körpers, freigesetzt. Diese Freisetzung nimmt eine Schlüsselrolle bei der Entwicklung der Mangelernährung ein.

20.2.3 Ernährungsprotokoll und Ernährungsanamnese

Die Ernährungsanamnese und das Ernährungsprotokoll ermöglichen es, Informationen über den Ernährungsstatus des Patienten zu erhalten. Dabei erfolgt eine Analyse über das Essen und Trinken der betroffenen Patienten in allen Einzelheiten.

Ernährungsprotokolle werden üblicherweise über 3 Tage oder über 1 Woche angefertigt. Je länger der Erhebungszeitraum, umso aussagefähiger ist das Ergebnis. Die ausgewählten Tage sollten die Ernährungsweise des Patienten möglichst typisch erfassen und auch die Lieblingsspeisen enthalten. Das Ernährungsprotokoll wird ausgewertet und eine Nährwertanalyse durchgeführt. So lassen sich mögliche Ungleichgewichte in der Ernährung der Patienten erkennen. Eine Alternative zum schriftlichen Ernährungsprotokoll ist ein Fotoprotokoll, z. B. via Smartphone. Das hat den Vorteil, dass die tatsächlichen Mengen des Essens besser abgeschätzt werden können. Ziele der Ernährungsanamnese sind:

- Ernährungsgewohnheiten als Grundlage für die Beratung analysieren
- Art und Menge der gegessenen Lebensmittel erfassen
- Mangelernährung aufdecken
- Ernährungsphysiologische Fragen beantworten

Motivation und Anleitung zum Führen eines Ernährungsprotokolls

Das Führen eines Ernährungsprotokolls verlangt vom Patienten die Bereitschaft, sich aktiv am Beratungsprozess zu beteiligen. Entscheidend ist es, den Nutzen der Protokollführung zu erklären und in die Durchführung einzuweisen.

Besprechung der Ergebnisse des Ernährungsprotokolls

Bevor die Ergebnisse der Protokollauswertung besprochen werden, sollte der Patient Gelegenheit erhalten, über eigene Beobachtungen zu berichten. Danach werden die Ergebnisse sachlich und anschaulich mit dem Patienten erörtert und Empfehlungen zur Optimierung vom Essen und Trinken gegeben. Es ist hilfreich, wenn die Ergebnisse mit möglichen Veränderungen/Optimierungen in schriftlicher Form ausgehändigt werden. Sie sollten zuvor mit dem Betroffenen besprochen werden und realistische Ziele enthalten.

20.3 Mangelernährung (C-DRM)

Die chronische dialysespezifische Mangelernährung (C-DRM, chronic dialysis-related malnutrition), auch Malnutrition genannt, stellt weltweit eine der häufigsten Komplikationen bei Patienten mit Nierenersatztherapie dar. Unerkannt und unbehandelt führt die Mangelernährung langsam und unbemerkt zum Tod. Hier sind die häufigsten Gründe für eine Mangelernährung:

- Urämie-verursachter Appetitmangel mit Geschmacksveränderungen
- Ungenießbare Diätempfehlungen

- Chronische Entzündungen oder Wunden, die Katabolismus und Anorexie begünstigen
- Nikotin-, Alkohol- und Drogenabhängigkeiten
- Polypharmazie; Verordnung zu vieler Medikamente pro Tag
- Eingeschränkte Möglichkeiten der Nahrungsbeschaffung und -zubereitung
- Vereinsamung, Depressionen und Demenzerkrankungen

20.3.1 Allgemeine Ernährungsempfehlungen

Um den Ernährungsstatus nierenkranker Patienten aufrechtzuerhalten bzw. zu optimieren, sollten bei der Ernährungsberatung folgende Aspekte berücksichtigt werden.

Energie

Aufgrund der möglichen Gefahr der Mangelernährung muss bei Nierenerkrankungen immer auf eine ausreichende Energiezufuhr geachtet werden.
Energiegehalt der Nährstoffe:

- 1 g Kohlenhydrate: 4 Kilokalorien (kcal)
- 1 g Eiweiß: 4 kcal
- 1 g Fett: 9 kcal
- 1 g Alkohol: 7 kcal

Einer der Kontrollwerte für die optimale Kalorienzufuhr ist der Erhalt eines normalen Körpergewichts.

Eiweiß (Proteine)

Der Körper ist in der Lage, aus den Kohlenhydraten der Nahrung Fett zu bilden und Energiespeicher (Fettgewebe) aufzubauen, aber auch aus Eiweißen wiederum Kohlenhydrate zu bilden und so seinen Energiebedarf für die Zellen zu decken.

Eiweiße sind die wichtigsten Bausteine für den Aufbau und den Erhalt von Körperzellen. Eine zu geringe Eiweißaufnahme führt in erster Linie zum Abbau von Muskel- und Organgewebe. Ein Mangel an Eiweißen kann zu Wassereinlagerungen im Gewebe führen.

Besonders hochwertiges Eiweiß liefern tierische Lebensmittel, z. B. Eier, Fleisch, Geflügel und Fisch sowie Milch und Milchprodukte. Hülsenfrüchte und Getreideprodukte sind wichtige pflanzliche Eiweißlieferanten. Mischungen verschiedener Proteine sind i. d. R. hochwertiger als die einzelnen Lebensmittel (➤ Tab. 20.2).

Günstige Eiweißkombinationen sind:

- Kartoffeln und Ei
- Weizen und Ei/Roggen und Ei
- Milchprodukte und Getreide
- Milchprodukte und Kartoffeln
- Bohnen und Mais

Tab. 20.2 Eiweißgehalt in Nahrungsmittel

Nahrungsmittel	Eiweißgehalt in Gramm
1 Portion Fleisch oder Fisch (125 g)	25 g
1 Scheibe Fleischwurst (30 g)	5 g
1 Scheibe Käse (30 g)	9 g
2 Esslöffel Quark (60 g)	8 g
1 Ei	7 g
1 Becher Joghurt	5 g
¼ Liter Milch	10 g
1 Portion Nudeln, gekocht (200 g)	8 g
2 große Kartoffeln (200 g)	5 g
2 Scheiben Brot (100 g)	7 g
1 Portion Gemüse oder Obst (200 g)	2 g
1 Stück Apfelkuchen	3 g

Kohlenhydrate und Fette

Kohlenhydrate stellen in der Ernährung den wichtigsten Energieträger dar. Das Zentralnervensystem und die Erythrozyten können im normalen Stoffwechselgeschehen nur aus Glucose Energie gewinnen. Kohlenhydrate können in den Leber- und Muskelzellen als Glykogen gespeichert werden und stehen als kurzfristige Energiespeicher zur Verfügung. Kohlenhydrathaltige Nahrungsmittel sind u. a.:

- Getreide und Getreideprodukte, z. B. Brot, Nudeln
- Reis
- Kartoffeln und Kartoffelprodukte
- Obst

Diese Lebensmittel liefern neben **Kohlenhydraten** auch Vitamine, sekundäre Pflanzenstoffe und Ballaststoffe und tragen so zu einer gesunden Ernährung und zur Sättigung bei. Ballaststoffreiche Lebensmittel sind generell möglich, nur haben Vollkornprodukte und Obst meist einen hohen Kaliumgehalt. Das muss bei der Auswahl der Speisen unbedingt berücksichtigt werden.

Die Empfehlung für die Höhe der Kohlenhydratzufuhr liegt bei 50–60 % der Gesamtenergiemenge. Essen Dialysepatienten zu wenig Kohlenhydrate für die Energiegewinnung, kommt es zum Abbau von körpereigenem Eiweiß aus Muskel und Organgeweben.

Vollkornprodukte enthalten viele Ballaststoffe, Vitamine und Mikronährstoffe. Ballaststoffe sorgen für ein alkalisches Milieu, das einer Übersäuerung im Blut entgegenwirken kann. Vollkornprodukte werden langsamer resorbiert und es kommt zu einer geringeren Insulinausschüttung. Dies führt zu einem längeren Sättigungsgefühl.

Ein Teil der Fette wird im Körper für die Energiegewinnung eingesetzt. Der empfohlene Anteil für Fette in der Nahrung liegt bei 30–35 % der Gesamtenergiemenge. Besonders wertvoll sind Öle aus Raps und Oliven. **Tierische Fette** haben meist eine ungünstige Zusammensetzung mit vorwiegend gesättigten Fettsäuren. Ausnahmen sind Salzwasserfische, z. B. Hering, Makrele, Thunfisch und Wildlachs.

20.4 Phosphat

Phosphat ist für den Menschen lebensnotwendig und wird insbesondere für den Knochenstoffwechsel benötigt. Der Tagesbedarf eines Nierengesunden liegt bei **700 mg.** Die Menge Phosphat, die mit der Nahrung aufgenommen wird, liegt jedoch oft deutlich über dem Bedarf. Schuld sind die vielen Fertigprodukte aus dem Supermarkt und auch die üppige Auswahl an Fast-Food-Gerichten aus dem Schnellimbiss von nebenan. Phosphat wird normalerweise über den Urin ausgeschieden. Bei nachlassender Nierenfunktion erhöht sich nun die Phosphatkonzentration im Blut (Hyperphosphatämie). Dies führt zu einer gesteigerten Stimulation der Nebenschilddrüse und folglich zu einem Anstieg des Parathormons im Blut. Und das muss unbedingt verhindert werden. Mit der Dialyse wird dem Blut zwar Phosphat entzogen, aber leider nicht in jener Menge, wie mit den Speisen aufgenommen wird. Um aus dieser positiven Phosphatbilanz herauszukommen, sollte der Patient größtenteils (nicht immer) Fast Food und Fertigprodukte meiden und zusätzlich, mit dem Essen, noch Phosphatbinder einnehmen.

Phosphatbinder sind Medikamente, die mit dem Essen eingenommen werden. Die darin enthaltenen Substanzen haben die Fähigkeit, das in den Speisen enthaltene Phosphat zu unlösbaren Komplexen zu binden, sodass diese im Darm nicht mehr resorbiert, sondern mit dem Stuhl ausgeschieden werden. Die Phosphatbinder unterteilen sich in drei Gruppen (siehe ➤ Abb. 20.1)

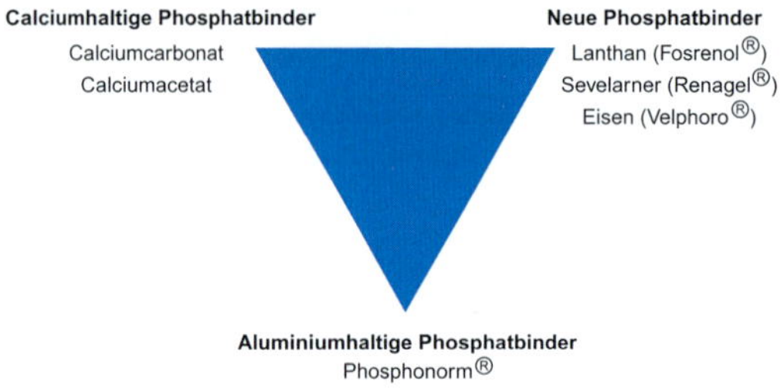

Abb. 20.1 Phosphatbinder. [M1632/L143]

TIPPS FÜR DIE TÄGLICHE PRAXIS

Die Therapieempfehlung lautet demnach:

- Einschränkung der Phosphatzufuhr über die Ernährung
- Einsatz von Phosphatbindern

Nützliches Wissen für Ihre praktische Ernährungsberatung

Hier spielt es wieder keine Rolle, ob Sie Pflegekraft, Arzt, Betroffener oder Angehöriger sind. Das Thema „Ernährung" ist für alle ein heikles Thema. Es bedeutet sehr oft das Loslassen von liebgewonnenen Essensgewohnheiten. Und machen Sie niemals den Fehler und sprechen von „Diät". Diät ist etwas Negatives und geprägt von Verboten und Verzicht. Anders bei Ernährung, wo der Genuss der Speisen im Vordergrund steht.

Hier für Sie ein paar Ernährungstipps in Sachen Phosphat:

1. In einer ausgewogenen und schmackhaften Ernährung ist immer Phosphat enthalten. Nur auf die Menge sollten Sie achten.
2. Das meiste Phosphat nimmt der Mensch, und damit auch der nierenerkrankte Mensch, mit tierischem Eiweiß zu sich. Dazu zählen alle Fleisch- und Wurstprodukte.
3. Auch Getreide und Hülsenfrüchte enthalten viel Phosphat. Sie enthalten allerdings auch **Phytinsäure.** Dabei handelt es sich um einen sekundären Pflanzenstoff, der vorwiegend in Getreideprodukten, Ölsamen und Hülsenfrüchten vorkommt. Bei rohem Getreide, z. B. Haferflocken als Müsli, hemmt die Phytinsäure die Aufnahme von Phosphat. Dies ist **gut** für die Phosphatbilanz.
4. Die durchschnittliche Bioverfügbarkeit von Phosphat aus naturbelassenen Nahrungsmitteln beträgt ca. 50–60 %. Die Phosphatbelastung durch die Nahrungsaufnahme ist also fast nur halb so hoch wie in den Nährwerttabellen angegeben. Dies ist **gut** für die Phosphatbilanz.
5. Phosphat darf bei der Herstellung von Lebensmitteln zugesetzt werden. Die Bioverfügbarkeit von solchen Phosphatzusätzen liegt jedoch bei fast 100 % und damit deutlich über dem Wert von Phosphat aus naturbelassenen Nahrungsmitteln. Dies ist **schlecht** für die Phosphatbilanz.
6. Fertigprodukten wird häufig Phosphat zugesetzt.
7. Phosphate dienen als Emulgatoren, Säurestabilisatoren, Säuerungsmittel, Antioxidanzien, Backtriebmittel und modifizierte Stärke.
8. Phosphate erhöhen die Haltbarkeit von Lebensmittel, machen Brotaufstriche, wie Schmelzkäse, cremig und bei Soßen aller Art dienen sie als Verdickungsmittel und Stabilisator.
9. Phosphathaltige Zusatzstoffe werden durch E-Nummern gekennzeichnet: E 338, E 339, E 340, E 341, E 343,

20

E 450, E 451, E 452, E 540, E 543, E 544. Phosphatzusätze verbergen sich jedoch auch unter Begriffen wie „modifizierte Stärke".
10. Phosphatzusätze sind in Bockwurst, Cheeseburger, Hamburger, Hartkäsesorten, Fischstäbchen, Fischkonserven, Fleischkäse, Lasagne, Pizza, Schmelzkäse, Wiener Würstchen u. v. m. enthalten.

MERKE

Wenig Phosphat haben rein pflanzliche Nahrungsmittel.
Einen mittelmäßigen Phosphatgehalt hat Fleisch als wichtiger Eiweißlieferant. Die Bioverfügbarkeit von Phosphat beträgt ca. 50–60 %.
Viel Phosphat haben Fertigprodukte. Zugesetztes Phosphat hat eine Bioverfügbarkeit von fast 100 %.

20.5 Salzhaushalt

20.5.1 Kalium

Der menschliche Körper enthält etwa 140 g Kalium, davon befinden sich ca. 98 % intrazellulär und 2 % extrazellulär. Beim gesunden Menschen erfolgt die Kaliumausscheidung zu ca. 90 % renal, also über die Nieren und zu 10 % über den Darm. Mit fortschreitender Nierenfunktionsstörung nimmt jedoch die renale Kaliumausscheidung ab. Auch eine Steigerung der gastrointestinalen Ausscheidung über den Darm kann die rückläufige Kaliumausscheidung über die Nieren nicht kompensieren.

Auf Schwankungen des extrazellulären Kaliums reagiert der Körper sehr empfindlich. Eine Hyperkaliämie (zu hoher Kaliumgehalt im Blut) kann zu lebensbedrohlichen Herzrhythmusstörungen und zum Tod führen (vgl. ➤ Kap. 12.1.1). In dieser prä-terminalen Phase muss der Serumkalium regelmäßig kontrolliert werden. Auch ist auf einen regelmäßigen Stuhlgang zu achten. Eine Obstipation (Verstopfung) ist zu vermeiden.

Tab. 20.3 Kaliumgehalt von Lebensmitteln

Lebensmittel	mg/100 g
Haselnüsse	635
Spinat	630
Pellkartoffeln (gekocht)	400
Nudeln, Reis (gekocht)	20
Bananen	390
Äpfel	140
Trinkmilch	140
Zucker, Öl	0

Aus: I. Elmadfa, W. Aign, E. Muskat, D. Fritzsche. Die große GU Nährwert-Kalorien-Tabelle 2008/09. Gräfe und Unzer Verlag GmbH, 2007.

Kalium kommt als Mineralstoff in allen pflanzlichen und tierischen Nahrungsmitteln vor (➤ Tab. 20.3). Besonders **kaliumreich** sind Nüsse, Säfte, Gemüse, Obst, Obstsäfte, Trockenobst, Salat und Kartoffeln. **Kaliumarm** sind Fette und Öle, Zucker, Weißmehl, polierter Reis und Teigwaren. Trink- und Mineralwässer enthalten sehr wenig Kalium. Wie bei anderen wasserlöslichen Nährstoffen kann durch die Nahrungszubereitung Kalium deutlich vermindert werden.

Bei kaliumhaltiger ballaststoffreicher Kost wird viel weniger Kalium aus den Lebensmitteln resorbiert, so wie auch regelmäßiger Stuhlgang die Kaliumresorption deutlich vermindert.

Empfehlungen für die praktische Ernährungsberatung

- Laden Sie sich eine vollständige Nährwerttabelle mit den Angaben zum Kaliumgehalt aus dem Internet. Diese sind in großer Auswahl kostenfrei erhältlich. Ohne zunächst mathematische Berechnungen aufzustellen, können Sie aus solchen Tabellen ablesen, welche Speisen wenig Kalium haben und Sie bedenkenlos essen können, als auch Speisen mit einem hohen Kaliumgehalt, welche Sie eher meiden oder nur in kleinen Portionen genießen sollten.

- Die Ursachen für das erhöhte Kalium herausfinden.
  - Kaliumreiche Nahrungsmittel nur in kleinen Portionen essen. Kaliumärmere Nahrungsmittel können in größeren Portionen verzehrt werden.
  - Gleiches gilt für Getränke. Tauschen Sie kaliumreiche gegen kaliumärmere Getränke. Fruchtsäfte haben einen Kaliumgehalt von 200–300 mg/100 ml, wohingegen Bier nur 27 mg Kalium/100 ml hat.
  - Bei der Auswahl der Speisen ist das Wochenende mit langem Dialyse-Intervall zu berücksichtigen (Achtung: kaliumarme Nahrungsmittel auswählen).
- Kaliumreiche Getränke und Lebensmittel nur in sehr kleinen Mengen genießen. Die Menge macht's! 1 Portion (eine kleine Handvoll) Obst pro Tag. Kaliumarmes Obst, z. B. Beerenfrüchte, bevorzugen.
- Gemüse und Kartoffeln vor dem Kochen zerkleinern. Nach dem Kochen das Kochwasser wegschütten. So kann der Kaliumgehalt um ca. ⅓ gesenkt werden. Alternativ bietet sich auch Tiefkühlware an.
- Obst und Gemüse aus Konserven ohne Saft verwenden. Im Saft bzw. Wasser befindet sich das meiste Kalium.

MERKE

Die empfohlene tägliche Kaliumzufuhr bei Hämodialyse darf **maximal 2.000–2.500 mg bzw. 5–6 mmol/l** betragen.

20.5.2 Natrium

Natrium befindet sich zu über 97 % extrazellulär. Durch seine osmotische Aktivität spielt es eine wichtige Rolle bei der Regulation des Wasserhaushalts im Körper, indem es die Gewebespannung (osmotischer Druck der Körperflüssigkeiten) aufrechterhält. Natrium und Chlorid binden bei diesem Vorgang Wasser im Gewebe. Gesunde Nieren halten ein Natriumgleichgewicht aufrecht, indem sie die Natriumausscheidung an die -aufnahme anpassen. In Lebensmitteln liegt Natrium überwiegend als Kochsalz (Natriumchlorid, NaCl) vor, sodass im Allgemeinen aus dem Natriumgehalt der Lebensmittel auf den Kochsalzgehalt geschlossen werden kann.

Bei den üblichen Ernährungsgewohnheiten werden pro Person täglich 12–15 g Kochsalz aufgenommen. Eine hohe Kochsalzmenge verringert den Effekt einer medikamentösen blutdrucksenkenden Behandlung. Etwa die Hälfte aller Patienten mit Hypertonie reagiert auf eine Kochsalzeinschränkung auf < 5 g/d mit einer messbaren Verminderung des Blutdrucks.

Salz macht durstig. Essen Dialysepatienten viel Salz, kann dies neben einem Anstieg des Blutdrucks v. a. Flüssigkeitsansammlungen im Gewebe und vermehrten Durst zur Folge haben. Ein „Teufelskreis" entwickelt sich, denn wer mehr Durst hat, steigert seine Trinkmenge. Dies führt zur Überwässerung. Das Nachsalzen der Speisen zu Tisch kann beruhigt entfallen. In den meisten Fällen ist ohnehin schon die Tageshöchstmenge an Kochsalz überschritten.

Ganz besondere Vorsicht ist bei den sogenannten **„Diätsalzen"** geboten. Diese Kochsalz**ersatz**mittel enthalten **Kaliumchlorid.** Eine unkontrollierte Aufnahme von „Diätsalz" kann zur Hyperkaliämie und damit zum plötzlichen Herztod führen (vgl. ➤ Kap. 12.1.1).

ACHTUNG

Bei den sog. „Diätsalzen" unbedingt die Inhaltsstoffe prüfen. Meistens bestehen diese aus Kaliumchlorid und sind für Dialysepatienten verboten!

Beim Mineralwasser lohnt sich ein Blick auf das Etikett. Hier gibt es große Unterschiede. Wässer mit einem Natriumgehalt von ≤ 20 mg/l sind leider etwas seltener, aber dafür gesund, gut geeignet für Dialysepatienten und wie aus dem Autorenteam berichtet wird, sehr schmackhaft.

Folgende Nahrungsmittel enthalten besonders viel Natrium:

- Hartkäse/Feta
- Fischkonserven
- Gemüsekonserven
- Schinken
- Salami
- Sardellen
- Sauerkraut
- Industrielle Fertigprodukte
- Laugengebäck

ACHTUNG

Auch Knabbereien wie Salzstangen oder ähnliches enthalten viel Salz und machen darüber hinaus auch noch durstig.

Botschaft der Herausgeber:

„Es schadet somit niemandem, die Kochsalzzufuhr zu reduzieren. Empfehlen Sie Ihren Patienten selbst zubereitete Speisen und dabei auf die Zugabe von Kochsalz zu verzichten. Empfehlen Sie anstelle dessen, mutiger bei der Auswahl und Zugabe von natürlichen Gewürzen zu sein."

20.6 Flüssigkeit und Trinkmenge

Natrium- und Flüssigkeitsaufnahme hängen eng zusammen oder befinden sich häufig in einem Teufelskreis.

Ein Praxisbeispiel: *„Bevorzugt der Patient zu Hause eine natriumreiche Kost, nimmt also (zu) viel Natrium zu sich, so wird er Durst bekommen und viel trinken. Zur nächsten Dialyse wird der Patient folglich mit einer großen Flüssigkeitsmenge kommen. Um hypotensive Krisen während der Dialyse zu verhindern, ist der Wasserentzug (Ultrafiltration) pro Stunde limitiert. Häufig reicht dann die Dialysezeit nicht aus, um die eingelagerte Flüssigkeitsmenge aus den Körpergeweben zu entfernen. Entweder behält der Patient noch eine gewisse Flüssigkeitsmenge in seinem Körper (dann wird also das Problem auf die nächste Dialyse verschoben und meist noch größer sein) oder man schaltet einen „zweiten Motor" ein und erhöht die Natriumkonzentration in der Dialysierlösung. Damit erreicht man, dass Natrium aus der Dialysierlösung durch die Dialysemembran in das zurückfließende Blut übertritt, die Natriumkonzentration im Körper leicht anhebt und damit Plasmawasser aus den Zellen mobilisiert. Der Blutdruck wird wieder ansteigen und eine Ultrafiltration, vielleicht über das Normalmaß hinaus, wird wieder möglich. Aber mit welchen Preis zahlt der Patient diesen zusätzlichen Wasserentzug? Er wird die Dialyse mit einer positiven Natriumbilanz beenden. Das macht wieder durstig und der Patient wird viel trinken. Und damit schließt sich der Teufelskreis.*

Die Lösung wären salzarme Speisen und salzarme Getränke, die nicht durstig machen. Zur nächsten Dialyse wird der Patient nur gering flüssigkeitsbeladen kommen. Die vollständige Ultrafiltration der eingelagerten Flüssigkeit ist ohne Erhöhung der Natriumkonzentration in der Dialysierlösung möglich. Der Patient geht mit einem normalen bis leicht erniedrigtem Natriumgehalt im Blut nach Hause, hat weniger Durst und wird folglich weniger trinken."

Wie in ➤ Tab. 20.4 zu erkennen, wird die Wasserbilanz im Körper im Wesentlichen über die Urinproduktion gesteuert. Fällt die Urinproduktion bei zunehmender Erkrankung der Nieren weg, so verbleibt die Flüssigkeit im Körper und kann nur über die Dialyse entfernt werden. Das Ziel ist eine geringe Flüssigkeitsbeladung. Mit Flüssigkeiten sind jedoch nicht nur die Getränke

20

Tab. 20.4 Durchschnittliche Wasserbilanz eines gesunden Erwachsenen

Wasseraufnahme (ml/Tag)		Wasserabgabe (ml/Tag)	
Getränke	1.440 ml	Urin	1.440 ml
Wasser in fester Nahrung	875 ml	Stuhl	160 ml
Oxidationswasser (durch Abbau von Nährstoffen)	335 ml	Haut	550 ml
		Lunge	500 ml
Gesamtwasseraufnahme	2.650 ml	Wasserabgabe	2.650 ml

Quelle: Deutsche Gesellschaft für Ernährung, Österreichische Gesellschaft für Ernährung (Hrsg.): Referenzwerte für die Nährstoffzufuhr. Bonn, 2. Auflage, 8. aktualisierte Ausgabe (2024)

gemeint, sondern auch die im Essen versteckte Flüssigkeit, die bei der Berechnung der täglichen Flüssigkeitsaufnahme mitberücksichtigt werden muss.

Folgende Nahrungsmittel enthalten bis zu fast 100 % Flüssigkeit:

- Suppen
- Kompott
- Milch, Buttermilch
- Pudding
- Speiseeis und Sorbet

Praktische Tipps zum Umgang mit der Flüssigkeitsrestriktion:

- Der Flüssigkeitsgehalt der festen Nahrung, z. B. Fleisch, Brot, Nudeln, Reis, Kartoffeln, wird nicht berechnet.
- Der Flüssigkeitsgehalt flüssiger Nahrungsmittel, z. B. Suppen, Soßen, Kompott, Joghurt, muss zu 100 % berücksichtigt werden.
- Kleine Gläser und Tassen verwenden.
- Langsam trinken und genießen.
- Gegen Durstgefühl: saure Bonbons, Zitronenstückchen, Kaugummi, Eiswürfel.
- Bei Diabetespatienten wegen hyperglykämischem Durst hohe Blutzuckerwerte vermeiden!
- Sehr trockene Raumluft vermeiden.

MERKE

Die empfohlene tägliche Flüssigkeitszufuhr bei Hämodialyse beträgt:
Restdiurese + 500–800 ml.

Hat der Patient noch eine tägliche Urinausscheidung von z. B. 400 ml, so ist die Empfehlung, nicht mehr als 900–1.200 ml Flüssigkeit aufzunehmen. Darin enthalten ist natürlich auch die Flüssigkeit aus Nahrungsmitteln.

Getränkeauswahl

Bei der Auswahl der Getränke sind vorzugsweise Natrium-, Kalium- und Phosphatgehalt zu berücksichtigen.

Kalium und Phosphat

Kaliumarme Durstlöscher sind Leitungs-, Tafel- und Mineralwasser, Kräuter- und Früchtetees oder Zitronenwasser. Relativ viel Kalium und/oder Phosphat enthalten Frucht- und Gemüsesäfte, Smoothies, Milch, Buttermilch, Molke, Kakao, Cola, Cola-Mixgetränke, Instantgetränke, Kaffee, Bier und Wein.

Alkohol

Unter Berücksichtigung der Flüssigkeitsbilanz und weiterer Erkrankungen (Bauchspeicheldrüse, Leber) ist gegen den gelegentlichen Genuss von Alkohol bei Nierenerkrankungen nichts einzuwenden.

20.7 Ernährung nach Transplantation

Viele betroffene Patienten freuen sich nach einer erfolgreichen Transplantation wieder auf „normales" Essen und Trinken. Dabei zu berücksichtigen ist jedoch die Immunsuppression, die zu einer starken Herabsetzung der Funktionen des Immunsystems führt. Essen und Trinken bergen jedoch das Risiko, dass Krankheitserreger wie Viren, Bakterien, Pilze, Schimmelpilze und Hefen in Lebensmitteln, bedingt durch die Immunsuppression, zu schwer beherrschbaren Infektionskrankheiten führen können. Daher sollte in den ersten Wochen nach der Transplantation zum Selbstschutz der Kontakt mit solchen Keimen unbedingt vermieden werden und nach Transplantation ist generell auf eine maximale Küchenhygiene zu achten.

Tipps für das Einkaufen

Besonders leicht verderbliche Lebensmittel, wie frisches Fleisch, Wurst und Fisch, sollten möglichst noch am gleichen Tag verarbeitet werden. Bei Obst und Gemüse ist auf Frische und auf die richtige Lagerung im Kühlschrank zu achten. Beim Einkauf von Tiefkühlprodukten darf die Kühlkette nicht unterbrochen werden.

Tipps für die Aufbewahrung

Möglichst alles in gut verschließbaren Behältern lagern und diese regelmäßig in die Spülmaschine tun und bei hoher Temperatur spülen. Der Kühlschrank sollte einmal pro Woche gereinigt werden. Normales warmes Spülwasser reicht aus. Das zusätzliche Wischen mit Essigessenz verringert nochmals die Anzahl der Keime.

Tipps für die Zubereitung der Lebensmittel

Hier sollte auf die Reihenfolge der Verarbeitung geachtet werden. Keimarme Lebensmittel zuerst zubereiten und zuletzt Fleisch und Fisch. Die Hände und Küchengeräte regelmäßig reinigen. Spültücher und Geschirrtücher nur einmalig verwenden und danach bei möglichst hoher Temperatur waschen. Alternativ können Einmalpapiertücher verwendet werden.

Lebensmittel, v. a. Fleisch und Fisch sowie Schalen- und Krustentiere, nur durchgegart und durcherhitzt und keinesfalls roh verzehren.

Tipps für Obst, Gemüse, Salat und Nüsse

Obst, Gemüse und Salate grundsätzlich immer waschen und danach nach Möglichkeit schälen. Der Verzehr von Blattsalaten ist in den ersten Monaten nach Transplantation untersagt.

Auch Obst und Gemüse, das nicht geschält werden kann, sollte in den ersten Wochen nicht verzehrt werden. Trockenobst sollte nur nach vorherigem Erhitzen gegessen werden, auch wenn dies als „gesunder" Snack gilt.

Nüsse und Nussprodukte sollten in den ersten Monaten gemieden werden. Vor allem Paranüsse, Walnüsse und gemahlene Nüsse sowie Mandeln sind wegen des potenziellen Pilzbefalls zu gefährlich.

Tipps für Essen und Trinken unterwegs

Kurz nach der Transplantation sollte auf eine Verpflegung in großen Gesellschaften oder bei Straßenfesten verzichtet werden. Dies dient dem Eigenschutz. Auch Salate mit Mayonnaise, ebenso ungekochte Cremespeisen mit rohen Eiern, z. B. Tiramisu, oder lange herumstehende Lebensmittel bei einem Buffet sollten gemieden werden.

Ausblick

Bei realistischer Betrachtung bleibt für den frisch Transplantierten nichts mehr übrig. Ja, das mag so sein. Das sind alles Vorkehrungen, die in den ersten Tagen, Wochen und z. T. auch noch in den ersten Monaten nach der Transplantation getroffen werden müssen, um das Organ und den immungeschwächten Körper vor Erkrankungen zu schützen. Aber die Patienten können beruhigt sein. Mit der Zeit wird sich das alles wieder geben und sie werden wieder ein vollkommen normales Leben führen können.

Resümee

Eine ausführliche **Ernährungsanamnese** und ein **Ernährungsprotokoll** sind die Grundlage für eine individuelle Ernährungsberatung des Patienten. Allein das Führen eines Ernährungsprotokolls über drei Tage verlangt dem Patienten einiges an Disziplin ab. Versuchen Sie es einmal selbst: Führen Sie für drei Tage ein Protokoll über Ihr Ernährungs- und Trinkverhalten und werten Sie dieses anschließend aus. Reflektieren Sie ggf. auftauchende Schwierigkeiten beim Erstellen des Ernährungsprotokolls.

VORSICHT: PRÜFUNG!

1. Wie wird der Body-Mass-Index (BMI, Körpermassenzahl) berechnet?
2. Nennen Sie ein zentrales Ziel der Ernährungstherapie bei Dialysebehandlung.
3. Nennen Sie drei Ursachen der chronischen krankheitsspezifischen Mangelernährung bei Patienten mit Nierenerkrankungen.
4. Wie hoch sollte die maximale tägliche Phosphatzufuhr bei Dialysepatienten sein?
5. Nennen Sie drei Nahrungsmittel, die viel Kalium enthalten.

KAPITEL

21 Hygiene und korrekter Umgang mit Medizinprodukten in der Dialyse

Kerstin Gerpheide

Dialyseeinrichtungen unterliegen hohen Anforderungen an die Hygiene. Patienten mit einer dialysepflichtigen Nierenerkrankung haben eine geschwächte Immunabwehr und sind daher erhöht infektanfällig. Infektionen bei terminaler Niereninsuffizienz sind die häufigste Ursache für Hospitalisation und die zweithäufigste Todesursache von Dialysepatienten.

Gründe für höhere Infektanfälligkeit:

- Eingeschränkte Immunabwehr, **Multimorbidität, chronische Wunden,** Dialysekatheter, Blasenkatheter und Kunststoffprothesen aus körperfremdem Material, **multiresistente Keime,** häufige chirurgische Intervention (ambulant oder im Krankenhaus; Gefahr der Kolonisation bzw. Infektion)
- Hämodialysepatienten kommen jährlich mit 15.000–45.000 Liter Wasser indirekt über den Dialysator ODER über das Peritoneum bei der PD in Kontakt – hier sind besondere Anforderungen an das Wasser, das Dialysat und die Dialysegeräteaufbereitung zu stellen.

Alle Berufsgruppen, die mit der Versorgung, Betreuung, Pflege und Therapie von Dialysepatienten betraut sind, benötigen ein ausgeprägtes Hygienebewusstsein und -verhalten. Deshalb sind geeignete Arbeitsbedingungen, fundiertes Wissen sowie ein dokumentiertes Hygienemanagementsystem in Form eines aussagefähigen Hygiene- und Desinfektionsplans mit angefügten Arbeitsanweisungen und Formblättern unverzichtbar.

MERKE

Gemäß § 2 IfSG (Infektionsschutzgesetz) Begriffsbestimmungen ist eine **nosokomiale Infektion** eine Infektion mit lokalen oder systemischen Infektionszeichen als Reaktion auf das Vorhandensein von Erregern oder ihrer Toxine, die im zeitlichen Zusammenhang mit einer stationären oder einer ambulanten medizinischen Maßnahme steht, soweit die Infektion nicht bereits vorher bestand.

21.1 Hygieneplan

Gemäß § 23 Absatz 5 IfSG, den fachspezifischen Empfehlungen der KRINKO (Kommission für Krankenhaushygiene und Infektionsprävention) beim Robert Koch-Institut und der „Leitlinie zu Infektionsprävention und Hygiene 2019“ der Deutschen Gesellschaft für Nephrologie (DGfN) sind Dialyseeinrichtungen verpflichtet, in **schriftlichen Hygieneplänen** innerbetriebliche Verfahrensweisen zur Infektionshygiene festzulegen. Diese Einrichtungen unterliegen der infektionshygienischen Überwachung durch das Gesundheitsamt.

Gemäß TRBA/BGR 250 (Biologische Arbeitsstoffe im Gesundheitswesen und in der Wohlfahrtspflege; Technische Regeln für Biologische Arbeitsstoffe/Berufsgenossenschaftliche Regeln für Sicherheit und Gesundheit bei der Arbeit) hat der Betreiber von Dialyseeinrichtungen für die einzelnen Arbeitsbereiche entsprechend der Gefährdungsbeurteilung neben geeigneten baulichen Voraussetzungen Maßnahmen zur Vermeidung einer Infektionsgefährdung in Form eines Hygieneplans schriftlich festzulegen und deren Befolgung zu überwachen. Der Hygieneplan soll **Regelungen zu Standardhygiene, Desinfektion, Reinigung und Sterilisation sowie zur Ver- und Entsorgung** enthalten. Dabei sind die Erfordernisse des Arbeitsschutzes gemäß § 9 Absatz 2 und § 11 Absatz 1 BioStoffV (Biostoffverordnung) und des Patientenschutzes gemäß §§ 23 und 36 IfSG idealerweise in einem Dokument zu bündeln.

Mitglieder des Behandlungsteams sowie sonstige betroffene Beschäftigte müssen regelmäßig, mindestens jedoch jährlich, unter Einbeziehung von Arbeitsanweisungen, des Hygieneplans, der Notfallplanung und der arbeitsmedizinischen Präventionsmaßnahmen unterwiesen werden.

Darüber hinaus sollten **anlassbezogene Unterweisungen** zum Hygieneplan (z. B. bei Änderungen, bei neu hinzugekommen Hygienerisiken, usw.) in regelmäßigen Abständen durchgeführt werden. Der Inhalt der Unterweisungen ist schriftlich festzuhalten und die Teilnahme mit Unterschrift zu bestätigen. Erst wenn der „Hygieneplan" von den für die Hygiene verantwortlichen Personen unterzeichnet worden ist, erhält er für alle in der Dialyse Tätigen den erforderlichen verbindlichen Charakter, aus dem die notwendige Handlungssicherheit und im Streitfall Rechtssicherheit erwächst.

MERKE

Der Hygieneplan ist Bestandteil des Hygienemanagements und somit kein statisches Gebilde. Daher muss dieser kontinuierlich aktualisiert und fortgeschrieben werden.

Gesetzliche Vorgaben zu Inhalt, Umfang und Struktur eines Hygieneplans für Dialyseeinrichtungen gibt es aktuell nicht! Die Deutsche Gesellschaft für angewandte Hygiene in der Dialyse e. V. (DGAHD) hat eine „Anleitung zur Erstellung eines Hygieneplanes" zum freien Download zur Verfügung gestellt und ermöglicht Dialyseeinrichtungen, die rechtlichen Vorgaben möglichst konform zu befolgen (www.dgahd.de, [DGAHD 2022).

Zu jedem Kapitel des Hygieneplans sollten die einrichtungsspezifischen Festlegungen ausformuliert werden. Es empfiehlt sich, diese Festlegungen durch einrichtungsspezifische Dokumente, Pläne, Arbeitsanweisungen, SOP (Standard Operating Procedure), Dokumentationsvorlagen und Merkblätter zu ergänzen.

Laut den Anforderungen der KRINKO und den Hygieneverordnungen der verschiedenen Bundesländer müssen Dialyseeinrichtungen einen Hygienebeauftragten in der nephrologischen Pflege benennen. Als integraler Bestandteil des Hygienemanagementsystems in den Dialyseeinrichtungenunterstützt der Hygienebeauftragte die Leitung bei der Entwicklung und Implementierung von Hygienevorschriften.

Um die Rolle effektiv auszuführen, muss Zeit für notwendige Hygieneschulungen, die Aktualisierung des Hygieneplans und regelmäßige interne hygienebezogene Überprüfungen sowie Fortbildung eingeplant werden.

Ausbildung

- Fachpflegekräfte der Nephrologie oder Gesundheits- und Krankenpfleger/-in oder
- Pflegefachmann/-frau mit staatlicher Anerkennung und Berufserfahrung in der Dialyse oder
- Medizinische Fachangestellte mit Zusatzausbildung Dialyse (MFAD) mit zweijähriger Berufserfahrung (Angaben in der jeweiligen Hygieneverordnung des Bundeslandes beachten)

Fort-und Weiterbildung für Hygienebeauftragte in der nephrologischen Pflege

Zur Erfüllung der oben genannten Aufgaben ist eine Weiterbildung erforderlich. Qualifizierte Weiterbildungen zum Hygienebeauftragten in der nephrologischen Pflege werden von akkreditierten Weiterbildungsstätten angeboten, wie z. B. der Deutschen Gesellschaft für angewandte Hygiene in der Dialyse e. V. (DGAHD). Das Curriculum kann auf der Website der DGAHD e. V. eingesehen werden.

21.1.1 Desinfektionspläne

Desinfektionspläne sind Teil des Hygieneplans und beschränken sich auf die Darstellung der korrekten Desinfektion. Vor jeder Desinfektionsmaßnahme ist zu hinterfragen:

- Was?
- Wann?
- Wie?
- Womit?
- In welcher Konzentration?
- Welche Einwirkzeit?
- Wer?

Alle in der Dialyseeinheit anzuwendenden Desinfektionsmaßnahmen müssen im Desinfektionsplan niedergeschrieben werden. Der Desinfektionsplan sollte in den Bereichen, in denen Desinfektionsmaßnahmen durchgeführt werden, vorgehalten werden.

21.1.2 Standardhygienemaßnahmen

Bei jeder Tätigkeit am Patienten müssen hygienische Basismaßnahmen eingehalten werden, die unabhängig von Krankheitserregern immer als Infektionsschutz für beide Seiten erforderlich sind.

Zu den **Basishygienemaßnahmen** zählen:

- Händehygiene
- Hautdesinfektion vor Punktionen und anderen invasiven Eingriffen
- Reinigung und gezielte Desinfektion der Umgebung (Flächendesinfektion)
- Aufbereitung von Medizinprodukten (Desinfektion und Sterilisation)
- Richtige Verwendung von Schutzhandschuhen, Schutzkleidung, Mund-Nasenschutz, Schutzbrillen

21.1.3 Händehygiene

Händehygiene ist eine der wichtigsten Maßnahmen zur Verhütung von Infektionen. Zu den Maßnahmen der Händehygiene gehören Händewaschen, hygienische und chirurgische Händedesinfektion, Pflege und Schutz der Hände sowie das Tragen von Handschuhen. Die hygienische Händedesinfektion ist die einfachste, schnellste und kostengünstigste Maßnahme, um eine Ausbreitung nosokomialer Infektionen zu verhindern. Somit muss es in der Arbeitsorganisation einer Dialyseeinrichtung möglich sein, einfach Desinfektionsmittel zu erreichen. SOP und regelmäße Schulungsmaßnahmen können das Verständnis für die Händedesinfektion erheblich verbessern.

Die WHO hat im Rahmen ihrer weltweiten Kampagne „Clean Care is Safer Care" das Konzept der „Fünf Momente der Händehygiene" eingeführt, das die Indikationen für die Händehygiene in fünf Punkten zusammenfasst (➤ Abb. 21.1).

Weitere wichtige Aspekte:

- Lange Haare müssen zurückgebunden sein.
- Kein Tragen von Schmuck an den Händen und Unterarmen (auch kein Ehering)
- Fingernägel sollten mit den Fingerkuppen abschließen, Fingernagelmodellagen und Nagellack sind bei medizinischem Personal abzulehnen.
- Einmaluntersuchungshandschuhe können eine hygienische Händedesinfektion nicht ersetzen (eine hygienische Händedesinfektion ist auch nach dem Ablegen der Einmalhandschuhe erforderlich).
- Überdesinfizieren von Handschuhen ist je nach Herstellerangaben möglich.

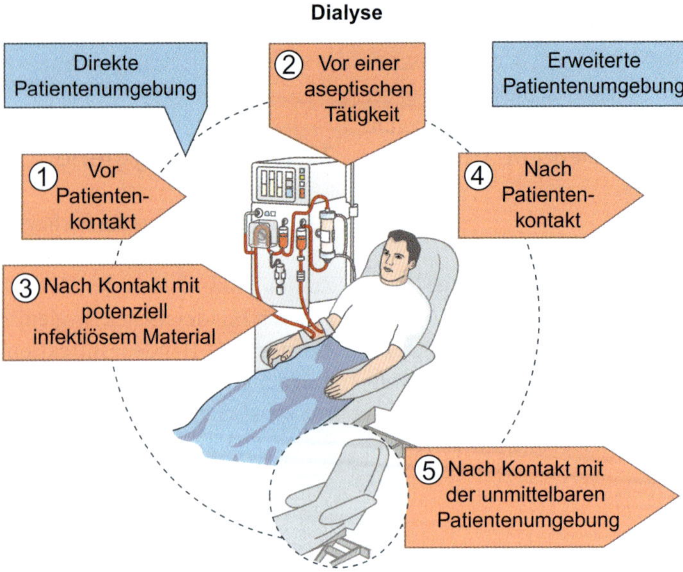

Abb. 21.1 Die fünf Momente der Händehygiene. [L138]

Händewaschen ist keine Alternative zur Händedesinfektion. Durch alleiniges Waschen der Hände kann keine effektive Reduktion der Keimzahl auf den Händen erzielt werden. Darüber hinaus ist Trinkwasser nicht keimfrei, es kann mitunter sogar nosokomial relevante Erreger (z. B. Legionellen, Pseudomonaden) beinhalten.

Bei einer Kontamination mit **Bakteriensporen** (z. B. Sporen von *Clostridium difficile*) empfiehlt das RKI, nach der hygienischen Händedesinfektion die Hände außerdem gründlich zu waschen, um die Sporen, die durch das alkoholische Händedesinfektionsmittel nicht inaktiviert werden, abzuschwemmen.

Eine gesunde Haut ist Voraussetzung für eine effektive Händehygiene. Beim Auftreten von **Allergien** sollte zunächst der Anwendungsprozess überprüft werden. Das Tragen von Einmalhandschuhen auf feuchten Händen nach dem Waschen und Desinfizieren kann Allergien und Mykosen fördern. Allergien sollten dermatologisch untersucht und Alternativen gesucht werden.

Handpflegemaßnahmen mit Öl-in-Wasser-Cremes, welche schnell einziehen, sollten immer wieder zwischendurch durchgeführt werden, wohingegen Wasser-in-Öl-Cremes, welche langsam einziehen, nur vor Arbeiten in Wasser und bei Dienstende benutzt werden sollten. Es dürfen wegen der Verkeimungsgefahr keine Dosen, sondern nur Tuben oder im Idealfall Wandspender verwendet werden. Zum Hygieneplan gehört auch, einen Hautschutzplan aufzustellen.

MERKE

Mitarbeiter in der medizinischen Versorgung und Pflege von Patienten sind zur Durchführung der Händedesinfektion verpflichtet, weil die Unterlassung dieser Maßnahme ein unkalkulierbares Infektionsrisiko für die Patienten und die tätige Person darstellt.

21.1.4 Persönliche Schutzausrüstung (PSA)

Vom Arbeitgeber gestellte **Dienstkleidung** und deren desinfizierende Reinigung sollte mittlerweile *state of the art* sein. Sie sollte täglich gewechselt werden, spätestens aber nach sichtbarer Verschmutzung durch Blut oder Sekrete. Das Tragen von Privatkleidung darf nur außerhalb des Patientenbereiches, aber keinesfalls bei Pflegeverrichtungen erlaubt sein.

Die **persönliche Schutzkleidung** ist ein zusätzlicher Schutz zur Dienstkleidung und muss vom Arbeitgeber gestellt werden. Die Schutzkleidung kann von der Einmalschürze bis zum Vollkittel je nach Einsatz variieren und sollte im Hygieneplan festgelegt werden.

Bei allen Tätigkeiten, bei denen Kontakt mit Blut und anderen Körperausscheidungen droht, sind unsterile **Einmalhandschuhe** zu tragen. Diese sollten erst unmittelbar vor Verwendung mit **desinfizierten Händen** aus der Verpackung entnommen werden. Wird bei der Versorgung von Kathetern nicht in Non-Touch-Technik gearbeitet, sind sterile Einmalhandschuhe zu tragen.

Haushaltshandschuhe sind bei Reinigungs- und Desinfektionsarbeiten zu tragen. Sie sind chemikalienbeständig und wiederverwendbar.

Es wird empfohlen, bei der Versorgung von zentralvenösen Kathetern, Peritonealkathetern oder Prothesenshunts einen **Mund-Nasen-Schutz** (MNS) zu tragen.

Der MNS ist ein Hilfsmittel, das die Nasen- und Rachenschleimhaut des Trägers vor Kontamination schützt und die Ausbreitung von Erregern minimiert. Er bietet auch Schutz vor Spritzern von Blut und Gewebe. Bei bestimmten aseptischen Tätigkeiten schützt er Patienten vor Mikroorganismen. Ein dreilagiger MNS erfüllt die Anforderungen, wenn er korrekt getragen wird, das heißt Mund, Nase und gegebenenfalls Bart werden vollständig bedeckt. Der MNS ist ein Einwegprodukt und muss nach Gebrauch sofort entsorgt und die Hände müssen desinfiziert werden. Bei Durchfeuchtung oder sichtbarer Kontamination ist ein Wechsel erforderlich.

Atemschutzmasken, die den Träger vor Luftschadstoffen schützen, sind nicht mit einem MNS zu verwechseln. Der MNS bietet nicht den notwendigen Schutz gegen Aerosole und zählt nicht zur persönlichen Schutzausrüstung im Sinne des Arbeitsschutzes. Bei bestimmten Erregern kann das Tragen von partikelfiltrierenden Halbmasken (Filtering Face Pieces, FFP) notwendig sein, die eine Reduktion von infektiösen Aerosolen in der Atemluft gewährleisten. Diese werden gemäß DIN EN 149:2009-08 in drei Klassen eingeteilt, basierend auf ihrer zulässigen Leckage: FFP1 (max. 22 %), FFP2 (max. 8 %), und FFP3 (max. 2 %). Die Wirksamkeit der Masken hängt neben der Filterfunktion stark vom korrekten Sitz ab, wobei Barthaare den Schutz beeinträchtigen können. Die Augenschleimhäute können ebenfalls Eintrittspforten für Krankheitserreger sein, weshalb **Schutzbrillen oder Schutzvisiere** genutzt werden sollten. Sie schützen vor Spritzern von Blut oder anderen Körpersekreten und verhindern so Infektionen über die Bindehaut. Diese Schutzmittel sollten individuell genutzt und regelmäßig durch Wischdesinfektion gereinigt werden.

Es ist geschlossenes **Schuhwerk** fest am Fuß zu tragen. Die Schuhe sollten mindestens 1-mal/Woche desinfizierend abgewaschen werden.

MERKE

Zu Hygienemängeln existieren zahlreiche Gerichtsentscheidungen. So wurde in einigen Fällen das Unterlassen der hygienischen Händedesinfektion als grober Behandlungsfehler gewertet.

21.1.5 Hautantiseptik (Hautdesinfektion)

Die Hautantiseptik (Desinfektion) hat das Ziel, das Infektionsrisiko, das bei Durchbrechen der natürlichen Barrierefunktion von Haut- und Schleimhaut entsteht, zu minimieren. Durch die Desinfektion werden im Bereich der Einstichstelle auf der Haut befindliche Mikroorganismen ausreichend reduziert. Die Durchführung hat in Abhängigkeit von der Art der vorzunehmenden Maßnahme differenziert zu erfolgen. Hautantiseptik ist vorzunehmen bei Blutentnahmen, subkutanen und intramuskulären Injektionen, Punktionen, Anlage zentraler Gefäßkatheter, Versorgung permanenter Gefäßkatheter und Peritonealkatheter.

Zur sicheren und wirkungsvollen Anwendung müssen die Angaben des Herstellers zur Einwirkzeit (für talgdrüsenreiche und -arme Hautbereiche) eingehalten werden. Die Desinfektion erfolgt unmittelbar vor der Injektion/Punktion mittels Aufsprühens oder mit einem mit Desinfektionsmittel getränkten **sterilen Tupfer.** Während der gesamten Einwirkzeit wird die zu desinfizierende Stelle vollständig feucht gehalten. Wenn ein Tupfer verwendet wird, sind entsprechend der Empfehlung der KRINKO „Anforderungen an die Hygiene bei Punktionen und Injektionen" einzuhalten. Vor dem Eingriff muss das Desinfektionsmittel abgetrocknet sein. Die betroffene Stelle ist vor Rekontamination (z. B. durch die Kleidung des Patienten) zu schützen.

Zur Pflege und ggf. zur Anlage temporärer zentraler Katheter kommt ein remanent wirkendes Hautantiseptikum (z. B. Zusatz von Octenidin oder Chlorhexidin) zum Einsatz.

Auf die individuellen Desinfektionsmaßnahmen wird in den entsprechenden Abschnitten näher eingegangen.

21

21.1.6 Reinigung und gezielte Desinfektion der Umgebung (Flächendesinfektion)

Die **Reinigung** ist ein Prozess zur Entfernung von Verschmutzungen (z. B. Staub, chemische oder organische Substanzen), ohne dass bestimmungsgemäß eine Abtötung oder Inaktivierung von Mikroorganismen stattfindet. **Ziel der Reinigung** ist es, unter Verwendung von Wasser mit reinigungsverstärkenden Zusätzen (z. B. Detergenzien), Verunreinigungen wie z. B. Staub, chemische Substanzen, Mikroorganismen oder organische Substanzen zu entfernen.

Desinfektion ist ein Prozess, durch den die Anzahl vermehrungsfähiger Mikroorganismen infolge Abtötung/Inaktivierung unter Angabe eines standardisierten, quantifizierbaren Wirkungsnachweises reduziert wird.

Ziel der Flächendesinfektion ist es, einen Gegenstand/Bereich in einen Zustand zu versetzen, dass von ihm keine Infektionsgefahr mehr ausgehen kann. Besonders vor dem Hintergrund des verstärkten Auftretens und der raschen Ausbreitung von multiresistenten Erregern (MRE) gewinnt die Flächendesinfektion zunehmend an Bedeutung.

Die zur Flächendesinfektion eingesetzte Produkte sollten in der Desinfektionsmittelliste der VAH (Verbund für Angewandte Hygiene e. V.) gelistet und für den bestimmten Erregertyp empfohlen sein. Die gewählte Konzentration sollte dem des **1-Stunden-Wertes** (Verdünnung bzw. Konzentration, die ihre Wirkung mit einer Einwirkzeit von einer Stunde entfaltet) entsprechen und mindestens die Viruzidität gegen HBV, HCV, HIV und SARS-CoV-2 abdecken. Bei der Elimination von bestimmten Erregern (z. B. Noroviren, Clostridien) sollten längere Einwirkzeiten, andere Konzentrationen oder als viruzid geprüfte Präparate gewählt werden.

MERKE

Die zu desinfizierende Oberfläche muss mit einer **ausreichenden Menge und Feuchtigkeit des Mittels** unter leichtem Druck abgerieben werden (Nass-Wischen). Bei einer regelmäßigen Desinfektion ist die Abtrocknung abzuwarten, bei einer gezielten Desinfektion und Aufbereitung von Medizinprodukten sind die Herstellerangaben zu beachten. **Trockenreiben ist unzulässig.**

21.2 Zusätzlich Hygienemaßnahmen bei Patienten mit besonderen Erregern

Ambulante Dialyseeinrichtungen stehen vor besonderen Herausforderungen im Umgang mit nosokomialen Infektionen von problematischen Krankheitserregern und Virusinfektionen wie Hepatitis B, Hepatitis C, HIV, Influenza und SARS-CoV-2-Infektionen. Durch konsequente Durchführung von Standardhygienemaßnahmen plus erweiterte infektionspräventive Maßnahmen kann das Risiko der Übertragung auf Patienten und Personal minimiert werden.

Patienten mit Hepatitis B, Hepatitis C, Hepatitis D und HIV

Die Virushepatitis hat schon immer besondere Aufmerksamkeit in den Dialyseeinrichtungen genossen. Aktuell ist die Prävalenz der viralen Hepatitiden erheblich gesunken – ein Erfolg der modernen Hygienemaßnahmen; dennoch könnte die Neuinfektionsrate durch konsequente hygienische Basismaßnahmen weiter gesenkt werden. **Einen besonderen Stellenwert hat auch hier die Händehygiene.**

Die Risiken der Viruserkrankungen sind unterschiedlich, die durchschnittliche **Viruslast bei HBV-Infektionen** liegt um mehrere Zehnerpotenzen höher als bei der HCV-Infektion. Entsprechend werden für die B-Hepatitis intensivere Hygienemaßnahmen empfohlen.

Seit 2014 gibt es direkt antiviral wirkende Substanzen zur Behandlung der chronischen Hepatitis C, die bei fast allen infizierten Patienten zur kompletten Ausheilung führen.

MERKE
Die Hepatitis-Impfung ist immer noch eine der wichtigsten Schutzmaßnahmen.

Patienten mit COVID-19-Infektion

Coronaviren wurden erstmals Mitte der 1960er Jahre identifiziert. Sie können sowohl Menschen als auch verschiedene Tiere infizieren, darunter Vögel und Säugetiere. Mit SARS-CoV-2 sind insgesamt sieben humanpathogene Coronaviren bekannt.

Coronaviren verursachen beim Menschen verschiedene Krankheiten, von gewöhnlichen Erkältungen bis hin zu gefährlichen oder sogar potenziell tödlich verlaufenden Krankheiten wie dem Middle East Respiratory Syndrome (MERS) oder dem Severe Acute Respiratory Syndrome (SARS).

Patienten mit Nierenerkrankungen zählen zur Risikogruppe, bei denen ein schwerer Krankheitsverlauf möglich ist. Deshalb steht die **Infektionsprävention** an höchster Stelle. Das Robert Koch-Institut und die Deutsche Gesellschaft für Nephrologie (DGfN) haben auf ihren Internetseiten detaillierte Handlungsempfehlungen veröffentlicht.

Die Umsetzung dieser Empfehlungen stellt Dialyseeinrichtungen vor besondere Herausforderungen. Jede Einrichtung muss festlegen, wie sie mit dieser Erkrankung umgeht. Folgende Punkte sollten von jeder Einrichtung bearbeitet werden:

- Sind alle Hygienevorschriften beim Umgang mit COVID-19-positiven Patienten umgesetzt?
- Sind alle Mitarbeiter in der Einrichtung ausreichend aufgeklärt und geschult?
- Werden Patienten mit COVID-19 behandelt? Ist die Einrichtung darauf eingerichtet?
- Sind genügend Mitarbeiter in allen Schichten vorhanden, um Kreuzinfektionen zu vermeiden?
- Sind alle Patienten geschult und informiert über angemessenes Verhalten bei auftretenden Symptomen, die auf eine COVID-19-Infektion hinweisen?

- Gibt es eine Screening Area? Sind ausreichend Abstände in der Wartezone?
- Ist ein Isolationsraum vorbereitet?
- Wird eine Kontaktliste bei den Patienten und Mitarbeitern geführt?
- Werden die Patienten bei der Ankunft am Eingang auf Symptome gecheckt?
- Ist die Anwendung der Schutzausrüstung im Isolationsraum geübt?
- Ist die Reinigung und Desinfektion in den Desinfektionsplänen festgelegt?
- Werden in regelmäßigen Abständen die Lagerbestände der Schutzausrüstung kontrolliert, um Engpässe zu vermeiden?

Patienten mit Noroviren

Noroviren kommen weltweit vor und bewirken meist Magen-Darm-Erkrankungen. Die Erreger werden von Erkrankten massenhaft mit dem Stuhl und dem Erbrochenen ausgeschieden und sind hochansteckend. Deshalb kommt es häufig zu größeren Ausbrüchen von Brechdurchfällen in Gemeinschaftseinrichtungen wie Altenheimen oder Krankenhäusern und dadurch auch in Dialyseeinrichtungen. Die meisten Erkrankungen ereignen sich von Oktober bis März.

Patienten mit *Clostridium difficile*

Clostridium difficile ist ein Bakterium, das weltweit vorkommt. Es findet sich in der Umwelt und auch im Darm gesunder Menschen und Tiere. Die Clostridien können jedoch in den Vordergrund treten, wenn durch eine längere Einnahme von Antibiotika die gewohnte Darmflora verändert oder sogar zerstört wird. Clostridien können Giftstoffe ausscheiden, die unter Umständen eine Darmentzündung mit schweren Durchfällen verursachen.

Patienten mit resistenten Erregern (MRE)

Seit vielen Jahren sind Dialyseeinrichtungen den Umgang mit durch MRSA (multiresistenter *Staphylococcus aureus*) kolonisierten Patienten gewohnt. Die MRSA-Prävalenz (Krankheitshäufigkeit) scheint in den letzten Jahren in Deutschland als mögliche Folge der intensivierten Hygienemaßnahmen nicht weiter zu steigen. Eine **Sanierung** sollte auch bei chronischen Dialysepatienten versucht werden und ist durchaus aussichtsreich.

Die Hygienemaßnahmen beinhalten z. B.

- Getrennte Behandlung in separatem Raum/Schicht/zonale Trennung,
- Patientengruppenbezogene medizinische Geräte,
- Patientengruppenbezogene Schutzkleidung,
- Patientenbezogene Pflegeutensilien,
- Patientengruppen zugeordnete Toiletten.

Patienten und Angehörige sind umfassend zu informieren und in den notwendigen Hygienemaßnahmen zu schulen.

Neben den grampositiven MRSA-Erregern und Vancomycin-resistenten Enterokokken (VRE) gewinnen nun auch zunehmend gramnegative Erreger, die sogenannten multiresistenten gramnegativen Erreger (MRGN), als Infektionserreger in Dialyseeinrichtungen an Bedeutung.

MERKE

Das Ziel aller zu treffenden Maßnahmen muss sein, die Übertragungswege der Infektionserreger zu unterbrechen, um die anderen Patienten umfassend vor Infektion bzw. Kolonisation zu schützen.

Tab. 21.1 Mikrobiologische Grenzwerte für Flüssigkeiten in der Dialyse (nach Leitlinie für angewandte Hygiene in der Dialyse, 4. überarbeitete Auflage, 2022. DGAHD e.V.)

	Medium	Bakteriennachweis (KBE/ml)	Endotoxinnachweis (EU/ml)
KRINKO Norm ISO 23500:2019 Norm ISO 13959–2015 Europäisches Arzneibuch (auf den aktuellen Stand ist zu achten)	Dialysewasser (Permeat)	< 100 (Alarmgrenze 50)	0,25 (Alarmgrenze 0,125)
	Standard-Dialysierlösung	< 100 (Alarmgrenze 50)	< 0,25 (Alarmgrenze 0,125)
	Ultrareine Dialysierlösung	< 0,1	< 0,03
	Online-Substitutionslösung	< 0,01	< 0,03 bis 0,001

Aus: Deutsche Gesellschaft für angewandte Hygiene in der Dialyse e.V. Leitlinie für angewandte Hygiene in der Dialyse. 4. überarbeitete Auflage, 2022. IU: Internationale Einheit; KBE: koloniebildende Einheiten.

21.3 Umgang mit Flüssigkeiten für die Hämodialyse

Damit eine Infektionsgefahr durch die Anlage zur Aufbereitung, Verteilung und Entsorgung von Reinwasser, Konzentrat oder Dialysierlösung weitgehend ausgeschlossen werden kann, muss die Einhaltung der ISO 23500:2015 „Guidance for the preparation and quality management of fluids for hemodialysis" und ISO 26722:2009 „Water treatment equipment for hemodialysis and related therapies", Berücksichtigung finden.

MERKE

Keime sind überall vorhanden und vermehren sich gerne. Das Dialysewasser ist selten das Problem, aber in den Dialysewassersystemen bilden Keime Zellverbände, den sogenannten **Biofilm.** Oberste Priorität hat die Verhinderung von Biofilmen, da man sie, einmal entstanden, nur sehr schwer wieder entfernen kann.

Desinfektion im flüssigkeitsführenden System

Das gesamte dialysewasserführende System muss so konzipiert sein, dass Desinfektionsmaßnahmen durchgeführt werden können. Die Hersteller und Installationsunternehmen sind verpflichtet, wirksame Desinfektionsverfahren anzugeben. Die Verfahren sind schriftlich festzuhalten und die Maßnahmen zu dokumentieren. Es gelten die in ➤ Tab. 21.1 angegebenen Grenzwerte.

Dialysegerät (Reinigung, Entkalkung, Desinfektion)

Das flüssigkeitsführende Innenleben (Hydraulik) der Hämodialysegeräte ist nach jeder Behandlung entsprechend den Herstellerangaben zu reinigen, zu entkalken und zu desinfizieren. In ➤ Tab. 21.2 sind die gebräuchlichsten Desinfektionsmittle aufgelistet.

Lange Standzeiten von Hämodialysegeräten ohne Desinfektion sind zu vermeiden (Herstellerinformation zu maximalen Standzeiten) und Reservegeräte in die Desinfektionsroutine einzubeziehen.

Die Desinfektionsmittelfreiheit muss nach Angaben des Herstellers individuell getestet und dokumentiert werden.

Die Oberflächendesinfektion des Dialysegerätes hat nach jeder Behandlung zu erfolgen. Dabei sind die Empfehlungen des Geräteherstellers zu beachten. Der Einsatz von falschem Desinfektionsmittel kann zu

Tab. 21.2 Gebräuchlichsten Desinfektionsmittel für die Hydraulik

Inhaltsstoff	Name	Reinigung	Desinfektion	Entkalkung
Peressigsäure	Puristeril®	0–1	1–2	1–2
Natriumhypochlorit	Tiutol® KF	2	2+	0
Natriumcarbonat	CleanCart® A	1	0	0
Zitronensäure		0	2	2
Andere Säuren (Apfelsäure, Milchsäure)	Diasteril®, Citrosteril®	0–1	2	2

0 = nicht effektiv, 1 = effektiv, 2 = sehr effektiv

Veränderungen und Verfärbungen an der Maschinenoberfläche führen. Der Gerätehersteller übernimmt dafür keine Garantie.

MERKE

Infektionen mit blutübertragbaren Viren können auch über die Geräteoberfläche erfolgen, deshalb sind die Standardhygienemaßnahmen unbedingt einzuhalten.

21.4 Dialysekonzentrate

Dialysekonzentrate – ob als zentrale Konzentratversorgung, Konzentratmischanlage, Kanister, Beutel oder Kartuschen – müssen unter hygienischen Bedingungen behandelt werden. Zentrale Bicarbonatmisch- und -verteilsysteme stellen ein hygienisches Risiko dar. **Bicarbonatbeutel und -kartuschen sind Einmalartikel.**

MERKE

Für Dialysekonzentrate besteht nach dem Öffnen kein generelles Haltbarkeitsdatum in der Europäischen Pharmakopöe. Sie sollen jedoch nach dem Öffnen möglichst schnell verbraucht werden.

Empfehlungen für Gebrauchszeiten:

- Max. 24 Stunden für Bicarbonat-Konzentrate
- Max. 1 Woche für Acetat- und Säure-Konzentrate

Container (beim Gebrauch von Luftfiltern):

Max. 3 Monate für Acetat- und Säure-Konzentrate

Die sogenannte „Rückführung" eines Dialysegeräts nach Behandlung eines Patienten mit blutübertragbarer Virusinfektion (HBV, HCB, HIV) hat nach den Vorgaben des Geräteherstellers zu erfolgen und muss dokumentiert werden.

MERKE

Das Aufrüsten der Dialysegeräte wird grundsätzlich unter aseptischen Bedingungen ausgeführt. Nach dem Vorfüllen des extrakorporalen Systems sollte **spätestens innerhalb einer Stunde** der Patientenanschluss erfolgen.

21.5 Hygieneanforderungen bei Medizinprodukten (MP)

Der hygienische Umgang mit Medizinprodukten gewährleistet die Sicherheit und Gesundheit der Patienten. Eine Wiederaufbereitung von Medizinprodukten, z. B. Sterilisation von Tupfern, erfordert eine lückenlose Dokumentation und die Validierung des Sterilisators mit höchsten Ansprüchen an die Qualität. Geregelt und beschrieben werden die Anforderungen in der Medical Device Regulation (MDR).

MERKE

Ambulante Dialyseeinrichtungen sollten sterile Einwegmaterialien verwenden; eine Wiederaufbereitung, z. B. Sterilisation, muss die Qualitätsanforderungen eines Neuprodukts erfüllen und erfordert lückenlose Dokumentation.

Tab. 21.3 Umgang mit Sterilgut (nach Leitlinie für angewandte Hygiene in der Dialyse, 4. Überarbeitete Auflage, 2022. DGAHD e.V.)

Art der Verpackung	Lagerung ungeschützt (z. B. offen auf Arbeitsfläche, im Regal)	Lagerung geschützt (z. B in Schrank oder Schublade)
Sterilbarrieresystem	Dient zur Bereitstellung zum alsbaldigen Gebrauch (Anwendung des Produkts innerhalb von maximal 48 Stunden)	6 Monate, jedoch nicht länger als das Verfallsdatum
Verpackungssystem (Kombination aus Sterilbarrieresystem und Schutzverpackung)	5 Jahre, sofern keine andere Verfallsfrist vom Hersteller festgelegt ist. Diese Frist gilt nur, wenn die Packung nach Öffnung sofort wieder staubarm verschlossen wird.	

Aus: Deutsche Gesellschaft für angewandte Hygiene in der Dialyse e.V. Leitlinie für angewandte Hygiene in der Dialyse, 4. überarbeitete Auflage, 2022.

21.5.1 Umgang mit Sterilgut

Durch den Transport und die Lagerung darf das MP keine nachteilige Beeinflussung erfahren. Unkritische und semikritische Medizinprodukte, die keimarm zur Anwendung kommen, müssen so gelagert werden, dass eine Rekontamination während der Lagerung vermieden wird (➤ Tab. 21.3).

Kritische Medizinprodukte, die steril zur Anwendung kommen, brauchen stets eine Verpackung **(Sterilbarrieresystem)** und sind vor Beschädigung, Staub, Feuchtigkeit, UV-Licht und Ungeziefer geschützt bei Raumtemperatur zu lagern. Sterilbarrieresysteme dürfen erst unmittelbar vor ihrer Verwendung geöffnet werden. Vor der Anwendung des Sterilguts sind das Mindesthaltbarkeitsdatum und die Unversehrtheit der Verpackung und des Sterilguts zu überprüfen. Für die Lagerung und Entnahme des Sterilguts gilt das Prinzip „First in, first out".

21.5.2 Hygieneanforderungen beim Umgang mit Arzneimitteln

Der Umgang mit Arzneimitteln in den Dialyseeinrichtungen muss höchste Anforderungen an den hygienischen Umgang, die Anwendung und Lagerung von Arzneimitteln erfüllen. Die Herstellerinformationen der Packungsbeilage und die Fachinformationen sind Bestandteil der arzneirechtlichen Zulassung der Medikamente und damit für das Personal bindend. Durch unsachgemäßen Umgang können Arzneimittel mit Bakterien kontaminiert und hierdurch Patienten gefährdet werden.

Apothekenbetreiber-Verordnung (ApBetrO §16, Abs.1, Satz 1 und 2): „Arzneimittel, Ausgangsstoffe, apothekenübliche Waren und Prüfmittel sind übersichtlich so zu lagern, dass ihre Qualität nicht nachteilig beeinflusst wird und Verwechslungen vermieden werden."

Beim Umgang mit Arzneimitteln sind folgende Aspekte zu beachten:

- Lagerungstemperatur bis 25 °C oder im Kühlschrank bei 2–8 °C.
- Die Kühlschranktemperatur muss gemessen, kontrolliert und dokumentiert werden.
- Einsatz von Systemen, die den Temperaturverlauf kontrollieren und Alarme auslösen bei Abweichungen
- Arzneimittel müssen getrennt von anderen Produkten aufbewahrt werden.

- Bei Herstellung und Vorbereitung der Medikamente sind die Standardhygienemaßnahmen einzuhalten.
- Mischen und Herstellen von Arzneimitteln ist in bestimmten Fällen genehmigungspflichtig.
- Angebrochene Mehrdosisbehältnisse (Stechampullen) dürfen nur begrenzt aufbewahrt werden, sind mit Konservierungsmittel innerhalb eines Monats aufzubrauchen, ohne Konservierungsmittel innerhalb von 24 Stunden, und mit Datum und Uhrzeit zu versehen.
- Der Einsatz von Mehrfachentnahmekanülen mit Luftfiltern ist möglich, Herstellerangaben sind zu beachten.
- Das Medikament und seine Verpackung müssen unbeschädigt sein.
- Bei der Entnahme von Cremes, Lotionen oder anderen Externa ist auf eine aseptische Entnahme zu achten, z. B. Entnahme mit Einmalspatel.
- Verschreibung und Verabreichung von Medikamenten müssen schriftlich angeordnet sein und dokumentiert werden.

MERKE

Das Mischen einer Trockensubstanz, Injektionslösung oder Konzentratampulle mit dem dafür vorgesehenen Lösungsmittel ist **keine** anzeigepflichtige Herstellung. Diese Tätigkeiten fallen unter den Begriff „Rekonstruktion".

21.6 Versorgung mit Lebensmitteln

Dialysepatienten sind durch ihre Erkrankung im besonderen Maße auch für lebensmittelübertragene Erkrankungen anfällig.

Die verantwortlichen Mitarbeiter haben daher eine besondere Sorgfaltspflicht, die hauptsächlich durch die **Lebensmittelhygiene-Verordnung** geregelt wird. Gemäß § 4 Abs. 1 der Lebensmittelhygiene-Verordnung ist ein Konzept zur Gefahrenidentifizierung und -bewertung und zur Beherrschung dieser Gefahren zu erstellen und der zuständigen Lebensmittelüberwachungsbehörde vorzulegen (Eigenkontrollsystem bzw. HACCP-Konzept). Für die Dialyseeinrichtungen selbst kommen für die **Eigenkontrolle** Erhitzungstemperaturen bei Fertiggerichten sowie Bereithaltezeiten und -temperaturen infrage. HACCP hingegen beschreibt ein ganzheitliches Hygienekonzept, welches hauptsächlich in der Gastronomie Anwendung findet. HACCP steht für **H**AZARD (Gefährdung), **A**NALYSIS (Analyse), **C**RITICAL (kritisch), **C**ONTROL (Lenkung), **P**OINTS (Punktstellen im Verfahren). Generell gilt auch für Dialyseeinrichtungen im Umgang mit Lebensmitteln die strikte Einhaltung der Hygieneregeln, um jede nachteilige Beeinflussung zu vermeiden.

Unter anderem gilt es zu berücksichtigen:

Personen, die mit dem Herstellen, Behandeln und Inverkehrbringen von Lebensmitteln betraut sind, benötigen entweder ein **Gesundheitszeugnis nach § 18 Bundesseuchengesetz oder eine Ersteinweisung zu Tätigkeits- und Beschäftigungsverboten** durch das Gesundheitsamt oder einen beauftragten Arzt.

Die Unterweisung ist alle zwei Jahre zu wiederholen und einmal jährlich der Umgang mit Lebensmitteln zu schulen und die **Teilnahme zu dokumentieren.**

Tätigkeitsverbot bei Erkrankungen mit nachstehenden Symptomen:
- Virushepatitis A und E
- Plötzlich auftretender Durchfall mit dünnflüssigem Stuhl
- Fieber mit Kopf- und Gliederschmerzen

Folgende Maßnahmen sollten eingehalten werden:
- **Tragen von Hygienekleidung,** die nicht bei der Betreuung der Patienten eingesetzt wird

- **Standardhygienemaßnahmen und konsequente Händehygiene müssen eingehalten werden.**
- Bei **Verletzungen** an der Hand müssen Handschuhe getragen werden.
- **Arbeitsutensilien** müssen desinfizierbar sein.
- **Arbeitsbereiche** (saubere und unreine) müssen klar definiert sein.
- Fenster sollten **Fliegengitter** haben.
- Wareneingangskontrollen mit Mindesthaltbarkeitsdatum und optischem Zustand
- Hygienischer Zustand der Verpackung und Transportbehälter
- **Einhaltung der Mindesttemperaturen** (< -18 °C bei Tiefkühlware, höchstens 7 °C bei Wurst und Käse, mindestens 65 °C bei warmen Speisen)
- Die **Lagerung von Lebensmitteln** muss klar geregelt sein, Lagerkontrollen müssen durchgeführt und dokumentiert werden, Kühlschränke und Gefrierschränke im Küchenbereich müssen über ein **Thermometer** verfügen und dürfen nicht zur Kühllagerung von Medikamenten genutzt werden. Die Kühltemperaturen sind zu dokumentieren.
- **Keine Zugabe von Rohei** zu Speisen, die nach Zugabe nicht mehr erhitzt werden. Eier sollten gekühlt gelagert werden.
- Im Küchenbereich ist arbeitstäglich eine Flächendesinfektion durchzuführen.
- Alles benutzten Geschirr- und Besteckteile sind im **Geschirrspülautomaten heiß zu reinigen (60 °C).** Maschinen sollten mit **Wirksamkeitskontrollen** geprüft werden (Bioindikatoren), Geschirrtücher und Wischtücher sind nach Benutzung aufzubereiten oder zu verwerfen.
- **Tische, Essentransportwagen und Tabletts** sind nach der Esseneinnahme zu reinigen.
- Übriggebliebene zubereitete Speisen sind zu entsorgen. **Einfrieren von Resten** ist verboten.

21.7 Entsorgung

Wäsche

Der Umgang mit der Wäsche der Einrichtung ist abhängig von der Logistik der Wäschever- und -entsorgung und muss im Hygieneplan festgelegt werden.

Hinweise:

- Die sorgfältige Trennung von Schmutz- und sauberer Wäsche ist zu gewährleisten. Die Lagerung von Schmutz- und sauberer Wäsche hat möglichst in getrennten Räumen, grundsätzlich aber in separaten Behältnissen bzw. Schränken zu erfolgen.
- Saubere Wäsche ist beim Transport, ggf. auch bei der Lagerung zur Vermeidung von Rekontamination in geeigneter Weise zu verpacken.
- In der ambulanten Dialyse ist es vertretbar, die Bettwäsche (Laken, bezogene Kissen und Decken) den einzelnen Patienten zuzuordnen und zwischen den Dialysebehandlungen in individuell zugeordneten Schrankfächern aufzubewahren.
- Die Wäsche ist nach sichtbarer Verschmutzung sofort, spätestens aber wöchentlich zu wechseln.
- Für Matratzen ist der Einsatz keimdichter Schutzbezüge zu empfehlen.
- Die wiederzuverwendende Wäsche muss thermisch oder chemothermisch desinfizierbar sein. Sie ist mit einem Desinfektionswaschverfahren entsprechend der RKI- und/oder DGHM-Liste einrichtungsextern, ggf. auch -intern zu waschen.
- Einrichtungsinternes Waschen ist nur möglich, wenn in der Dialysepraxis dazu die räumlichen und funktionellen Voraussetzungen (einschließlich geeigneter Waschmaschinen) vorhanden

sind. Beim einrichtungsinternen Waschen sollen die Waschmaschinen bzw. der Desinfektionswaschvorgang jährlich mikrobiologisch überprüft werden ähnlich den Überprüfungen der Wäschereien.
- Eine Aufbereitung von Dialysewäsche (einschließlich Kittel) im Privathaushalt ist nicht gestattet.

Abfallentsorgung

Zur Einteilung und Klassifizierung von Abfällen aus Dialyseeinrichtungen wird allgemein das LAGA-Merkblatt 18 von 2015 „Richtlinie über die ordnungsgemäße Entsorgung von Abfällen aus Einrichtungen des Gesundheitsdienstes“ verwendet.

Folgende Grundsätze sind zu berücksichtigen:

- Die Abfallverordnungen der Länder sind einzuhalten.
- Maßnahmen der Abfallvermeidung sind festzulegen.
- Die Abfälle sollen in gut schließenden Behältnissen gesammelt und mindestens einmal täglich in zentrale Abfallsammelbehälter entsorgt werden.
- Die Abfallentsorgung ist so zu betreiben, dass Belästigungen, insbesondere durch Gerüche, Insekten und Nagetiere vermieden werden.
- Spitze oder scharfe Gegenstände sind in Stich- und bruchfesten Behältnissen mit ausreichender Einfüllöffnung zu sammeln und entsprechend zu kennzeichnen.
- Infektiöse Abfälle sind getrennt von nicht infektiösen Abfällen zu sammeln, zu lagern und entsprechend zu kennzeichnen.

Resümee

Das Risiko der Krankheitsübertragung ist in der Dialyse gleichermaßen hoch wie in allen anderen medizinischen Einrichtungen auch, sodass hygienische Maßnahmen besonders wichtig sind. Eine hygienisch einwandfreie Arbeitsweise schützt Ihre Patienten und Sie selbst. Beachten Sie deshalb bei allen Maßnahmen die aktuellen Vorgaben des Desinfektions- und Hygieneplans Ihrer Einrichtung.

21

VORSICHT: PRÜFUNG!

1. Wann spricht man von einer nosokomialen Infektion?
2. Nennen Sie mindestens vier Tätigkeiten oder Situationen, die eine hygienische Händedesinfektion erforderlich machen.
3. Wie oft müssen Handwaschbecken und Arbeitsflächen in der Dialyseabteilung desinfiziert werden?
4. Wie lange dürfen Sie einen angebrochenen und verschlossenen Säurekonzentratkanister noch verwenden?
5. Wie lange darf die Zeit vom Füllen des extrakorporalen Systems bis zum Patientenanschluss maximal sein?
6. Bei welchen Infektionen muss der Patient ein gesondertes Dialysegerät erhalten?
7. Wofür stehen die Abkürzungen MRSA und MRGN?
8. Bei welchen Institutionen und Gesellschaften können Sie im Internet die aktuellen Hygienerichtlinien nachschauen?

KAPITEL

22 Qualitätsmanagement in Dialyseeinrichtungen

Kerstin Gerpheide

Qualitätsmanagement (QM) in Dialyseeinrichtungen ist zu Unrecht ein schwieriges und ungeliebtes Thema. Die Erhaltung und das Erreichen von höchster Behandlungsqualität sollte das Ziel in allen medizinischen Einrichtungen sein. Dennoch wird es in den meisten Einrichtungen mit Argumenten, wie „es macht zu viel Arbeit, kostet zu viel Geld und pflegerische Arbeit kann man nicht standardisieren“, abgelehnt. QM ist so viel mehr als Arbeit zu standardisieren und kontrollieren, es gehört zu den Grundlagen einer bedarfsgerechten und wirtschaftlichen Patientenversorgung auf hohem Niveau. Trotz aller Vorbehalte gegen QM geht es in Medizin und Pflege inzwischen nicht mehr um ein „Ja“ oder „Nein“ zum QM, sondern nur um das „Wie“.

MERKE

Die Umsetzung eines internen Qualitätsmanagementsystems (QMS) und der Qualitätssicherung für alle Dialyseeinrichtungen ist unerlässlich und gesetzlich vorgeschrieben.

Gesetzliche Grundlage:

§ 135a (2) SGB V: *„Vertragsärzte, medizinische Versorgungszentren, zugelassene Krankenhäuser […] sind […] verpflichtet, […] einrichtungsintern ein Qualitätsmanagement einzuführen und weiterzuentwickeln.“*

§ 136 Absatz 1 Satz 1 Nummer 1 SGB V: *„Der Gemeinsame Bundesausschuss (G-BA) bestimmt für die vertragsärztliche Versorgung und für zugelassene Krankenhäuser grundsätzlich einheitlich für alle Patienten durch Richtlinien nach § 92 Absatz 1 Satz 2 Nummer 13 insbesondere*

1. die verpflichtenden Maßnahmen der Qualitätssicherung nach § 135a Absatz 2, § 115b Absatz 1 Satz 3 und § 116b Absatz 4 Satz 4 unter Beachtung der Ergebnisse nach § 137a Absatz 3 sowie die grundsätzlichen Anforderungen an ein einrichtungsinternes Qualitätsmanagement und

2. Kriterien für die indikationsbezogene Notwendigkeit und Qualität der durchgeführten diagnostischen und therapeutischen Leistungen, insbesondere aufwendiger medizintechnischer Leistungen; dabei sind auch Mindestanforderungen an die Struktur-, Prozess- und Ergebnisqualität festzulegen.“

Somit sollten lose Sammlungen von Arbeitsanweisungen und nicht genutzte QM-Handbücher der Vergangenheit angehören.

22.1 Begriffsdefinitionen

22.1.1 Audit

Der aus dem Englischen stammende Begriff Audit bedeutet übersetzt Überprüfung.

Im Zusammenhang mit QM ist das Audit entweder eine durch eine externe Stelle erfolgende Begutachtung von Organisationen bzgl. der Einführung und Aufrechterhaltung eines QMS, oder im internen Audit prüft die Organisation ihr eigenes System, die Prozessbeschreibungen und deren Durchführung im Hinblick auf Nachweise und Übereinstimmung mit der Realität. Es liefert der Organisation Informationen über die Wirksamkeit und die Leistungsfähigkeit ihres Systems, ob ihre angestrebten Ziele verfolgt werden oder nicht und welche Änderungen ggf. eingeleitet werden müssen.

22.1.2 Benchmarking

Der Begriff Benchmark (= Maßstab) bzw. Benchmarking (= Maßstäbe setzen) bezeichnet ein Konzept, um Verbesserungsmöglichkeiten durch den Vergleich von Leistungsmerkmalen darzustellen. Ansatzpunkte für Benchmarking können Prozesse, Systeme, Produkte und Dienstleistungen bezüglich Kosten, Qualität, Zeit, Kunden-, Mitarbeiterzufriedenheit, etc. sein.

22.1.3 DIN ISO EN 9001:2015

Diese internationale, erstmals Ende der 1980er Jahre entwickelte Normenreihe gibt Empfehlungen und Standards zum QM (Organisation, Aufbau, Aufrechterhaltung und Weiterentwicklung, Dokumentation, Zertifizierung von QMS).

Die DIN EN ISO 9001:2015 legt Anforderungen an das QMS fest und ist Grundlage einer entsprechenden Zertifizierung. Vorgaben zur Qualität eines Produkts oder einer Dienstleistung gehören nicht zum Inhalt der Normen: Die Qualität des Produkts bzw. der Dienstleistung sowie die zur Zielerreichung erforderlichen Unternehmensprozesse legt das zu zertifizierende Unternehmen fest. Akkreditierte Zertifizierungsstellen überprüfen im Rahmen einer Zertifizierung durch besonders geschulte Auditoren, ob die in DIN EN ISO 9001:2015 festgelegten Standards nachgewiesen werden können bzw. ob in den folgenden Überwachungs- bzw. Re-Zertifizierungsaudits die ständige Verbesserung nachgewiesen werden kann.

22.1.4 Evaluation

Evaluation bedeutet allgemein die Beschreibung und Bewertung der Wirkungen von Maßnahmen oder Verfahren (z. B. Auswirkungen auf die Patientenversorgung, auf das Wohlbefinden des Patienten, auf das pflegerische Selbstverständnis etc.) hinsichtlich vorher festgelegter Kriterien. Auch alle Verfahren zum QM müssen evaluiert werden, um ihre Leistung und Kosten im Kontext des Gesundheitssystems bewerten zu können.

22.1.5 Organigramm

Schaubild einer bestimmten organisatorischen Struktur eines Unternehmens bzw. einer Institution. Es verdeutlicht auf anschauliche Weise die Beziehungen und Abhängigkeiten zwischen verschiedenen Organisationseinheiten oder Arbeitsabläufen.

22.1.6 Prozess

Ein Prozess ist eine Abfolge von verschieden Arbeitsschritten, die schließlich zum Ziel führen oder die Abfolge abschließen. Von zentraler Bedeutung für die QMS ist dabei der PDCA-Zyklus (➤ 22.1.7). Er dient als universelles Modell zur kontinuierlichen Qualitätsverbesserung. Ein typischer Prozess in einem Dialysezentrum ist die Behandlung.

22.1.7 PDCA-Zyklus (Kreislauf)

Den PDCA-Zyklus von Demming kennen wir aus der zumeist unbeliebten Pflegeplanung. Dabei ist der PDCA-Zyklus ganz natürlich in uns angelegt, jeder von uns plant automatisch und folgt einem imaginären Ablauf bis zum Ziel, ob im Kopf oder auf einem Zettel. Kennen Sie das Beispiel „Ich kaufe ein IKEA-Bett"?

Plan (Planen): Ich messe mein Schlafzimmer aus, überlege mir, welches Bett ich mir anschaffen möchte, und erstelle eine Liste, was ich alles benötige, z. B. Hilfe, Werkzeug, größeres Auto.

22

Do (Durchführen): Ich fahre zu IKEA, kaufe das Bett und baue es auf, wie ich geplant habe.

Check (Prüfen): Passt alles oder ist es zu klein oder zu groß? Fehlt eventuell ein Teil? Entspricht es meinen Erwartungen?

Act (Handeln): Es passt und sieht gut aus, zur Optimierung (Verbesserung) sollte noch ein Teppich darunter.

… und so beginnt der Kreislauf von vorn.

22.1.8 Ressourcen

Ressourcen sind Mittel, die bestimmten Zielen und Zwecken dienen, wie der Durchführung und Bereitstellung der Dialysebehandlungen. Dazu gehören Arbeitsumgebung, Arbeitsausstattung, notwendige Materialien und Personal. Diese Ressourcen müssen von den Einrichtungen zur Verfügung gestellt werden.

22.1.9 Qualitätsmanagement

Ein QM umfasst Aktivitäten, mit denen die Dialyseeinrichtungen ihre Ziele identifizieren und die Arbeitsabläufe und Ressourcen bestimmen kann, die zum Erreichen der gewünschten Ergebnisse erforderlich sind.

22.1.10 Qualitätsmanagementsystem

Das QMS ist die Gesamtheit und das Zusammenspiel der Arbeitsabläufe, die die Dialysezentren zur Durchführung ihrer Qualitätsmanagementaktivitäten einsetzen. Um die gesetzlichen Anforderungen zu erfüllen, hat der Betreiber eines Dialysezentrums die freie Auswahl bei der Integration eines QMS. Er könnte auch ein eigenes System entwickeln, wenn dieses die Anforderungen erfüllt. Meist wird jedoch auf bereits vorhandene und erfolgreich umgesetzte QM-Modelle aufgebaut. Die bekanntesten sind:

- DIN EN ISO 9001 – Qualitätsmanagementsysteme – Anforderungen
- KTQ® – Kooperation für Transparenz und Qualität im Krankenhaus
- QEP® – Qualität und Entwicklung in Praxen

Trotz dieser unterschiedlichen Modelle für das QM lassen sich die gleichen Prinzipien identifizieren.

22.1.11 Qualitätspolitik

Richtig Sinn macht ein QM nur, wenn es praktisch gelebt wird. Leben können Sie ihm einhauchen, indem Sie Ziele gemeinsam festlegen und deren Erreichung eine richtige Teamarbeit ist.

Sie kennen Unternehmensziele vielleicht auch als Leitbild (Poster in der Eingangshalle) oder als Qualitätspolitik. Sie bilden den Rahmen (Bilderrahmen) für die Erreichung und ständige Verbesserung der Qualitätsziele. Es wird häufig in diesem Zusammenhang von Mission und Vision der Einrichtung gesprochen und oft als großes „Blabla“ empfunden. Doch die Formulierung von gemeinsamen Zielen, Missionen und Werten erlangt immer mehr Bedeutung in der modernen Unternehmensorganisation und führt zu mehr Motivation und Zufriedenheit.

Für die Führung in Dialyseeinrichtungen heißt das, dass Leitungen auf allen Ebenen (von der Reinigungskraft über die Mitarbeiter der Praxis bis zum Nephrologen) dafür sorgen, einheitliche Bedingungen zu schaffen, um Qualitätsziele zu messen, zu erreichen und möglichst stetig zu verbessern.

22.1.12 Qualitätssicherung (QS NET)

Da der Rahmen und die Implementierung eines QMS in Dialyseeinrichtungen seit

2006 verpflichtend sind, aber nicht festlegt wurde, welche Kriterien regelmäßig überprüft werden sollen, um eine bestmögliche Behandlungsqualität zu sichern, hat der G-BA (Gemeinsamer Bundesausschuss) eine Qualitätssicherungsrichtlinie erlassen. Die Qualitätssicherung gewährleistet, dass die Vorgaben des QMS eingehalten und korrekt umgesetzt werden. Für die Dialyseeinrichtungen ist die Erfüllung der Richtlinie zur datengestützten, einrichtungsübergreifenden Qualitätssicherung (DeQS-RL) vom 29. Juli 2020 verpflichtend. Mit dem Verfahren „Nierenersatztherapie bei chronischem Nierenversagen einschließlich Pankreastransplantationen (QS NET) " wird die vorherige Qualitätsmanagement-Richtlinie (QM-RL) abgelöst.

Das QS-NET-Verfahren gemäß der DeQS-RL teilt sich in drei separate Auswertungsbereiche auf, die sich in Bezug auf die beteiligten Leistungserbringer, Patienten, Datenerhebung, Analyse und den Stellungnahme-Prozess differenzieren:

- Dialyse (DIAL)
- Nierentransplantation (NTX)
- Transplantation von Pankreas und Pankreas-Niere (PNTX).

Für DIAL werden alle gesetzlich Versicherten, die aufgrund eines schweren chronischen Nierenleidens ambulant oder teilstationär dialysiert werden, ohne Altersbeschränkung in das QS-Verfahren aufgenommen. Untersucht werden dabei die Aufklärung über Behandlungsalternativen, insbesondere die Option der Transplantation, Dialysezugänge, die Dialyseparameter und -beschwerden, Ernährungsstatus, Anämiemanagement, Hospitalisierungen sowie die Überlebensrate von 1 bis 10 Jahren nach Diagnose.

Bei NTX und PNTX hingegen werden alle stationären Patienten ohne Altersbeschränkung berücksichtigt, bei denen eine solche Organtransplantation stattfand. Hier werden im QS-Verfahren intra- und postoperative Beschwerden, die Krankenhaussterblichkeit, die Überlebensrate der Patienten von 1 bis 5 Jahren und die Organfunktion anhand zahlreicher Qualitätsmerkmale erfasst und analysiert.

Die Datenübermittlung für das gesamte QS-NET-Verfahren erfolgt auf Landesebene. Der Stellungnahmeprozess für DIAL wird auf Landesebene und für NTX und PNTX auf Bundesebene durchgeführt.

22.2 Standards, Leitlinien, Richtlinien und Empfehlungen

Immer wieder werden die Begriffe Standards, Leitlinien, Richtlinien und Empfehlungen im Bereich des QM wild durcheinander gewürfelt. Erfahren Sie im Folgenden mehr über die unterschiedlichen Definitionen von Standards, Leitlinien, Richtlinien und Empfehlungen.

22.2.1 Standard

Definition

Unter einem Standard versteht man eine einheitliche und allgemein anerkannte Art und Weise, wie etwas hergestellt, durchgeführt oder dokumentiert wird. Er kann in Form eines Regelwerks oder einer Norm festgelegt sein.

Die unterschiedlichen Qualifikationen von Mitarbeitern einerseits und das Zusammenspiel von Erfahrungswissen, Fachwissen und Intuition andererseits erfordern klare Arbeitsrichtlinien für die klinischen Tätigkeiten. Pflegestandards dienen dabei als Basis für die Durchführung pflegerischer Maßnahmen.

Standards als Arbeitsgrundlage

Der Begriff Standard klingt erst einmal widersprüchlich zum Ideal der Medizin und der Pflege, nämlich individuell zu arbeiten. Mit Standards sollen die medizinische und pflegerische Arbeit allerdings auch nicht so weit vereinheitlicht werden, dass kein Raum mehr für Individualität bleibt. Vielmehr sind sie als Arbeitsgrundlage und Mindestanforderung zu verstehen. Standards sind veränderbar und somit an die Individualität des Einzelnen und an neue Erkenntnisse anpassbar.

Beispielsweise sollten in der Arbeitsanweisung für das Anlegen und Ablegen eines Patienten mit zentralvenösem Katheter alle wissenschaftlichen Standards der beteiligten Fachbereiche (z. B. Hygiene, Gefäßchirurgie) einfließen wie z. B. die Einheilungsdauer, die Anwendungsdauer, die Anwendung der Non-Touch-Technik, die Anwendung der empfohlenen Desinfektionsmittel und vieles mehr. Sie begründen pflegerisches Handeln.

Abgrenzung zu Expertenstandards

Neben den allgemeinen Standards gibt es die nationalen Expertenstandards, wie z. B. den „Dialysestandard“ von der Deutschen Gesellschaft für Nephrologie (DGfN), den Dialyse-Pflege-Standard (DPS) für die Nierenersatztherapie vom Fachverband nephrologischer Berufsgruppen e.V. (FnB) und auch des Deutschen Netzwerks zur Qualitätsentwicklung in der Pflege (DNQP).

Nationale Expertenstandards sind evidenzbasierte Handlungsempfehlungen, die als Grundlage für eine kontinuierliche Verbesserung der Behandlungs- und Pflegequalität in Gesundheits- und Pflegeeinrichtungen dienen.

Unter **evidenzbasiert** versteht man eine medizinische Versorgung, welche die Erkrankung eines Patienten auf der Grundlage der besten zur Verfügung stehenden Wissensquellen bzw. Daten behandelt. Expertenstandards repräsentieren über die Gültigkeit als Berufsstandard auch den jeweiligen juristischen Standard.

Abgrenzung zu Arbeitsanweisung

Arbeitsanweisungen sind Regeln, wie eine bestimmte Gruppe von Personen in einem bestimmten Fall handeln soll, wie z. B. in einer Dialyseeinrichtung. Sie haben nur einen begrenzten Geltungsbereich, nämlich die ganz konkrete Gruppe. Arbeitsanweisungen machen es hier möglich, dass innerhalb dieser Gruppe Handlungen und deren Ergebnisse messbar und vergleichbar werden.

Arbeitsanweisungen stehen für ein ganzes Bündel von Handlungen, die Sie sonst alle einzeln aufschreiben müssten. Sie sollten nicht durch eine Leitung einfach aus der Kraft ihres Amtes eingesetzt werden, sondern aus einer Arbeitsgruppe heraus entstehen.

Einzelne Arbeitsanweisungen können dann einen gesamten Prozess ergeben.

22.2.2 Leitlinien

Definition

Leitlinien sind praxisorientierte Handlungsempfehlungen, die dem aktuellen Stand der Wissenschaft angepasst sind. Sie sind nicht normiert. Medizinische Leitlinien werden von den medizinischen Fachgesellschaften erstellt und regelmäßig aktualisiert.

Im Unterschied zu den Richtlinien beruhen Leitlinien nicht auf einer gesetzlichen Grundlage. Sie werden als Handlungsempfehlungen nach einer bestimmten Methodik entwickelt und geben den Erkenntnisstand der Medizin zu einem bestimmten Zeitpunkt wieder.

22.2.3 Richtlinien

Definition

Unter einer Richtlinie versteht man eine verbindliche Handlungs- oder Ausführungsvorschrift ohne gesetzliche Grundlage. Richtlinien sind im Gegensatz zu Leitlinien Regelungen, die von einer rechtlich legitimierten Institution beschlossen und veröffentlicht wurden. Der Verstoß gegen eine Richtlinie kann zugleich einen Verstoß gegen den ärztlichen Standard bedeuten, sofern dafür keine medizinische Rechtfertigung vorliegt. Für Dialysezentren sind besonders bindend die Richtlinien des G-BA.

22.2.4 Empfehlungen

Empfehlungen sind lediglich Nachschlagewerke. Sie geben keine Handlungsanweisungen vor und sind grundsätzlich weniger verbindlich als Leit- und Richtlinien. Gleichwohl ist es nicht ausgeschlossen, dass der Arzt das Abweichen von einer Empfehlung begründen muss.

22.3 Gründe für ein QMS

Die Einführung eines QMS ist eine strategische Entscheidung einer Dialyseeinrichtung mit dem Ziel, die Gesamtleistung zu steigern und die Patientenzufriedenheit zu erfüllen. Bei korrekter Anwendung bietet ein etabliertes QMS folgende Vorteile (Breuch 2019):

- Qualitativere und bessere Behandlung
- Zufriedenere Mitarbeiter und Patienten
- Effizientere, transparentere, zeit- und kostensparendere Arbeitsabläufe
- Erhöhtes Qualitätsbewusstsein der Mitarbeiter und Verbundenheit mit den Qualitätszielen
- Einfachere Schulung und Einarbeitung von Mitarbeitern
- Erhaltung von Organisationswissen
- Sicherung von erreichten Verbesserungen
- Kontinuierliche Verbesserung
- Verminderung von Risiken und Erkennen von Chancen
- Konstruktiver Umgang mit Fehlern
- Sicherstellung der Erfüllung derzeitiger und zukünftiger gesetzlicher Anforderungen
- Gewisse Rechtssicherheit für die Einrichtung (bei Rechtsstreitigkeiten mit einem Patienten kann eine Zertifizierung strafmildernd wirken)
- Verringerung von Bürokratie (mithilfe geeigneter Software)
- Positive Außenwirkung

22.4 Definition der Prozesse in Dialyseeinrichtungen

Es dürfte klar sein, dass das Ziel einer jeden Dialyseeinrichtung die bestmögliche Durchführung einer Dialysebehandlung ist.

So startet man im QM erst einmal mit einer Bestandsaufnahme und findet heraus, welche Tätigkeiten (Prozesse) notwendig sind, um dieses Ziel zu erreichen. Optimalerweise greifen diese ineinander und unterstützen und ergänzen sich untereinander. Es gibt drei Bereiche, die genauer definiert werden:

- **Führungsprozesse:** Beschreiben die einzelnen Tätigkeiten (Prozesse) der Einrichtungsleitung
- **Kernprozesse:** Beschreiben die einzelnen Tätigkeiten (Prozesse) der bedarfsgerechten und patientenorientierten Dialysebehandlung
- **Unterstützungsprozesse:** Beschreiben die einzelnen Tätigkeiten (Prozesse), die die Dialysebehandlung unterstützen

MERKE

Unter QM versteht man aufeinander abgestimmte Tätigkeiten zum Leiten und Lenken einer Organisation, mit dem Ziel, die Qualität der produzierten Produkte oder der angebotenen Dienstleistung zu verbessern (entsprechend der Definition nach DIN EN ISO 9000).

Das Zusammenspiel dieser Tätigkeiten wird in einer Prozesslandkarte dargestellt (➤ Abb. 22.1).

Diese Bestandsaufnahme sollte idealerweise mit dem gesamten Team erfolgen. Für die einzelnen Tätigkeiten sollten Verantwortlichkeiten festgelegt werden. Das macht es in Zukunft einfacher, Veränderungen oder Anpassungen vorzunehmen.

MERKE

Der Qualitätsmanagement-Manager (QMM) spielt eine der wichtigsten Rollen im Rahmen des QMS. Er ist ein Bindeglied zwischen allen Prozessen und Abteilungen und kommuniziert mit den Führungskräften auf Augenhöhe. Der QMM untersteht meist direkt der Einrichtungsleitung, da er in ihrem Auftrag tätig ist. Somit muss er mit der Expertise und Kompetenz ausgestattet sein, in Prozesse einzugreifen, die zu Qualitätsproblemen führen. Meist ist der QMM somit eine zentrale Führungskraft, die das komplette QMS überwacht.

22.4.1 Beispiel einer Prozesserstellung

Ein Prozess besteht aus vielen Einzelteilen und hat immer einen Anfangs- und Endpunkt. Er legt Zuständigkeiten in den einzelnen Abschnitten fest, geht Schritt für Schritt die Abfolge ab und bestimmt die zugehörigen Dokumente, wie rechtliche und normative Anforderungen, begleitende Prozesse, Arbeitsanweisungen, Checklisten und Formulare. Die Darstellungsweise ist nicht vorgeschrieben und kann in einer normalen Ablaufbeschreibung oder in einem Flowchart erfolgen.

Nehmen wir zum Beispiel den Prozess „Dialysemanagement". Verantwortlich für den gesamten Prozess sollte die leitende Pflegekraft sein. Für die einzelnen Schritte

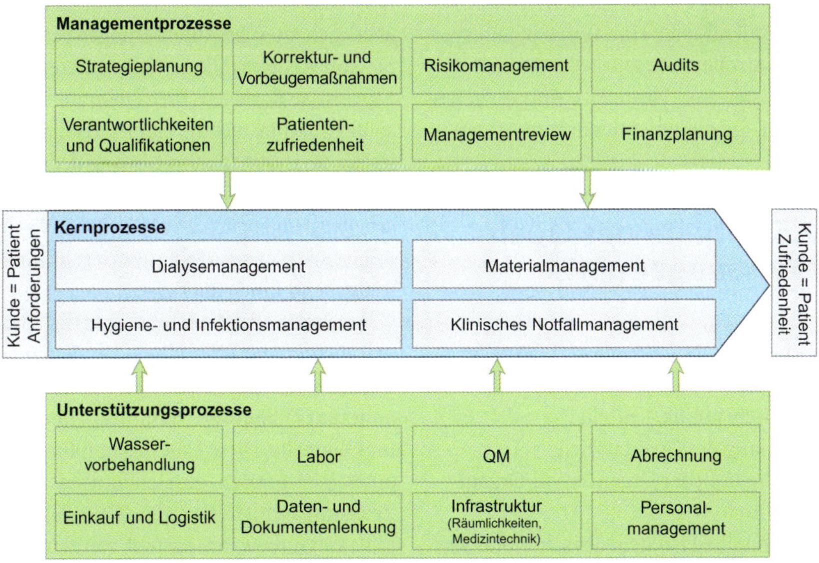

Abb. 22.1 Beispielhafte Prozesslandschaft eines Dialysezentrums. [L138]

können auch unterschiedliche Mitarbeiter zuständig sein; die Festlegung kann viele Diskussionen verhindern.

Die einzelnen Schritte gehen von der Patientenannahme, hygienischen Vorbereitung des Behandlungsplatzes, Vorbereitung der Maschine, Vorbereitung des Patienten, Anschluss des Patienten, Maßnahmen während der Behandlung, Abschluss der Behandlung, Entlassung des Patienten, hygienischen Nachbereitung des Behandlungsplatzes bis zur Dokumentation der Behandlung.

Unterstützt werden diese einzelnen Arbeitsschritte durch bestehende Dokumentationen, wie Berichte und Verordnungen, und Arbeitsanweisungen oder -beschreibungen, wie Hygieneplan, Blutabnahmen, Umgang mit den Gefäßzugängen, Umgang mit Komplikationen, Medikamentengabe und vieles mehr. Bei den Arbeitsanweisungen ist es ratsam, nicht zu detailliert zu werden und immer daran zu denken, dass z. B. Blutdruckmessen Ausbildungsinhalt von Dialysekräften ist.

Um diese Anweisungen zu unterstützen, sind Checklisten oder Formulare sinnvoll; auch hier gilt es, Maß zu halten. Ein Dialyseprotokoll oder eine Gefäßzugangsverlaufskontrolle sollte selbstverständlich sein. Checklisten und Formulare sind Aufzeichnungen. Sie dokumentieren Ihre Arbeit.

22.5 Inhalte des Qualitätsmanagements

Das interne QM sollte folgende Aspekte beschreiben:

- Qualitätspolitik/Leitbild
- Messung der Qualitätsziele
- Darstellung der Organisation/Organigramm
- Personalbedarf/Stellenbeschreibungen
- Dokumentenmanagement/Datensicherung/Datenschutz
- Einarbeitung/Fort- und Weiterbildung
- Internes Audit
- Umgang mit Fehlern und Beschwerden
- Patienten- und Mitarbeiterbefragung
- Präventive und korrigierende Maßnahmen
- Kontinuierliche Verbesserung

22.6 Dokumentation

Wie schon beschrieben, sollten die Dialyseeinrichtungen festlegen, welche Dokumente und Aufzeichnungen benötigt werden, um ein QMS aufzubauen, zu entwickeln und den Ablauf der Arbeit zu unterstützen. Dokumentation soll Ihnen also nützen und keine Strafe sein! Hier gilt klar: Weniger ist mehr! Zum einen soll Ihre Dokumentation den Anforderungen, die Gesetze und Behörden stellen, genügen. Weiter sollten die Interessen von Kooperationspartnern, z. B. Krankenkassen, Haus- und Konsiliarärzten, beachtet werden. Auch Normen, Richtlinien und Leitlinien werden Sie beachten müssen. Dies alles sind Anforderungen, die von außen gestellt werden. Zum anderen soll Ihre Dokumentation aber auch internen Anforderungen genügen: Sie soll Arbeitsabläufe unterstützen und Ergebnisse darlegen. Ihre Dokumentation sollte funktionstüchtig, benutzerfreundlich, lesbar, geschützt und im Umfang der Größe Ihrer Einrichtung angemessen und den Mitarbeitern zugänglich sein. Ob Sie auf Papier oder elektronisch dokumentieren, bleibt weitgehend Ihnen überlassen.

Ärztinnen und Ärzte sind gesetzlich dazu verpflichtet, die Behandlung von Patienten zu dokumentieren. Dies betrifft unter anderem Diagnosen, Befunde, Therapien und Eingriffe. Diese Unterlagen müssen für einen bestimmten, gesetzlich festgelegten Zeitraum archiviert werden. Grundsätzlich gilt eine Aufbewahrungsfrist von zehn Jahren. Unter Umständen kann dieser Zeitraum jedoch auch kürzer oder länger ausfallen.

Auch die Bestimmungen der EU-Datenschutzgrundverordnung (DSGVO) sind relevant für die Aufbewahrung und Entsorgung von Patientendokumentationen.

Auskunftsrecht/Datenschutz

Da hier die Datenschutzgrundverordnung (DSGVO) berührt wird, sollten Sie mit Ihrem Datenschutzbeauftragten zusammenarbeiten. An wen dürfen Daten weitergegeben werden? Sind Ihre Patienten damit einverstanden? Können Patienten Einblick in Aufzeichnungen zu ihrer Person nehmen? Haben Mitarbeiter das Recht, ihre Personalakten einzusehen? Verschicken Sie Daten, z. B. Laborwerte, per Fax/E-Mail? Wie stellen Sie dann sicher, dass nur dazu Berechtigte diese(s) Fax/E-Mail lesen? Geben Sie Auskünfte am Telefon?

22.7 Personelle Ressourcen schaffen

Jeder einzelne Mitarbeiter gehört zu den wichtigsten Ressourcen, um eine Dialyseeinrichtung effektiv und effizient zu führen. Besonders wichtig ist es, alle Mitarbeiter auf allen Ebenen einzubeziehen. Anerkennung, Befähigung und Erweiterung von Kompetenz sind die Grundlage für die Erreichung der Ziele des Unternehmens. Ein jährlich aktualisierter Fortbildungs- und Weiterbildungsplan, Einarbeitungskonzepte, vorgeschriebene und dokumentierte Geräteeinweisungen, Inhouse-Workshops, Pflichtschulungen in Hygiene-, Notfall- und Qualitätsmanagement, Fallbesprechungen und regelmäßige Teambesprechungen sind deshalb unerlässlich. Jährliche Mitarbeiter- und Feedbackgespräche sensibilisieren und unterstützen die Mitarbeiter in ihrer persönlichen Weiterentwicklung und demonstrieren Wertschätzung der Arbeit.

Wichtigste Vorteile:
- Verbessertes Verständnis der gemeinsamen Qualitätsziele der Dialyseeinrichtung und damit erhöhte Motivation, sie zu erreichen
- Verbesserungen im Unternehmen durch verstärkte Einbeziehung der Mitarbeiter
- Verbesserte persönliche Entwicklung hin zu Eigeninitiative und Kreativität
- Verbesserte Zufriedenheit der Mitarbeiter
- Verbessertes Vertrauen und verbesserte Zusammenarbeit
- Verstärkte Aufmerksamkeit und Interesse für gemeinsame Werte und Kultur

22.8 Implementierung des QM durch Schulung und Training

Wenn alle Hausaufgaben, wie Festlegung der Unternehmensziele, Ermittlung der Ressourcen, Erstellen der Prozesse mit entsprechenden messbaren Qualitätsparametern, Festlegen der Verantwortungen, erledigt und die notwendigen Dokumente, wie Arbeitsanweisungen und Checklisten, geschrieben und im Konsens verabschiedet sind, geht es zum nächsten Schritt.

Das gesamte Team muss in der Einarbeitung und jedes Jahr in einer QM-Schulung über das laufende Qualitätsmanagement informiert werden. Dazu gehören die Berichte über die erreichten Qualitätsziele, die Planungen fürs nächste Jahr und Veränderungen.

Mit der Schulung der Arbeitsanweisung mit Schulungsnachweis und nachfolgenden regelmäßigen Schulung bei Neuerungen und Veränderungen wird sichergestellt, dass das QM eingeführt ist und gelebt wird.

Besonderen Stellenwert hat die Einarbeitung neuer Mitarbeiter. Mit der Stellenbeschreibung ist die geforderte Qualifikation für den jeweiligen Arbeitsplatz festgelegt und eine individuelle Einarbeitung kann durch den Praxisanleiter umgesetzt werden.

Großes Augenmerk setzt jedes QM auf die Wissenserhaltung im Unternehmen und deren regelmäßige Überprüfung durch Feedbackgespräche. Diese sollten einmal im Jahr im Rahmen eines Jahresgesprächs durchgeführt werden.

Regelmäßige Mitarbeiterbefragungen und eine kontinuierliche Kommunikation im Team bei Besprechungen und Teammeetings trägt zu Wissensaustausch und -erweiterung bei.

22.9 Überprüfung durch Qualitätsparameter und interne Audits

22.9.1 Qualitätsparameter (Key Performance Indicators, KPIs)

Wie in den vorherigen Kapiteln beschrieben, sind die wichtigsten Messinstrumente des QM, die individuell in den Einrichtungen festgelegten Qualitätsparameter.

Neben den geforderten Parametern der Qualitätssicherung machen weitere Parameter Sinn. Deren regelmäßige Überprüfung (Quartal) bieten dem Unternehmen und dem Team die Möglichkeit, die geleistete Arbeit zu überprüfen und zu verbessern.

Qualitätsziele beschreiben das angestrebte Ergebnis mit Hilfe von Parametern; sie müssen messbar, erreichbar, überprüfbar, terminiert und vergleichbar sein.

SMART-Regel:

- S: spezifisch
- M: messbar
- A: attraktiv
- R: realistisch
- T: terminiert

Zur optimalen Versorgung unserer Patienten können wir alle Prozesse messen. Im Personalmanagement ist es z. B. die Messung der Fehlzeiten und Kündigungen, im Hygienemanagement die Anzahl der Katheter-Exit-Infektionen im Monat oder im Gefäßzugangsmanagement und -training die Anzahl der Fehlfunktionen oder -punktionen.

Idealerweise sollte jeder Prozess eine sogenannte Kennzahl haben. Die Kennzahlen sind bis auf die Qualitätssicherungsindikatoren nicht festgelegt, ergeben sich aber oft von selbst. Ein Dialysemanagement hat viele messbare Möglichkeiten von den Laborparametern über Dialyseeffektivität, stationäre Einweisungen oder Todesfälle, die Rückschlüsse auf unsere geleistete Behandlungsqualität zulassen.

Mit den Qualitätssicherungsmaßnahmen und dem Benchmarking ist es möglich, sich mit anderen Dialyseeinrichtungen zu vergleichen.

22.9.2 Internes Audit

Als Maßnahme zur Aufrechterhaltung und Verbesserung eines QMS und seiner Prozesse sollten im Dialysezentrum einmal im Jahr interne Audits durchgeführt werden. Dies bedeutet, dass die tatsächlichen Handlungsabläufe mit den im QMS dargestellten Prozessen und Arbeitsanweisungen abgeglichen werden. Dabei soll ermittelt werden, ob die Prozesse und die Arbeitsanweisungen in der dokumentierten Weise brauchbar sind, angewendet werden oder verbessert werden müssen. Das heißt, es wird überprüft, ob die Ziele erreicht, die Prozesse beschrieben und dokumentiert sind und die Ergebnisse im vorgesehenen Rahmen liegen.

In der Regel finden interne Audits durch benannte Mitarbeiter des Zentrums in Form von strukturierten Befragungen, z. B. in Form eines Fragebogens, statt. In einem Auditplan, der vom QMM erstellt wird, ist festgelegt, zu welchen Terminen diese Audits stattfinden und welche Bereiche geprüft werden sollen.

Die Auditergebnisse werden in einem Auditbericht zusammengefasst und den Beteiligten bekanntgegeben. Erforderliche Korrekturen oder Verbesserungen werden nach Umsetzung auf ihre Wirksamkeit geprüft. Die Ergebnisse der internen Audits stellen für die Leitung des Dialysezentrums ein zentrales Instrument zur Verbesserung dar.

22.10 Präventive und korrigierende Maßnahmen

Präventive Maßnahmen wirken vorbeugend, korrektive Maßnahmen, wenn das Risiko bereits eingetreten ist.

Die Ergebnisse des internen Audits oder unvorhergesehene Vorfälle, wie Unfälle, sollten einer Risikoanalyse unterzogen werden. Hier können nach einem definierten Schema die Eintrittswahrscheinlichkeit, die Gefährdung(-stufe) und die Vermeidbarkeit untersucht werden.

Präventive Maßnahmen wirken vorbeugend und sollen dafür sorgen, dass das Risiko gar nicht erst eintritt. Um als präventiv zu gelten, muss sich die Maßnahme somit auf die Ursache des Risikos beziehen. Sie senken die Eintrittswahrscheinlichkeit und können unter Umständen auch die Auswirkung/den Schaden reduzieren. Dazu eignet sich hervorragend die Fehler-Ursachen-Analyse.

Korrektive Maßnahmen werden dann ergriffen, wenn das Risiko bereits eingetreten ist. Statt die Ursache zu bekämpfen, soll eine korrektive Maßnahme somit den Schaden reduzieren. Die Eintrittswahrscheinlichkeit bleibt bei der Auswahl dieser Maßnahme gleich, da die Ursache unverändert bestehen bleibt.

Wichtig ist, die Maßnahmen umzusetzen, auf Wirksamkeit zu überprüfen und die Ergebnisse zu dokumentieren. Im Zweifel müssen die Maßnahmen überprüft oder wiederholt werden.

22.11 Ständige Verbesserung

Ein wesentlicher Teil des QM dient der kontinuierlichen Verbesserung.

Der Erfolg der Einrichtung beruht auf einer qualitativ hochwertigen Arbeit und auf dem Prinzip der kontinuierlichen Verbesserung und Weiterentwicklung. Hierzu ist es notwendig, Ideen zu sammeln, Beschwerden aufzunehmen, auszuwerten und darauf adäquat zu reagieren. Dies beinhaltet sowohl interne (durch Mitarbeiter) wie externe (durch Patienten, Krankenkassen, externe Firmen) Ideen und Beschwerden.

Im QM ist jeder Empfänger einer Leistung ein Kunde. Damit sind nicht nur die Patienten unsere Kunden, sondern auch andere Fachärzte und Hausärzte, die Krankenkassen und Versicherungen, sogar jeder einzelne Mitarbeiter.

Resümee

Bei einem QM handelt es sich nicht um reine Theorie oder um ein „trockenes Thema“, sondern um die Organisation täglicher Arbeitsabläufe. Ein QMS darf für die Dialyse und ihre Mitarbeiter niemals hemmend oder bremsend sein, nicht den Alltagsbetrieb und das Tagesgeschäft lähmen oder gar blockieren. Es sollte nicht nur alle Mitarbeiter in die Qualitätsbemühungen einbeziehen, sondern es sollten sich auch die Leitungskräfte und insbesondere die Führungsebene vorbildlich, engagiert und verantwortlich verhalten. Der Aufbau, die Einführung und Aufrechterhaltung eines QMS sind niemals nur vom QMM allein abhängig, sondern vom gesamten Team einer Dialyse sowie von der Zusammenarbeit aller Mitarbeiter. Es bewährt sich nicht, bereits existierende QM-Vorlagen oder dergleichen einzukaufen, da diese meist nicht umgesetzt werden können. Effektiv umgesetzt und verwirklicht werden kann ein QMS nur dann, wenn die Mitarbeiter die Qualität aktiv mitgestaltet haben. Das Qualitätsmanagement in einer Dialyseeinrichtung muss mit „Leben gefüllt werden“.

VORSICHT: PRÜFUNG!

1. In welche drei in Abhängigkeit zueinander stehende Qualitätsdimensionen wird Qualität unterteilt?
2. Was ist ein Prozess und wozu dient er?
3. Welche Basis brauchen Sie zur Entwicklung echter Standards?
4. Nennen Sie Vorteile eines etablierten QMS.
5. In welche drei Bereiche lassen sich Prozesse einteilen?
6. Nennen Sie Inhaltsaspekte, die ein internes QM beschreiben sollte.
7. Welches Ziel haben interne Audits?

Lösungen

Haben Sie's gewusst?

Sie haben es geschafft! Nachdem Sie nun ein oder mehrere Kapitel „durchgeackert" ☺ und sich anschließend der mehr oder minder schweren Prüfung gestellt haben, finden Sie nachfolgend die Antworten auf die von uns gestellten Fragen am Ende jedes Kapitels.

Freuen Sie sich über jede richtige Antwort und verzweifeln Sie nicht, wenn Sie knapp danebenliegen. Hier werden keine Schulnoten verteilt, und es gibt immer die Möglichkeit eines zweiten oder auch dritten Versuchs. Verlieren Sie auch bei aller Mühe nicht das Ziel aus den Augen: Lernen heißt leben, und Wissen entspannt!

Gerd Breuch und Willi Servos (Hrsg.)

Kapitel 1: Dialyse verstehen – ein erster theoretischer und praktischer Exkurs

1. Eine operativ angelegte Verbindung zwischen einer Arterie und einer Vene, meist am Arm.
2. Das extrakorporale System beginnt an der arteriellen Kanüle und endet an der venösen Kanüle.
3. Rote Markierungen am BSS bedeutet arteriell und somit von der arteriellen Kanüle bis zum Dialysator. Blau bedeutet demnach vom Dialysator bis zur venösen Kanüle.
4. 200 bis 350 ml pro Minute.
5. Schlauchklemmen befinden sich an allen Öffnungen des BSS, wie z. B. an den Luftfallen und an den Anschlüssen für den Substituatschlauch bei der HDF.
6. Von der venösen Luftfalle bis zur venösen Punktionskanüle.
7. Gewicht vor Dialyse 71,7 kg minus Sollgewicht 68,5 kg = 3,2 kg. Abzüglich 0,3 kg für Langzeit-EKG = 2,9 kg = 2.900 ml + 300 ml NaCl für den An- und Abschluss + 400 ml Trinkmenge während der Dialyse = 3.600 ml UF-Menge.
8. Ja. Bei einer UF-Rate von 800 ml/Std. wird der Patient zu Dialyseende sein Sollgewicht erreichen.

Kapitel 2: Physikalische Grundlagen der Dialyse

1. Nach dem physikalischen Gesetz der Diffusion wandern Teilchen (Moleküle) in einer Flüssigkeit vom Ort der hohen zum Ort der niedrigen Konzentration.
2. Die Molekularbewegung ist nach dem englischen Botaniker Robert Brown benannt: Brownsche Molekularbewegung.
3. Eine semipermeable Membran ist halbdurchlässig oder nur durchlässig für Moleküle bis zu einer bestimmten Größe bzw. eines bestimmten Molekulargewichts.
4. Nach dem physikalischen Gesetz der Osmose wandert Wasser vom Ort der niedrigen zum Ort der hohen Konzentration mit dem Ziel, einen Konzentrationsausgleich innerhalb der beiden Lösungen, die durch eine semipermeable Membran voneinander getrennt sind, zu schaffen.
5. Die Konvektion beschreibt die Teilchenbewegung unter Einwirkung einer äu-

ßeren Kraft. Dabei werden die Teilchen von der Trägersubstanz Wasser mitgerissen.
6. Unter Ultrafiltration versteht man in der Dialyse den kontrollierten Flüssigkeitsentzug aus dem Blut des Patienten durch eine Membran.
7. Der menschliche Körper wird grob in folgende drei Flüssigkeitsräume unterteilt:
   - Intravasal (Gefäßsystem), mit ca. 8 % der Körperflüssigkeit
   - Interstitiell (Zwischenzellraum), mit ca. 28 % der Körperflüssigkeit
   - Intrazellulär (innerhalb der Körperzellen), mit ca. 64 % der Körperflüssigkeit.

Kapitel 3: Der Dialysator – Schnittstelle zwischen Mensch und Maschine

1. Die Clearancewerte für Dialysatoren werden standardisiert bei einem Blutfluss von 200 ml und 300 ml pro Minute, bei einem Dialysatfluss von 500 ml pro Minute und einer Ultrafiltration von 0 (UF = 0) in vitro (unter Laborbedingungen) gemessen.
2. Die Clearance eines Dialysators wird immer für einzelne Substanzen unterschiedlicher Molekulargröße (Molekulargewicht in Dalton) gemessen und in der Packungsbeilage aufgeführt. Man misst die Clearance für Harnstoff (Molekulargewicht 60 Dalton), Phosphat (96 Dalton mit jedoch großer Hülle) und Kreatinin (113 Dalton), um zu überprüfen, wie durchlässig die Dialysemembran für kleine Moleküle ist. Vitamin B_{12} (1.355 Dalton) und Inulin (5.200 Dalton) und in vielen Fällen auch β_2-Mikroglobulin (11.900 Dalton), Cytochrom C (12.230 Dalton) oder Myoglobin (17.800 Dalton) werden gemessen, um die Durchlässigkeit der Dialysemembran für mittelgroße Moleküle zu bestimmen. In jeder Zeile sind zwei Werte angegeben, da die Clearancewerte der einzelnen Substanzen bei 200 ml und 300 ml Blutfluss pro Minute gemessen werden. Für die Moleküle β_2-Mikroglobulin, Cytochrom C und Myoglobin wird häufig auch der Siebkoeffizient angegeben.
3. Der Ultrafiltrationsfaktor eines Dialysators gibt an, wie viel Milliliter Wasser bei einem Transmembrandruck (TMP) von einem mmHg Druckdifferenz in einer Stunde entzogen werden können.
4. V bezeichnet das Blutvolumen, das sich während der Dialysebehandlung in den Hohlfasern des jeweiligen Dialysators befindet.
5. P bezeichnet den Druck im Blutkompartiment (in den Hohlfasern) des jeweiligen Dialysators während der Dialysebehandlung.
6. Als Oberfläche bezeichnet man die Membranfläche in Quadratmetern, die Blut und Dialysierlösung voneinander trennen. Sie wird berechnet aus der Oberfläche einer einzelnen Hohlfaser, multipliziert mit der Zahl der Fasern, die sich im Dialysator befinden.
7. Das Membranmaterial dieser Dialysatoren ist Polynephron.
8. Diese Dialysatoren werden mit Gammastrahlen sterilisiert.
9. Der Massentransfer KoA spiegelt die Leistungsfähigkeit eines Dialysators. Eine Dialysemembran besitzt für jede Substanz individuell eine charakteristische Durchlässigkeit. Angegeben wird meist die für Harnstoff.
10. Der Siebkoeffizient definiert das Ausmaß der Membranpassage für eine bestimmte Substanz. Beträgt der Siebkoeffizient 0, ist keine Membranpassage möglich, beträgt er 1, ist eine ungehinderte Membranpassage für eine bestimmte Substanz möglich. Ein Siebkoeffizient von 1 ist aber aufgrund der Sekundärmembranbildung praktisch nicht möglich.

Kapitel 4: Wasseraufbereitung für die Dialyse

1. Rückspülfilter, Feinfilter, Enthärter oder Ionenaustauscher, Aktivkohlefilter.
2. Der Rückspülfilter filtert alle festen Substanzen wie Rost oder Sand ab einer Größe von ≥ 50 µm aus dem Wasser.
3. Der Enthärter oder Ionenaustauscher enthärtet das Wasser, indem er die Ionen Calcium und Magnesium gegen Natrium austauscht.
4. Das Wasser, das den Enthärter (Ionenaustauscher) verlässt, wird Weichwasser genannt.
5. Die Wasseraufbereitungsanlage heißt Umkehrosmose, weil sie Wasser durch eine Membran, umgekehrt zum osmotischen Prinzip, also vom Ort der hohen zum Ort der niedrigeren Konzentration presst.
6. Der Wasserwächter überwacht die Umkehrosmoseanlage und die Bereiche der Permeat-Entnahmestellen in den Behandlungsräumen auf Leckagen. Bei geringstem Wasseraustritt schaltet der Wasserwächter die Umkehrosmoseanlage ab und löst einen Alarm aus.
7. Mindestens 80 °C. Optimale Betriebstemperatur 85–87 °Celsius.

Kapitel 5: Herstellung der Dialysierlösung

1. Als **Dialysierlösung** wird die frisch aufbereitete noch unbelastete Dialysierlösung, vom Dialysegerät bis zum Eingang des Dialysators, bezeichnet. Als **Dialysat** wird die verbrauchte, mit harnpflichtigen Substanzen belastete Lösung bezeichnet, die den Dialysator wieder verlässt und ins Dialysegerät zurück in Richtung Abfluss fließt.
2. Der Bicarbonatgehalt im Blut des Patienten ist vor der Behandlung meist erniedrigt. Daher erfolgt die Beimischung von Bicarbonat zum Permeat in deutlich höherer Konzentration, als sie üblicherweise im Patientenblut vorkommt. Der Patient erhält also über den Weg des Dialysators diffusiv Bicarbonat als Puffersubstanz.
3. Im Säurekonzentratkanister befinden sich die Substanzen Kalium, Natrium, Calcium, Magnesium sowie meist auch Glucose. Jedoch niemals die basische Substanz Bicarbonat (Natriumhydrogencarbonat).
4. Im Bicarbonatkonzentrat befinden sich Natrium und Bicarbonat als Natriumbicarbonat ($NaHCO_3$).
5. Die Leitfähigkeit wird in mS/cm (Millisiemens pro cm) angegeben.
6. Zur Ultrafiltration wird mittels einer Ultrafiltrationspumpe oder Flowpumpe kontinuierlich dem geschlossenen System Flüssigkeit entnommen. Dadurch entsteht ein Unterdruck im geschlossenen System. Dem Blut wiederum wird dadurch genau die gleiche Flüssigkeitsmenge pro Stunde im Dialysator entzogen.
7. Ein Dialysierflüssigkeitsfilter, auch Sterilfilter genannt, filtert die fertig aufbereitete Dialysierlösung vor der Dialysatorpassage. Er lässt nur Wasser mit allen Elektrolyten, Bicarbonat und Glucose passieren, verhindert jedoch die Passage mikrobieller Substanzen und gewährleistet somit eine hochreine Dialysierlösung.
8. Das Bypassventil leitet bei einem wasserseitigen Alarm (Leitfähigkeit oder Temperatur) die fehlerhaft aufbereitete Dialysierlösung noch vor der Dialysatorpassage wieder zur Bilanzierung zurück. Die Dialysierlösung fließt somit nicht durch den Dialysator.

Kapitel 6: Problembeseitigung am Dialysegerät

1. Übliche Gerätereaktionen bei einem blutseitigen Alarm sind:

- Optischer und akustischer Alarm
- Stoppen der Blutpumpe
- Schließen der venösen Quetschklemme
- Stoppen der Ultrafiltration.

2. Der Unterdruckbereich im extrakorporalen System ist der Abschnitt zwischen arterieller Punktionskanüle und Blutpumpe. Der Überdruckbereich ist der Abschnitt ab der Blutpumpe bis zur venösen Punktionskanüle.
3. Bei einem venösen Überdruckalarm kann die mögliche Ursache nur im Bereich von der venösen Luftfalle bis zur venösen Punktionskanüle liegen.
4. Ein positiver Venendruckalarm kann folgende Ursachen haben:
   - Abknicken des venösen Behandlungsschlauchs zwischen venöser Luftfalle und Patienten
   - Zu hohe Blutpumpengeschwindigkeit
   - Geschlossene Klemme an venöser Kanüle
   - Lage der venösen Kanüle in einer Engstelle oder in der Gefäßwand
   - Paravenöse Kanüle (Achtung: Hämatom!)
   - Eindicken des Blutes wegen Rezirkulation im Shuntgefäß
   - Clotting (Koagelbildung) im venösen Blasenfänger
   - Veränderte Körperlage des Patienten
   - Druckanstieg durch Husten des Patienten.
5. Störungen ohne Alarm können sein:
   - Geringer, jedoch kontinuierlicher Blutverlust aus dem extrakorporalen System
   - Eine inkomplette Knickstelle im Blutschlauchsystem
   - Eine nicht völlig herausgerutschte oder unter Tupfer oder Decke liegende venöse Punktionskanüle.
6. Sofern Ihre Dialysegeräte mit einem Akku ausgestattet sind, halten sie bei Stromausfall folgende Funktionen für 15–30 Minuten aufrecht:
   - Datenspeicher
   - Bildschirm
   - Blutpumpe
   - Heparinperfusor
   - Blutseitige Alarmfunktionen einschließlich Luftdetektor.

Kapitel 7: Blutreinigungsverfahren ambulant

1. Prüfen Sie, ob Ihre Antworten dabei sind:
   - Perikarditis
   - Lungenödem
   - Hyperkaliämie (> 6,5 mmol/l)
   - Schwere metabolische Azidose mit Blutbicarbonatspiegel (< 12 mmol/l)
   - Urämische Polyneuropathie
   - Urämische Enzephalopathie
   - Schwere gastrointestinale Symptome
   - Therapieresistenter Anstieg des Blutdrucks.
2. Das primär wirksame physikalische Prinzip zur Entfernung von Urämietoxinen bei der Hämodialyse ist die selektive Diffusion.
3. Herstellung und Fluss der Dialysierlösung sind für die Zeit des Bergström-Verfahrens gestoppt. Dies hat zur Folge, dass nach dem Ausgleich des Konzentrationsunterschieds zwischen Dialysierlösung auf der einen und Blut auf der anderen Seite der Membran kein diffusiver Stofftransport und somit keine Entgiftung im Dialysator mehr stattfindet.
4. Die Austauschmenge pro Behandlung (Filtration/Substitution) sollte bei einem Drittel des Körpergewichts des Patienten liegen.
5. Er sollte höchstens 30 % des effektiven Blutflusses betragen.
   - CAPD (*engl.* continuous ambulant peritoneal dialysis, kontinuierliche ambulante Peritonealdialyse)
   - APD (*engl.* automatic peritoneal dialysis, automatische Peritonealdialyse)

- CCPD (*engl.* continuous cycling peritoneal dialysis, kontinuierliche cyclervermittelte Peritonealdialyse)
- TPD (*engl.* tidal peritoneal dialysis, Tidal-Verfahren; Tiden = Gezeiten)
- IPD (*engl.* intermittent peritoneal dialysis, intermittierende Peritonealdialyse)
- NIPD (*engl.* nocturnal intermittent peritoneal dialysis, nächtliche intermittierende Peritonealdialyse).

Kapitel 8: Blutreinigungsverfahren stationär

1. **Akutes Nierenversagen (ANV)** im Rahmen anderer systemischer Erkrankungen, die zu einem Blutdruckabfall mit verminderter Durchblutung der Nieren führen.
2. Die wesentlichen Unterschiede zwischen den kontinuierlichen Dialysen im Vergleich zu den intermittierenden Verfahren (ambulante Verfahren) sind die deutlich längere Behandlungsdauer von bis zu 72 Stunden bei schonenderer Entgiftung und langsamerem Flüssigkeitsentzug durch eine sehr geringe Ultrafiltrationsrate pro Stunde.
3. Nachteilig ist die sehr begrenzte Möglichkeit der Frühmobilisation.
4. Weil das verbrauchte Dialysat durch ein Rohr am Boden des Tankes austritt, bilden sich zwei Flüssigkeitsphasen im Tank. Unten die etwas gelbere verbrauchte Dialysatphase und oben die frische Dialyserlösung. Aufgrund unterschiedlicher Dichte und Temperatur vermischen sich die Flüssigkeiten nicht.
5. Bei Wiederbeginn der Nierenfunktion mit Urinausscheidung und ausgeglichenem Elektrolyt- und Säure-Basen-Haushalt.

Kapitel 9: Antikoagulation in der Dialyse

1. Die Hauptwirkung von Heparin besteht in einer Steigerung der Reaktionsfähigkeit und -geschwindigkeit von Antithrombin.
2. Die Halbwertzeit von Heparin unterliegt Schwankungen und beträgt ca. 30 bis 120 Minuten.
3. Der normale ACT-Wert für einen nicht blutungsgefährdeten Patienten soll ca.120 bis max. 140 Sekunden betragen.
4. Der ACT-Test ist bei der Gabe von niedermolekularem Heparin nicht aussagekräftig.
5. Die Ausschaltung der Blutgerinnung ist auf das extrakorporale System begrenzt, erfolgt somit nur außerhalb des Körpers, durch die Gabe von Citrat vor dem Dialysator und Calcium nach dem Dialysator.
6. Nebenwirkungen von Heparin können sein: Haarausfall, Osteoporose, HIT.
7. Bei einer HIT kommt es zur Bindung von Heparin an Plättchenfaktor 4, welches vom Immunsystem als fremd (Antigen) erkannt wird und als Folge dessen Antikörper gegen dieses Antigen gebildet werden. Bei bestätigter HIT müssen sämtliche Heparintherapien sofort beendet werden. Dies betrifft alle Heparine für die Dialyse. Auch heparinhaltige Salben dürfen **nicht** mehr benutzt werden. Eine Alternative für die Dialyse ist Argatra®.

Kapitel 10: Gefäßzugänge für die Hämodialyse

1. Ein Nativshunt ist eine operativ angelegte Verbindung zwischen einer Arterie und einer Vene, ohne Einbringen von künstlichem Gefäßmaterial.
2. Ein Prothesenshunt ist eine operativ angelegte Verbindung zwischen einer Arterie und einer Vene unter der Ver-

wendung eines künstlichen Blutgefäßes, welches meist aus PTFE besteht. Dieses Material ist bekannt unter dem Handelsnamen „Gore-Tex".
3. Als Loop wird eine schleifenförmige Gefäßprothese bezeichnet. Diese Gefäßprothese wird unter der Haut z. B. am Unterarm platziert und dient als späteres Punktionsgebiet.
4. Ein Shaldon-Katheter ist ein zentraler Venenkatheter, der nur vorübergehend zur Durchführung der Hämodialyse dient. Er wird bevorzugt über die Vena jugularis interna an der rechten Halsseite bis in die obere Hohlvene vorgeschoben.
5. Das zu kurze und zu feste Abdrücken der Punktionsstelle nach der Kanülenentfernung.
6. Sprühen, Wischen, Sprühen, Einwirken.
7. Der getunnelte Vorhofkatheter ist ein **dauerhafter Gefäßzugang,** hat eine **Dacron-Muffe,** die fest unter der Haut verwächst, liegt mit der Spitze im **rechten Vorhof** und nicht in der Hohlvene und ist aus einem **flexibleren Material.**
8. Octenidin-haltiges Wund- und Schleimhautantiseptikum, wie Octenisept®.
9. Katheter-Austrittstelle.

Kapitel 11: Shuntpunktion

1. Die fünf Anforderungen der Shunt-Klassifizierung nach Servos sind:
   - Optisch gut zu erkennen
   - Großes Gefäßinnenlumen
   - Stark ausgeprägte Gefäßwand
   - Geradliniger Gefäßverlauf
   - Lange Punktionsstrecke.
2. Das dickere Ende des Keils sollte bei einer Punktion im Unterarmbereich zur Hand, bei der Punktion im Oberarmbereich nach oben zeigen.
3. Sichere Zeichen einer beginnenden Shuntentzündung sind Rötung, Schwellung und Hitze.
4. Der Abstand zur Vorpunktion sollte mindestens 5 mm betragen.
5. Bei einer Perigraftreaktion sollte vor der Punktion die teigige Schwellung mit mehreren Fingern durch leicht rotierende Bewegungen weggedrückt werden.
6. Kontrollfaktoren zur erfolgreichen Shuntpunktion:
   - Nachlassender Widerstand beim Eindringen in das Shuntgefäß
   - Pulsation im Kanülenschlauch
   - Zügiges Füllen des Kanülenschlauchs
   - Optimale Lage der Kanülenspitze im Gefäß
   - Leichte Aspiration von Blut
   - Normaler arterieller und venöser Druck nach dem Anlegen des Patienten
   - Keine Schmerzen und Schwellung im Punktionsbereich.
7. Die venöse Punktionskanüle ist para: Hier sollte eine erneute Punktion möglichst nur oberhalb der Fehlpunktionsstelle vorgenommen werden.
8. Der Kompressionsdruck muss individuell den Shuntdruckverhältnissen angepasst werden. Beim Abdrücken sollten sich die obere und untere Gefäßwand nicht berühren. Eine Pulsation im Shuntgefäß sollte oberhalb der Kompressionsstelle noch zu spüren sein. Die Kompression erfolgt kontinuierlich und mit nachlassendem Druck.

Kapitel 12: Medizinische Komplikationen

1. Symptome einer Hyperkaliämie sind:
   - Sensibilitätsstörungen der Haut
   - Muskelschwäche bis Lähmungen
   - Bradykardie (langsamer Puls)
   - Veränderungen im EKG.
2. Erstmaßnahmen bei Blutdruckabfall sind:
   - Schocklagerung
   - Ultrafiltrationspause
   - Volumensubstitution
   - engmaschige Blutdruckkontrolle
   - Informieren des Arztes.

3. Muskelkrämpfe sind häufig die ersten Anzeichen eines beginnenden Blutdruckabfalls.
4. Zu einer Hypokaliämie während der Dialyse kann es bei Patienten kommen, deren Serumkalium schon bei Dialysebeginn innerhalb der Norm oder gar darunter liegt und die mit einem standardmäßigen Kaliumgehalt von 2 mmol/l in der Dialysierlösung dialysiert werden.
5. Präventive Maßnahmen zur Vermeidung einer Hämolyse sind:
   - Sorgfältige Gerätevorbereitung und drillfreie Anbringung des Blutschlauchsystems
   - Keine Knickstellen im Schlauchsystem
   - Befestigen der Blutschläuche in den dafür vorgesehenen Halterungen
   - Achten auf Hinweise wie Schmatzen der Blutpumpe oder auf unüblich hohe oder niedrige Drücke.
6. Im Fall einer Luftembolie muss der Patient sehr zügig in die Linksseiten- und Kopftieflage gebracht werden.
7. Präventive Maßnahmen zur Vermeidung von Blutverlust während der Dialysebehandlung sind:
   - Sachgemäßes Verschließen aller Schlauchverbindungen, Verschlusskronen und Clips am BSS
   - Regelmäßige Sichtkontrollen während der Behandlung
   - An die Situation angepasste gute Fixierung der Punktionskanülen und zuführenden Schläuche.
8. Erste Symptome einer allergischen Reaktion können sein:
   - Hautrötung
   - Juckreiz
   - Hitzegefühl
   - Luftnot.
9. Für die angestrebte Effektivität der ersten Dialysen und zur Vermeidung eines Dysäquilibriumsyndroms ist der Harnstoffwert des Patienten richtungsweisend.

Kapitel 13: Wege zu einer effektiven Dialyse

1. Die fünf Leistungskriterien, mit denen Sie die Effektivität einer Hämodialyse steuern und bewerten können, sind:
   - Dialysezeit
   - Dialysator
   - Gegenstromverfahren
   - Blutfluss
   - Dialysatfluss.
2. Durch eine ausreichend lange Dialysezeit wird die Dialyseeffektivität am stärksten beeinflusst.
3. Um eine maximal mögliche Clearance im Dialysator zu erzielen, sollen Blut und Dialysierlösung im Dialysator immer gegenläufig zueinander fließen.
4. Der effektive Blutfluss berechnet sich aus der geräteseitig eingestellten Blutflussrate und unter Berücksichtigung des arteriellen Unterdrucks.
5. Das kumulierte Blutvolumen ist jene Blutmenge, die während einer Behandlung durch den Dialysator geleitet wird.
6. Das V in der Kt/V-Formel steht für „Volumen", genauer gesagt für Harnstoffverteilungsvolumen bzw. Körperwasser des Patienten in ml.
7. Die DOQI-Guidelines empfehlen einen verabreichten Kt/V im Single-Pool-Modell nach Daugirdas von **mindestens** 1,4 je Behandlung (bei drei Dialysebehandlungen pro Woche).
8. Nach der einfachen Kt/V-Berechnung könnte bei Herrn Meyer ein maximaler Kt/V-Wert von 1,4 erzielt werden.
   Berechnung:
   K = 280 ml/min (Harnstoffclearance pro Minute)
   t = 300 min (1 Std. = 60 Minuten)
   V = 60.000 ml (60 % von 100 kg oder 100.000 ml)

Kapitel 14: Anatomie und Physiologie der Niere

1. Die Nieren sind paarig angelegt und befinden sich retroperitoneal (außerhalb der Peritonealhöhle) im hinteren oberen Bauchraum und erstrecken sich vom 11. oder 12. Brustwirbel bis zum 2. oder 3. Lendenwirbel. Die rechte Niere liegt meist tiefer, da sie durch die Leber etwas verdrängt wird.
2. Je ein Nierenkörperchen (Glomerulus und Bowman-Kapsel) mit anschließendem Tubulus (die Sammelrohre gehören nicht mehr dazu) nennt man Nephron.
3. Der Primärharn (ca. 180 Liter pro Tag) wird im Nierenkörperchen aus dem Gefäßknäuel (Glomerulus) abgepresst, in das Nierenkanälchen (Tubulus) geleitet und fließt von dort aus über ein Sammelrohr bis ins Nierenbecken. Auf dem Weg durchs Tubulussystem wird aus dem Primärharn der Endharn (1,5–2 l/Tag) gebildet.
4. Die Nierenkanälchen sind von einem Gefäßnetz umgeben, das aus den Vas efferens entspringt. Zwischen diesem Gefäßnetz und den Nierenkanälchen findet ein reger Stoff- und Flüssigkeitsaustausch statt.
5. Man unterscheidet zwei Prozesse, die zu einer Wasserrückresorption aus den Nierenkanälchen in die umgebenden Blutgefäße führen:
   - In den Zellen des proximalen Tubulus befindet sich eine Natriumpumpe. Sie pumpt Natrium aus dem Tubulus in die den Tubulus umgebenden Blutgefäße. Dadurch entsteht ein osmotisches Druckgefälle, demzufolge das Wasser dem Natrium aus den Nierenkanälchen in die Blutgefäße passiv folgt. Auf diese Weise werden ca. 80 % des sich im Primärharn befindlichen Wassers (120 l/Tag) ins Blut rückresorbiert.
   - Ein Hormon aus der Hypophyse namens Adiuretin, besser bekannt als antidiuretisches Hormon (ADH), ermöglicht es, in Zusammenarbeit mit der Henle-Schleife, reines Wasser (ohne gelöste Substanzen) aus dem distalen Tubulus der Nierenkanälchen und den Sammelrohren zurück ins Blut zu resorbieren. Auf diese Weise werden weitere 18–19 % des Primärharns rückresorbiert, sodass letztlich nur 1,5–2 Liter Endharn übrig bleiben und ausgeschieden werden.
6. Die Resorptions- und Sekretionsvorgänge im Tubulussystem sind an der Einstellung des Säure-Basen-Haushalts (pH) im Blut beteiligt und wirken damit einer Übersäuerung (Azidose) bzw. einer Verschiebung des Blut-pH-Wertes (Normwert 7,36–7,44) in den basischen Bereich (Alkalose) entgegen. In der Tubuluszelle verbindet sich Kohlendioxid (CO_2) mit Wasser (H_2O) zu Kohlensäure, die ihrerseits in Bicarbonat (HCO_3 – Base) und Wasserstoffionen (H^+ – Säure) zerfällt. Wasserstoffionen (H^+), also Säure, werden aus dem Tubulussystem mit dem Harn ausgeschieden. Bicarbonat (HCO_3) verbindet sich in der Tubuluszelle mit Natrium zu Natriumbicarbonat ($NaHCO_3$), eine Base, die ins Blut übergeht.
7. Die Niere reagiert mit einer Reninfreisetzung auf eine verminderte Nierendurchblutung, z. B. durch erniedrigten Blutdruck (im gesamten Kreislauf oder auch bei einer Verengung der Nierenarterien), oder Flüssigkeitsmangel **(Hypovolämie)** im Körper, z. B. bei Erbrechen und Durchfall. Zudem kommt es auch bei erniedrigtem Serumnatrium zur Reninfreisetzung Renin ist ein Bestandteil des sogenannten Renin-Angiotensin-Aldosteron-Systems (RAA-System). Hauptaufgabe dieses Systems ist es, den Blutdruck und das Flüssigkeitsvolumen

im Kreislauf sowie den Natrium- und Kaliumhaushalt auf konstantem Niveau zu halten.

Kapitel 15: Chronisches und akutes Nierenversagen

1. Der Serum-Kreatininwert ist kein verlässlicher Parameter zur Überprüfung der Nierenfunktion. Nur über die Bestimmung der GFR im Urin lässt sich eine Nierenschädigung rechtzeitig erkennen.
2. Das Fortschreiten einer diabetischen Nephropathie kann nur verzögert, aber nicht vollständig aufgehalten werden. Beim Nachweis einer Mikroalbuminurie sind therapeutische Konsequenzen wie Blutzucker- und Blutdruckoptimierung, Nikotinverzicht und ausreichende Bewegung (Sport) zwingend erforderlich. Im Mittelpunkt steht das Erreichen eines optimalen Blutdruckwertes (< 120/80 mmHg). Dazu muss in der Regel ein Antihypertensivum verordnet werden, das den systemischen und intraglomerulären Blutdruck beeinflusst (ACE-Hemmer oder Sartane). Zusätzlich ist heute die Gabe eines SGLT-2-Inhibitors (Dapa- oder Empagliflozin), der zu einer vermehrten Ausscheidung von Glucose durch den Urin führt, eine essenzielle Therapiesäule, die die Progression bei den meisten Nierenerkrankungen aufhalten kann.
3. Eine Glomerulonephritis kann kurz und heftig (akute Glomerulonephritis), rasch fortschreitend (rapid progressive Glomerulonephritis) oder langsam bzw. schleichend (chronische Glomerulonephritis) verlaufen.
4. Bei interstitiellen Nierenerkrankungen ist primär das Nierenbindegewebe betroffen.
5. Eine arterielle Hypertonie liegt vor, wenn bei mindestens zwei Gelegenheitsblutdruckmessungen an zwei unterschiedlichen Tagen Blutdruckwerte von ≥ 140 mmHg systolisch und/oder ≥ 90 mmHg diastolisch vorliegen.
6. Zystennieren sind unter den erblichen Nierenerkrankungen, die zum chronischen Nierenversagen führen, in Mitteleuropa am häufigsten.
7. Klinisch unterteilt man das akute Nierenversagen in ein oligurisches ANV (Harnmenge < 400 ml/Tag) und in ein normurisches ANV (Harnmenge normal).

Kapitel 16 Folgeerkrankungen der chronischen Niereninsuffizienz

1. Eine kranke Niere produziert weniger aktives Vitamin D. Dies hat eine verringerte Aufnahme von Calcium aus der Nahrung im Darm zur Folge. Gleichzeitig scheidet die Niere weniger Phosphat aus. Der Phosphatspiegel im Blut steigt, während der Calciumspiegel vorübergehend sinkt. Der niedrige Calciumspiegel und der Mangel an aktivem Vitamin D aktiviert die Parathormonausschüttung in der Nebenschilddrüse. Das Parathormon steigert den Calciumabbau in den Knochen und normalisiert so den Calciumspiegel, der Knochen wird dadurch strukturell schlechter. Zusätzlich sind auch die Blutgefäße betroffen. Ab einer bestimmten Konzentration von Phosphat und Calcium im Blut bildet der Körper daraus ein Salz (Calciumphosphat = Hydroxylapatit). Hydroxylapatit kann sich im gesamten Körper ablagern, v. a. aber in den Blutgefäßen, wodurch gefährliche Gefäßverkalkungen entstehen.
2. Folgende Nebenwirkungen wurden bisher beschrieben:
   - Bei ca. 20 % der Patienten kommt es zu einer Verschlechterung oder Entwicklung einer arteriellen Hypertonie.
   - Als Folge der Hämatokritanstiegs kann die Dialyseeffektivität abneh-

men. Dieser Effekt ist jedoch gering und steht in keinem Verhältnis zum Nutzen einer Anämiekorrektur.
- In seltenen Fällen kommt es zur Antikörperbildung unter EPO-(ESA-)Therapie. Die Antikörper neutralisieren nicht nur die Wirkung des verabreichten EPO-(ESA-)Präparats, sondern führen zu schweren Anämien mit regelmäßigem Transfusionsbedarf.
- Der Anstieg der Hb-Konzentration führt zu einer Zunahme der Blutviskosität. Dies kann einen ungünstigen Einfluss auf kardiovaskuläre Komplikationen haben und eine erhöhte Verschlussrate von Dialysefisteln nach sich ziehen.

3. Eine Normalisierung einer bestehenden Überwässerung (Optimierung des Trockengewichts) ist bei höhergradiger Niereninsuffizienz oder bei Dialysepatienten häufig die effektivste Maßnahme zur Senkung des Blutdrucks. Solange der Patient überwässert ist, wird die beste Medikation kaum wirken. Darüber hinaus können sich die Erhöhung der Dialysedosis und eine kochsalzarme Diät günstig auswirken. Unter den antihypertensiv wirksamen Medikamenten haben ACE-Hemmer, AT-II-Rezeptor-Antagonisten, Calciumantagonisten und β-Blocker einen besonderen Stellenwert.
4. Wenn ein Patient während einer Behandlung Fieber oder Schüttelfrost entwickelt, sollten sofort Blutkulturen während der Dialyse abgenommen werden. Bei besonders dramatischem Verlauf muss die Dialyse abgebrochen werden, da der Gefäßzugang als mögliche Infektionsquelle die wahrscheinlichste Ursache darstellt.
5. Polyneuropathische Veränderungen äußern sich v. a. in einer verschlechterten Herz-Kreislauf-Regulation. Dies hat zur Folge, dass der Blutdruck z. B. bei einer Lageveränderung (Aufstehen aus dem Bett) oder bei einem Blutdruckabfall während der Dialyse aufgrund einer mangelnden Aktivierung der Blutgefäße nicht mehr rasch genug durch eine Engstellung der peripheren Blutgefäße und einem Herzfrequenzanstieg aufgefangen werden kann.
6. Durch eine Ablagerung von Amyloid in und um das Gewebe des Karpaltunnels herum wird der Nervus medianus zunehmend komprimiert. Die Patienten klagen über Schmerzen und Schwellungen der betroffenen Hand, Empfindlichkeitsstörungen (Ameisenlaufen, Kribbeln), Taubheitsgefühl und motorische Schwäche. Häufig kommt es nachts und besonders während der Dialyse zu einer Zunahme der Beschwerden.
7. Dialysepatienten haben in der Regel eine Azidose, genauer gesagt eine metabolische (stoffwechselbedingte) Azidose. Die Ursache dafür ist die mangelnde Rückgewinnung von Bicarbonat aus dem Primärharn im Tubulussystem und eine unzureichende oder sogar fehlende Ausscheidung von Säuren über die Niere. Der Körper versucht diesen Ausfall der Nieren durch eine vermehrte Abatmung von CO_2 (Säure) in der Lunge auszugleichen. Gelingt dies mit Erfolg, so steigt der pH-Wert wieder in den Normbereich (7,36–7,44). Man spricht dann von einer metabolischen Azidose, die respiratorisch (über die Atmung) kompensiert (ausgeglichen) wird. In den meisten Fällen gelingt diese Kompensation jedoch nicht gänzlich.
8. Zu den möglichen gastrointestinalen Störungen bei chronischem Nierenversagen gehören Magenentleerungsstörungen, Störungen der Darmmotorik, der Verdauungsfunktionen, der Sekretion von Galle und Bauchspeicheldrüse sowie Änderungen der Bakterienflora im Darm. Die Fettresorption im Darm ist verzögert. Als klinisch besonders relevant sind die Störungen der Darmmotorik und die Tendenz zur Obstipation, die durch

Phosphatbinder verstärkt werden kann, hervorzuheben. Bei einigen Patienten kommt es, vorwiegend medikamentös bedingt, auch zu Diarrhöen. Eine Gastroparese (*lat.* paresis = Erschlaffung) tritt besonders ausgeprägt bei Patienten mit diabetischer Nephropathie und diabetischer Neuropathie auf, aber auch im Rahmen einer vorwiegend urämischen Polyneuropathie (autonome Neuropathie). Insbesondere bei einer ausgeprägten Urämie können sich Entzündungen und Ulzerationen im Magen- und Dünndarmbereich (Gastroduodenitis) entwickeln. Vor allem Dialysepatienten mit polyzystischer Nierenerkrankung haben häufig Kolondivertikel (birnen- oder sackförmige Ausstülpungen im Dickdarm), die zu Blutungen, Obstruktion und Perforation führen können.

Kapitel 17: Die Pflege von Menschen mit dialysepflichtiger Niereninsuffizienz

1. Gründe, die das elementare Bedürfnis nach Sicherheit bei dialysepflichtigen Patienten einschränken sind:
   - Das Selbstverständnis, ein „Anrecht" auf ein selbstbestimmtes, planbares Leben zu haben, ist erschüttert.
   - Die Erkrankung schränkt Mobilität und Wahrnehmung ein, ebenso Reaktions- und Anpassungsfähigkeit, Kraft und Ausdauer.
   - Der Patient wird durch Erkrankung und Behandlung mit immer neuen und unangenehmen Erfahrungen konfrontiert, denen er sich hilflos ausgeliefert fühlt.
   - Es drohen potenzielle Gefahren wie nosokomiale Infektionen oder Behandlungskomplikationen; lebenslängliche Abhängigkeit von der Dialysebehandlung und von den durchführenden Personen.
   - Weitere mögliche Gründe ➤ 15.11.
2. Bei einem Dialysepatienten ist der urämische Körper- und Mundgeruch immer ein sicheres Zeichen für eine zu geringe Dialyseeffektivität. Wenn Sie dies bei einem Patienten wahrnehmen, rümpfen Sie nicht die Nase, sondern halten Sie Rücksprache mit dem Arzt und dem Patienten, um ggf. die Dialysezeit zu verlängern.
3. Die Anwendung von unfraktioniertem Heparin führt in einigen Fällen zu Haarausfall. Ein Kopfkissenbezug voller Haare im Anschluss an die Dialyse ist diesbezüglich ein verlässliches Signal. Mit einem Wechsel auf ein niedermolekulares Heparinpräparat ist dieses Problem zumeist gelöst.
4. Es ist wichtig, die Patienten über den Zusammenhang zwischen Dialysattemperatur und Blutdruckabfällen während der Dialyse aufzuklären, um bei kreislaufinstabilen Patienten Verständnis dafür zu wecken, dass eine der Körpertemperatur angepasste, kälter empfundene Dialysattemperatur oftmals für einen komplikationsfreien Verlauf der Behandlung notwendig ist.
5. Auch wenn eine Krankheit rein biologische Ursachen hat, sind an den Auswirkungen auch immer die seelische und soziale Ebene beteiligt. Dies wiederum bedeutet, dass eine weitgehende Gesundung nur unter Berücksichtigung aller drei Ebenen möglich ist. Diese Betrachtungsweise erweitert die Möglichkeiten, Krankheit zu bewältigen und Gesundheit zu fördern. Ein Dialysepatient, der medizinisch so weit wie möglich, psychisch und sozial jedoch voll rehabilitiert ist, kann nach diesem Verständnis einer Gesundung näher sein als z. B. jemand, der zwar unter medizinischen Aspekten völlig gesund ist, jedoch aufgrund gesellschaftlicher Einflussfaktoren seit Jahren ohne Arbeit ist.
6. Blutdruckabfälle unter Volumenentzug während der Dialyse treten bei Dia-

betikern häufig unvermittelt und schwer beherrschbar auf. Eine engmaschige Kontrolle der Vitalzeichen sowie eine intensive Krankenbeobachtung sind deshalb bei diabetischen Patienten unbedingt erforderlich.

7. Kommunikation ist von verschiedenen Faktoren, u. a. von der Persönlichkeitsstruktur eines Menschen abhängig. Ein Dialysepatient kann durch Behinderungen wie Seh- oder Hörstörungen, eine schnellere Ermüdung durch die Vergiftungssituation, reduzierte Konzentrationsfähigkeit, Angst vor Schmerzen, Verlust und Tod in seiner Kommunikation eingeschränkt sein.

Kapitel 18: Meine Chance – Peritonealdialyse

1. CAPD, CCPD, IPD, NIPD.
2. Osmotisch wirksame Substanzen sind Glucose in unterschiedlichen Konzentrationen, Icodextrin (Polyglucose) und Aminosäuren.
3. Bei Vorliegen von mindestens zwei der nachfolgenden Punkte besteht eine Peritonitis:
   - Bauchschmerzen und/oder Fieber
   - Trübes Dialysat (> 100 Leukozyten/µl)
   - Nachweis ≥ eines Erregers im Dialysat
4. Der **PET** (peritonealer Äquilibrationstest) dient der Diagnostik der individuellen Membraneigenschaften des Peritoneums.
5. Bessere Berufliche und soziale Integration und längere renale Restfunktion.
6. Vorausgesetzt, es gibt keine klinischen Gründe, die für oder gegen eines der beiden Verfahren HD und PD sprechen, so ist anhand der verfahrensspezifischen Vor- und Nachteile der Verfahren zu entscheiden.

Kapitel 19: Meine Chance – Heimhämodialyse

1. Medizinische Voraussetzungen für die Heim-Hämodialyse sind 1. ein stabiler Kreislauf, 2. ein gut punktierbarer Shunt und 3. keine Begleiterkrankungen, die zu Zwischenfällen führen können oder geführt haben.
2. Als medizinische Kontraindikation wird (heute noch) der Vorhofkatheter als Gefäßzugang gesehen. Weitere medizinische Kontraindikationen sind fehlende kognitive Fähigkeiten sowie Begleiterkrankungen, die zu Komplikationen führen bzw. in der Vergangenheit geführt haben.
3. Trainingsinhalte sind ähnlich wie bei der Einarbeitung neuer Pflegekräfte. Medizinisch-physikalisch-technische Grundlagen. Dazu gehören: Berechnung der Ultrafiltration, Geräteanschlüsse anbringen, Aufrüsten und Vorfüllen, Geräteprogrammierung, Blut-Anschluss, Umgang mit Medikamenten, Kontrollen einschließlich Blutdruckmessungen, Abschluss, Gerätedesinfektion/-entkalkung, Material-Lagerung, Entsorgung, Bestellwesen und Dokumentation. Einhaltung hygienischer Maßnahmen und Trainieren der Selbstpunktion.
4. Die ideale Behandlungsfrequenz in der Heim-Hämodialyse ist die tägliche Dialyse mit je 3 Stunden. Dabei kann (nicht muss) ein Tag in der Woche (z. B. am Sonntag) behandlungsfrei bleiben. 6 Behandlungen pro Woche sind anzustreben. Nur 5 Behandlungen/Woche gelten als absolutes Minimum.

Kapitel 20: Ernährung für Menschen mit Niereninsuffizienz

1. Körpergewicht in kg/Quadrat der Körpergröße in m^2.
2. Das zentrale Ziel der Ernährung und Ernährungsberatung ist der Erhalt eines

guten Ernährungszustands und das Verhindern einer Mangelernährung und Folgekomplikationen.
3. Ursachen der chronischen krankheitsspezifischen Mangelernährung sind u. a. Appetitlosigkeit, chronische Wunden, katabole Reaktionen des Körpers auf Begleiterkrankungen sowie hormonell-endokrine Faktoren.
4. Die Phosphorzufuhr bei Hämodialyse sollte bei 800–1000 mg liegen, adaptiert an die erforderliche tägliche Proteinzufuhr.
5. Viel Kalium enthalten z. B. Nüsse, Säfte, Gemüse, Obst, Obstsäfte, Trockenobst, Salat und Kartoffeln.

Kapitel 21: Hygiene und korrekter Umgang mit Medizinprodukten in der Dialyse

1. Unter einer nosokomialen Infektion wird eine Infektion verstanden, die durch den Aufenthalt oder die Behandlung in einem Krankenhaus oder Dialyse verursacht wurde.
2. Eine hygienische Händedesinfektion ist erforderlich:
   - Vor Arbeitsbeginn
   - Vor der Vorbereitung des Dialysegeräts
     Beim Wechsel von einem Patienten zum anderen
   - Vor dem Richten von Injektionen und Infusionen
   - Vor dem Umgang mit Lebensmitteln
   - Nach jeder unreinen Tätigkeit, z. B. Toilettenbesuch
   - Nach Kontaminationen jeglicher Art.
3. Handwaschbecken und Arbeitsflächen der Dialyseabteilung müssen täglich desinfiziert werden?
4. Einen angebrochenen und verschlossenen Säurekonzentratkanister darf bis zu einer Woche nach Anbruch noch verwendet werden.
5. Die Zeit vom Füllen des extrakorporalen Systems bis zum Patientenanschluss darf 60 Minuten nicht überschreiten. Danach ist das System zu verwerfen.
6. Bei Hepatitis B und C sowie bei HIV-Infektion muss der Patient ein gesondertes Dialysegerät erhalten. Bei einer Keimbesiedelung mit MRSA oder MRGN ist dies **nicht** erforderlich.
7. Die Abkürzung MRSA steht für „Methicillin-resistenter *Staphylococcus aureus*" und MRGN steht für „Multiresistente gramnegative Bakterien".
8. Aktuelle Hygienerichtlinien gibt das Robert Koch-Institut heraus, abzurufen unter www.rki.de.

Kapitel 22: Qualitätsmanagement in Dialyseeinrichtungen

1. Die drei in Abhängigkeit zueinander stehenden Qualitätsdimensionen sind: die Strukturqualität, Prozessqualität und Ergebnisqualität.
2. Ein Prozess ist eine Abfolge von verschiedenen Arbeitsschritten, die schließlich zum Ziel führen oder die Abfolge abschließen. Er dient als universelles Modell zur kontinuierlichen Qualitätsverbesserung.
3. Pflegestandards dienen als Basis für die Durchführung pflegerischer Arbeit. Sie sollen eine Arbeitsgrundlage bieten und die Mindestanforderungen beinhalten. Standards dienen der Durchführung pflegerischer Tätigkeiten.
4. Ein etabliertes QMS hat folgende potenzielle Vorteile:
   - Qualitativere und bessere Behandlung
   - Zufriedenere Mitarbeiter und Patienten
   - Effizientere, transparentere, zeit- und kostensparendere Arbeitsabläufe
   - Erhöhtes Qualitätsbewusstsein der Mitarbeiter und Verbundenheit mit den Qualitätszielen

- Einfachere Schulung und Einarbeitung von Mitarbeitern
- Erhaltung von Organisationswissen
- Sicherung von erreichten Verbesserungen
- Kontinuierliche Verbesserung
- Verminderung von Risiken und Erkennen von Chancen
- Konstruktiver Umgang mit Fehlern
- Sicherstellung der Erfüllung derzeitiger und zukünftiger gesetzlicher Anforderungen
- Gewisse Rechtssicherheit für die Einrichtung (bei Rechtsstreitigkeiten mit einem Patienten kann eine Zertifizierung strafmildernd wirken)
- Verringerung von Bürokratie (mithilfe geeigneter Software)
- Positive Außenwirkung

5. Prozesse lassen sich in Führungsprozesse, Kernprozesse und Unterstützungsprozesse einteilen.
6. Folgende Inhaltsaspekte sollte ein internes QM beschreiben:
   - Qualitätspolitik/Leitbild
   - Messung der Qualitätsziele
   - Darstellung der Organisation/Organigramm
   - Personalbedarf/Stellenbeschreibungen
   - Dokumentenmanagement/Datensicherung/Datenschutz
   - Einarbeitung/Fort- und Weiterbildung
   - Internes Audit
   - Umgang mit Fehlern und Beschwerden
   - Patienten- und Mitarbeiterbefragung
   - Präventive und korrigierende Maßnahmen
   - Kontinuierliche Verbesserung
7. Die Ziele eines internen Audits sind die Überprüfung der im QMS dargestellten Prozesse und Arbeitsanweisungen mit gleichzeitiger Prüfung, ob diese in der dokumentierten Weise nutzbar sind, angewendet werden und verbessert werden müssen. So wird auch überprüft, ob die Ziele erreicht wurden, der Realität entsprechen und die Ergebnisse im vorgegebenen Rahmen liegen.

Literaturverzeichnis

Aischer, M. D.: Referenz Nephrologie. 1. A. Stuttgart: Thieme 2019

Baxter Healthcare Corporation: www.glucosesafety.com. 2006 (last updated 09 Feb 2016) (zuletzt abgerufen am 06.07.2025)

Breuch, G; Müller, E.: Fachpflege Nephrologie und Dialyse. 7. A. München: Urban & Fischer Verlag/Elsevier GmbH 2025

Breuch, G.; Müller, E.; Oser, R.: Spezialwissen Dialyse und Diabetes. 1. A. Urban & Fischer Verlag/ Elsevier GmbH 2010

Brittinger, D.; Twittenhoff, W. D.: Anschlussverfahren an die künstliche Niere. 1. A. Stuttgart: Thieme 2005

Brühlmann-Jecklin, E.: Arbeitsbuch Anatomie und Physiologie für Pflege und andere Gesundheitsfachberufe. 17. A. München: Urban & Fischer Verlag/Elsevier GmbH 2024

Bundesministerium für Arbeit und Soziales (BMAS): Verordnung über Sicherheit und Gesundheitsschutz bei Tätigkeiten mit biologischen Arbeitsstoffen (Biostoffverordnung – BioStoffV), BGBl. I S. 2514, zuletzt geändert durch Artikel 1 der Verordnung vom 24.06.2020 (BGBl. I S. 1483)

Bundesministerium für Ernährung und Landwirtschaft (BMEL): Verordnung über Anforderungen an die Hygiene beim Herstellen, Behandeln und Inverkehrbringen von Lebensmitteln (Lebensmittelhygiene-Verordnung – LMHV), BGBl. I S. 2618, zuletzt geändert durch Artikel 1 der Verordnung vom 15.08.2022 (BGBl. I Nr. 32)

Bundesministerium für Gesundheit (BMG): Verordnung über den Betrieb von Apotheken (Apothekenbetriebsordnung – ApBetrO), § 16 Abs. 1, Bundesgesetzblatt I S. 2130, zuletzt geändert durch Artikel 1 der Verordnung vom 20.12.2023 (BGBl. I Nr. 394)

Bundesministerium der Justiz (BMJ): Sozialgesetzbuch Fünftes Buch – Gesetzliche Krankenversicherung (SGB V), §§ 135a und 136, Bundesgesetzblatt I, zuletzt geändert durch Artikel 1 des Gesetzes vom 20.12.2023 (BGBl. I Nr. 394)

Chow, K. M.; Li, P. K.-T.; Cho, Y.; et al.: ISPD Catheter-related Infection Recommendations: 2023 Update. In: Peritoneal Dialysis International: Journal of the International Society for Peritoneal Diaysis 2023; 43(3): 201–219. https://doi.org/10.1177/08968608221080586

Colombi, A.: Hämodialyse-Kurs. Für Ärzte und Pflegepersonal mit Fragen und Antworten. 2. A. Stuttgart: Ferdinand Enke Verlag 1976

Deming, W. E.: Der Deming-Kreis: Plan – Do – Check – Act (PDCA). In: Deming, W. E.: Out of the Crisis. MIT Press 1986 (übersetzt nach der Originalausgabe)

Deutsche Gesellschaft für angewandte Hygiene in der Dialyse e. V. (DGAHD): Leitlinie für angewandte Hygiene in der Dialyse. 4., überarb. A. Berlin 2022

Deutsche Gesellschaft für Ernährung (DGE); Österreichische Gesellschaft für Ernährung (ÖGE); Schweizerische Gesellschaft für Ernährungsforschung (SGE); Schweizerische Vereinigung für Ernährung: Referenzwerte für die Nährstoffzufuhr. Umschau/Braus 2000

Deutsche Gesellschaft für Ernährungsmedizin e.V. (DGEM); Deutsche Gesellschaft für Nephrologie e.V. (DGfN); Deutsche Diabetes Gesellschaft e.V. (DDG); Deutsche Gesellschaft für Allgemeinmedizin und Familienmedizin e.V. (DEGAM); Deutsche Gesellschaft für Geriatrie (DGG); Deutsche Gesellschaft für Internistische Intensivmedizin und Notfallmedizin e.V. (DGIIN): S3-Leitlinie Klinische Ernährung in der Nephrologie. Angemeldet am 29.06.2023; geplante Fertigstellung am 31.03.2026. AWMF-Reg.-Nr.: 073-009. https://register.awmf.org/de/leitlinien/detail/073-009 (zuletzt abgerufen am 13.07.2025)

Deutsche Gesellschaft für Nephrologie e. V. (DGfN): Leitlinie zu Infektionsprävention und Hygiene in der Dialyse. Berlin 2019

Deutsches Institut für Normung (DIN): DIN EN ISO 9001:2015 – Qualitätsmanagementsysteme – Anforderungen. Berlin: Beuth Verlag 2015

Druml, W.; Contzen, B., Joannidis, M.; et al.: S1-Leitlinie der Deutschen Gesellschaft für Ernährungsmedizin (DGEM) in Zusammenarbeit mit der AKE, der GESKES und der DGfN1. Enterale und parenterale Ernährung von Patienten mit Niereninsuffizienz. AWMF-Reg.-Nr.: 073/009. Aktuel Ernahrungsmed 2015; 40: 21–37. https://www.dgem.de/sites/default/files/PDFs/Leitlinien/S1-Leitlinien/073-009l_S1_Ern%C3%A4hrung_enteral_parenteral_Niereninsuffizenz_2015-01.pdf (zuletzt abgerufen am 13.07.2025)

Europäisches Parlament und Rat der Europäischen Union: Verordnung (EU) 2017/745 über

Medizinprodukte. Amtsblatt der Europäischen Union, L 117, S. 1–175. Brüssel, 5. Mai 2017

Fernsebner, T.; Birkner, H.; Eikelmann, M.; Reichardt, M.: Dialyse-Pflege-Standard (DPS) für die Nierenersatztherapie. Berlin: Fachverband nephrologischer Berufsgruppen e. V. 2023

Gemeinsamer Bundesausschuss (G-BA): Richtlinie zur datengestützten einrichtungsübergreifenden Qualitätssicherung (DeQS-RL). Veröffentlicht im Bundesanzeiger am 29.07.2020, zuletzt geändert am 15.12.2022

Hörl, W.; Wanner, C.: Dialyseverfahren in Klinik und Praxis. 6. A. Stuttgart: Thieme 2003

Internationale Organisation für Normung (ISO): ISO 23500:2015 – Leitlinie zur Aufbereitung und zum Qualitätsmanagement von Flüssigkeiten für die Hämodialyse und verwandte Therapien. Genf 2015

Internationale Organisation für Normung (ISO): ISO 26722:2009 – Wasseraufbereitungsanlagen für Hämodialyse und verwandte Therapien. Genf 2009

Jörres A.: Die Nephrologie, Band 18, Heft 1, S. 14–23. Stuttgart: Thieme 2023

Kassenärztliche Bundesvereinigung (KBV): QEP® – Qualität und Entwicklung in Praxen. Das Qualitätsmanagement-Verfahren der KBV. Version 2022. Berlin 2022

KDIGO 2024 Clinical Practice Guideline for the Evaluation and Management of Chronic Kidney Disease (CKD), an update to the 2012 guideline. https://kdigo.org/wp-content/uploads/2024/03/KDIGO-2024-CKD-Guideline.pdf (zuletzt abgerufen am 05.05.2025)

KDIGO Clinical Practice Guideline for Anemia in Chronic Kidney Disease. Kidney International Supplements 2012; 2(4). https://kdigo.org/wp-content/uploads/2016/10/KDIGO-2012-Anemia-Guideline-English.pdf (zuletzt abgerufen am 05.05.2025)

Kidney Disease: Improving Global Outcomes (KDIGO) CKD Work Group. KDIGO 2024 Clinical Practice Guideline for the Evaluation and Management of Chronic Kidney Disease. Kidney International 2024; 105(4S): S117–S314

KTQ® – Kooperation für Transparenz und Qualität im Gesundheitswesen e.V.: KTQ-Verfahren für Krankenhäuser. Aktuelle Version. Berlin (laufend)

Kommission für Krankenhaushygiene und Infektionsprävention (KRINKO): Anforderungen an die Hygiene bei Punktionen und Injektionen. Bundesgesundheitsblatt 55(10): 1244–1253. Berlin: Robert Koch-Institut 2012

Kommission für Krankenhaushygiene und Infektionsprävention (KRINKO): Empfehlungen zur Hygiene in medizinischen Einrichtungen gemäß § 23 IfSG. Berlin: Robert Koch-Institut 2019

Krönung, G.: Dialyseshunts. 2. A. Stuttgart: Thieme 2016

Krohwinkel, M.: Pflegewissenschaft – Entwicklung, Grundlagen und Perspektiven eines Bezugsrahmens für die Pflegepraxis. 4. A. Schlütersche Verlagsgesellschaft 2018

Kuhlmann, U.; Böhler, J.; Luft, F. C.; et al. Nephrologie: Pathophysiologie Klinik – Nierenersatzverfahren. 6. A. Stuttgart: Thieme 2015

Länderarbeitsgemeinschaft Abfall (LAGA): Merkblatt 18 – Richtlinie über die ordnungsgemäße Entsorgung von Abfällen aus Einrichtungen des Gesundheitsdienstes. LAGA-Mitteilung 18. Berlin 2015

Landthaler, I.: Abwechslungsreiche Ernährung für Dialysepatienten. 3. A. Bad Homburg v. d. Höhe: Hyginus Publisher GmbH 2019

Li, P. K.-T.; Chow, K. M.; Cho, Y.; et al.: ISPD peritonitis guideline recommendations: 2022 update on prevention and treatment. In: Peritoneal Dialysis International: Journal of the International Society for Peritoneal Dialysis 2022; 42(2): 110–153. https://doi.org/10.1177/08968608221080586

Mickley, V.; Hollenbeck, M.; Haage, P.: Interdisziplinäre Empfehlungen deutscher Fachgesellschaften zum Gefäßzugänge für die Hämodialyse. In: Gefäßchirurgie 2009; 14: 77-78. https://link.springer.com/article/10.1007/s00772-009-0673-5 (zuletzt abgerufen am 05.05.2025)

Pommer, W.; Vychytil, A. (Hrsg.): Praxis der Peritonealdialyse. Lengerich: Pabst Science Publishers 2020

Ranft, J.; Hollenbeck, M.; Haage, P.; et al.: Leitlinien der Deutschen Gesellschaft für Gefäßchirurgie (vaskuläre und endovaskuläre Chirurgie) (DGG) (Hrsg.) (ab 2008)

Scholz, H.; Petzold, K.; Settmacher, U.: Der adäquate AV-Gefäßzugang für die Hämodialyse. 4. A. München: BARD, IMPRA 1998

Servos, W.: Behandlungskomplikationen vor, während und nach der Hämodialyse. In: Spektrum der nephrologischen Pflege 2002; 02: 13–22. Willich: Spektrum Verlag Krahn e.K.

Servos, W.: Delegation pflegerischer Leistungen am Beispiel angelernter Kräfte in der Dialyse – rechtliche Aspekte und betriebswirtschaftliche Bewertung. Bachelorarbeit von Servos, W.; gemäß §15 Studien- und Prüfungsordnung für den Bachelorstudiengang „Management für

Gesundheits- und Pflegeberufe“ an der HNU Hochschule Neu-Ulm (2013). https://www.servos-personaler.de/ueber-mich (zuletzt abgerufen am 05.05.2025)

Servos. W.: Der Weg des Wassers, von der Wasseruhr bis ins Patientenblut. Teil 1 – Wasseraufbereitung. In: Spektrum der nephrologischen Pflege 2003; 02: 25–31. Willich: Spektrum Verlag Krahn e. K.

Servos, W.: Der Weg des Wassers, von der Wasseruhr bis ins Patientenblut. Teil 2 – Dialysataufbereitung. In: Spektrum der nephrologischen Pflege 2003; 03: 29–36. Willich: Spektrum Verlag Krahn e. K.

Servos, W.: Dialyseeffektivität. In: Spektrum der nephrologischen Pflege. 2004; 01: 21–25. Willich: Spektrum Verlag Krahn e. K.

Servos, W.: Gefäßzugänge. In: Breuch G. (Hrsg.): Fachpflege Nephrologie und Dialyse. 2. A. (2000): 143–158. 3. A. (2003): 164–183; 4. A. (2008): 179–209. München: Urban & Fischer Verlag

Servos, W.: Komplikationen- und Notfallmanagement in der Dialyse. In: Breuch G. (Hrsg.): Fachpflege Nephrologie und Dialyse. 3. A. (2003): 191–207. 4. A. (2008): 220–240. München: Urban & Fischer Verlag

Servos, W.: Kt/V ist mehr als eine mathematische Formel. In: Spektrum der nephrologischen Pflege 2004: 02: 25–33. Willich: Spektrum Verlag Krahn e. K.

Servos, W.: Physikalische Grundlagen der Dialyse. In: Spektrum der nephrologischen Pflege 2002: 01: 13–22. Willich: Spektrum Verlag Krahn e. K.

Servos, W.: Tipps und Tricks zur erfolgreichen Shuntpunktion. In: Spektrum der nephrologischen Pflege 2003: 01: 19–25. Willich: Spektrum Verlag Krahn e. K.

Speckmann, E. J.; Wittkowski, W.: Handbuch Anatomie, Bau und Funktion des menschlichen Körpers, 21. A. München: Urban & Fischer Verlag/Elsevier GmbH 2020

Spindler, B.; Reichardt, M.; Eikelmann, M.; et al.: Zugänge zur Dialyse – Empfehlungen der Arbeitsgruppe Pflege (GHEAP). 3. A. Herausgeber: fnb e. V. 2018

Twardowski, Z. J.; Prowant, B. F.: Classification of Normal and Diseased Exit Sites. In: Peritoneal Dialysis International 1996; 16(3_suppl): 32–50. https://doi.org/10.1177/089686089601603S02

von der Forst, M.: BGWtest. Hämodialysegeräte auf dem Prüfstand. Vergleichender Produkttest für Gesundheitseinrichtungen. Herausgeber: Berufsgenossenschaft für Gesundheitsdienst und Wohlfahrtspflege (BWG) 2022. https://www.bgw-online.de/resource/blob/71162/473f7d2383278f00dea57a315b8cadde/bgw09-14-004-dialysgeraete-data.pdf (zuletzt abgerufen am 05.05.2025)

Wiederhold, D.; Gerpheide, K.: Definition der nephrologischen Fachpflege. In: Dialyse aktuell 2012; 16(6): 330–335. Thieme Verlag

Wülfrath, H. S.; Schulte, K.: Azidoseausgleich. In: Der Nephrologe 2022: 17(1): 11–16

Zazzeroni, L.; Pasquinelli, G.; Nanni, E.; et al.: Comparation of Quality of Life in Patients Undergoing Hemodialysis and Peritoneal Dialysis: a Systematic Review and Meta-Analysis. In: Kidney and Blood Pressure Research 2017; 42(4): 717–727. https://doi.org/10.1159/000484115

Register